临床检验典型案例分析

主编 闵迅 黄健

科学出版社

北京

内 容 简 介

全书共分为7章，包括临床基础检验典型案例分析、临床血液学检验典型案例分析、临床生物化学检验典型案例分析、临床免疫学检验典型案例分析、临床微生物学检验典型案例分析、临床分子生物学检验典型案例分析、临床实验室管理典型案例分析。本书图文并茂，从临床和检验角度对日常检验工作中发生的典型案例进行解析，提出临床检验医师规培需要掌握的基本技能、要求及综合分析能力，让规培内容有据可依。本书不仅可作为医学检验专业规培生的学习与培训用书，同时也为从事临床检验的人员及医学检验技术专业本科生、研究生提供了学习参考用书。

图书在版编目(CIP)数据

临床检验典型案例分析 / 闵迅，黄健主编 . —北京：科学出版社，2021.3
ISBN 978-7-03-068276-5

Ⅰ . ①临… Ⅱ . ①闵… ②黄… Ⅲ . ①临床医学－医学检验－案例
Ⅳ . ① R446.1

中国版本图书馆 CIP 数据核字（2021）第 040230 号

责任编辑：程晓红 / 责任校对：张 娟
责任印制：赵 博 / 封面设计：吴朝洪

科 学 出 版 社 出版
北京东黄城根北街 16 号
邮政编码：100717
http://www.sciencep.com

涿州市殷润文化传播有限公司印刷
科学出版社发行 各地新华书店经销
*

2021 年 3 月第 一 版 开本：787×1092 1/16
2025 年 2 月第五次印刷 印张：23
字数：542 000
定价：198.00 元
（如有印装质量问题，我社负责调换）

编者名单

主 编 闵 迅 黄 健

副主编 葛晓军 杜文胜 陈泽慧 吴凯峰 鄢仁晴 曹 喻 杨小理

编 者（按姓氏笔画排序）

乔 森（遵义医科大学附属医院）　　　任 勇（遵义医科大学附属医院）

向加林（遵义医科大学附属医院）　　　刘 凤（遵义医科大学附属医院）

刘 鑫（贵州省人民医院）　　　　　　祁 莹（遵义医科大学附属医院）

杜文胜（遵义医科大学附属医院）　　　杨小理（遵义医科大学附属医院）

杨建儒（遵义医科大学附属医院）　　　吴凯峰（遵义医科大学第三附属医院）

何 军（贵州省第二人民医院）　　　　闵 迅（遵义医科大学附属医院）

张丽丽（遵义医科大学附属医院）　　　陈先恋（遵义医科大学附属医院）

陈安林（遵义医科大学附属医院）　　　陈泽慧（遵义医科大学附属医院）

陈祖翼（遵义医科大学附属医院）　　　郑国波（遵义医科大学附属医院）

赵玉洁（遵义医科大学附属医院）　　　胡元琴（遵义医科大学附属医院）

胡秀秀（遵义医科大学附属医院）　　　段 �（遵义医科大学附属医院）

骆诗露（遵义医科大学附属医院）　　　袁 瑾（遵义医科大学附属医院）

高 松（遵义医科大学附属医院）　　　黄 健（遵义医科大学附属医院）

曹 喻（遵义医科大学附属医院）　　　葛晓军（遵义医科大学第二附属医院）

董泽令（遵义医科大学附属医院）　　　韩眣薇（遵义医科大学附属医院）

童华波（遵义医科大学第三附属医院）　曾强武（贵州中医药大学第一附属医院）

鄢仁晴（遵义医科大学附属医院）　　　黎 兵（遵义医科大学附属医院）

魏琳丹（遵义医科大学附属医院）

秘 书 任 勇

前　言

　　住院医师规范化培训（简称"规培"）是医学生毕业后医学教育的重要组成部分，也是为其后续行医奠定基础的关键阶段。随着检验医学的发展，其所承担的职责范围也超出了传统医学检验的范畴，如临床沟通、检验项目选择、检验结果解释和咨询服务等。因此，培养既熟悉临床又掌握检验知识技能的检验医师成为必然选择，而检验医师规范化培训基地为培养检验医师提供了必备的条件。

　　建立完善的住院医师规范化培训制度是目前培养医学人才的趋势所在，医学检验的规培工作是提高检验医师队伍素质的一条重要途径，对培养高层次的医学检验人才起着承上启下的重要作用。但目前大多数检验医师规范化培训工作缺乏系统的辅导教材，培训效果参差不齐，在市场上也缺乏相应的书籍。因此，基于目前状况，我们主要依托遵义医科大学附属医院临床检验医师规范化培训基地，结合团队成员多年在临床检验医师规范化培训过程中的经验及对规培生的需求调研的基础上，编写了《临床检验典型案例分析》。

　　本书对我们在临床检验各亚专业工作中收集的典型案例，进行针对性、系统性的解析，以提高规培人员的理论水平与实践操作能力，规范规培生在临床检验各亚专业组轮转过程中的培训内容与学习要求，从而达到医学检验规培生同质化教学的目标。

　　由于编者水平和经验有限，不足之处在所难免，敬请业界专家和读者批评指正，以便再版时修改！

遵义医科大学检验医学院副院长

遵义医科大学附属医院医学检验科主任

闵　迅

2020年8月

目　　录

第1章

临床基础检验典型案例分析

临床基础检验技术主要是对人体血液、体液、分泌物、排泄物、脱落细胞等标本进行检测，可为疾病的预防、诊断、鉴别诊断、疗效监测等提供重要的实验依据。

第一节　血常规检验

一、基本理论

血常规检验作为门诊、急诊检查频率最高的检验项目，在贫血、感染、肿瘤、出血等多种疾病的诊断及鉴别诊断中扮演重要角色。作为一名临床检验专业技术人员，如何保证其检测结果的准确性显得格外重要。传统的显微镜手工细胞计数及分类计数存在速度慢、误差大、影响因素多等缺点，难以满足临床对大量标本检测的需求。随着科学技术的发展，自动血液分析仪已成为临床基础检验最常用的检测仪器之一，根据其对白细胞分类的特点，主要有三分群和五分类仪器。随着该类仪器检测原理的不断完善、检测技术的持续更新，血液分析仪及其配套流水线甚至具有自动推片染色、自动复检、自动报告审核等功能，这对临床疾病的筛查、诊断、治疗及预后发挥了重要的作用。但迄今为止，尚没有一台血液分析仪能完全取代人工对细胞异常形态的复检。因此，在报告初审时，对血液分析仪提供的异常提示、图形信息、报警信息、文字等内容作出正确判断，是保证检验质量的前提条件。

1.常用报警信息　当仪器检测出异常样本对结果有影响时，血液分析仪会给出很多异常提示的报警信息，常见报警信息包括以下几方面。

（1）报警提示吸样量不足，常见于标本凝固、标本量少、血红蛋白极低等情况。

（2）白细胞减少，多见于白细胞凝集；白细胞增多，多见于血小板聚集、冷凝蛋白、冷球蛋白、纤维蛋白、巨大血小板等。

（3）红细胞减少，多见于红细胞凝集（冷凝集素）、小红细胞、红细胞碎片；红细胞增多，多见于白细胞增多或巨大血小板等。

（4）血红蛋白增高，多见于高脂血症、存在异常蛋白等。

（5）血细胞比容降低，多见于红细胞凝集（冷凝集素）、小红细胞、红细胞碎片；血细胞比容增高，多见于白细胞增多、严重的糖尿病、尿毒症、球形红细胞等。

（6）血小板减少：多见于血小板聚集、假性血小板减少、巨大血小板等；血小板增多：多见于小红细胞、红细胞碎片、白细胞碎片、冷凝蛋白、冷球蛋白等。

2.血液分析仪提供的常见图形信息　有白细胞散点图、红细胞直方图、血小板直方图。血液分析仪品牌众多，甚至同一品牌不同型号其检测原理也不尽相同，这就导致白细胞散点图、红细胞直方图、血小板直方图表现形式有所区别。现以本实验室使用的日本SYSMEX公司XN系列血液分析仪为例进行阐述。

（1）白细胞散点图：通常情况下，平面散点图只显示二维（X、Y轴）图像，而三维（X、Y、Z轴）图像则显示立体图像。在二维坐标系中，横坐标（X轴）和纵坐标（Y轴）分别表示一种检测原理或检测角度的细胞信息，位于坐标中的任何一个散点反映的是X轴和Y轴的综合信息。

（2）红细胞直方图：正常红细胞直方图是一条近似正态分布的单峰曲线，通常位于36 ～ 360 fl范围内，横坐标表示红细胞体积，纵坐标表示不同体积红细胞出现的频率。

（3）血小板直方图：正常血小板直方图是一个偏态分布的单峰光滑曲线，通常在2 ～ 30 fl范围内，主要集中在2 ～ 15 fl。当标本中存在巨大血小板、血小板聚集、小红细胞、红细胞碎片时，可出现异常血小板直方图，包括翘尾、齿状峰、峰未出现等。

二、案例分析

▶ **案例1：检测结果"正常"的异常血常规报告**

【病历摘要】
1. 病史　患者，女，9岁。因咳嗽、咽痛2d，发热1d就诊于我院儿科门诊。
2. 体格检查　患儿咽部明显充血，颈部淋巴结黄豆大小。
3. 实验室检查　血常规检查结果见表1-1。

表1-1　血常规检查结果

检验项目	结果	参考区间	单位
白细胞计数（WBC）	9.29	4 ～ 10	10^9/L
红细胞计数（RBC）	4.8	4.0 ～ 5.8	10^{12}/L
血红蛋白（Hb）	131.0	120 ～ 140	g/L
血小板计数（PLT）	140	100 ～ 300	10^9/L
中性粒细胞百分数（N%）	27	50 ～ 70	%
淋巴细胞百分数（L%）	65	20 ～ 40	%
单核细胞百分数（M%）	6	1 ～ 8	%
嗜酸性粒细胞百分数（E%）	2	0.5 ～ 5	%

【案例解析】
问题1：在临床工作中针对检测数值完全正常的血常规结果，你审核的依据是什么？
答：（1）血液分析仪主要检测外周血细胞，通常情况下，若细胞形态完全正常，其计数和分类是值得信赖的，在仪器无任何异常提示的情况下可以直接发出报告。
（2）当仪器有异常报警提示及散点图、直方图的信息异常时，一定要关注其报警信息的真假，以保证我们发出的检验报告准确、可靠。

（3）我们应该结合仪器提供的异常提示、图形信息、报警信息作出正确判断，尤其对有明显临床表现的患者更为重要。

问题2： 你认为该血常规检验报告是否可以直接进行报告审核？

答：经查阅该患儿的仪器报警信息和WDF通道散点图如图1-1，图1-2所示。图1-1的白细胞异常报警信息内容有WBC散点图异常、淋巴细胞增多、原始细胞或异常淋巴细胞、异型淋巴细胞。在图1-2 WDF通道散点图上，正常淋巴细胞散点区域的斜上方出现了较多的散点，位置从淋巴细胞区域一直延伸到散点图顶端，提示这类细胞的核酸含量较正常淋巴细胞明显增高且数量明显增多。

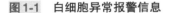

图1-1　白细胞异常报警信息

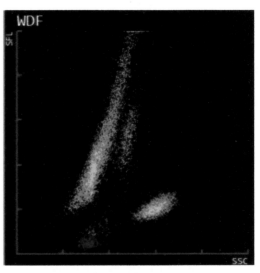

图1-2　WDF通道散点

问题3： 针对上述白细胞及WDF通道散点图，你认为后续实验该如何实施？

答：（1）进行涂片、染色及显微镜下形态学识别是首要措施。外周血细胞染色常用的方法主要有瑞氏染色、吉姆萨染色、瑞氏–吉姆萨复合染色。

（2）本案例使用瑞氏–吉姆萨复合染色，镜下见部分异型淋巴细胞形态（图1-3）。

（3）对血涂片进行分类计数，其中异型淋巴细胞占外周血白细胞的比例为30%。

（4）此类细胞的特点为胞体及胞核增大，核染色质疏松，胞质丰富且不规则，嗜碱性强，呈深蓝色，不均匀或有泡沫感，周边着色加深，可见嗜天青颗粒或空泡。该类细胞依据其形态不同分为空泡型、不规则型、幼稚型。

（5）异型淋巴细胞在外周血大量出现对早期传染性单核细胞增多症有非常重要的诊断价值。正常人血涂片中可偶见此种细胞，一般病毒感染时异型淋巴细胞＜5%，传染性单核细胞增多症（infectious mononucleosis，IM）时异型淋巴细胞＞10%，及时发现并报告异型淋巴细胞对临床诊断意义重大。

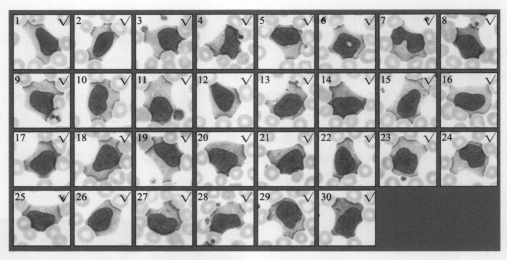

图1-3 瑞氏-吉姆萨复合染色后异型淋巴细胞图片（×1000）

问题4：该患儿最终的疾病诊断是什么？进一步检查还需结合哪些实验室检查？

答：（1）疾病诊断：传染性单核细胞增多症（IM）。该病是一种主要由EB病毒感染引起的单核巨噬细胞系统急性增生性传染病。IM在儿童时期较为常见，其主要临床特征为发热，咽峡炎，淋巴结肿大及肝、脾大等。尽管IM大多数呈自限性，预后良好，但临床上有部分患儿出现多脏器、系统的功能损害，其中以肝损害最为常见，严重者可引起肝功能衰竭或进展为EB病毒相关性嗜血细胞综合征。该病临床表现复杂且无特异性，可以同时出现多种症状，也可以是单一症状，早期不易识别。

（2）主要实验室检查指标：外周血白细胞总数可出现正常、增多或减少，也可能先正常或减少，1周后增多；淋巴细胞增多，血涂片中异型淋巴细胞比例≥10%。血清EB病毒抗体测定，早期抗原（EA）-IgG效价≥1∶20，病毒衣壳抗原（VCA）-IgM阳性或效价≥1∶10，VCA-IgG效价≥1∶160，或VCA-IgG在恢复期比急性期升高4倍以上，EB病毒核抗原在病程3～4周呈阳性。用分子生物学方法检测血液、唾液、口腔上皮细胞、尿液中的EB病毒DNA呈阳性。骨髓检查基本正常。

（3）抗病毒治疗：应用更昔洛韦、干扰素早期治疗可缓解症状及减少口咽部排毒量，但对EB病毒潜伏感染无效。也可应用阿昔洛韦或EB病毒特异性免疫球蛋白进行治疗。

【案例小结】 白淋增高不一般，小心患者是传单；散点大多顶上天，体大质厚带裙边。

▶ 案例2：关注的不仅仅是危急值

【病历摘要】

1.病史 患者，女，2岁。因面色苍白、乏力20$^+$d就诊于我院儿科门诊。

2.体格检查 体温37.2℃，呼吸135次/分，脉搏30次/分。神志清楚，呼吸规则，眼睑、耳廓、口唇及甲床苍白，呈重度贫血貌，颈部淋巴结肿大，肝大。

3.实验室检查 血常规检测结果见表1-2。

表1-2 血常规检查结果

检验项目	结果	参考区间	单位
WBC	18.69	4～10	10^9/L
RBC	1.69	4.0～5.8	10^{12}/L
Hb	50.0	120～140	g/L
PLT	127	100～300	10^9/L
N%	9	50～70	%
L%	82	20～40	%
M%	9	1～8	%
E%	0.00	0.5～5	%

【案例解析】

问题1: 该患儿2岁，Hb已达临床危急值，除了该项指标，你有关注其他指标吗？

答:（1）该患儿血红蛋白达临床危急值，其眼睑、耳廓、口唇及甲床苍白，呈重度贫血貌，与症状相符；但患儿颈部淋巴结肿大，肝大的原因是什么？

（2）查看仪器的报警信息和图形信息，其结果见图1-4及图1-5。图1-4中白细胞异常报警信息内容依次有WBC散点图异常、淋巴细胞增多、单核细胞增多、白细胞增多、幼粒细胞存在、原始细胞/异常淋巴细胞、异型淋巴细胞，红细胞异常报警信息有红细胞大小不均、贫血等。在图1-5 WDF通道散点图中，正常淋巴细胞散点区域上方附近出现大量散点，说明这类细胞的核酸含量较正常淋巴细胞高且和正常淋巴细胞难以区分；在WNR通道散点图中，提示存在有核红细胞；在WPC通道散点图中，成熟细胞聚集区域上方出现了少量红色散点，提示存在原幼淋巴细胞。

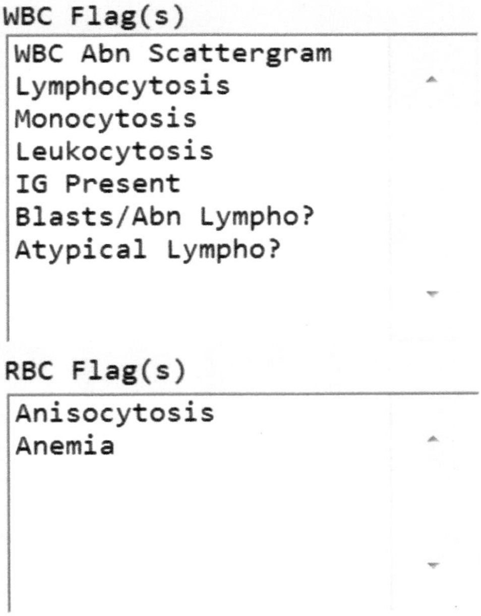

问题2: 上述散点图区域可能是哪类细胞？

答:（1）制备血涂片进行瑞氏-吉姆萨复合染色发现，部分细胞的形态异常，胞质少，核染色质较正常淋巴细胞细致，见图1-6。

（2）通过对图1-6中的细胞进行分类，这类异常细胞在外周血白细胞中的比例为54%。

WBC Flag(s)

WBC Abn Scattergram
Lymphocytosis
Monocytosis
Leukocytosis
IG Present
Blasts/Abn Lympho?
Atypical Lympho?

RBC Flag(s)

Anisocytosis
Anemia

图1-4 白细胞、红细胞异常报警信息

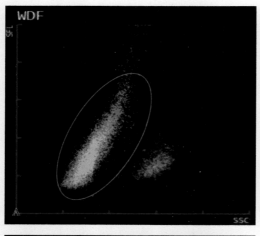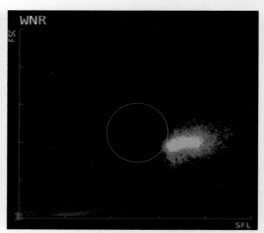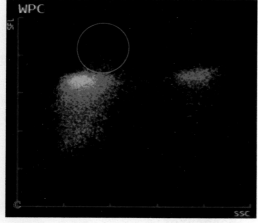

图1-5　WDF、WNR、WPC通道散点

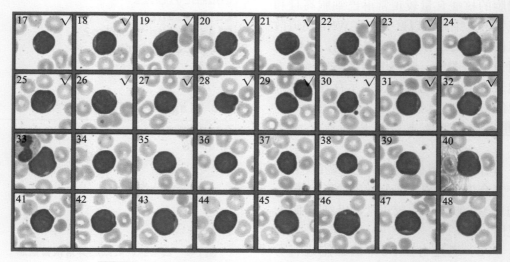

图1-6　瑞氏-吉姆萨复合染色后的原幼淋巴细胞（×1000）

问题3：你对图1-6中的细胞印象怎样？能说出典型原幼淋巴细胞的形态特征吗？

答：（1）典型原幼淋巴细胞呈圆形或类圆形，胞质多少不一，蓝色，无颗粒；胞核呈圆形或类圆形，可有凹陷或切迹，染色质呈颗粒状，核仁1～2个，较清晰，见图1-7。

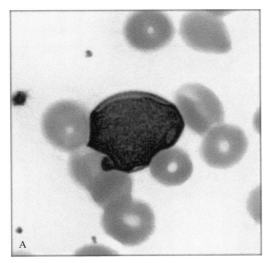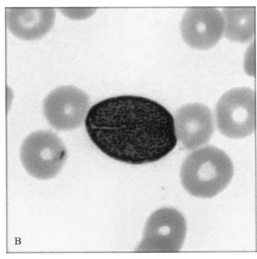

图1-7 瑞氏-吉姆萨复合染色后典型原幼淋巴细胞（×1000）

（2）原幼淋巴细胞一旦出现在外周血，患血液系统疾病的可能性极大。

问题4：原幼淋巴细胞在血常规报告中应如何报告？有什么临床意义？疗效如何？

答：（1）分类计数100个白细胞，报告原幼淋巴细胞所占百分比。

（2）血常规报告中提示原幼淋巴细胞的报告，患者为血液系统疾病的可能性大，应进一步行骨髓穿刺和流式细胞学检查来确定疾病的类型。该患儿确诊为急性淋巴细胞白血病。

（3）急性淋巴细胞白血病（acute lymphoblastic leukemia，ALL）是急性白血病的一种类型，是儿童最常见的恶性肿瘤。主要起源于B系或T系淋巴祖细胞，白血病细胞在骨髓内异常增生和聚集并抑制正常造血，导致贫血、血小板减少和中性粒细胞减少；白血病细胞也可侵犯髓外组织，如脑膜、性腺、胸腺、肝、脾，或淋巴结、骨组织等，引起相应病变。儿童ALL一般专指前体淋巴细胞白血病，异常增生的白血病细胞为骨髓中原始及幼淋巴细胞。近年来ALL疗效有明显提高，5年生存率可达到80%以上。

【案例小结】 急淋着实让人烦，好发儿童和壮年；散点大多聚成团，核大仁清切迹悬。

▶ 案例3：极易被忽视的特殊散点图

【病历摘要】

1.病史 患者，女，15岁。半个月前无明显诱因出现乏力，伴心悸，活动后明显。其间出现皮肤散在瘀斑、鼻出血等症状，瘀斑可自行消退，鼻出血可自行止血，伴月经量增多。近2d因视物模糊、乏力加重于某医院就诊，查血常规提示三系减少；同日，为进一步明确三系减少原因于我院就诊。

2.体格检查 体温（T）37.0℃，呼吸（R）115次/分，脉搏（P）40次/分。神志清楚，呼吸规则，眼睑、耳廓、口唇及甲床苍白，呈中度贫血貌，颈部淋巴结肿大，肝、脾未触及。

3.实验室检查 血常规检测结果见表1-3，凝血相关检测结果见表1-4。

表1-3 血常规检查结果

检验项目	结果	参考区间	单位
WBC	3.18	4～10	10^9/L
RBC	1.73	4.0～5.8	10^{12}/L
Hb	58.0	120～140	g/L
PLT	5	100～300	10^9/L
N%	51	50～70	%
L%	23	20～40	%
M%	26	1～8	%

表1-4 凝血相关检查结果

项目	结果	参考区间	单位
国际标准化比值（INR）	0.9	0.85～1.50	/
凝血酶原时间（PT）	9.8	9～14	s
活化部分凝血活酶时间（APTT）	33	20～40	s
纤维蛋白原（FIB）	2.66	2.00～4.00	g/L
凝血酶时间（TT）	17.5	14～26	s
D-二聚体	20.19	<0.5	μg/ml

【案例解析】

问题1： 在此类报告的审核过程中，我们最应该关注的是什么？哪些原因容易造成漏检？

答：（1）由于患者的血小板达危急值且有出血表现，为了更快发出报告，复检者的注意力主要集中于血小板。

（2）当患者出现严重出血时，在报告审核中更应该关注其出血的根本原因，且患者单核细胞增高，达到复检规则的要求，单核细胞的形态变化必须引起注意。

（3）正常外周血细胞WDF通道散点图见图1-8，而患者WDF通道散点图见图1-9。其实只要关注患者的WDF通道散点图，就可以减少类似情况发生。

问题2： 此种特征散点图的细胞形态发生了哪些变化？这些特殊的细胞形态对疾病的诊断有帮助吗？

答：（1）在图1-9的散点图中，横坐标方向表示侧向散射光强度，细胞颗粒越多、

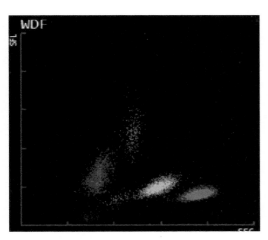

图1-8 正常外周血细胞WDF通道散点

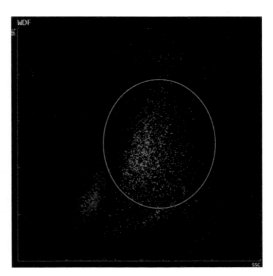

图1-9 患者WDF通道散点

内容物越复杂则散射光强度越强。所以，观察细胞形态时应重点关注细胞质内的颗粒和内容物。

（2）患者外周血部分细胞的形态见图1-10。

（3）此类细胞的主要特征包括细胞大，染色深呈紫红色，胞质内充满紫红色粗大颗粒，胞核凹陷，胞质内可见棒状小体（图1-11），部分细胞中出现了数个棒状小体（Auer bodies）呈束状排列，称为"柴捆细胞"（faggot cells），见图1-12。

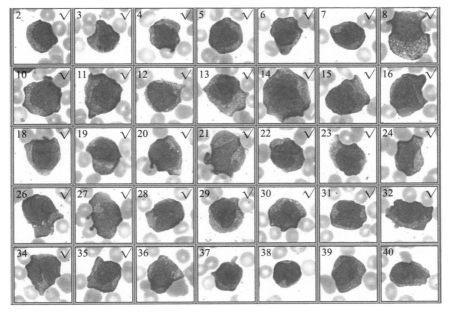

图1-10 瑞氏-吉姆萨复合染色后的异常早幼粒细胞（×1000）

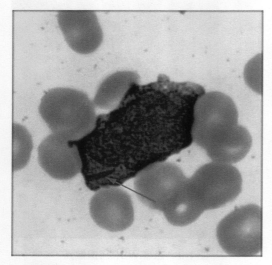

图1-11　棒状小体（箭头所示，×1000）

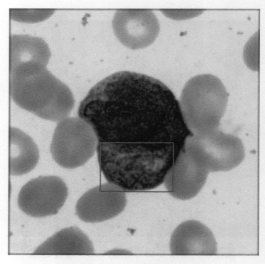

图1-12　faggot细胞（×1000）

（4）通过对图1-10中的细胞进行分类，外周血白细胞中的异常早幼粒细胞比例为75%。

（5）患者行骨髓穿刺检查确诊为急性早幼粒细胞白血病M3a型（APL-M3a）。

问题3：为什么该患者直接报告异常早幼粒细胞？

答：（1）异常早幼粒细胞形态典型，其胞质含有粗大颗粒和Auer小体（也有微颗粒变异型）的异常早幼粒细胞增生，一旦异常早幼粒细胞达到20%以上，就可以诊断急性早幼粒细胞白血病（acute promyelocytic leukemia，APL），该病起病十分凶险，患者极易发生弥散性血管内凝血（DIC）。

（2）遇到异常增生的早幼粒细胞，需第一时间通知临床，建议按照危急值管理制度进行预报。

（3）近年来采用全反式维甲酸（all-trans retinoic acid，ATRA）联合砷剂诱导分化治疗，APL的预后得到极大改善，5年生存率达90%以上。

【案例小结】　幸福癌症早幼粒，疗效较好发病急；散点杂乱形态奇，不清核质多颗粒，找到柴捆报得急。

▶ 案例4：迷茫的血小板减少

【病历摘要】

1.病史　患者，男，31岁。因进厂务工在广州多家医院体检发现血小板减少被拒，遂于我院血液内科门诊就诊。

2.体格检查　肝、脾、淋巴结未触及，余未见异常。

3.实验室检查　13：50患者第1次采血后立即送检行血常规检测（13：55发出报告），结果见表1-5。14：40接诊临床医师请检验科复查该血常规，经第2次重新检查，结果见表1-6。

表1-5 第1次血常规检查结果

检验项目	结果	参考区间	单位
WBC	7.5	3.5～9.5	10^9/L
RBC	4.73	4.3～5.8	10^{12}/L
Hb	142.0	130～175	g/L
MCV	91.5	80～100	fl
PLT	230	100～300	10^9/L
N%	71	40～75	%
L%	23	20～50	%
M%	6	3～10	%

MCV.平均红细胞容积；fl.飞升

表1-6 第2次血常规检查结果

检验项目	结果	参考区间	单位
WBC	7.68	3.5～9.5	10^9/L
RBC	4.72	4.3～5.8	10^{12}/L
Hb	141.0	130～175	g/L
MCV	91.2	80～100	fl
PLT	35	100～300	10^9/L
N%	71	40～75	%
L%	23	20～50	%
M%	6	3～10	%

【案例解析】

问题1：临床医师为什么会要求复查？是否真的存在标本张冠李戴？

答：（1）患者自述曾在多家医院检测血小板均减少（$30×10^9$/L～$50×10^9$/L），而本实验室发出一张完全正常的血常规结果，所以怀疑报告的准确性。

（2）在表1-5和表1-6中，除了血小板结果差异很大以外，其余项目结果均非常接近，且患者的MCV指标几乎相同，排除标本弄错的可能。

问题2：你认为出现上述情况的原因是什么？应该关注哪些仪器信息？

答：（1）造成第2次检测结果出现的原因可能有标本凝固、抗凝不佳和血小板聚集等。

（2）因为红细胞和血小板在同一个通道检测，红细胞及红细胞相关参数两次结果均未出现明显差异，排除仪器故障的可能。

（3）检查患者标本未见明显血液凝固现象。综合标本检测的时间间隔为1h，所以考虑血小板出现聚集的可能性最大，此时我们查看了仪器报警信息和血小板直方图，结果见图1-13及图1-14。

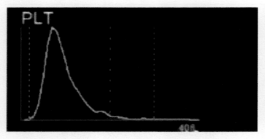 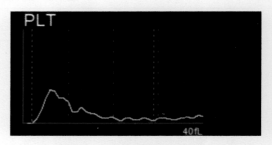

图1-13　第1次检测的血小板直方图　　　　图1-14　1h后检测的血小板直方图

（4）图1-13是完全正常的血小板直方图，呈左偏态分布的单峰光滑曲线；而图1-14为标本放置1h后检测的血小板直方图，波峰明显降低，出现了齿状峰，且尾部抬高，提示有血小板聚集。

问题3：遇到上述情况，该如何正确处理？

答：（1）通过上述分析，考虑为乙二胺四乙酸（EDTA）依赖性聚集所致，此时应将患者标本充分混匀后推片染色，血涂片边缘和尾部可以看到成堆聚集的血小板（图1-15）。

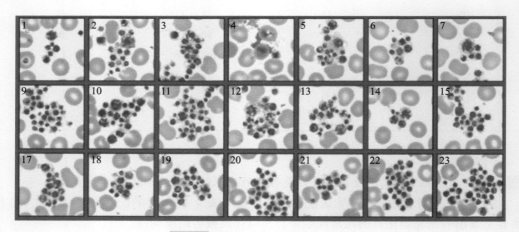

图1-15　聚集的血小板（×1000）

（2）告知患者和临床医师第1次检测结果是准确的，患者第2次检测血小板减少可能是由于EDTA依赖性聚集所致，与所用抗凝剂有关。

问题4：如何才能避免EDTA依赖性聚集的发生，其具体机制如何？

答：（1）EDTA依赖性假性血小板减少是一种体外现象，是由于抗血小板自身抗体在EDTA存在条件下引起血小板聚集，其直接针对被隐藏的抗原决定簇，这些抗原决定簇平时是在血小板膜糖蛋白（Gp）Ⅱb/Ⅲa中隐藏。由于GpⅡb/Ⅲa需要在钙离子存在下保持其异二聚体结构，EDTA可以通过它与钙离子的螯合作用分离GpⅡb/Ⅲa，导致GpⅡb抗原决定簇暴露，与血浆中的自身抗体结合，激活细胞中的磷脂酶A2和磷脂酶

C，水解血小板膜磷脂并释放花生四烯酸、腺苷二磷酸（ADP）、5-羟色胺（5-HT）、胶凝血酶原、内源性钙离子等活性物质。这些活性物质能够活化血小板与纤维蛋白原受体，促使血小板与纤维蛋白原聚集成团。

（2）随着标本放置时间的延长，血小板计数越来越低。

（3）综上所述，我们可以更换抗凝剂种类（如枸橼酸钠）、缩短检测时间、推片评估血小板数量等方法得到患者准确的结果。

▶ 案例5：乳糜颗粒对外周血细胞检测的干扰

【病历摘要】

1. 病史 患者，女，78岁。体重无明显增减，精神、睡眠、饮食、小便无明显异常，因腹腔镜直肠癌根治术＋末端回肠转流术后3⁺月入院，准备择期再次手术。

2. 体格检查 未见异常。

3. 实验室检查 术前查血常规检测结果见表1-7，入院后行剖腹探查术＋末端回肠闭瘘术。术后2d复查血常规，结果见表1-8。

表1-7 术前血常规检查结果

检验项目	结果	参考区间	单位
WBC	7.8	3.5～9.5	10^9/L
RBC	3.42	3.8～5.1	10^{12}/L
Hb	99.0	115～150	g/L
Hct	0.30	0.35～0.45	L/L
MCV	88.3	80～100	fl
MCH	28.9	27～34	pg
MCHC	328	316～354	g/L
PLT	259	100～300	10^9/L
N%	60	40～75	%
L%	33	20～50	%
M%	7	3～10	%

Hct.血细胞比容；MCH.平均红细胞血红蛋白含量；MCHC.平均红细胞血红蛋白浓度；pg.皮克

表1-8 术后2d血常规检查结果

检验项目	结果	参考区间	单位
WBC	15.06	3.5～9.5	10^9/L
RBC	2.79	3.8～5.1	10^{12}/L
Hb	161.0	115～150	g/L
Hct	0.24	0.35～0.45	L/L
MCV	84.9	80～100	fl

续表

检验项目	结果	参考区间	单位
MCH	57.7	27 ~ 34	pg
MCHC	679	316 ~ 354	g/L
PLT	1905	100 ~ 300	10^9/L
N%	68	40 ~ 75	%
L%	23	20 ~ 50	%
M%	9	3 ~ 10	%

【案例解析】

问题1: 请对表1-7和表1-8的结果进行解读，你认为是否可以直接发报告？为什么？

答：（1）表1-7为术前血常规的检测结果，与患者症状、体征相符；但表1-8中术后的几项检测结果，如Hb、MCH、MCHC、PLT增高太多，完全与患者术后的病史不符。

（2）根据患者数据室内质控法，可用红细胞"3规则"来评价红细胞计数的相关被测量值，即3×RBC＝Hb、3×Hb＝Hct，一般允许结果在3%范围波动。表1-8中红细胞为2.97×10^{12}/L，依据"3规则"，3×RBC＝Hb，应为89 g/L，但仪器检测结果为161g/L；3×Hb＝Hct，应为0.48，但仪器检测结果为0.24。明显超出红细胞"3规则"允许的3%范围。

（3）患者术后PLT升高到1905×10^9/L，需进一步查找其他病因。

问题2: 你认为出现表1-8中类似结果的原因是什么？应如何处理？

（1）血液分析仪采用溶血剂溶解红细胞并释放出血红蛋白，在特定波长下测定溶液吸光度，溶液颜色与血红蛋白含量成正比，比色测定原理遵循朗伯－比尔定律。如果被检测溶液中含有过多的乳糜微粒，将会导致溶液浑浊，此时用比色法测定将会受到干扰，通过离心观察，血浆呈现严重乳糜状态，比色检测结果不可信。

（2）乳糜血的标本通过多次血浆置换，即可使受乳糜影响的参数恢复到正常范围。需要注意的是，白细胞和血小板不受乳糜微粒的影响，首次结果更可信。

（3）也有部分仪器可以对红细胞体积和色素含量进行分析，直接检测血红蛋白的量，能有效排除乳糜血对血红蛋白的干扰（如ADVIA-120和ADVIA-2120）。

问题3: 该患者术后血小板升高到1905×10^9/L，可能的原因是什么？怎样才能得到血小板的准确结果？

答：（1）首先排除病理因素，患者术前血小板正常，手术过程也没有使血小板升高的因素，排除病理性升高的可能。

（2）导致血小板假性升高的因素主要有小红细胞症、红细胞碎片、白细胞碎片、冷凝蛋白、冷球蛋白。也有乳糜血对血小板结果造成影响的相关文献报道。

（3）通过我们的排查，该案例中对血小板造成影响的因素是乳糜颗粒，用置换两次后的血浆进行苏丹Ⅲ染色，结果见图1-16；血标本直接推片进行瑞氏－吉姆萨复合染色，血小板结果见图1-17。

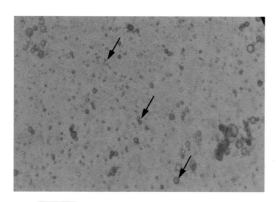

图1-16　苏丹Ⅲ染色的乳糜颗粒（箭头所指，×400）

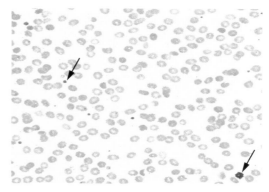

图1-17　瑞氏-吉姆萨复合染色的血小板（箭头所指，×1000）

（4）从图1-16、图1-17可以看出，乳糜颗粒和血小板大小非常接近，所以采用电阻抗方法来计数时，一定会受到干扰。根据乳糜颗粒数量不同会造成不同程度的干扰。

（5）用电阻抗法检测血小板时，未对血小板进行染色，仅对颗粒的大小进行区分，无法排除小红细胞症、红细胞碎片、白细胞碎片、冷凝蛋白、冷球蛋白、细小乳糜颗粒的干扰。所以，应更换光学法仪器进行检测。

【案例小结】　阻抗方法有缺陷，严重干扰靠人辨；红系"3规则"当裁判，小板复检常染片。

（杨小理）

第二节　凝血检验

一、基本理论

人体在正常情况下，既不会产生血栓，也不会发生出血，维持着微妙的动态平衡，我们的止血功能、凝血系统、抗凝系统、纤溶系统相互作用、有序协调，才使得这种平衡经久不衰。然而，这种微妙的动态平衡总有被打破的时候，原因可能是一种或者多种，包括先天性和后天形成的因素，以及自身抗体、外界刺激、合成不足、消耗过多、创伤、手术、感染、肿瘤等，一旦平衡发生改变，就有可能产生一些病理现象。在某些情况下，机体能够代偿，再次达到平衡；但在有些情况下，超过了机体的代偿能力，就需要借助外界手段来进行干预，使之再次达到平衡。与凝血平衡相关的因素可分为三大类，即血管因素、血流因素、血液中的物质。血管因素和血流因素比较好理解，血管壁的功能和结构是机体凝血平衡的基础，同样的道理，没有血流，机体血液便会凝固。血液中的物质，很多与凝血有关，包括血小板、凝血因子、某些离子、某些维生素等。凝血检测指标也很多，常见的有PT、APTT、FIB、TT、血浆凝血因子活性测定、血浆因子ⅩⅢ定性试验、出血时间（BT）、血小板聚集功能检测、狼疮抗凝物（LAC）筛查试验、甲苯胺蓝纠正试验、血清纤维蛋白降解产物（FDP）测定、血浆D-二聚体测定。为什么要关注凝血，因为凝血异常的患者不仅可以来自血液科，还可以来自各个科室，如耳鼻喉科、口腔科、急诊科、妇产科、儿科、骨科、烧伤科、感染科、肝胆外科、脑外科、ICU等。

1.凝血酶原时间（PT）测定

（1）方法

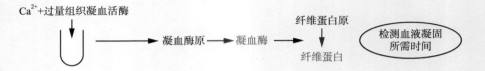

（2）意义：该试验为外源性凝血系统的筛查试验。PT延长，见于外源性凝血系统因子（Ⅱ、Ⅴ、Ⅶ、Ⅹ）减低、纤维蛋白原减低、肝脏疾病、维生素K缺乏症、血液中抗凝物质（如肝素、FDP）增加、纤溶亢进；PT缩短，见于口服避孕药、高凝状态及血栓性疾病。口服抗凝血药的监测（主要是香豆素类抗凝血药）：维持PT参考值的2倍左右（25～30s），国际标准化比值（INR）为2.0～3.0。

2.活化部分凝血活酶时间（APTT）测定

（1）方法

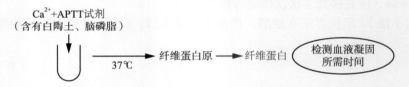

（2）意义：该试验为内源性凝血系统的筛查试验。APTT延长，见于内源性凝血系统因子（Ⅷ、Ⅸ、Ⅺ）缺乏、血友病、血管性血友病、异常抗凝物质增多、纤溶亢进；APTT缩短，见于高凝状态及血栓性疾病。肝素治疗的监测：维持APTT参考值的2倍左右（75～100s）。

3.血浆纤维蛋白原（FIB）含量测定

（1）方法：包括凝血酶固定法（Clauss法）、比浊法（PT衍生法）及免疫学法。

（2）意义：FIB减低，见于先天性或无FIB血症、原发性纤溶、DIC、重症肝炎、肝硬化等；FIB增高，其为一种急性时相蛋白，其增高为机体的非特异性反应，如感染、炎症、外科手术等。为蛇毒治疗和溶栓治疗的监测指标。

4.凝血酶时间（TT）测定

（1）方法

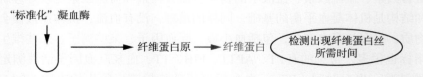

（2）意义：TT延长，见于纤维蛋白原缺乏血症、无纤维蛋白原血症、血中存在肝素

或类肝素物质、血中FDP增高。TT缩短，见于血中有微小凝块。

5.血浆凝血因子活性测定

（1）方法：血浆外源性凝血系统中Ⅱ、Ⅴ、Ⅶ、Ⅹ任一凝血因子的缺乏都可能导致PT延长，血浆内源性凝血系统中Ⅷ、Ⅸ、Ⅺ、Ⅻ任一凝血因子的缺乏都可能导致APTT延长。乏因子血浆能用于确诊某种因子的缺乏，以及测定患者血浆某种因子的缺乏和缺乏程度。将不同乏因子血浆和患者血浆混合，测定凝血活酶时间，结果用不同稀释度的标准血浆，或正常血浆和乏因子血浆混合物制备的参考曲线来表示。缺乏某种特定因子的患者血浆不能用相应的乏因子血浆来补偿，因此导致凝血活酶时间延长。

（2）意义：血浆中凝血因子缺乏有很多种情况，应结合凝血四项来综合分析。凝血因子减低，其意义与PT、APTT意义相似，具体检测出的因子活性可以准确判断凝血因子缺乏的严重程度。凝血因子增高，见于血栓前状态和血栓性疾病，如静脉血栓形成、肾病综合征、妊娠高血压综合征和恶性肿瘤等。

6.血浆因子Ⅻ定性试验

（1）方法：在Ca^{2+}存在条件下，血浆因子可使纤维蛋白单体交联，形成稳定的纤维蛋白多聚体，其在24h内不溶于5mol/L尿素溶液中。

（2）意义：若纤维蛋白在24h内溶解，可见于血浆因子Ⅻ缺乏（如先天性因子Ⅻ缺乏、系统性红斑狼疮、肝脏疾病、类风湿关节炎等）。

7.出血时间（BT）

（1）方法：在特定条件下，皮肤破损后血液流出至自然停止所需时间，主要用于检查血小板疾病、血管与血小板之间功能的缺陷。

（2）意义：BT延长，多见于血小板减少症、血小板功能异常（如血小板无力症、血管性血友病、尿毒症、药物影响等）；BT缩短，多见于血液高凝状态、血栓性疾病等。

8.血小板聚集功能检测

（1）方法：在体外模拟体内状况，在全血或富含血小板的血浆中加入诱聚剂（ADP、花生四烯酸、胶原等）刺激血小板上相应的受体，诱导血小板聚集，并对其聚集功能水平进行评价的方法。

（2）意义：该项检测结果可以反映血小板总体功能状态，并可以直接用于评价患者使用抗血小板药后药效情况。常见疾病，如巨血小板综合征、血小板无力症等。

9.狼疮抗凝物（LAC）筛查试验

（1）方法：狼疮抗凝物（LAC）是病理性循环抗凝物质，其通过识别磷脂结合凝血酶原，阻断凝血因子Ⅴa与凝血酶原的相互作用，抑制纤维蛋白的形成，在体外干扰APTT凝血试验，致使凝血时间延长。在脑磷脂和激活剂存在的条件下，检测APTT。

（2）意义：检测血浆中若有狼疮抗凝物，则APTT会延长，如系统性红斑狼疮、自然流产等。

10.甲苯胺蓝纠正试验

（1）方法：在TT延长的血浆中加入甲苯胺蓝。

（2）意义：加入甲苯胺蓝后，若延长的TT明显恢复正常或缩短，提示血浆中肝素或类肝素物质增多。

11. 血清纤维蛋白降解产物（FDP）测定

（1）方法：乳胶凝集试验。

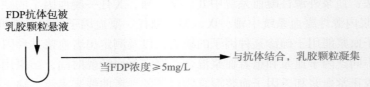

当FDP浓度≥5mg/L → 与抗体结合，乳胶颗粒凝集

（2）意义：FDP增高，见于原发性纤溶、DIC和恶性肿瘤等。

12. 血浆D-二聚体测定

（1）方法：乳胶凝集试验。

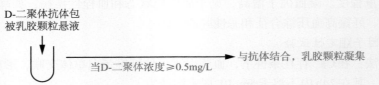

当D-二聚体浓度≥0.5mg/L → 与抗体结合，乳胶颗粒凝集

（2）意义：D-二聚体增高，见于DIC、高凝状态、血栓性疾病等。

二、案例分析

▶案例1：小手术险酿大事故

【病历摘要】

1. 病史　患者，女，45岁。主因"黄体破裂行修补术后左下腹部肿痛10d"就诊。患者10d前无明显诱因出现左下腹部疼痛，伴坠胀感，无阴道出血，无恶心、呕吐，无发热、畏寒及寒战，无盗汗、乏力、食欲缺乏及头痛、头晕，无咳嗽、咳痰，无胸痛、胸闷、腹泻，无尿频、尿急及尿痛。于当地医院急诊行腹腔镜下黄体破裂修补术，术后第5天出现左下腹部疼痛，CT检查考虑腹壁血肿，并急诊行血肿探查术，术后切口持续渗血，考虑继发性凝血功能障碍。为进一步诊治转入我院。

2. 体格检查　T 36.3℃，P 109次/分，R 20次/分，血压（BP）130/99mmHg。全身皮肤稍苍白，腰骶部皮肤见淤血，左侧腹股沟见5cm手术切口，局部渗血明显，压痛，腹部叩击呈鼓音；扪及左下腹部肿块23cm×18cm×12cm，质硬、压痛，见敷料渗血。4年前于当地医院行剖宫产术，无高血压、糖尿病等慢性病病史，无肝炎、结核等传染病病史，否认食物、药物过敏史，预防接种史不详。入院诊断：①左下腹部血管损伤并血肿形成；②继发性凝血功能障碍；③双肺肺炎、双侧胸腔积液、急性呼吸窘迫综合征（ARDS）；④重度贫血；⑤电解质紊乱；⑥黄体破裂腹腔镜探查术后；⑦腹壁血肿探查术后；⑧凝血功能紊乱原因待查。

3. 实验室检查　血常规检测结果见表1-9，凝血功能检测结果见表1-10，生化检测结果见表1-11。

表1-9　血常规检查结果

检验项目	结果	参考区间	单位
WBC	11.81	4～10	10^9/L
RBC	2.75	4.0～5.8	10^{12}/L
Hb	82.0	120～140	g/L
PLT	327	100～300	10^9/L
hs-CRP	124.60	＜10	mg/L
N%	89	40～75	%

hs-CRP. 超敏C反应蛋白

表1-10　凝血功能检查结果

检验项目	结果	参考区间	单位
INR	0.95	0.85～1.50	/
PT	11.2	9.0～14.0	s
APTT	115.7	20～40	s
FIB	5.02	2～4	g/L
TT	14.2	14.0～26.0	s

表1-11　生化检查结果

项目	结果	参考值	单位	项目	结果	参考值	单位
血清钾（K^+）	3.49	3.5～5.3	mmol/L	葡萄糖（GLU）	5.53	3.9～6.1	mmol/L
血清钠（Na^+）	135.67	137～147	mmol/L	白蛋白（ALB）	35.7	40～55	g/L
血清氯（Cl^-）	104.2	99～110	mmol/L	前白蛋白（PA）	177	200～400	g/L
谷丙转氨酶（ALT）	26	7～40	U/L	肌酸激酶（CK）	621	26～140	U/L
谷草转氨酶（AST）	42	13～35	U/L	肌酸激酶同工酶（CK-MB）	21	0～24	U/L
总胆红素（TB）	86.7	5～21	μmol/L	乳酸脱氢酶（LDH）	477	140～271	U/L
结合胆红素（CB）	25.5	0～3.4	μmol/L	α-羟丁酸脱氢酶（α-HBDH）	274	90～180	U/L
γ-谷氨酸转移酶（GGT）	96	7～45	U/L	C反应蛋白（CRP）	130.6	0.068～8.2	mg/L

【案例解析】

问题1: 该患者APTT延长的根本原因是什么?

答:(1)该患者无家族性和个人出血性疾病病史,行血肿探查术后切口发生持续渗血,全身皮肤稍苍白,腰骶部皮肤见淤血,可判断患者出血倾向重。

(2)APTT单独延长,可能原因为凝血因子Ⅻ、Ⅺ、Ⅸ、Ⅷ缺乏及血液循环中存在抑制物,因子Ⅷ缺乏可见于血友病A、获得性血友病A、血管性血友病(vWD)等。

(3)为了明确APTT延长的原因,我们追加检测了凝血因子活性,见表1-12,表中凝血因子活性检测见因子Ⅷ活性明显减低,提示因子Ⅷ缺乏或存在因子Ⅷ抗体。

表1-12 凝血因子活性检查结果

检验项目	结果	参考区间	单位
因子Ⅱ(FⅡ)	145.20	70～120	%
因子Ⅴ(FⅤ)	100.90	70～120	%
因子Ⅶ(FⅦ)	192.40	70～120	%
因子Ⅷ(FⅧ)	2.50	70～150	%
因子Ⅸ(FⅨ)	68.50	70～120	%
因子Ⅹ(FⅩ)	150.40	70～120	%
因子Ⅺ(FⅪ)	54.50	70～120	%
因子Ⅻ(FⅫ)	54.50	70～150	%

(4)APTT纠正试验见表1-13,由表中数据可知,1:1混合立即检测与1:1混合温育2h检测均不能纠正,Rosner指数为34,提示患者体内存在时间温度依赖型抗体,即因子Ⅷ抑制物。

表1-13 APTT纠正试验结果

项目	结果	参考区间	单位
患者血浆APTT	127	20～40	s
正常人混合血浆APTT	26.7	20～40	s
1:1混合APTT	70.1	20～40	s
1:1混合温育2h APTT	95.6	20～40	s
Rosner指数	34	<15	/

(5)希森美康的丙二醛(MDA)模式检测抑制物,有其独有的直观曲线,见图1-18,行MDA检测、进行多点稀释分析,斜率比(SR)为0.327,参考区间为0.9～1.1,<0.9提示存在凝血抑制物。

(6)其他实验室检查结果:①抗心磷脂抗体为阴性;②抗核抗体谱,仅ANA(1:100)为弱阳性(核仁型);③改良Bethesda法进行因子Ⅷ抑制物定量检测,结果为230.4 BU。

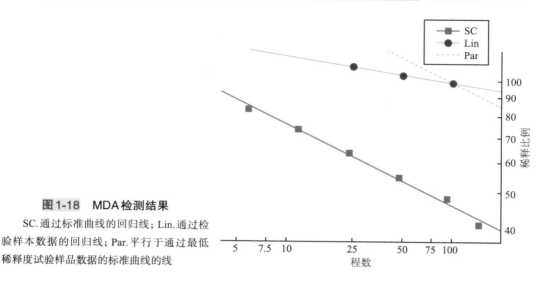

图1-18　MDA检测结果

SC.通过标准曲线的回归线；Lin.通过检验样本数据的回归线；Par.平行于通过最低稀释度试验样品数据的标准曲线的线

（7）患者住院期间的APTT、Hb、PLT动态监测曲线见图1-19、图1-20、图1-21，通过表格统计，可以直观看到，我们采取清除抗体治疗后，APTT结果得到了很好的纠正，且血红蛋白有上升趋势，结合临床表现看，状态逐渐恢复。

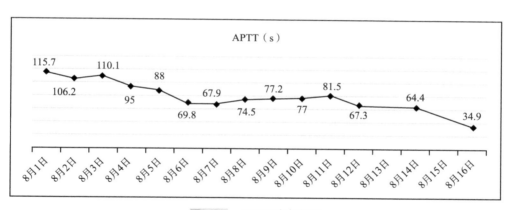

图1-19　APTT动态监测

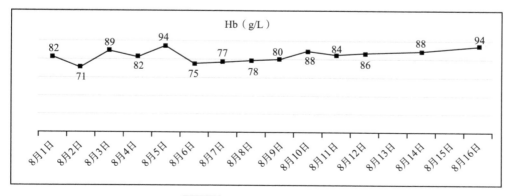

图1-20　血红蛋白动态监测

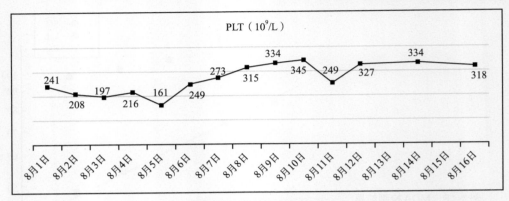

图 1-21 血小板动态监测

（8）结合多项检查结果，凝血紊乱原因及出血不止的原因是获得性血友病 A。

问题2： 凝血项目检测时需要注意哪些环节？

答：（1）标本采集与处理：①血栓与止血项目通常需要保持空腹状态 $8 \sim 12h$，采血前宜静坐 $10 \sim 15min$，应避免情绪激动、精神紧张及剧烈运动，以免引起血小板凝血系统及纤溶系统活性增强。②采血过程应顺利，一针见血，避免反复穿刺造成组织液的混入，且止血带不应扎得太紧或时间过长。若要在留置管侧采血，应弃去前 5ml 血液，避免肝素对凝血结果造成假性延长。③采血量要准确，凝血项目使用的抗凝剂为枸橼酸钠，需严格按照 $1:9$ 的抗凝比例采血，当血细胞比容过高时，需按公式重新计算抗凝剂用量或采血量。④上机检测前需观察标本是否合格，若存在凝固及因采血原因导致的溶血现象不应再进行下一步检测。⑤若该实验室使用的仪器为光学法，乳糜标本应先进行高速离心再进行下一步检测。

（2）标本运输与储存：①标本运送过程中需带盖，避免 CO_2 挥发、pH 增高，对结果造成假性延长；②对于不能及时检测的标本，应及早分离出血浆，分离血浆时，应避免混入血小板；③对于当前不能立即检测的标本，应将分离出的血浆分装于质控杯并盖紧盖，存放于 $-20℃$ 的冰箱内；④若需长时间存放，应置于 $-80℃$ 的冰箱内。

问题3： 诊断获得性血友病 A 的注意事项有哪些？

答：（1）单独 APTT 延长的原因众多，如何找到延长的根源所在成了检验人员值得去探索的问题，但是一些基层医院只能做常规的凝血四项，无法做确诊试验，此时 APTT 纠正试验可堪当大任，为临床诊断提供依据。通常严重的获得性血友病 A 出血的患者，APTT 纠正试验是无法完全纠正的。

（2）当血友病 A 患者反复输注人源性因子Ⅷ制剂后，部分患者也会产生因子Ⅷ抗体，这类患者的 APTT 纠正试验、凝血因子活性测定、因子Ⅷ抗体定量检测，均能表现出与获得性血友病 A 患者相似的结果。获得性血友病 A 患者与某些反复治疗后的血友病 A 患者可能出现相同的结果，我们需要结合家族史、发病史、临床表现等临床信息协助诊断，必要时也可进行基因检测以明确血友病 A。

（3）免疫性疾病、肿瘤、感染、部分正常人可检测出抗磷脂抗体，在体内该物质可作用于任何凝血因子，仅在体外试验时干扰依赖磷脂的凝血试验，如 APTT，所以 APTT 延长可见于抗磷脂抗体阳性的患者。可通过 LAC［稀释蝰蛇毒时间（dRVVT）确诊试验和硅凝固时间（SCT）确诊试验〕来协助诊断。

▶ **案例2：血细胞比容异常的凝血功能检测你做对了吗?**

【病历摘要】

1. **病史** 患者，男，69岁。5⁺年前因胆囊结石于我院行腹腔镜胆囊切除术，2⁺年前于外院诊断为原发性高血压2级高危组，平时口服药物降压治疗，自诉血压控制可。1⁺年前因"双眼白内障"于我院手术治疗，现双眼视力0.2；因脑梗死于外院保守治疗，现无头晕、头痛、肢体偏瘫等不适。无磺胺类药过敏，否认糖尿病、冠心病等慢性病病史，否认肝炎、结核、伤寒等传染病病史，无吸烟、饮酒史。因"排尿困难4⁺年，加重6⁺月"入院。4⁺年前患者无明显诱因出现排尿困难，伴排尿淋漓不尽、排尿费力、射程变短、尿频、尿急及尿痛；每日排尿大于10次，尿色清黄，伴夜尿增多，每晚4～5次，无畏寒、发热等不适，就诊于当地医院，考虑"前列腺增生"，给予药物治疗，症状稍缓解。6⁺月前患者感到排尿困难较前加重，性质同前，伴下腹部胀痛，就诊于某医院，建议口服非那雄胺，6⁺月来排尿困难症状未见缓解，为进一步治疗，就诊于我院，门诊以"前列腺增生"收入我科。患者精神、饮食、睡眠可，粪便如常，排尿如上述，近期体重无明显增减。

2. **体格检查** T 37.0℃，P 77次/分，R 18次/分，BP 129/78mmHg。发育正常，营养中等，正力体型，神志清楚。

3. **实验室检查** 第1次凝血功能检测结果见表1-14，第2次重新采血复查凝血功能，检测结果见表1-15。其他实验室检查：①血细胞比容0.66，本院参考区间0.40～0.50；②泌尿系统彩超提示双肾囊肿、右肾结石、前列腺增大并钙化（54mm×64mm×49mm）；③尿蛋白（＋），尿胆红素（＋），尿胆原（＋），红细胞0个/μl，白细胞0个/μl；④心电图：顺时针转位，左前分支阻滞。

表1-14 第1次凝血功能检查结果

项目	结果	参考区间	单位
PT	12.6	9～14	s
APTT	46.6	20～40	s
FIB	1.79	2.00～4.00	g/L
TT	21.2	14～26	s

表1-15 第2次凝血功能检查结果

项目	结果	参考区间	单位
PT	11.4	9～14	s
APTT	33.90	20～40	s
FIB	2.25	2.00～4.00	g/L
TT	22.8	14～26	s

【案例解析】

问题1： 实验室应该注意哪些环节能让我们及时发现血细胞比容增高的患者？我们该怎么去做？

答：（1）凝血功能检测标本离心后、上机前都应该注意检查红细胞层所占比例，及时发现血细胞比容偏高或偏低的标本，在备注栏和让步标本登记表中及时登记。

（2）当患者同时进行血常规检测时，应关注血细胞比容，当结果大于 0.55 或者小于 0.25 时，应关注凝血功能结果是否异常。

（3）当血细胞比容增高影响到凝血功能结果时，应积极与临床沟通，重新采集正确的血量或调整抗凝剂量。

（4）调整公式为：抗凝剂量 = 0.00185 × 采血量 ×（100 − 血细胞比容）。该患者血细胞比容为 0.66，本院采血管抗凝剂为 0.2ml，根据公式换算出采血量应为 3.18ml，抗凝剂的量为 0.2ml，求得管内总体积应为 3.38ml。作为实验室人员，应告知临床采血量至 3.38ml。

（5）表 1-14 为第 1 次凝血功能检测结果，此时未调整采血量；表 1-15 为调整后采血量，并告知临床准确采集的方法，重新采血后，结果正常。可以看出，血细胞比容对于该患者的检测结果影响较大。

问题2： 与临床沟通，可能会面临哪些问题，我们应该怎样去做？

答：（1）我们应该根据实际情况，给出临床最优的解决办法，临床医师不了解情况，作为检验人员应主动解释原因，耐心解答疑惑。

（2）对于护士重新采血的原因，应与患者认真沟通，取得患者的理解。

（3）当使用的采血管可以增加采血量时，实验室人员可根据公式直接换算出实际应采集的血量，告知临床采血。当使用的采血管内有腔量采血时，我们应该根据公式调整抗凝剂量，并将准确的抗凝剂量留于抗凝管内，抽成真空后，作为该患者专用管。

（4）谨记，不正确的结果不能发送给临床。

问题3： 血细胞比容增高为什么会影响凝血结果？

答：（1）凝血试验采血用国际血液学标准化委员会（ICSH）推荐的枸橼酸钠作为抗凝剂，其浓度为 109mmol/L，抗凝原理是枸橼酸钠抗凝剂与血液中的 Ca^{2+} 结合形成螯合物，使 Ca^{2+} 失去功能，从而阻断血液的凝固，达到抗凝目的。

（2）一般情况下，抗凝剂与全血比例为 1:9，其实质是抗凝剂与血浆的比例约为 1:5。

（3）血细胞比容的高低会引起血浆与抗凝剂含量的变化，当血细胞比容增高时，其相对应的血浆含量减少，如果仍保持抗凝剂含量不变，就会引起相对的抗凝剂过剩。进行试验时，试剂中所添加的 Ca^{2+} 会被多余的抗凝剂结合，导致参与反应中的 Ca^{2+} 不足，从而导致血浆凝固所需要的时间延长。

问题4： 血细胞比容对凝血功能的影响需要重视吗？

答：（1）需要检验人员重视，并且认真对待。

（2）血细胞比容低于 0.25 或者血细胞比容高于 0.55，凝血项目需要进行抗凝剂的校正。

（3）血细胞比容增高，可见于新生儿、大面积烧伤、严重呕吐、腹泻、真性红细胞增多症等患者；血细胞比容降低，可见于严重贫血、妊娠、输液过多的患者。

（4）由于肉眼无法准确判断血细胞比容的高低，需要通过检测血常规来确定准确的血细胞比容，再通过公式调整，并与临床沟通准确采血量，重新采血进行检测。因此，抗凝剂的校正是个复杂耗时的过程，要不厌其烦地与临床沟通。

（5）这个案例告诉检验人员，正确掌握凝血四项标本采集中的一些注意事项，对保证凝血四项检验结果的准确性有着重要作用。

▶ **案例3：个性化医疗，做好患者用药安全的守护神**

【病历摘要】

1.病史 患者，女，52岁。主因"左侧胸前区疼痛2⁺年，全腹部疼痛1⁺年，加重伴全身水肿2⁺周"入院。患者夜间阵发性呼吸困难，偶有端坐呼吸，活动后出现胸闷、气促及腹痛加重，咳嗽、咳痰，无畏寒、发热。既往有风湿性心脏病（简称风心病）病史，有华法林服用病史（2.5mg，每日1次），近日自行加药至7.5mg，每日1次，伴口腔出血，1年内未规律检测INR。就诊于我院门诊，做心电图提示：心房颤动，平均心室率162次/分，T波改变。门诊以"快速心房颤动充血性心力衰竭"收入我科，发病以来精神、饮食及睡眠差，腹泻3次。

2.体格检查 T 36.6℃，P 110次/分，R 20次/分，BP 139/89mmHg。胸廓两侧对称，双肺呼吸音稍粗，双下肺可闻及少许湿啰音；心前区可见心尖搏动，心率160次/分，心律不齐，第一心音强弱不等，各瓣膜听诊区未闻及杂音；全腹部压痛、反跳痛，肌紧张可疑阳性，肝未触及，肝、肾区无叩痛，移动性浊音阴性，肠鸣音约4次/分；生理反射存在，病理征阴性，全身水肿。

3.实验室检查 血常规检测结果见表1-16，本次就诊第1次凝血功能检测结果见表1-17。

表1-16　血常规检查结果

项目	结果	参考区间	单位
WBC	6.51	3.5～9.5	10^9/L
N%	0.67	40～75	%
L%	0.21	20～50	%
M%	0.11	3～10	%
E%	0.00	0.4～8	%
B%	0.00	0～1	%
红细胞总数（RBC）	3.79	3.8～5.1	10^{12}/L
血红蛋白（Hb）	117.0	115～150	g/L
血细胞比容（Hct）	0.36	0.35～0.45	/
平均红细胞体积（MCV）	95.30	80～100	fl
平均红细胞血红蛋白量（MCH）	30.9	27～34	pg
血小板（PLT）	149	100～300	10^9/L

表1-17　本次就诊第1次凝血功能检查结果

项目	结果	参考区间	单位
INR	＞12	0.85～1.50	/
PT	＞120	9～14	s
APTT	137.20	20～40	s
FIB	2.66	2.00～4.00	g/L
TT	17.5	14～26	s
D-二聚体	0.19	＜0.5	/

【案例解析】

问题1：结合该患者实验室检查结果，分析单纯的PT、APTT延长的可能原因有哪些?

答：该患者在入院检查时，发现血常规正常，见表1-16；PT、APTT明显延长见表1-17，可能原因如下。

（1）鼠药：目前广泛使用的是杀鼠灵、溴敌隆。这两类化合物抑制肝脏维生素K环氧化物还原酶，阻止维生素K从还原型向氢醌型转化，干扰维生素K参与谷氨酸羧基化形成γ羧基谷氨酸，影响凝血因子Ⅱ、Ⅶ、Ⅸ、Ⅹ的活化，产生抗凝作用，导致临床出血。

（2）抗生素：头孢哌酮及与某些巴坦类药物的复合制剂目前广泛应用于临床，头孢哌酮在体内几乎不代谢，自胆管经肠道排出，可抑制肠道正常菌群，从而抑制肠道合成维生素K，导致维生素K依赖性低凝血酶原血症，从而引起凝血功能障碍，表现为PT、APTT延长及出血倾向。

（3）抗凝血药：华法林作为最常用的抗凝血药之一，主要作用是抑制维生素K依赖性凝血因子Ⅱ、Ⅶ、Ⅸ、Ⅹ的合成。其抗凝治疗窗窄，与多种药物或食物相互作用，影响疗效，可导致各种出血，需长期监测。结合各方面综合分析，查看该患者1⁺年前的既往结果，见表1-18，可见患者用药结果理想，但仅查见一次既往结果，说明患者未规律定期检测INR指标。

表1-18　患者1⁺年前的凝血功能检查结果

项目	结果	参考区间	单位
INR	2.37	0.85～1.50	/
PT	27.50	9～14	s
APTT	45.10	20～40	s
FIB	2.35	2.00～4.00	g/L
TT	22.00	14～26	s
PTR	2.29	0.82～1.15	/

PTR.凝血酶原时间比值

（4）各种原因所致的共同途径凝血因子缺乏、共同途径凝血因子抗体所致凝血因子缺乏、内外源途径凝血因子同时缺乏，如因子Ⅴ、Ⅷ联合缺陷等。

问题2：在此类疾病的诊断方面，什么是最重要的？

答：（1）医患沟通：良好的医患沟通不仅能让患者更好地配合医疗活动，改善患者服药的依从性，还能使医师更全面地了解患者的病史，做出准确的疾病诊断和及时的治疗。

（2）与临床沟通：树立"以人为本"的原则，为临床诊断提供真实可靠的实验依据。在保证室内质量控制的前提下，当实验报告结果与临床诊断不符时，检验人员首先向医师咨询患者的病情和用药等。

问题3：分析导致该患者如此凝血结果的可能原因有哪些？应采取的纠正措施有哪些？

答：肝脏合成凝血因子Ⅱ、Ⅶ、Ⅸ、Ⅹ需要经过羧化过程才能变成有活性的蛋白，羧化过程需要还原型维生素K、分子氧和二氧化碳。华法林为口服的维生素K拮抗剂，干扰维K依赖性凝血因子Ⅱ、Ⅶ、Ⅸ、Ⅹ的羧化，使这些凝血因子无法活化。华法林是通过抑制维生素K依赖性凝血因子Ⅱ、Ⅶ、Ⅸ、Ⅹ的合成而发挥抗凝作用，其抗凝治疗窗窄，与多种药物或食物相互作用，华法林过量则可影响疗效，可导致各种出血，需要定期、长期监测INR。

问题4：该患者用药，给我们什么警示？

答：（1）因心房颤动，心房内易形成血栓，血栓脱落可致重要脏器血栓栓塞，且可能出现恶性心律失常、急性心力衰竭、心源性休克猝死等风险。

（2）在向患者交代用药的同时，应注意患者的依从性，并定期检测INR的情况，根据检测结果并结合临床表现进行药物调整，通常建议INR在2～3。该患者1年前使用华法林后未定期检测，且自行加药，在出现全身不适及出血倾向等症状后才就医。当患者出现过量服用华法林时，应采取相应措施，首先停药，必要时补充维生素K，监测凝血功能，该患者采取上述措施后，结果见表1-19，基本恢复正常。在出血倾向得到控制后，该患者仍然需要考虑本身的基础疾病，所以还需要维持抗凝治疗，于是重新调整华法林剂量，并严密监测，取得稳定的、满意的效果，见表1-20（INR为2.02），临床抗凝效果满意，予以维持剂量。

（3）此事件依然给患者、临床医师严重警示，由于不遵医嘱过量服用抗凝药物所引起重要脏器出血，其后果不堪设想。

表1-19 本次就诊第2次凝血功能检查结果

项目	结果	参考区间	单位
INR	1.21	0.85～1.50	/
PT	14.40	9～14	s
APTT	35.00	20～40	s
FIB	3.40	2.00～4.00	g/L
TT	19.50	14～26	s
PTR	1.20	0.82～1.15	/

表1-20　本次就诊第3次凝血功能检查结果

项目	结果	参考区间	单位
INR	2.02	0.85 ～ 1.50	/
PT	23.60	9 ～ 14	s
APTT	42.90	20 ～ 40	s
FIB	3.59	2.00 ～ 4.00	g/L
TT	17.7	14 ～ 26	s
PTR	1.97	0.82 ～ 1.15	/

► 案列4：毒蛇咬伤的凝血结果应该怎样审核？

【病历摘要】

1.病史　患者，女，46岁。主因毒蛇咬伤右上臂致右上肢胀痛5[+]h入院。5h前患者右上臂被毒蛇咬伤，右上臂可见咬伤痕迹，局部疼痛，有散在淤青，肿胀明显，逐步蔓延至整个右上肢；毒蛇咬伤后因摔伤致右肩关节疼痛，关节周围皮肤可见散在擦伤伴少量出血。

2.体格检查　T 37.3℃，P 78次/分，R 21次/分，BP 106/70mmHg。神志清楚，精神萎靡，右上肢压痛、红肿明显，肢体肌力、肢张力正常。入院后诊断为：①右上臂毒蛇咬伤；②继发性凝血功能障碍；③继发性血小板减少；④轻度贫血；⑤右肩皮肤擦伤。

3.实验室检查　血常规检测结果见表1-21，凝血功能检测结果见表1-22，生化常规检测结果见表1-23。

表1-21　血常规检查结果

检验项目	结果	参考区间	单位
WBC	9.88	3.5 ～ 9.5	10^9/L
RBC	2.00	4.0 ～ 5.8	10^{12}/L
Hb	61.0	120 ～ 140	g/L
PLT	95	100 ～ 300	10^9/L
N%	88	40 ～ 75	%

表1-22　凝血功能检查结果

检验项目	结果	参考区间	单位
INR	＞12	0.85 ～ 1.50	/
PT	＞120	9.0 ～ 14.0	s
APTT	＞120	20 ～ 40	s
FIB	＜0.5	2 ～ 4	g/L
TT	＞120	14.0 ～ 26.0	s

表1-23 生化常规检查结果

项目	结果	参考区间	单位	项目	结果	参考区间	单位
K$^+$	3.66	3.5～5.3	mmol/L	ALB	40	40～55	g/L
Na$^+$	141.66	137～147	mmol/L	LDH	230	140～271	U/L
Cl$^-$	105.1	99～110	mmol/L	α-HBDH	161	90～180	U/L
ALT	22	7～40	U/L	CK	262	26～140	U/L
AST	26	13～35	U/L	CK-MB	11	0～24	U/L
TB	12.9	5～21	μmol/L	Cys-C	0.71	0.59～1.1	mg/L
CB	3.2	0～3.4	μmol/L	Urea	7.26	2.8～7.2	mmol/L
GGT	26	7～45	U/L	UA	198	155～357	μmol/L
PA	250	200～400	g/L	Cr	45	30～90	μmol/L

Cys-C.半胱氨酸蛋白酶抑制剂C；Urea.尿素；UA.尿酸；Cr.肌酐

【案例解析】

问题1：蛇咬伤的诊断和治疗的要点是什么？

答：（1）询问蛇咬伤时间、治疗经过，以评估病情的严重性：该患者于5h前被毒蛇咬伤。询问毒蛇的形态及咬伤的地点，可根据患者描述的毒蛇形态及咬伤地点判断毒蛇的类型。评估局部情况，局部疼痛，咬伤部位肿胀，可见瘀斑。

（2）询问咬伤部位、伤口牙痕大小、形状：该患者咬伤痕迹是两个小孔，这是典型的毒蛇咬痕（无毒蛇咬痕是连续的粗大牙痕），伤口淤青、肿胀，有蔓延趋势。五步蛇的毒性是典型的血循毒，毒液进入人体后，迅速的随着血液流走。五步蛇蛇毒会破坏血液组织，让血液失去凝固的作用；破坏血管壁，让血液从血管渗出，出现身体出血，甚至内脏出血的严重后果。五步蛇咬伤要比眼镜蛇严重得多。①若牙痕较小，局部未见红肿，痛感较小或麻木未感觉疼痛，可能为神经毒类毒蛇咬伤，神经毒类毒蛇可见于金环蛇与银环蛇；②若咬痕不粗大，痛感剧烈甚至出现烧灼感，肿胀蔓延迅速，皮下出现瘀斑甚至青紫，起水疱或血疱可能为血循毒类毒蛇咬伤，血循毒类毒蛇包括竹叶青、尖吻蝮蛇、蝰蛇、烙铁头蛇；③若咬痕粗大，伤口疼痛逐渐加重，周围皮肤迅速肿胀，甚至蔓延至整个肢体，皮下青紫，或有血疱，严重者皮肤变黑出现坏死现象，可能为眼镜蛇、眼镜王蛇及蝮蛇。

（3）询问蛇的外貌特征：根据患者描述判断蛇的类型，同时根据咬伤部位、伤口牙痕大小、形状也可判断。该患者最终诊断为尖吻蝮蛇咬伤，尖吻蝮蛇俗称五步蛇，背部的花纹有规律，像棋盘一样的方块状，头部三角形，鼻子上翘。该患者有明确蛇咬伤史，所以不考虑其他动物抓伤。

（4）根据临床症状结合实验室检查判断：该患者血常规检测结果见表1-21，提示白细胞数与中性粒细胞反应性增高，由于患者有出血表现，所以红细胞及血红蛋白均有相应减少；该患者入院时凝血功能检测结果见表1-22，PT、APTT、TT明显延长，FIB明显减低；生化常规检测结果基本正常，见表1-23。以上说明患者体内凝血因子大量被消耗，已发生蛇毒所致消耗性凝血障碍（VICC），出现VICC时可伴有血小板相应减低。

该患者通过使用抗五步蛇血清与季德胜蛇药片，以及输注血液制品，凝血功能已得到明显改善，通过图1-22凝血项目的动态监测，可见凝血功能已纠正至正常范围内，生化常规指标未见明显异常，说明其还未发生脏器功能损害。

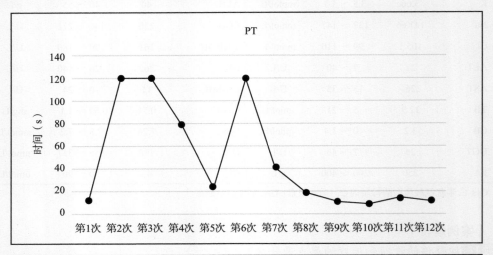

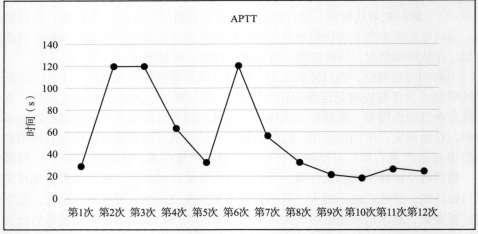

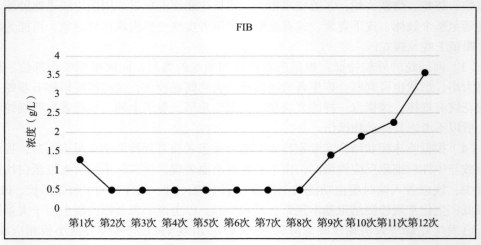

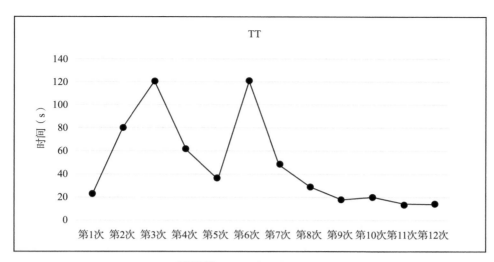

图 1-22　凝血功能动态监测

（5）治疗要点：患者被毒蛇咬伤后应立即阻止或减缓毒液的继续吸收，然后根据不同的蛇类应用相应的抗蛇毒血清，抗蛇毒血清 6h 以内应用最佳，超过 48h 应用无效，所以毒蛇咬伤后应尽早使用。目前国内抗蛇毒血清只有 4 种，包括抗银环蛇血清、抗蝮蛇毒血清、抗五步蛇毒血清和抗眼镜蛇毒血清。该患者及时注射了抗五步蛇毒血清，这是目前用的最多、最有效的一种治疗五步蛇咬伤的方法；并且同时给予外用药物、镇痛、输注血制品、补液等支持治疗。经过积极救治，该患者凝血功能恢复正常，见表1-24。

表 1-24　治疗后凝血功能检查结果

检验项目	结果	参考区间	单位
INR	0.80	0.85 ～ 1.50	/
PT	9.7	9.0 ～ 14.0	s
APTT	20.5	20 ～ 40	s
FIB	3.56	2 ～ 4	g/L
TT	19.8	14.0 ～ 26.0	s

问题2： 该患者凝血系统及纤溶系统均发生严重紊乱，可否将其诊断为 DIC？

答：（1）DIC 是指在多种疾病的基础上，由特定因素引起的以出血及微循环衰竭为特征的临床综合征。它不是一个独立的疾病，而是众多疾病复杂病理过程的中间环节，它既可由微血管体系受损所致，又可导致微血管体系损伤，严重者可导致多器官衰竭，而蛇毒仅表现为复杂的出血，不会导致多器官衰竭。虽然可引起"DIC"现象，但无明显血栓、循环功能不全，以及器官受损现象，往往临床症状与实验室改变不符，所以将其称为"VICC"，即蛇毒所致消耗性凝血障碍。

（2）毒蛇咬伤与 DIC 有相似的临床表现，均可导致凝血因子消耗和纤溶系统亢进，以及血小板减少的特征，但实际上蛇咬伤引起的凝血功能紊乱与DIC是有一定区别的。某些蛇毒能引起机体PLT的减少，使机体处于去纤维蛋白（原）的状态，从而出现以临床出血为主的特征改变，总的来说是一种机体消耗性凝血功能障碍的表现，值得注意的是，蛇咬伤患者与DIC患者是存在明显差异的。

问题3：蛇毒的种类有哪些？

答：我国蛇类有210余种，毒蛇有60余种，其中有剧毒、危害巨大的有10余种。根据蛇毒对机体的效应分为神经类毒（金环蛇、银环蛇、海蛇）、血液类毒（竹叶青、烙铁头、蝰蛇）、细胞类毒（大眼镜蛇、眼镜蛇）、混合类毒（眼镜王蛇、腹蛇、五步蛇）。

（魏琳丹）

第三节　寄生虫检验

一、基本理论

寄生虫作为病原体会引起寄生虫病，也可以作为媒介传播疾病。在全世界范围，尤其是热带和亚热带地区，寄生虫病一直是普遍存在的公共卫生问题，是贫困地区的常见疾病；在发达国家，寄生虫病也是重要的公共卫生问题，如阴道毛滴虫感染患者，在美国就达370万。联合国开发计划署-世界银行-世界卫生组织联合倡议的热带病研究与培训特别规划，要求重点防治的十大主要热带病中，除麻风病、结核病和登革热外，其余都是寄生虫病。据记载，在我国可感染人体的寄生虫有230余种。新中国成立以前，血吸虫病、疟疾、丝虫病、黑热病、钩虫病是危害我国人民健康的五大寄生虫病，新中国成立以后，经过长期努力，几大寄生虫病得到有效控制，如疟疾在2016年全国本地感染仅3例，但输入性病例居高不下；黑热病在1958年就已得到有效控制，目前只在新疆、甘肃及四川的部分地区流行。随着全球气候变化及全球化进程加剧，贫困、拥挤、卫生条件差、食物和水源污染、饮食文化日益多样性等都导致了寄生虫病的增加。随着我国成为全球第二大经济体，经济发展快速，城市化和人口老龄化速度加快，人群感染的寄生虫谱也在不断发生变化，疟疾、血吸虫病、食源性寄生虫病及机会性寄生虫病将成为防治重点。

二、案例分析

▶ 案例1：不可小觑的粪便常规检查

【病历摘要】

1.病史　患者，女，24岁，体重52kg，贵州省从江县人。主因上腹部疼痛、肛门瘙痒不适就诊于我院消化内科。

2.体格检查　T 36.6℃，R 20次/分，P 75次/分，BP 108/68mmHg。发育正常，神志清楚，查体合作，颜面部无毛细血管扩张，全身皮肤黏膜无黄染，未见出血点及瘀斑，全身浅表淋巴结未触及肿大；巩膜无黄染，睑结膜无苍白，咽不红，双侧扁桃体无肿大；颈软，气管居中，甲状腺无肿大；腹部平坦，无胃肠型及蠕动波，右上腹轻压痛，肝、脾肋下未触及，移动性浊音阴性，肠鸣音无亢进；双下肢无水肿，肛门及外生殖器未查。

3. 实验室检查　粪便中找到椭圆形、带卵壳、内可见放射状条纹的虫卵，低倍镜下形状见图1-23，并且在粪便中找到了如图1-24所示的结构。

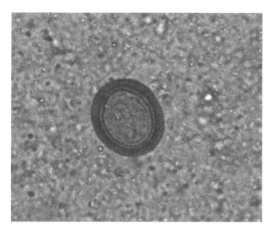

图1-23　低倍镜下虫卵形状（×100）

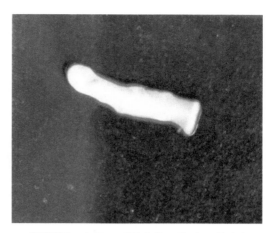

图1-24　肉眼见到的虫体形状（孕节片）

【案例解析】

问题1:　根据以上案例中在显微镜下和肉眼观察到的结构，你初步考虑患者感染了何种寄生虫？为什么？

答：初步考虑牛带绦虫感染。实验室粪便检验找到了椭圆形、卵壳薄、可见放射状条纹的带绦虫卵及孕节片。该患者为24岁，主诉右上腹疼痛及感到肛门瘙痒不适，来自贵州少数民族地区，该地区居民有食用生的或不熟牛肉的生活习惯，而牛带绦虫感染者大多为青壮年。

问题2:　该疾病的感染与哪些生活习惯有关？有何分布趋势？

答：牛带绦虫感染呈世界性分布，在多食牛肉，尤其是有生食或半生食牛肉习惯的地区和民族中更易形成流行。我国20多个省都有散在分布的牛带绦虫病患者，但在若干少数民族地区，如新疆、内蒙古、西藏、云南、宁夏、四川的藏族地区、广西的苗族地区、贵州的苗族（本案例的从江县）、侗族地区，以及台湾的雅美族和泰雅族地区有地方性的流行，感染率高的可达到70%以上，患者多为青壮年人，一般男性稍多于女性。地方性流行的主要因素是患者和带虫者粪便污染牧草和水源，以及居民食用牛肉的方法不当。牛带绦虫卵在自然界可存活8周或更久，因此，牛常因吃到被虫卵或孕节污染的牧草而受感染。广西和贵州的苗族、侗族群众习惯人畜共居一楼，人住楼上，楼下即是牛圈，人粪便直接从楼上排入牛圈内，使牛受染机会增多。

问题3:　该疾病如何治疗？生活中又该怎样预防？

答：（1）注意个人卫生，改良饮食和卫生习惯，肉类必须煮熟、煮透，切生菜和熟菜的刀、砧板要分开，用后应洗刷干净，防止污染。

（2）加强肉类的检验及加工工作，加强屠宰场的管理工作，严禁出售含有牛带绦虫幼虫的牛肉。

（3）加强对牛的饲养管理，为防止牛感染，应将厕所与牛舍分开，以防牛吃人的粪便。

（4）及时治疗感染者。常用的中药有槟榔、南瓜子、龙芽草；西药有氯硝柳胺（灭绦灵）、吡喹酮等。具体用法如下。

①槟榔、南瓜子：晨间空腹服用南瓜子（先碾碎）60～80g，2h后再服60～80g；服用槟榔煎剂200ml（槟榔要先浸泡后煎煮）；30min后再服硫酸镁，全部药物服完后3～4h排出虫体，本药治愈率达90%以上，且副作用小。以上为成人用量，小儿酌减。

②龙芽草：叶芽全粉0.7～0.8g/kg体重或叶芽浸膏40mg/kg体重，空腹1次顿服，1.5h后再服硫酸镁，48h内可排出虫体。

③氯硝柳胺：成人药量为2～3g，分2次服用，间隔1h，小儿药量酌减。

④吡喹酮：10mg/kg体重，总量不超过0.5g，清晨空腹1次顿服，1～2h后再服泻药，服药当天或次日排出零碎虫体与节片，服药后可出现头晕、恶心、腹痛、荨麻疹等，个别可出现心电图改变，所以服药时应遵医嘱或住院治疗。

【案例小结】 牛带绦虫又名肥胖带绦虫、牛肉绦虫或无钩绦虫，属于多节绦虫亚纲的圆叶目，虫卵大，椭圆形，卵壳薄，可见放射状条纹（图1-23），成虫乳白色，长4～8m，最长可达25m（图1-25）。虫体前端较细，逐渐向后变宽变扁，头节略成方形，直径1.5～2.0mm，无顶突及小钩，顶端略凹入，常因含色素而呈灰色。有4个杯形的吸盘，直径0.7～0.8mm，位于头节的四角。颈部细长约为头节长度的数倍。链体由1000余个节片组成，每一节片均有雌雄生殖器官各一套。人是其唯一终宿主，孕卵节片（图1-24）随粪便排出被中间宿主（黄牛、水牛等）吞食后，在其体内形成囊尾蚴，人们进食不熟的带囊尾蚴的牛肉后感染，在人体内3个月左右即可变为成虫，成虫寿命可达20～30年，甚至更长。

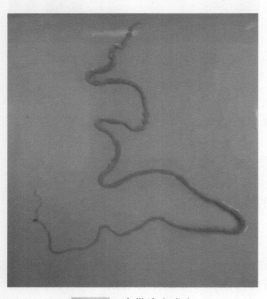

图1-25 牛带绦虫成虫

▶ 案例2：免疫性疾病患者晚期的杀手

【病历摘要】

1.病史 患者，女，46岁。因反复上腹胀痛、腹泻2个月，加重4d就诊，以腹痛原因待查收入院。患者2个月来无明显诱因反复出现上腹部阵发性胀痛，伴反酸、嗳气、恶心、间断呕吐黄绿色液体；每日腹泻6～7次，为黑色稀水便；食欲下降，每餐进食不足50g。4d前上述症状加重，无发热、咳嗽、咳痰、呕血、晕厥、黄疸、厌油及尿频、尿急、尿痛等，体重下降4kg。入院6d后因多脏器功能衰竭死亡。

2.体格检查 T 36.6℃，P 109次/分，R 20次/分，BP 85/59 mmHg。神志清楚，一

般情况差，轻度贫血貌，皮肤、巩膜无黄染，无瘀斑，浅表淋巴结未扪及肿大。腹平坦，未见胃肠型及蠕动波，无浅表腹壁静脉曲张；全腹软，肝、脾肋下未触及，未扪及包块，上腹正中压痛，无反跳痛，墨菲（Murphy）征阴性；肝、脾双肾区无叩击痛，腹部叩击鼓音，移动性浊音阴性，肠鸣音4次/分。

3. 实验室检查　HIV抗体阳性，粪便常规检查中见大量线虫虫卵（图1-26）及虫体（图1-27）。腹部CT提示：脂肪肝，左、右心室密度减低，双侧肠腔少量积液，胃体大弯侧黏膜稍增厚，慢性胆囊炎可能，盆腔少量积液。胃镜病理检查示：胃窦黏膜活动期重度慢性浅表性胃炎伴部分腺体轻度非典型增生，胃体、幽门黏膜活动期慢性炎症，胃角黏膜活动期重度慢性浅表性胃炎。胃窦、胃体、幽门、胃角黏膜小凹内大量寄生虫虫体。

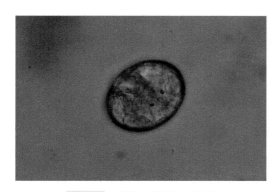

图1-26　粪便虫卵（×400）

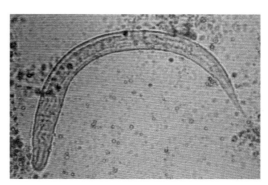

图1-27　粪便虫体（×1000）

【案例解析】

问题1：根据该案例镜下观察到的虫卵及虫体结构，你初步考虑患者感染了何种寄生虫？

答：根据患者粪便在显微镜下观察到的虫卵及虫体结构，结合患者病史，图中所示应为粪类圆线虫。该虫是一种兼性寄生虫，其致病作用与其感染程度及人体健康状况，特别是与机体免疫功能强弱关系密切。人感染粪类圆线虫后有3类临床类型：第一类由于有效免疫应答，轻度感染可被机体清除，可无临床表现；第二类为慢性自身感染持续存在，可长达数十年，间歇性出现胃肠道不适；第三类为播散性感染，长期使用激素的患者及艾滋病患者（本案例中患者HIV检查为阳性），由于自身免疫受到抑制或缺陷，可引发播散性感染，幼虫进入脑、肝、肺、肾及泌尿系统等器官，导致广泛的组织损伤，患者可出现腹泻、肺炎、出血、脑膜炎及败血症等，往往因多器官功能衰竭而死亡。

问题2：粪类圆线虫作为一种兼性寄生虫，对人体有哪些危害？

答：（1）皮肤损伤：丝状蚴侵入皮肤后，可表现为小出血点、丘疹，并伴有刺痛和瘙痒，也可出现移行性线状荨麻疹，由于自身体外感染的缘故，病变可不断出现在肛周、腹股沟等处皮肤，且有反复。

（2）肺部症状：丝状蚴在肺部移行时，轻者可有过敏性肺炎或哮喘表现，重度感染者有咳嗽、多痰、持续性哮喘、呼吸困难。幼虫有时可因黏液阻塞于支气管内，发育为成虫，并在支气管内寄生繁殖，则病情更为严重，病程更长；肺部广泛感染的患者，可表现为高热、肺功能衰竭，尸检可见肺内有大量幼虫，肺泡大量出血。

（3）消化道症状：成虫寄生于小肠黏膜内，其机械性刺激和毒性作用可引起组织损伤症状，患者可出现恶心、呕吐、腹痛、腹泻、黏液血便、麻痹性肠梗阻等症状，并伴有发热、贫血和全身不适等。肠壁各层均可见虫体。

（4）弥漫性粪类圆线虫病：丝状蚴在自身超度感染患体内，可移行到其他器官，引起弥漫性的组织损伤，形成肉芽肿性病变，导致广泛性粪类圆线虫病发生。

问题3：粪类圆线虫病如何确诊，实验室如何检查？

答：（1）病原学检验从粪便、痰液、尿液或脑积液中检获杆状幼虫或丝状幼虫可确诊；从粪便、痰液、尿液或脑积液中培养出丝状蚴也说明有虫体感染；通过在腹泻患者的粪便中检出虫卵可以确诊；从胃肠黏膜组织病理切片中查出虫体也可做出诊断。由于患者有间歇性排虫现象，故病原检查应多次重复进行。观察虫体时，滴加鲁氏碘液，可使幼虫显现棕黄色，且虫体的结构特征清晰，便于鉴别。常用的检查方法如下。

①直接涂片法：简单、易行，但检出率低，仅为60%左右，不适用于轻度感染的病例。

②沉淀法：用4%NaOH消化后离心沉淀效果较好，检出率可达75%。

③贝氏分离法：检出率可高达98%。

④粪便直接培养法：检出率高于贝氏分离法。

（2）免疫学检验采用鼠粪类圆线虫脱脂抗原做ELISA检测患者血清中特异性抗体，阳性率可达94%以上。对轻、中度感染者，具有较好的辅助诊断价值。

问题4：粪类圆线虫病如何预防和治疗？

答：（1）预防：①加强粪便与水源管理，做好个人卫生和防护。②注意避免发生自身感染，使用激素类药物和免疫抑制剂前，最好做粪类圆线虫常规检查，如发现有感染，应及早给予杀虫药治疗；在使用杀虫药物治疗时，应使患者排便通畅，保持肛门周围皮肤清洁，以防自身感染。③对犬、猫也应进行定期检查和治疗。

（2）治疗：粪类圆线虫病的驱虫药物以噻苯达唑的效果为最好，每千克体重25mg，一日2次，连服2～4d，治愈率达95%，但副作用较多，肝、肾功能不正常者慎用。阿苯达唑的治愈率可达90%以上。噻嘧啶和左旋咪唑也有一定疗效。重度感染或自身感染患者需用2～3个疗程的药物治疗才能获得理想的治疗效果。

【案例小结】　粪类圆线虫是一种兼性寄生虫，有两种生活方式，包括在土壤中完成自生世代和在宿主体内完成寄生世代。在不利于虫体发育的外界环境中，从杆状蚴发育成丝状蚴，此时经皮肤或黏膜侵入人体，开始寄生生活。粪类圆线虫主要分布在热带和亚热带地区，温带和寒带地区则呈散发感染。人的感染主要是与土壤中的丝状蚴接触相关，患者也可自体感染。自体感染使得疾病迁延不愈，感染可持续30年以上。

► 案例3：混合性的寄生虫感染值得关注

【病历摘要】

1.病史　患者，女，80岁。因反复头痛伴头晕1年入住神经内科。1年前，患者无明显诱因出现头晕、头痛不适，伴耳鸣、听力下降、视物模糊，患者未引起重视，未予治疗。后患者症状持续，头颅CT提示：左侧丘脑区见斑片状低密度影，边界欠清，考虑脑梗死可能；脑萎缩。

2.体格检查　T 36.6℃，P 62次/分，R 20次/分，BP 130/70mmHg，经皮动脉血氧饱和度（SpO_2）96%。全腹无压痛，无反跳痛、肌紧张，肠鸣音正常。

3.实验室检查　入院随机末梢血糖为6.0mmol/L，血常规检测结果见表1-25，常规生化、血凝检测结果正常，粪便为黄色软便，查见多种形态、大小不一的虫卵，隐血阴性。

表1-25　血常规检查结果

检验项目	结果	参考区间	单位
WBC	5.79	4 ～ 10	$10^9/L$
RBC	4.2	4.0 ～ 5.8	$10^{12}/L$
Hb	89.0	120 ～ 140	g/L
PLT	130	100 ～ 300	$10^9/L$
N%	70	40 ～ 75	%
L%	22	20 ～ 50	%
M%	2	3 ～ 10	%
E%	6	0.5 ～ 5	%

【案例解析】　随着生活水平的提高，寄生虫感染逐渐淡出了人们的视线。然而，在一些相对贫困或卫生条件较差的地区，寄生虫感染仍然是影响人们生活质量的重要因素之一。混合感染病例虽然少见，但是形态学依然能为患者精准诊断。该案例中患者为高龄老年女性，生活质量和周围环境卫生条件较差，结合粪便常规检出的蛲虫卵和原虫，考虑寄生虫混合感染。

问题1:　同一视野下除了结构较大的虫卵，其他结构较小寄生虫的滋养体你关注了吗？

答：该患者粪便镜检时的一个视野看到了如图1-28的受精蛔虫卵，图B箭头所示为迈氏唇鞭毛虫滋养体。

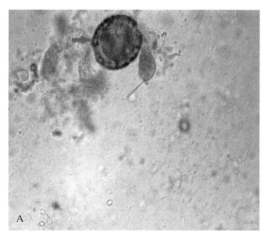 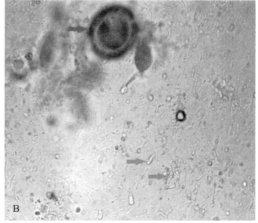

图1-28　相同视野不同焦距下图像，红色箭头所示为受精蛔虫卵，蓝色箭头所示为迈氏唇鞭毛虫滋养体

问题2: 人芽囊原虫感染是否会引起相应症状，是否需要治疗？

答：人芽囊原虫可侵入肠黏膜上皮，是寄生在灵长类和人类肠道内可致病的原虫。临床表现轻重不一，感染重者可有消化道症状；免疫功能正常的患者多数为自限性。艾滋病患者容易感染人芽囊原虫，而且症状严重，治疗比较困难。应加强卫生宣传教育，注意个人卫生和饮食卫生；粪便无害化处理，保护水源，杀灭传播媒介昆虫。轻微症状者无须治疗，当大量寄生或出现严重症状时，可用甲硝唑（灭滴灵），亦可用碘化喹宁治疗。

问题3: 鞭虫虫卵你认识吗？鞭虫感染有哪些危害？怎样治疗？

答：（1）该患者粪便镜检时的另一个视野看到了如图1-29的鞭虫卵，蓝色箭头所示为人芽囊原虫。

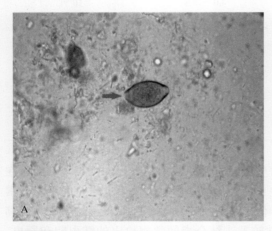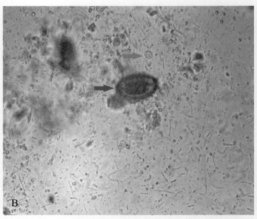

图1-29　同一视野不同焦距下观察的图像，红色箭头所示为鞭虫卵，蓝色箭头所示为人芽囊原虫

（2）鞭虫成虫以细长的前端侵入肠黏膜、黏膜下层甚至可达肌层，以组织液和血液为食。由于虫体的机械性损伤及其分泌物的刺激，可致肠壁组织出现充血、水肿或出血等慢性炎症。轻度感染者一般无明显症状；严重感染时，患者出现食欲缺乏、阵发性腹痛、慢性腹泻或便秘、粪便隐血阳性或带有少量鲜血等症状，有的患者还可出现头晕、嗜酸性粒细胞增多、消瘦、四肢水肿，甚至贫血和发育迟缓等全身反应。儿童重度感染常伴有营养不良，可引起直肠套叠、脱垂。

（3）驱虫治疗采用甲苯达唑（甲苯咪唑）、阿苯哒唑效果较好，噻嘧啶与甲苯达唑合用效果更好。

问题4: 迈氏唇鞭毛虫滋养体你认识吗？迈氏唇鞭毛虫是否属于致病性原虫？

答：（1）该患者粪便镜检时，有一个视野看到了如图1-30的鞭虫卵，蓝色箭头所示为迈氏唇鞭毛虫滋养体。铁苏木素染色，在油镜视野下的迈氏唇鞭毛虫滋养体顶端可见3根鞭毛，虫体前端可见核和明显的胞口，见图1-31。

（2）迈氏唇鞭毛虫是一种寄生于肠道的鞭毛虫，主要寄生于回盲部，被认为是一种不致病的鞭毛虫。但由迈氏唇鞭毛虫感染产生临床症状者也有报道。郭鄂平等以小鼠实验，结果表明，当宿主免疫功能降低时，感染少量虫体即可引起宿主肠黏膜的明显损害。从而证明，迈氏唇鞭毛虫可能是一种机会致病性原虫。

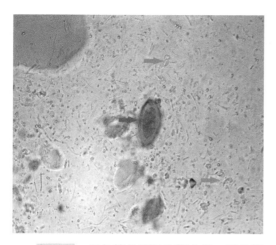

图1-30　红色箭头所示为鞭虫卵，蓝色箭头所示为迈氏唇鞭毛虫滋养体

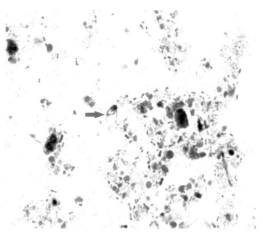

图1-31　铁苏木素染色，油镜视野下的迈氏唇鞭毛虫滋养体顶端可见3根鞭毛，虫体前端可见核和明显的胞口（箭头所示）（×1000）

▶ 案例4：极易被忽视的外周血寄生虫感染

【病历摘要】

1.病史　患者，33岁。因发热7d入院。1周前患者不洁饮食后出现发热，具体体温不详，伴寒战、畏寒、头晕、口干、出汗，就诊于当地小诊所对症治疗后体温恢复正常，2d后体温再次上升，伴随症状同前。再次到同一诊所就诊，对症治疗后体温恢复正常，1d后体温再次上升，最高达39℃，仍伴寒战、畏寒、头晕、口干、出汗，全身乏力，无四肢肌肉酸痛，无咳嗽、咳痰，无腹痛、腹泻，无厌油、恶心、呕吐。以"发热原因待查"收入感染科。患者患病以来，精神、食欲可，大小便如常，体重无明显变化。

2.体格检查　急性病容，体温38℃，其余未见异常。行双氢青蒿素哌喹片抗疟治疗，2d后体温恢复正常。

3.实验室检查　血常规检测结果见表1-26，静脉血中找到原虫配子体及裂殖体见图1-32及图1-33。尿常规检测结果：尿潜血（＋＋＋），尿蛋白（＋-）。腹部彩超显示：肝内光点稍密集，脾大，脾静脉内径增宽。

表1-26　血常规检查结果

检验项目	结果	参考区间	单位
WBC	5.89	4～10	10^9/L
RBC	4.30	4.0～5.8	10^{12}/L
Hb	131	120～140	g/L
PLT	71	100～300	10^9/L
N%	94	40～75	%
L%	4	20～50	%
M%	2	3～10	%

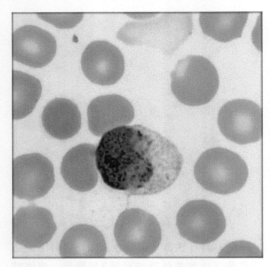

图1-32　原虫配子体（×1000）

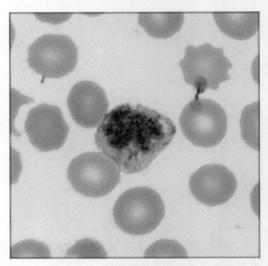

图1-33　原虫裂殖体（×1000）

【案例解析】 该患者是在不洁饮食后出现发热，伴寒战、畏寒、头晕、口干、出汗，具有疟疾的典型症状，且静脉血中找到间日疟原虫配子体及裂殖体，行双氢青蒿素哌喹片抗疟治疗2d后体温恢复正常，诊断为疟疾。

问题1: 什么是疟疾，由什么感染引起？

答：疟疾俗称"打摆子"，严重者可引起死亡，是一种古老的传染病，由疟原虫感染引起。疟原虫约有150种，有严格的宿主特异性，寄生于人体的主要有间日疟原虫、恶性疟原虫、三日疟原虫及卵形疟原虫，传播媒介为按蚊。

问题2: 疟疾发作有什么典型的特征？

答：疟疾一次典型发作包括寒战、高热和出汗3个连续阶段，如本病例患者出现反复的畏寒、高热和出汗。疟疾周期性发作与红内期疟原虫裂殖体增殖周期相吻合。疟原虫代谢产物及虫体成分是引起人体疟疾发作的重要因素，受感染的红细胞破裂，裂殖子及原虫代谢产物等释放入血，部分可被巨噬细胞等吞噬，刺激这些细胞产生内源性致热源，并与疟原虫代谢产物共同作用于患者的下丘脑体温调节中枢，引起寒战和发热，待血中致热原和原虫代谢产物被人体代谢清除后，人体发汗使体温恢复正常。

问题3: 寄生于人体的有间日疟原虫、恶性疟原虫、三日疟原虫及卵形疟原虫，请结合图1-32及图1-33判断为何种疟原虫，并简述其形态特征及病理生理。

答：根据图片判断为间日疟原虫，间日疟原虫属于孢子纲，由按蚊传播。生活史包括在人体内的裂体增殖和在按蚊体内先后进行的配子生殖和孢子增殖，其显著特征是在两个宿主间交替进行有性生殖和无性增殖。子孢子在按蚊体内形成之后，随蚊唾液注入人体。先进入人体肝脏，并在肝细胞内繁殖，后移入血液，在红细胞内繁殖。疟原虫在人体内需经历红细胞外期和红细胞内期，但其病原学诊断主要是检查红细胞内期疟原虫。感染疟原虫的红细胞经过吉姆萨染色后，其基本结构为红色胞核、蓝色的胞质，以及棕褐或黑褐色的疟色素（发育早期原虫除外），这3个特征是确认疟原虫的依据。间日疟原虫在血液中形态特征如下。

（1）早期滋养体：环较粗壮且偶有伪足伸出，有1个核，直径约为红细胞的1/3。

（2）晚期滋养体：虫体由小变大，有伪足伸出，空泡明显，虫体形态不规则。

（3）未成熟裂殖体：虫体大，几乎占满肿大的红细胞，核开始分裂成多个，虫体渐呈圆形。

（4）成熟裂殖体：虫体大，几乎占满肿大的红细胞，裂殖体12～24个，排列不规则；疟色素集中成堆，呈棕黄色。

（5）雌配子体：呈圆形或椭圆形，占满肿大的红细胞，胞质蓝色；核致密、较小，偏于虫体一侧；疟色素呈褐色，点状分散分布。

（6）雄配子体：圆形或椭圆形，略大于正常红细胞，胞质蓝而略带红；核疏松，淡红色，位于虫体中央；疟色素呈褐色，点状分散分布。

▶ 案例5：旅游者腹泻

【病历摘要】

1. 病史　患儿，男，10岁。因头晕伴心悸、胸闷1月余入院。患者1个月前紧张或活动后出现头晕伴视物模糊、胸闷、心悸、乏力、四肢麻木等症状，持续1h左右自行缓解，不伴头痛、胸痛、咳嗽等症状，无口唇发绀，无杵状指，无活动后蹲踞，无发热、畏寒。患者2年前曾行房间隔缺损封堵术。

2. 体格检查　T 36.2℃，P 59次/分，R 18次/分，BP 83/41mmHg。发育可，营养正常，对答切题，体位自主。表情呆滞，眼裂小，眼距增宽，张口伸舌。皮肤、黏膜无黄染、出血点、瘀斑。全身淋巴结未扪及肿大。双肺呼吸音清晰，未闻及干、湿啰音。心前区无隆起，未见心尖搏动。腹部平坦，未见肠型及蠕动波；腹软，无压痛及反跳痛，肝脾未及，未触及肿块，肝区、肾区无叩痛，肝浊音界存在，移动性浊音阴性，肠鸣音3次/分。双下肢无水肿。

3. 实验室检查　血常规检测结果见表1-27，生化检测结果见表1-28。粪便常规：粪便为黄褐色，软便，镜检见大量包囊，盐水涂片呈无色半透明椭圆形。碘染色呈黄绿色，囊壁较厚，与虫体之间有明显的间隙，在虫体的一端可见未成熟包囊内含2个核，成熟包囊内含4个核；胞质内可见轴柱、中体和鞭毛的早期结构，呈深褐色（图1-34）。瑞氏染色虫体呈深蓝色，核呈紫红色，囊壁、轴柱和鞭毛不着色（图1-35）。

表1-27　血常规检查结果

检验项目	结果	参考区间	单位
WBC	4.10	4～10	10^9/L
RBC	4.40	4.0～5.8	10^{12}/L
Hb	132	120～140	g/L
PLT	176	100～300	10^9/L
N%	42	50～70	%
L%	44	20～40	%
M%	10	1～8	%
E%	4	0.5～5	%

表 1-28　生化常规检查结果

项目	结果	参考区间	单位	项目	结果	参考区间	单位
K^+	3.24	3.5～5.3	mmol/L	ALB	37	40～55	g/L
Na^+	134.9	137～147	mmol/L	AST	26	13～35	U/L
Cl^-	100.6	99～110	mmol/L	TB	9.5	5～21	μmol/L
ALT	11	7～40	U/L	CB	5.2	0～3.4	μmol/L

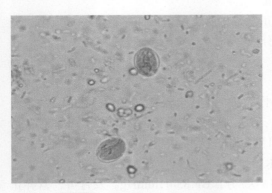

图 1-34　粪便碘染色（×400）

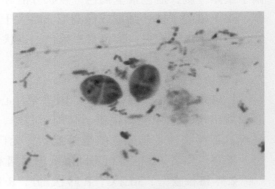

图 1-35　粪便瑞氏染色（×1000）

【案例解析】

问题1：从上述病史可知该患者为蓝氏贾第鞭毛虫感染，该鞭毛虫主要引起什么疾病？

答：蓝氏贾第鞭毛虫是常见的人体寄生虫，广泛流行于世界各地。主要寄生于人及某些哺乳动物的小肠，以十二指肠多见，引起以腹泻和消化不良等为主要临床表现的肠道疾病。此外，虫体也可偶尔侵入胆道系统引起胆囊炎、胆管炎等炎性病变。自20世纪70年代以来，该病在世界各地不断流行或暴发流行，因此，贾第虫病已被列入危害人类健康的10种主要寄生虫病之一。饮用水被污染是造成贾第虫病流行的重要因素，故本病是一种水源性疾病。随着旅游业的发展，该病在旅游者中发病率较高，所以又称为旅游者腹泻。

问题2：蓝氏贾第鞭毛虫感染如何预防和治疗？

答：预防蓝氏贾第鞭毛虫病首先要彻底治愈患者和无症状带虫者，以消除传染源；要加强人和动物的粪便管理，防止污染水源；对自来水要进行常规处理，防止水源性贾第虫病的暴发；要注意个人卫生和饮食卫生，不生食蔬菜或未削皮的水果，旅游者的饮用水应煮沸后饮用。艾滋病患者及其他免疫功能低下者，均应接受防止贾第虫感染的预防和治疗措施。治疗贾第虫病的常用药物有甲硝唑（灭滴灵）、呋喃唑酮（痢特灵）、替硝唑等，巴龙霉素也有较好的治疗效果，尤其适用于感染贾第虫的怀孕女性。

问题3：贾第虫的发育包括滋养体和包囊两个阶段，其包囊有何特点？

答：包囊呈椭圆形，长为8～12μm，宽7～10μm，囊壁较厚，囊壁与虫体之间有明显的空隙；未成熟包囊有2个核，成熟包囊有4个核，核多偏于一侧；胞质内可见鞭毛、轴柱、丝状物等。

▶ **案例6：溶组织内阿米巴感染**

【病历摘要】

1.病史 患儿，男，7岁。来自西南某山村，因间歇性腹痛，家长发现便中带血数日，于2018年7月31日就诊于儿科门诊。患儿自患病以来，有间歇性腹痛，腹部胀气，腹泻并便中带血，无发热、恶心、呕吐，无里急后重。

2.实验室检查 血常规：WBC $7.85×10^9/L$，NEUT% 47.9%，LYMPH% 42.4%，EO% 8.3%，CRP 0.53mg/L，RBC $5.67×10^{12}/L$，Hb 161g/L。粪便常规：黄色半稀便，红细胞 1～3个/HP，溶组织内阿米巴滋养体少许，溶组织内阿米巴包囊少许(图1-36)。肝、肾功能等生化结果无异常。

3.治疗经过 入院后应用甲硝唑、补液治疗。2018年8月8日复查粪便常规，未查见寄生虫，患儿出院。2018年11月15日患儿再次就诊于儿科门诊，血常规检测结果：WBC $5.69×10^9/L$，NEUT% 52.4%，LYMPH% 42.6%，EO% 2.0%。粪便常规：呈酱色稀便，红细胞＋/HP，WBC 0～2个/HP，结肠内阿米巴滋养体查见。2019年6月23日该患儿再次门诊粪便常规检查：为红色黏液样稀便，镜下红细胞为＋＋/HP、白细胞为＋＋/HP。

【案例解析】 患儿7岁，来自山村，周围卫生条件可能较差。因第1次患儿粪便常规发现红细胞、阿米巴滋养体，以及包囊而诊断为溶组织内阿米巴感染，经抗原虫治疗8d效果显著，粪便中未查见寄生虫。而3个月以后，患儿再次入院，粪便常规查见"结肠内阿米巴滋养体"。根据此病例，请回答以下问题。

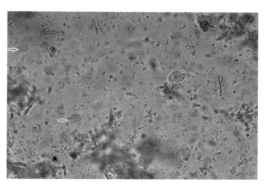

图1-36 生理盐水涂片（×400），可见红细胞（红色箭头）、溶组织内阿米巴滋养体（吞噬1个红细胞，蓝色箭头）、包囊（黄色箭头）

问题1：人类是怎样感染溶组织内阿米巴的？

答：人是溶组织内阿米巴唯一的适宜宿主，无须中间宿主，可在人际传播。溶组织内阿米巴生活史包括滋养体和包囊两个时期，包囊在潮湿的环境下可以存活30d，人多数是因为摄入被成熟包囊污染的食物或水而感染。

问题2：溶组织内阿米巴的致病性可表现为哪些？

答：溶组织内阿米巴滋养体可侵入宿主肠上皮细胞引起阿米巴病，阿米巴病临床表现不一。世界卫生组织（WHO）建议，临床上可分为无症状带虫感染和有症状的侵袭性感染。无症状带虫者占90%以上，粪便中一般只能查到包囊。侵袭性感染又可分为肠阿米巴病和肠外阿米巴病。肠阿米巴病分为阿米巴性结肠炎和阿米巴痢疾，阿米巴性结肠炎呈轻度的间歇性腹泻、腹痛、胃肠胀气或消瘦，持续时间可达1～5年；而急性阿米巴痢疾轻者呈间歇性腹泻、稀便，伴奇臭并带血，有局限性腹痛、胀气；重者腹痛、发热，排果酱样黏液血便、里急后重、恶心、呕吐。而肠外阿米巴病表现为阿米巴性肝（肺、脑）脓肿、皮肤阿米巴病、泌尿生殖系统阿米巴病等。

问题3： 如何诊断肠内阿米巴病？

答： 诊断阿米巴病的重要性在于，将溶组织内阿米巴与其他形态相似但不致病的阿米巴等区别开来，以便让致病的溶组织内阿米巴感染者得到及时的治疗。

（1）生理盐水涂片中滋养体的形态特征（图1-37）

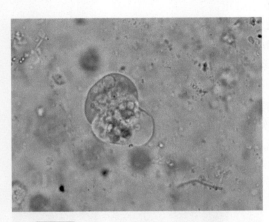

图1-37　生理盐水涂片（×1000），可见阿米巴吞噬红细胞，以及分界较明显的内外质

①大小：侵入肠壁吞噬红细胞或组织细胞的滋养体体积可增大到20～60μm。

②形态：活动时形态不规则，静止时为圆形或卵圆形。

③运动：活泼，定向运动。自外质伸出指状或舌状伪足，内质随之流入其中使虫体向前移动。

④细胞质：内、外质分界明显，外质透明似玻璃状；内质较致密，呈细颗粒状。由于虫体的消化作用，被吞噬的红细胞大小形状不一。

⑤细胞核：1个，在生理盐水中不易看到。

（2）溶组织内阿米巴滋养体鉴别特征

①生理盐水涂片：新鲜标本在生理盐水中如有以下两个特点之一，并在几个阿米巴内有同样的发现，即可鉴定为溶组织内阿米巴。两个特滋养体内含红细胞，做定向运动；滋养体长径大于12μm，定向运动，细胞质清亮。

②铁苏木素染色：滋养体内含有红细胞，具有内阿米巴属的核，或滋养体直径大于10μm，胞质清亮，核膜上染色质粒分布均匀，核仁较小，位于核的中央，都可以鉴定为溶组织内阿米巴滋养体。

③迪斯帕内阿米巴与溶组织内阿米巴的滋养体和包囊形态都极为相似，其鉴别点在于：粪便涂片检查发现含红细胞的滋养体；尽管16%的迪斯帕内阿米巴滋养体也可吞噬红细胞，但结合临床表现，如腹痛、发热、果酱样黏液血便、里急后重、恶心呕吐、厌食等症状，有助于诊断为溶组织内阿米巴感染。

（郑国波）

第四节　浆膜腔积液检验

一、基本理论

人体胸膜腔、腹膜腔和心包腔统称为浆膜腔（serous cavity）。正常的情况下，浆膜腔内仅含有很少量的液体（胸膜腔液＜20 ml，腹膜腔液＜50 ml，心包膜腔液10～30 ml），在腔内主要起到润滑作用，很难采集到。病理情况下，浆膜腔内有大量液体潴留而形成浆膜腔积液（serous effusion）。根据积液部位不同可分为胸腔积液、腹水和心包积液。

（一）穿刺及注意事项

1.胸膜腔穿刺术及注意事项

（1）方法

①患者取坐位面向椅背，两前臂置于椅背上，前额伏于前臂；不能起床者可取半卧位，前臂上举抱于枕部。

②穿刺点应根据胸部叩诊情况选择实音最明显部位进行，胸腔积液较多时一般选择肩胛线或腋后线第7～8肋间；必要时也可选择腋中线第6～7肋间或腋前线第5肋间。穿刺前应结合超声波或X线检查定位，穿刺点可用棉签在皮肤上标记。

（2）注意事项

①因细胞脱落周期较长，一般第1次检出的阳性率最高。而多次重复穿刺后，新生积液周期短，脱落细胞易稀释而降低阳性率。因此，非首次检测结果的假阴性应引起重视或建议适当延长穿刺周期，以此提高检测价值。

②一次性抽取积液不宜过多、过快，诊断性抽液为50～100 ml；减压抽液，首次不超过600 ml，以后每次不超过1000 ml；如为脓胸，每次尽量抽尽。

③针对恶性积液，可在胸腔内注入抗肿瘤药或硬化剂诱发化学性胸膜炎，促使脏层与壁层胸膜粘连，以此闭合胸腔。

2.腹膜腔穿刺术及注意事项

（1）方法

①患者坐在靠椅上，或取平卧、半卧、稍左侧卧位。

②一般选取左下腹部脐与髂前上棘连线中外1/3交点处，也可取脐与耻骨联合中点上1 cm，偏左或右1.5 cm处，或侧卧位脐水平线与腋前线或腋中线的交点。对少量或包裹性腹水，常需在B型超声波（简称B超）指导下定位穿刺。

（2）注意事项

①穿刺前排空尿液，以免穿刺时损伤膀胱。

②有肝性脑病先兆者，禁忌腹腔穿刺放液。

③诊断性穿刺可直接用无菌的20 ml或50 ml注射器及7号针头进行穿刺。

④腹腔放液不宜过快、过多，肝硬化患者一次放腹水一般不超过3000 ml，过多可诱发肝性脑病和电解质紊乱，但在补充输注大量白蛋白的基础上，可以大量放液。

⑤大量腹水患者，为了防止腹腔穿刺后腹水渗漏，在穿刺时需要避免使皮肤至腹膜壁层位于同一条直线上。方法是当针尖通过皮肤到达皮下后，即在另一只手协助下稍向周围移动一下穿刺针尖，然后再向腹腔刺入。

3.心包穿刺术及注意事项

（1）方法

①患者取坐位或半卧位，以手术巾盖住面部，仔细叩出心浊音界，选好穿刺点。自皮肤至心包壁层以2%利多卡因行局部麻醉。

②一般多用心脏超声定位，决定穿刺点、进针方向和进针的距离。通常穿刺点为剑突与左肋弓缘夹角处或心尖部位。后者进针时，可根据横膈位置高低，一般在左侧第5肋间或第6肋间心浊音界内2.0 cm左右进针。

（2）注意事项

①严格掌握适应证。心包穿刺术由于存在风险，应由有经验的医师操作，并应在心电图监护下进行穿刺。

②嘱患者在穿刺过程中切勿咳嗽或深呼吸，术前30min可服用可待因0.03g。

③第1次抽液量不宜超过100～200 ml，重复抽液可逐渐增加到300～500 ml。速度不宜过快，量不宜过多，否则可能导致肺水肿。

④麻醉要完善，以免因疼痛引起神经源性休克。

⑤如抽出鲜血，应立即停止操作，并严密观察有无心脏压塞症状出现。

⑥取下空针前夹闭橡皮管，以防止空气进入。

（二）临床意义

浆膜腔积液临床意义见表1-29至表1-31。

表1-29　浆膜腔积液常用化学检测项目及临床意义

项目	临床意义
总蛋白（TP）	漏出液＜25 g/L；渗出液＞30g/L，一定程度鉴别积液形成原因
葡萄糖（GLU）	漏出液接近血糖；渗出液明显低于血糖，若$GLU_{积液}/GLU_{血清}$＜0.5，见于风湿性、脓性、恶性、结核性、狼疮性积液或食管破裂等
胆固醇（TC）	恶性积液＞1.6 mmol/L；肝硬化积液＜1.6 mmol/L
乳酸脱氢酶（LDH）	漏出液＜200U/L，$LDH_{积液}/LDH_{血清}$＜0.6；渗出液＞200U/L，$LDH_{积液}/LDH_{血清}$＞0.6
腺苷脱氨酶（ADA）	ADA活性：结核性积液＞恶性积液＞非炎性积液，＞40 U/L应考虑结核性积液
淀粉酶（AMY）	胸腔积液AMY明显增高见于食管穿孔、胰腺外伤合并胸腔积液；腹水AMY明显增高见于胰腺炎、胰腺肿瘤等
溶菌酶（LZM）	感染性积液和结核性积液LZM均增高。结核性积液：$LZM_{积液}/LZM_{血清}$＞1.0；恶性积液：$LZM_{积液}/LZM_{血清}$＜1.0
碱性磷酸酶（ALP）	多数小肠扭转穿孔患者发病2～3h后腹水ALP增高，可达血清的2倍。恶性积液：$ALP_{积液}/ALP_{血清}$＜1.0；浆膜表面癌：$ALP_{积液}/ALP_{血清}$＞1.0

表1-30　浆膜腔积液中肿瘤标志物的临床意义

项目	临床意义
癌胚抗原（CEA）	CEA＞20μg/L，$CEA_{积液}/CEA_{血清}$＞1.0，有助于恶性积液诊断（其中腺癌意义最高）
甲胎蛋白（AFP）	$AFP_{腹水}$＞300 μg/L，有助于诊断原发性肝癌
糖类抗原125（CA125）	增高提示卵巢癌转移可能
铁蛋白（FT）	结核性积液铁蛋白增高，同时LZM明显增高；癌性积液铁蛋白＞600 μg/L，$FT_{积液}/FT_{血清}$＞1.0，且LZM不高
糖类抗原19-9（CA19-9）	CA19-9是胰腺癌较好的标志物，增高程度为胰腺癌＞肝胆系癌＞胃癌＞结直肠癌
鳞状细胞癌抗原（SCC）	对诊断鳞状细胞癌有价值，积液中SCC增高与宫颈癌侵犯或转移程度有关
组织多肽抗原（TPA）	诊断恶性积液的特异性较高，肿瘤治疗后TPA增高，考虑肿瘤复发

表1-31　浆膜腔积液中有形成分及临床意义

积液中有形成分	临床意义
红细胞	少量出现多见于穿刺损伤，大量出现提示出血性渗出液
中性粒细胞	早期结核性积液增高，>1000×10⁶/L提示化脓性积液
淋巴细胞	增多主要见于结核、梅毒、肿瘤或结缔组织病所致渗出液
嗜酸性粒细胞	增多常见于多次反复穿刺所致人工气胸或血胸及变态反应和寄生虫病所致积液
巨噬细胞	明显增多考虑由心力衰竭、肺炎、肾病、慢性肝炎等引起的慢性非特异性炎症
鳞状上皮细胞	排除污染的情况下考虑是否有可能存在瘘口
肿瘤细胞	不同的肿瘤细胞提示不同的恶性肿瘤疾病
胆固醇结晶	见于脂肪变性的陈旧性积液、胆固醇性胸膜炎积液
胆色素结晶	提示胆汁或肠内物质渗入浆膜可能
含铁血黄素颗粒	见于浆膜腔陈旧性出血
细菌、真菌	正常浆膜腔积液无细菌、真菌，排除污染后若见到可提示此种细菌/真菌感染
寄生虫	提示相应寄生虫感染可能

二、案例分析

▶ 案例1

【病历摘要】

1.病史　患者，男，74岁。20⁺d无明显诱因出现腹痛、腹胀，位于中腹部，程度尚可忍受，伴纳差、进食后欲吐，偶有反酸、呃逆，无头晕、乏力，无咳嗽、咳痰，无畏寒、发热，无呕血、腹泻等，就诊于外院，抽腹水检验及完善相关检查后，未查明原因，今为进一步诊治，就诊于我院。

2.体格检查　T 36.7℃，P 106次/分，R 20次/分，BP 137/93 mmHg。慢性病面容，全身浅表淋巴结无肿大；腹部稍膨隆，腹壁平软，腹壁静脉无曲张，腹肌稍紧张，剑突下压痛，全腹无反跳痛；肝、脾未触及，移动性浊音阳性，肠鸣音正常；左下肢凹陷性水肿，生理反射存在，病理反射未引出。

3.辅助检查

（1）常规检查：见表1-32至表1-35。

表1-32　血清生化检查结果

项目	结果	参考区间	单位
TP	43.2	56～85	g/L
ALB	30.7	40～55	g/L
PA	95.0	200～400	mg/L

表1-33 血清肿瘤标志物检查结果

项目	结果	参考区间	单位
CA125	149.1	＜35	kU/L
CEA	16.1	非吸烟＜3.0/吸烟＜5.0	μg/L
CA19-9	29.0	＜35	kU/L
FT	256.0	23.9～336.2	μg/L
AFP	1.81	＜7.4	μg/L

表1-34 腹水生化检查结果

项目	结果	参考区间	单位
TP	43.2	＜25	g/L
GLU	5.50	3.6～5.5	mmol/L
LDH	221.00	0～200	U/L
ADA	8.18	0～45	U/L

表1-35 腹水常规检查结果

项目	结果	参考区间	单位
外观	黄色浑浊	淡黄透明	/
李凡他试验	阳性（＋＋）	阴性	/
总细胞计数	12 000	/	10^6/L
白细胞计数	2400	/	10^6/L
分叶核细胞	10	/	%
单个核细胞	55	/	%
分类不明细胞	35	/	%

（2）胸腔积液细胞形态学检查：发现分类不明细胞，离心推片后瑞氏－吉姆萨复合染色如下：该细胞多成团分布，大小不一、极性差，粘连在一起，质界不清，可见瘤状突起；分泌泡大小不一，且有隐约可见的色泽，深蓝色云雾状胞质明显；部分核质比增大，核畸形、核深染，核仁明显。综合分析，考虑为腺癌细胞可能（图1-38）。

（3）病理诊断

①送检（降结肠）黏膜呈慢性炎症改变，未见溃疡结构。

②（回盲部）中分化腺癌。免疫组化提示肿瘤细胞表达：CEA（＋＋＋），CK18（＋＋），CK8（＋＋），CD68（PGM1）（＋/-）；特殊染色：PAS（＋）。

（4）临床诊断：回盲部腺癌。

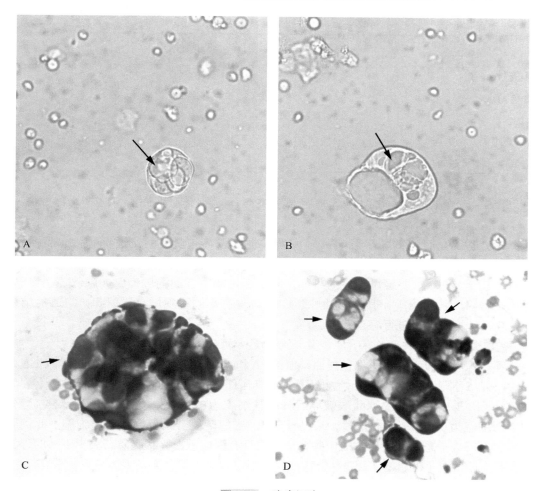

图 1-38 腺癌细胞

A、B.箭头所指为未染色腺癌细胞（×400）；C、D.箭头所指为瑞氏－吉姆萨复合染色腺癌细胞（×1000）

【案例解析】

问题1: 临床上腹水常规计数发现分类不明细胞，为明确性质下一步该怎么做？

答：在常规计数中，如发现分类不明细胞应引起足够重视。首先于1500～2000 rpm 离心10min，尽可能吸干液体后取沉淀于载玻片。推片并瑞氏－吉姆萨复合染色 10～15min，先于海岸线寻找，如没有收获，全片查找肿瘤细胞；如找到肿瘤细胞，再建议进一步确诊类型。

问题2: 从浆膜腔积液生化和肿瘤标志物检验结果分析，恶性积液与结核性积液的鉴别点有哪些？

答：恶性积液与结核性积液的鉴别，具体见表1-36。

表 1-36 恶性积液与结核性积液鉴别

鉴别点	恶性积液	结核性积液	单位
ADA	< 25	> 40	U/L
积液 ADA/血清 ADA	< 1.0	> 1.0	/
LDH	> 500	200	U/L
CEA	> 15	< 5	μg/L
积液 CEA/血清 CEA	> 1.0	< 1.0	/

问题3： 从该案例看出，CEA增高对恶性积液的判定具有重要价值。CEA > 15 μg/L 一定是肠道肿瘤吗？

答：答案是否定的。一般CEA轻度增加也见于某些良性消化道疾病，如肠梗阻、胆道梗阻、胰腺炎、肝硬化、结肠息肉、溃疡性结肠炎，以及吸烟者和老年人。增高较多时，甚至超过3倍要警惕肿瘤的可能，除了考虑肠道方面的肿瘤，如胰腺癌、胃癌、肝癌、肺癌、乳腺癌等，其他恶性肿瘤CEA也可有不同程度增高。因此，CEA的结果需结合其他检查项目进行综合分析。

问题4： 结合该例提供的临床资料，你认为该患者的最终诊断及其依据是什么？

答：该患者腹水外观呈红色浑浊，血清PA和ALB降低，ADA < 25，且血清CEA > 15、CA125明显增高，均提示肿瘤可能。李凡他试验阳性（＋＋），总细胞计数为 $12\ 000 \times 10^6$/L；计数池中冰醋酸破坏后分叶核细胞为0.10%，单个核细胞为0.55%，分类不明细胞为0.35%；离心推片，最终行瑞氏-吉姆萨复合染色检出肿瘤细胞。此例肿瘤细胞不仅具备恶性细胞通常的一些特征，而且有深蓝色云雾状胞质、大小不一的分泌泡，且有隐约可见的色泽，以上3个特征提示腺癌可能。结合患者主诉腹胀，全腹部CT平扫＋增强，虽只提示腹膜炎可能，但综合考虑恶性肿瘤可能依然很大。随后病理诊断（回盲部）中分化腺癌，免疫组化提示肿瘤细胞表达：CEA（＋＋＋），CK18（＋＋），CK8（＋＋），CD68（PGM1）（＋/-）；特殊染色：PAS（＋）。最终诊断为回盲部腺癌，腹腔转移。

问题5： 你认为血性腹水一定是恶性的吗？

答：答案是否定的。在多数时候，恶性腹水外观呈血性，但也有例外。当肿瘤组织未侵犯周围血管，或仅有少量侵犯时，标本外观可以是淡黄色清亮或淡黄色微浑，离心时才可以见到红细胞；反之则会有明显的出血，导致标本成为血性。此外，穿刺不畅也可混入少量血液，因此不应以外观来单一的判断标本的良、恶性。

▶ 案例2

【病历摘要】

1.病史　患者，男，25岁，因确诊为非霍奇金淋巴瘤（间变性大细胞）Ⅳ期B组，在2019年连续4个月进行4次化疗。现发热、盗汗、消瘦、出现胸腔积液，为再次治疗及行第5次化疗，就诊于我院，门诊以"非霍奇金淋巴瘤"收入我科。发病以来精神、饮食、睡眠均可，大小便如常，体重无明显减轻。

2.体格检查　T 36.8℃，P 100次/分，R 20次/分，BP 123/72 mmHg。神志清楚，

全身皮肤黏膜无黄染，全身淋巴结未触及肿大；双肺呼吸音清，未闻及异常呼吸音，心律整齐，未闻及异常心脏杂音；腹部平软，局部无压痛及反跳痛，肝、脾未触及肿大，肝区无叩击痛，双肾区无叩击痛，移动性浊音阴性，肠鸣音3次/分。病理反射未引出。

3. 辅助检查

（1）常规检查：见表1-37至表1-39。

表1-37 血清生化检查结果

项目	结果	参考区间	单位
GGT	115.00	10～60	U/L
ALP	155.00	45～125	U/L
ChE	1.97	4.62～11.5	kU/L
TP	54.3	56～85	g/L
ALB	27.4	40～55	g/L
A/G	1.02	1.2～2.4	/
PA	114.00	200～400	mg/L

ChE. 胆碱酯酶

表1-38 胸腔积液生化检查结果

项目	结果	参考区间	单位
TP	26.10	＜25	g/L
GLU	7.56	3.6～5.5	mmol/L
LDH	577.00	0～200	U/L
ADA	18.04	0～45	U/L

表1-39 胸腔积液常规检查结果

项目	结果	参考区间	单位
外观	红色浑浊	淡黄透明	/
李凡他试验	阳性（＋＋＋）	阴性	/
总细胞计数	10 206	/	10^6/L
有核细胞计数	306	/	10^6/L
分叶核细胞	15	/	%
单个核细胞	14	/	%
分类不明细胞	71	/	%

（2）细胞形态学检查：胸腔积液常规发现分类不明细胞，离心推片后瑞氏-吉姆萨

复合染色如下：该类细胞胞体较大，呈圆形、类圆形或不规则，大小不一；胞质量较多，核质比高，着色深蓝，胞质内无颗粒，空泡明显；核形多不规则，核为圆形、卵圆形或不规则形，核染色质紧密、粗糙，呈块状，部分细胞可见1个或多个核仁（图1-39）。

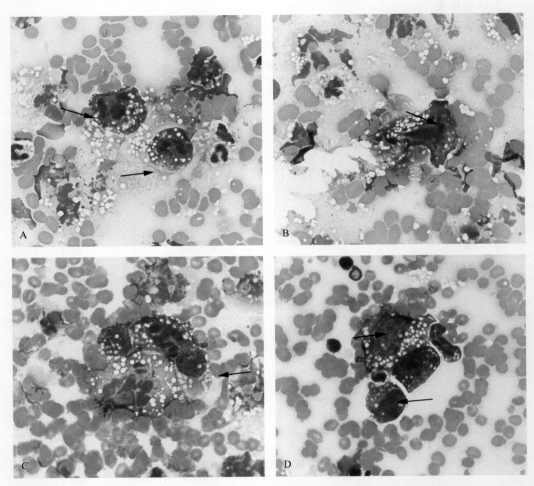

图1-39　淋巴瘤细胞，A、B、C、D箭头所指为瑞氏-吉姆萨复合染色淋巴瘤细胞（×1000）

（3）病理诊断：免疫组化CD30（＋），ALK（＋），CD2（＋），CD3（-/＋），CD5（-），CD25（＋）；诊断为间变性淋巴瘤激酶（ALK）阳性间变性大细胞淋巴瘤。

（4）临床诊断：ALK阳性间变性大细胞淋巴瘤侵犯胸腔。

【案例解析】

问题1：ALK阳性间变性大淋巴瘤细胞诊断的依据是什么？

答：病理学免疫组化为确诊本病的主要依据，其特点为CD30（＋）、ALK（＋）、CD2（＋）、CD3（-/＋）、CD5（-）、CD25（＋）、CD45（＋）和CD45RO可为阳性；60%～70%的病例表达细胞毒性颗粒和EMA。

问题2：间变性大细胞淋巴瘤细胞瑞氏－吉姆萨复合染色的镜下特点是什么？

答：该类细胞胞体较大或中等，呈圆形、类圆形或不规则，大小不一；胞质量较多，核质比高，着色深蓝，胞质内无颗粒，空泡明显；核形多不规则，核为圆形、卵圆形或不规则形，核染色质紧密、粗糙，呈块状。有胚胎样核，其核形弯曲，核膜一侧平滑微凸，另一侧凹陷有多个切迹；有的瘤细胞核类似霍奇金 R-S 细胞样的双核瘤细胞；有时可见排列为"马蹄形"或"花环状"的多核巨细胞，染色质为粗块状，部分细胞可见1个或多个核仁，核仁明显嗜酸性。

问题3：ALK 阳性间变性大细胞淋巴瘤的细胞分子遗传学检查特点是什么？

答：肿瘤组织存在 *TCR* 基因克隆性重排和 t（2；5）（p23；q35）重排，即5号染色体上的酪氨酸激酶受体融合到核磷蛋白基因（*NPM*）上，形成 *NPM-ALK* 融合基因。

问题4：简述本例最终诊断为 ALK（间变性淋巴瘤激酶）阳性间变性大细胞淋巴瘤侵犯胸腔的依据。

答：患者既往于外院诊断为非霍奇金淋巴瘤，连续4次化疗，出现发热、盗汗、消瘦、胸腔积液，为再次治疗及行第5次化疗就诊于我院。抽取胸腔积液为血性，常规送检发现分类不明细胞高达71%，行瑞氏－吉姆萨复合染色在片尾和中部均找到异常细胞，根据形态特征暂定为淋巴瘤细胞。但是有些细胞很具有迷惑性，特别是海岸线的异常细胞个别类似转移性实体瘤细胞。综合患者既往史和胸腔积液细胞学检查，考虑为淋巴瘤侵犯胸腔，随后病理科免疫组化 CD30（＋）、ALK（＋）、CD2（＋）、CD3（-/＋）、CD5（－）、CD25（＋），最终确诊 ALK（间变性淋巴瘤激酶）阳性间变性大细胞淋巴瘤侵犯胸腔。

▶ 案例3

【病历摘要】

1.病史　患者，男，61岁。主因"胸痛、气促7$^+$月，再发加重10$^+$d"，于2019年3月11日入院。胸痛以右侧明显，呈阵发性胀痛，咳嗽剧烈、深呼吸时明显，伴气促，稍微活动后明显；不能平卧休息，阵发性咳嗽、咳痰，咳少量白色泡沫痰，不易咳出；无发热、咯血，无盗汗、乏力、食欲缺乏，无心悸、胸闷等不适。

2.体格检查　T 36.6℃，P 80次/分，R 20次/分，BP 120/64 mmHg。全身皮肤黏膜无黄染、苍白、皮疹及出血点；胸廓对称无畸形，右肺触觉语颤减弱，左侧语颤正常，右肺叩诊浊音，左肺叩诊呈清音，右中下肺呼吸音减低，左肺呼吸音粗，闻及少许湿啰音，双肺未闻及哮鸣音及胸膜摩擦音。

3.辅助检查

（1）胸部CT：右侧胸腔引流术后，右侧液气胸（肺压缩约50%）。右肺上叶不规则结节，疑肺癌；进一步检查发现，右肺不张、肺炎、纤维化灶，右侧部分肋骨骨质破坏，纵隔、右肺门淋巴结增多，疑转移瘤。病理确诊为"右肺上叶肺癌 T2N2M1b Ⅳ 期（胸膜、多发骨转移）并液气胸"。

（2）常规检查：见表1-40及图1-40。

表1-40　胸腔积液常规检查结果

项目	结果	参考区间	单位
外观	咖啡色浑浊	淡黄透明	/
李凡他试验	阳性（＋＋＋）	阴性	/
总细胞计数	1826	/	10^6/L
白细胞计数	1120	/	10^6/L
分叶核细胞	86	/	%
单个核细胞	14	/	%

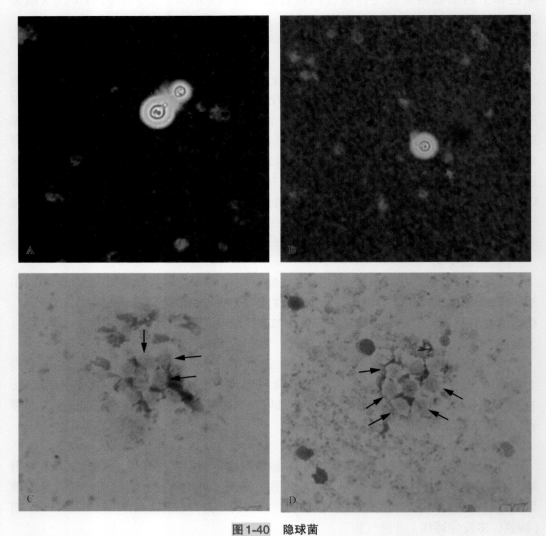

图1-40　隐球菌

A、B.墨汁染色隐球菌（×400）；C、D.箭头所指为瑞氏-吉姆萨复合染色隐球菌（×1000）

（3）微生物检查及相关药敏：患者胸腔积液常规检查找到隐球菌，进一步检测真菌 β-D- 葡聚糖阴性。胸腔积液培养提示新型隐球菌生长，药敏试验提示对两性霉素 B、制霉菌素、特比萘芬、伏立康唑敏感。生化检测及质谱鉴定结果均证实为新型隐球菌。

【案例解析】 隐球菌是一种薄壁、无菌丝体、芽生型的荚膜酵母菌，隐球菌可感染人体的任何组织和脏器，最常见的部位是中枢神经系统，其次为肺部和皮肤。正常人和免疫力低下者均可致病，但大多继发于人体免疫功能缺陷状态，T 细胞免疫抑制者特别是艾滋病（AIDS）患者对隐球菌尤为易感，免疫正常者隐球菌病发病率低，且易表现为无症状的肉芽肿性炎症，病程较隐匿。隐球菌感染的发生率在过去的 20 年中明显上升，超过 80% 的隐球菌感染来源于 AIDS 患者。根据患者免疫状态的差别，隐球菌感染可局限于肺部，也可经血行播散至中枢神经系统、骨骼及皮肤。约 1/3 的病例无症状，多数患者有低热、轻咳、咳少量黏液痰或血痰、胸痛、乏力、体重减轻等症状；少数病例呈急性肺炎表现，常有中等程度发热。但胸腔积液中检出隐球菌的病例鲜有报道。因患者肺癌晚期，免疫功能低下，故各种机会性感染发生率较高。

该患者 HIV 抗体检测阴性，考虑患者是由肺癌导致免疫力低下引起的隐球菌感染，由于胸腔积液隐球菌感染较为罕见，因此易误诊误治。提高对隐球菌性胸腔积液的认识是诊断该病的前提。注意易感人群，对肿瘤所致的感染性疾病常规抗菌药物治疗无效时，应考虑到隐球菌感染的可能性，及时行病原学检查以明确诊断。病原学检查是诊断隐球菌性胸腔积液的重要依据，对拟诊患者应尽可能的多次采集胸腔积液标本进行涂片和培养及组织学检查，以达到早诊断、早治疗，防止感染播散到中枢神经系统。

问题1: 隐球菌感染的常见病因有哪些？

答：免疫功能低下为隐球菌发病的重要诱因。环境中直径小于 10 μm 的隐球菌经呼吸道吸入人体，一旦沉积在呼吸道中，在较高的二氧化碳浓度的影响下，形成明显的多糖荚膜保护层以拮抗宿主的防御机制。在肺组织内形成最初的感染灶，可引起肺门淋巴结肿大，也可以在胸膜下形成小结节，酷似结核分枝杆菌感染。多数健康人感染可以自愈或病变局限于肺部。在免疫功能受损的患者，隐球菌能够进展活动，引起肺炎并经血行播散至全身。

问题2: 新型隐球菌墨汁染色后镜下形态特征如何？

答：新型隐球菌无论在组织内或人工培养条件下均呈现圆形的酵母样细胞，菌体直径 4～20 μm，菌体内有一个或多个反光颗粒，为核结构。其外周有一层较厚的胶质样荚膜，称厚荚膜，荚膜宽 3～5 μm。由于厚荚膜不着色，因此，新型隐球菌用墨汁负染后镜检，可见在黑色背景下菌体透明，周围有一层透明圈。

问题3: 墨汁染色注意事项有哪些？

答：（1）检测标本离体后在常温放置 24h 甚至 30h 均可找到隐球菌，因为新型隐球菌无自溶酶，不会出现自溶和破坏。

（2）必须经离心后取沉淀物染色，否则在菌量少时易漏检。

（3）脑脊液与墨汁染液二者合适的比例至关重要，应掌握在 1:（0.5～0.8）为宜。

（4）墨汁不可过多，浓度一般控制在加墨汁后肉眼看呈灰色即可。

（5）在镜检时尽量把聚光器调高，视野调亮，并先从边缘较薄处移向中心观察。

（6）掌握新型隐球菌镜下特征也是及其关键的一步。

问题4： 新型隐球菌感染如何治疗？

答：以该患者为例，经内科会诊后，治疗上给予两性霉素B静脉输注，每日1次。第1天开始用0.1 mg/kg，按0.1 mg/kg递增，达到30 mg/d后维持3个月。患者抗感染治疗10d，症状明显好转，无明显咳嗽、咳痰，右侧胸腔引流管引流出黄色清亮液体，性状较治疗前明显改善，说明抗真菌治疗有效。

（曹　喻）

第五节　脑脊液检验

一、基本理论

脑脊液（cerebrospinal fluid，CSF）主要是由脑室脉络丛通过主动分泌和超滤作用，以及脑室的室管膜和蛛网膜下腔产生，循环流动于各个脑室、蛛网膜下腔和脊髓中央管之中的一种无色透明液体。其中侧脑室脉络丛产生的量占脑脊液总量的95%左右。健康成年人脑脊液的总容量为120～180 ml，新生儿为10～60 ml。脑脊液具有缓冲作用，可保护脑和脊髓免受外力振荡损伤、调节颅内压、维持神经组织的内环境，同时也是一种动力学的介质，为中枢神经系统提供营养物质，运走代谢产物、维持pH的稳定性和参与神经内分泌的调节。正常情况下，由于脉络丛上皮细胞具有选择性分泌和超滤作用，脑脊液含有与血浆相等或稍低的细胞和化学成分。但在病理情况下，中枢神经系统任何部位发生器质性病变时，可引起脉络丛上皮细胞通透性发生改变，容易通过的一些物质大量增加，一些正常情况不易透过血-脑脊液屏障的物质也可以进入脑脊液，使脑脊液的容量和成分发生改变。目前，临床上将脑脊液检查项目分为常规检查项目和特殊检查项目两大类。通过检查可以进行中枢神经系统感染性疾病的诊断与鉴别诊断、脑血管疾病的诊断与鉴别诊断，并协助脑部肿瘤的诊断。其中肿瘤细胞学检查是诊断脑膜癌的重要方法，常先于原发病灶的诊断，约70%恶性肿瘤可转移至中枢神经系统，对脑脊液中的细胞形态进行鉴定、识别，尤其是转移性肿瘤和白血病，对肿瘤的诊断、治疗和病情观察具有重要的意义。

（一）穿刺及注意事项

1.腰椎穿刺方法　常取弯腰侧卧位（多为左侧），患者屈颈抱膝，脊背尽量靠近床面；局部常规消毒及麻醉后，自 $L_{3\sim4}$ 椎间隙穿刺；穿刺针沿棘突方向缓慢刺入，当进针过程中针尖遇到骨质时，应将针退至皮下待纠正角度后再进行穿刺。进针4～6 cm时，即可穿破硬脊膜而达蛛网膜下腔，抽出针芯流出脑脊液，先测压和留取脑脊液后，再放入针芯拔出穿刺针；穿刺点稍加压止血，敷以消毒纱布并用胶布固定。术后平卧4～6h。若初压超过300 mmH$_2$O时则不宜放液，仅取测压管内的脑脊液送细胞计数及蛋白定量即可。

2.注意事项

（1）适应证：①留取脑脊液做各种检测，以帮助中枢神经系统疾病的诊断；②动态观察脑脊液变化，以帮助判断病情、预后及指导治疗；③测量颅内压或行动力学试验，以明确颅内压高低及脊髓腔、横窦通畅情况；④对中枢神经系统疾病进行椎管内给药治疗、手术前脊椎麻醉、造影等。

（2）禁忌证：①颅内压力明显升高或已有脑疝现象，尤其是怀疑颅后窝存在占位性病变；②穿刺部位有感染灶、脊柱结核或开放性损伤；③有明显出血倾向或病情危重不宜搬动；④脊髓压迫症的脊髓功能处于即将丧失的临界状态。

（3）并发症：低颅压性头痛、脑疝形成。

（二）标本处理

穿刺成功后将脑脊液分别收集于3只无菌试管中，每管采集量1～2 ml，第1管用于化学和免疫学检测，第2管用于微生物学检查，第3管用于常规检查。标本采集后应立即由专人或专用的物流系统转运送检，并于1h内检验完毕；若不能及时送检，需在2～4℃环境下保存，4h内完成检验。标本放置过久可导致细胞破坏、葡萄糖等化学成分分解、细菌溶解等，影响检验结果。

（三）临床意义

临床意义见表1-41。

表1-41　常见脑或脑膜疾病的脑脊液检验指标及变化

疾病	外观	凝固	蛋白质	葡萄糖	氯化物	细胞
化脓性脑膜炎	浑浊	凝块	↑↑	↓↓↓	↓	中性粒细胞↑↑↑
病毒性脑膜炎	透明或微浑	无	↑	正常	正常	淋巴细胞↑
结核性脑膜炎	浑浊	薄膜	↑	↓	↓↓	早期中性粒细胞↑↑，后期淋巴细胞↑↑
流行性乙型脑炎	透明或微浑	无	↑	正常或↑	正常	早期中性粒细胞↑，后期淋巴细胞↑
隐球菌性脑膜炎	透明或微浑	可有	↑↑	↓	↓	淋巴细胞↑
脑出血/蛛网膜下腔出血	血性	可有	↑↑	↑	正常	红细胞↑↑或↑↑↑
脑肿瘤	透明	无	↑	正常	正常	红细胞、肿瘤细胞↑或↑↑
神经梅毒	透明	无	正常	正常	↑	淋巴细胞↑或↑↑

↑.轻度增高；↑↑.中度增高；↑↑↑.显著增高；↓.轻度降低；↓↓.中度降低；↓↓↓.显著降低

二、案例分析

▶ 案例

【病历摘要】

1.病史　患者，女，49岁。1年前明确诊断急性髓系白血病（M5a型）伴MLL/AF9

突变高危组CR1，并于我院行化疗治疗。3个月前无明显诱因出现双侧颈肩部、双侧上肢疼痛，转颈时左侧上肢牵扯样疼痛，伴双侧上肢麻木感，无发热、咳嗽、咳痰，无心悸、气促及呼吸困难，无腹痛、腹胀等不适，当时患者因在血液内科行化学治疗（简称化疗），会诊后给予保守治疗；后因颈肩部疼痛于疼痛科住院治疗，行局部麻醉后数字减影血管造影（DSA）引导下经皮穿刺行颈椎间盘射频热凝、臭氧消融术，术后疼痛明显缓解后出院。10^+d前感觉双侧颈肩部疼痛、麻木加重，左侧较右侧明显，并有双手远端指节麻木、持物不牢及灵活性降低。为求进一步诊治入住我院。

2. 体格检查　T 36.8℃，P 59次/分，R 19次/分，BP 131/63 mmHg。全身皮肤黏膜、巩膜无黄染，浅表淋巴结未扪及明显肿大；头颅、五官无畸形，右侧面部肿胀，无明显波动感，局部压痛，张口受限，右下第6颗牙龈稍红肿，无破溃及溢脓等；气管居中，甲状腺未扪及肿大；胸廓双侧对称无畸形，胸廓挤压征阴性，双肺呼吸音稍低，未闻及明显的干、湿啰音；心界不大，律齐，各瓣膜听诊区未闻及明显的病理性杂音；腹平软，无胃肠型及蠕动波，无压痛、反跳痛及肌紧张，肝、脾未触及，移动性浊音阴性，肠鸣音正常。

3. 辅助检查

（1）常规检查：见表1-42至表1-44。

表1-42　血清肿瘤标志物检查结果

项目	结果	参考区间	单位
CA125	5.9	<35	kU/L
CA15-3	5.8	<30	kU/L
HCG	430	<5.0	U/L
CEA	1.900	非吸烟<3.0/吸烟<5.0	μg/L
CA19-9	10.80	<35	kU/L
FT	342.2	11.0～306.8	μg/L
AFP	1.83	<7.4	μg/L

表1-43　脑脊液生化检查结果

项目	结果	参考区间	单位
氯（Cl）	122.8	120～130	mmol/L
脑脊液蛋白定量（CSFTP）	890	200～400	mg/L
葡萄糖（GLU）	3.27	2.5～4.4	mmol/L
乳酸脱氢酶（LDH）	54	0～40	U/L
腺苷脱氨酶（ADA）	2.20	0～8	U/L

表1-44　脑脊液常规检查结果

项目	结果	参考区间	单位
外观	黄色浑浊	清晰透明	/
潘氏试验	弱阳性（＋-）	阴性	/
总细胞计数	630	0～8	10^6/L
白细胞计数	540	0～8	10^6/L
分叶核细胞	2	/	%
单个核细胞	10	/	%
分类不明细胞	88	/	%

（2）细胞形态学检查：脑脊液常规检查发现分类不明细胞，离心推片后瑞氏-吉姆萨复合染色（图1-41）如下：该类细胞胞体较正常成熟淋巴细胞偏大，呈圆形或类圆形；胞质很少，核质比高，质呈蓝色；核为圆形或类圆形，核染色质疏松、细致。

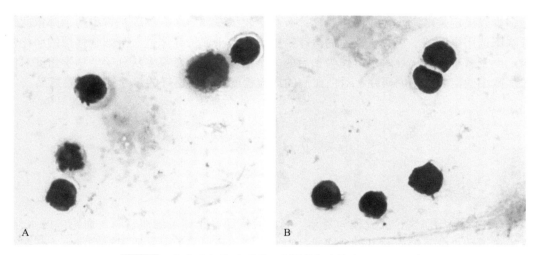

图1-41　白血病细胞（瑞氏-吉姆萨复合染色，×1000）

（3）病理诊断：①左侧颈部肿块，穿刺病理活检提示：恶性肿瘤；②免疫组化提示：CD163（＋），CD68（PGM1）（＋），MPO（小灶＋），CD138（-），CD3（-），CK（-），CK20（-），TdT（-），Ki-67（90%＋），CD10（-），CD117（-），CD34（-），CD38（-）；Kappa及Lambda无优势表达。结合组织学形态及病史，诊断为急性白血病髓外肉瘤。

【案例解析】　患者1年前确诊为M5a，目前外周血检查结果基本正常，未见白血病细胞。近日脑脊液常规检查见分类不明细胞，瑞氏-吉姆萨复合染色后查见大量异常细胞，该类细胞核染色质疏松、细致，考虑原始幼稚细胞可能，结合患者病史，综合分析为白血病侵犯脑膜。另外，在后续CT检查发现左侧颈部肿块，穿刺病理活检提示恶性肿瘤；免疫组化提示：CD163（＋），CD68（PGM1）（＋），MPO（小灶＋），CD138（-），

CD3（-），CK（-），CK20（-），TdT（-），Ki-67（90%＋），CD10（-），CD117（-），CD34（-），CD38（-），Kappa及Lambda无优势表达。结合组织学形态及病史，诊断为急性白血病髓外肉瘤。

问题1： 脑脊液检出白血病细胞的注意事项有哪些？

答：①对于细胞较少的患者，普通离心机漏检率极高，细胞离心机是必备的；②注意观察患者既往病史，患者首先一定是要诊断为白血病，或者曾经是白血病；③形态的识别，虽然一般情况下白血病细胞形态和实体的肿瘤细胞形态不一样，但是肿瘤细胞形态千变万化，特别是低分化肿瘤细胞和白血病细胞形态有相似之处，需小心。

问题2： 什么是白血病微小残留病？患者曾患白血病M5a，但通过治疗，外周血未见白血病细胞，是否能排除白血病微小残留病？

答：白血病微小残留病，是指在白血病经诱导化疗获完全缓解后或骨髓移植治疗后，体内仍残留少量白血病细胞的状态。该患者尽管外周血未见白血病细胞，但仍不能排除白血病微小残留病，加之最终在其脑脊液里发现白血病细胞，说明白血病侵犯脑膜。

问题3： 定期检测白血病微小残留病的临床意义有哪些？

答：有利于更早地预测白血病的复发，指导白血病的临床治疗，根据体内白血病细胞多少以决定是继续化疗或停止治疗；有利于较早发现白血病细胞是否耐药，并依此指导临床选用更敏感、更具杀伤力的治疗措施；有助于评价自体造血干细胞移植的净化效果。由于微小残留病灶水平可作为预后的一个指标，目前有很多从分子生物学角度对白血病微小残留病机制的研究，对白血病的危险程度分层及更好的治疗都有重要意义。

（曹　喻）

第六节　尿液检验

一、基本理论

尿液来源于血浆，成分较为复杂。当血液流经肾小球毛细血管时，血浆中的水分、无机离子和小分子溶质通过肾小球滤过膜滤入肾小囊形成原尿。原尿再经肾小管和集合管重吸收及排泌，进入输尿管，流入膀胱，最后经尿道排出体外。

尿液由肾脏产生，流经输尿管、膀胱、尿道，因此，泌尿系统常见疾病乃至相关肿瘤疾病均可以通过尿液检验得以明确诊断，而对于其他全身性疾病及其他影响尿液改变的疾病，如糖尿病、肝胆疾患、血液病及流行性出血热等的诊断也有很重要的参考价值。同时，尿液检验还可以作为一些疾病的疗效观察及预后判断。

（一）标本采集及注意事项

尿液标本的采集质量可直接影响检测结果，因此，患者在采集尿液标本前应知晓其方法及注意事项。运动、性生活、月经、过度空腹、饮食或饮酒等会影响某些检测结果，待检者应保持安静状态、常规生活及饮食。此外，在采集尿液的过程中为避免标本污染，应注意：①留取标本前洗手，清洁外生殖器、尿道口及周围皮肤；②留取清洁中段尿液；③男性避免精液混入，女性避免月经血及阴道分泌物混入；④避免被化学物质、粪便等污染。

（二）尿液中的细胞及临床意义

正常情况下，新鲜尿液中可见少量白细胞，主要为中性粒细胞，当尿液中出现大量白细胞时，往往提示泌尿系统炎症。尿路感染原因众多，除常见的细菌及其他病原微生物感染外，还可能存在异物反复刺激膀胱、肾、尿道等引起机体的排斥反应，如结石、尿道插管等；亦可能是尿路梗阻排尿不畅或尿潴留引起。女性由于尿路解剖特点，较男性更容易发生尿路感染。由此可见，个人卫生也是引起尿路感染的原因之一。常见泌尿系统疾病，如肾盂肾炎、膀胱炎、前列腺炎、尿道炎、肾结核、肾肿瘤等，可用尿三杯试验来初步鉴别白细胞来源，必要时可离心取沉淀物制片做瑞氏-吉姆萨复合染色。

尿液中的细胞种类多而复杂，且受多种因素的影响，形态常不典型，给识别造成困难。对于临床上要求查找脱落细胞的标本，建议取首次晨尿或第2次晨尿，细胞相对较浓缩，易于检出肿瘤细胞。尿液中的细胞受其在膀胱中停留的时间及渗透压、pH等的影响，形态常会出现不典型改变，查见疑似肿瘤细胞时，应结合泌尿系统彩超、影像学检查（CT、MRI、PET/CT）、膀胱镜，以及血清肿瘤标志物等结果进行综合判断。临床上泌尿系统肿瘤患者，常有血尿的病史，血尿呈间歇性，尿液中常可检出体积较大的细胞，应与吞噬细胞进行鉴别，尿沉渣制片染色（瑞氏-吉姆萨复合染色、SM染色、巴氏染色等）是一种好方法。同时，在尿液中检出体积较大的细胞或成堆出现的异常细胞，应密切结合临床，了解患者是否有泌尿系统结石发作及取石手术、是否有导尿管留置、是否行膀胱造瘘术、是否有其他原因导致的泌尿系统损伤，因这些行为常导致成堆、成片的中底层上皮细胞的脱落，并且因为炎症等原因会有核异质改变，以致于在尿液中出现时易误判误认。尿液中常见细胞的临床意义见表1-45及图1-42。

表1-45　尿液中的细胞及临床意义

细胞名称	临床意义
红细胞	见于肾小球肾炎、肾盂肾炎及泌尿系统炎症、肿瘤、结核、结石、外伤等
中性粒细胞	增多常见于泌尿系统炎症；闪光细胞常见于肾盂肾炎、膀胱炎
嗜酸性粒细胞	增多见于间质性肾炎、变态反应性泌尿系统炎症
淋巴细胞	增多见于病毒感染、肾移植后排斥反应
吞噬细胞	增多见于泌尿系统急性炎症，数量与炎症程度密切相关
肾小管上皮细胞	多见于肾小管病变，如肾小管坏死性病变、肾移植排斥反应等
鳞状上皮细胞	正常尿液少见，大量出现并伴白细胞增多，提示存在炎症
移行上皮细胞	分为表层、中层、底层，增多提示相应部位的病变
复粒细胞	见于肾病综合征、慢性肾炎肾病等
多核巨细胞	多见于麻疹、水痘、腮腺炎、流行性出血热等
诱饵细胞	含病毒包涵体，是病毒感染诊断的依据
肿瘤细胞	提示泌尿系统肿瘤

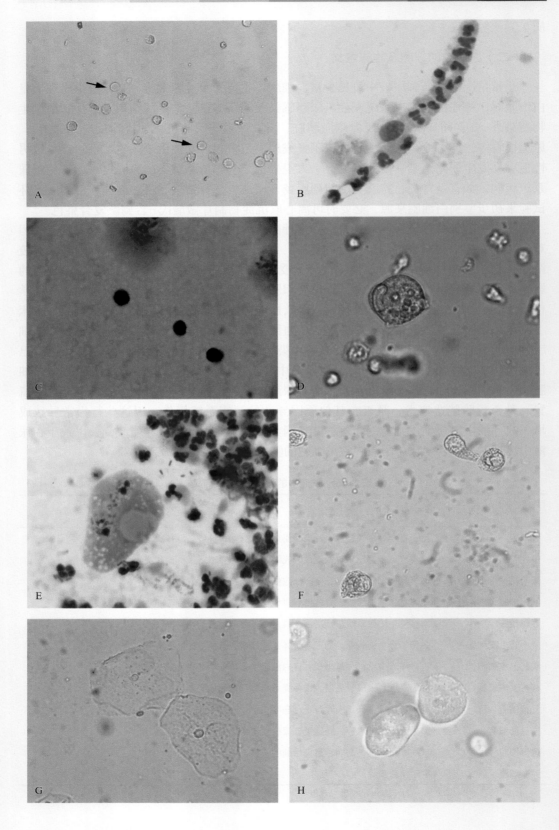

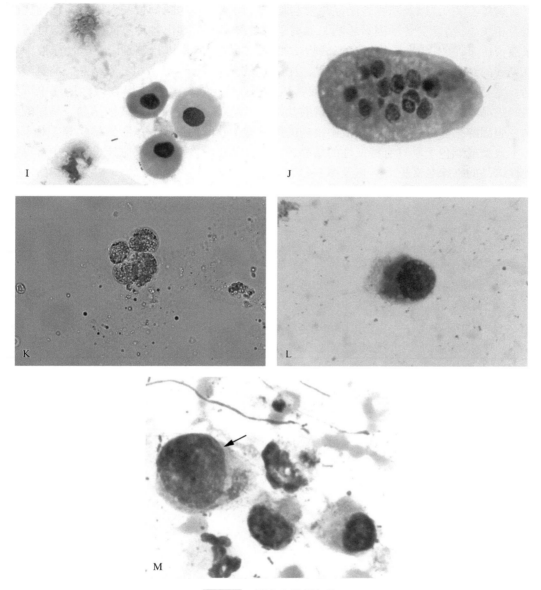

图1-42　尿液中常见细胞

A.红细胞（箭头所示，未染色，×400）; B.中性粒细胞（瑞氏-吉姆萨复合染色，×1000）; C.淋巴细胞（瑞氏-吉姆萨复合染色，×1000）; D.吞噬细胞（未染色，×400）; E.吞噬细胞（瑞氏-吉姆萨复合染色，×1000）; F.肾小管上皮细胞（未染色，×400）; G.鳞状上皮细胞（未染色，×400）; H.移行上皮细胞（未染色，×400）; I.移行上皮细胞（瑞氏-吉姆萨复合染色，×1000）; J.多核巨细胞（瑞氏-吉姆萨复合染色，×1000）; K.复粒细胞（未染色，×400）; L.诱饵细胞（瑞氏-吉姆萨复合染色，×1000）; M.肿瘤细胞（箭头所示，瑞氏-吉姆萨复合染色，×1000）

（三）尿液中的结晶及临床意义

结晶是肾脏排泄的成分之一，在泌尿系统中受pH、温度，以及结晶成分浓度等的物理作用而析出的物质。结晶分为生理性结晶（多与饮食有关）、病理性结晶（多与肝胆疾病等有关），以及药物性结晶（常与临床使用某种药物的剂量及人体对药物的代谢能力相关）。结晶受各种因素影响（如离子浓度等）而呈现出各种不同的形状，可通过尿液pH、颜色、结晶形状、溶解试验（加酸、加碱）等来进行鉴别。在酸性尿液中可以见到的结晶有：非晶形尿酸盐结晶、尿酸结晶、尿酸钠结晶、胆红素结晶、酪氨酸结晶、亮氨酸结晶、胱氨酸结晶、磷酸钙结晶等；既可在中性尿又可在碱性尿液中可见到的结晶有：草酸钙结晶、非晶形磷酸盐结晶、磷酸钙结晶、磷酸铵镁结晶、马尿酸结晶、胆固醇结晶等；在碱性尿液中出现的结晶有：碳酸钙结晶、尿酸铵结晶等。对于形态不典型或颜色上不具有特征性的结晶，只能借助化学方法鉴别。临床上尿液中常见病理性结晶的临床意义见表1-46及图1-43。

表1-46　尿液中常见病理性结晶的临床意义

项目	临床意义
胆红素结晶	见于肝硬化、急性重型肝炎、肝癌、梗阻性黄疸
亮氨酸结晶	见于急性磷中毒、急性重型肝炎、三氯甲烷中毒、肝硬化
酪氨酸结晶	见于急性磷中毒、急性重型肝炎、三氯甲烷中毒、肝硬化
胆固醇结晶	见于肾淀粉样变性、脂肪变性、膀胱炎
胱氨酸结晶	见于膀胱结石、肾结石

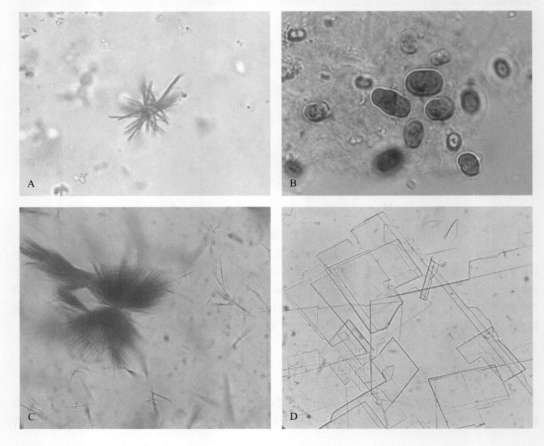

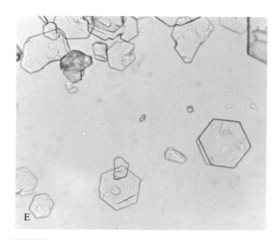

图1-43　尿液常见病理性结晶（未染色，×400）

A.胆红素结晶；B.亮氨酸结晶（硫酸铜染色）；C.酪氨酸结晶；D.胆固醇结晶；E.胱氨酸结晶

（四）尿液中的管型及临床意义

　　管型是尿中较为常见的有形成分之一，它是远端肾小管和集合管内蛋白质和细胞颗粒成分的聚集体。在正常情况下，尿液中无管型，或偶见透明管型，当肾发生实质性病变时，在适宜的条件下可见颗粒管型、细胞管型、蜡样管型等。临床尿液中常见管型的临床意义见表1-47及图1-44。

表1-47　尿液常见管型的临床意义

项目	临床意义
透明管型	正常人偶见，肾实质性病变时增多
红细胞管型	见于肾小球出血、急性肾小球病变
白细胞管型	见于肾脏感染性病变或免疫反应
肾上皮细胞管型	见于肾小管坏死、肾病综合征等
颗粒管型	见于肾实质性病变伴有肾单位淤滞，如慢性肾炎、肾盂肾炎等
蜡样管型	见于肾单位长期阻塞、肾小管严重病变，提示预后差，如肾功能不全晚期、肾淀粉样变性
宽管型	见于急性肾衰竭多尿期、慢性肾衰竭，提示预后差，多由颗粒管型或蜡样管型演变而来
细菌管型	见于肾有细菌感染、肾脓毒性疾病
脂肪管型/复粒细胞管型	肾小管损伤并肾小管上皮细胞脂肪变性，多见于肾病综合征
蛋白管型	由大小不一具有较强折光性的球形颗粒组成，由血浆蛋白沉积于肾小管凝胶化而形成，见于糖尿病肾病、重症肾病综合征

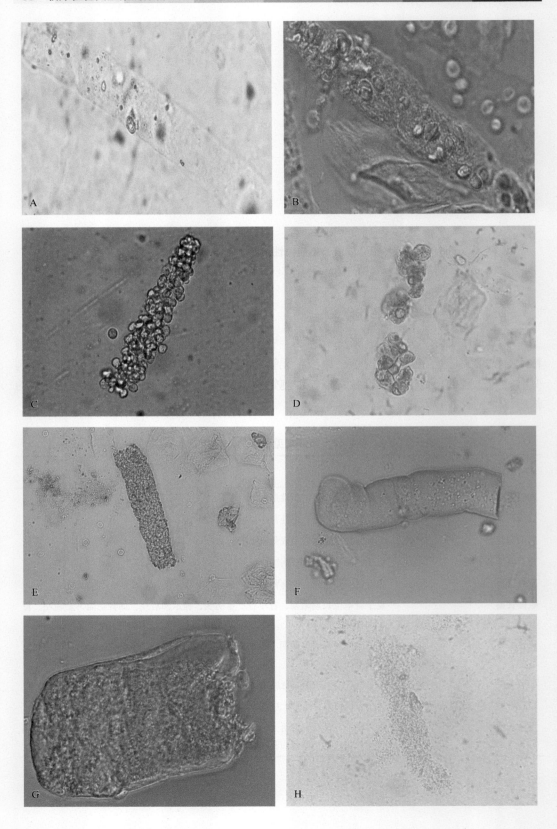

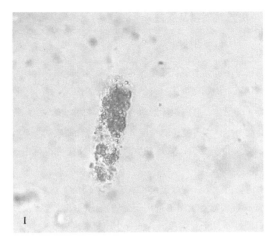
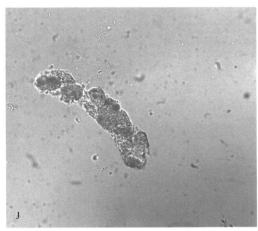
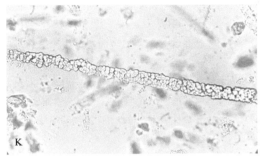

图1-44　尿液常见管型（未染色，×400）

A.透明管型；B.红细胞管型；C.白细胞管型；D.肾小管上皮细胞管型；E.颗粒管型；F.蜡样管型；G.宽管型；H.细菌管型；I.脂肪管型；J.复粒细胞管型；K.蛋白管型

（五）尿液化学检查及临床意义

　　除外泌尿系统相关疾病，还需要警惕其他全身性疾病及其他影响尿液改变的疾病，如糖尿病。临床上常用于糖尿病诊断的检测指标是血清中葡萄糖浓度及糖耐量试验，除此之外，尿液中某些指标也能反映糖尿病患者的状态，如尿糖、尿酮体、尿蛋白、尿酸碱度、尿比密等。正常人尿液中仅含有微量的葡萄糖，尿液干化学试带定性检测为阴性，但当血糖浓度高于肾糖阈或肾小管重吸收功能下降时，尿液中葡萄糖浓度明显增加，尿糖定性检测为阳性，此时称为糖尿。酮体是脂肪代谢的中间产物，主要成分是乙酰乙酸、β-羟丁酸和丙酮。正常情况下，由肝脏合成的酮体大部分能被机体其他组织利用，血浆中含量极少，尿液中含量较低，常规方法无法检测。糖尿病患者由于机体代谢紊乱，脂肪代谢加速，酮体产生过多，不能被机体组织利用，血酮体及尿酮体均增加，尿液中酮体检测阳性，形成酮尿。当糖尿病患者血糖长期控制不佳时，可能发生某些并发症如肾损害，此时，尿蛋白检测可为阳性。此外，糖尿病患者易出现低比密尿、尿液pH降低等情况。干化学试带检测法是目前临床上尿液常规检测常用的筛查方法，简单、方便、快速，表1-48为尿液干化学试带法各检测项目对应的原理及临床意义。

表 1-48　尿液干化学试带法检查项目及原理

项目	检测原理	临床意义
葡萄糖（GLU）	葡萄糖氧化酶法	常见于糖尿病性糖尿，亦可见于甲状腺功能亢进、嗜铬细胞瘤、肾病综合征及某些应激状态，如颅脑损伤、突然情绪紧张等情况
胆红素（BIL）	偶氮反应法	常见于黄疸型肝炎、肝硬化、肝内胆汁淤积、胆管占位性病变等疾病
酮体（KET）	亚硝基铁氰化钠法	常见于糖尿病酮症酸中毒；亦可见于酒精性肝炎、肝硬化等疾病；某些生理状态，如饥饿、过分节食、妊娠妇女严重妊娠反应等也可出现尿酮体阳性
尿蛋白（PRO）	pH指示剂的蛋白误差原理	该方法只对尿液中清蛋白敏感，对球蛋白、本周蛋白不敏感，适合于健康人群普查、肾脏疾病筛查，而不适用于肾脏疾病的疗效观察及预后判断。尿蛋白阳性常见于肾脏疾病，如肾小球肾炎、肾病综合征、肾盂肾炎、肾小管酸中毒，亦可见于糖尿病、高血压等所致的肾小球损害
亚硝酸盐（NIT）	亚硝酸盐还原法	该指标是尿路感染的筛选指标之一，亚硝酸盐阴性不能排除尿路感染
隐血（BLO）	血红蛋白类过氧化酶法	该指标主要辅助诊断泌尿系统疾病，尤其是隐匿性肾炎；也可辅助诊断肾前性溶血性疾病，如阵发性睡眠性血红蛋白尿症（PNH）、自身免疫性溶血性贫血等。应注意的是肌红蛋白尿隐血试验也呈阳性，应注意鉴别
白细胞（WBC）	酯酶法	中性粒细胞含有酯酶，单核细胞及淋巴细胞几乎没有，酯酶检测主要提示泌尿系统有炎症，如肾盂肾炎、膀胱炎、尿道炎等
pH	pH指示剂	可用于患者酸碱平衡状态的观察指标、尿路感染的辅助诊断及指导临床用药等
比密（SG）	多聚电解质离子解离法	增高可见于脱水、心力衰竭、糖尿病等；减低可见于慢性肾炎、尿崩症、低蛋白血症等

二、案例分析

▶ 案例1：尿常规与尿路感染

【病历摘要】

1.病史　患者，女，27岁。主因"间断腰部疼痛不适 4^+ 年，加重 3^+ d"入院。患者主诉 4^+ 年前无明显诱因出现左侧腰部疼痛，无放射痛，于外院行彩超检查提示肾结石，未予特殊处理， 3^+ d前腰部不适加重，无尿频、尿急、尿痛及血尿等症状，就诊于我院泌尿外科门诊，并收入院。

2.体格检查　腹部平坦，未见胃肠型及蠕动波，未触及肝、脾大；左腰部叩击痛，双侧上段、中段输尿管点无压痛，无反跳痛及肌紧张，墨菲征阴性，麦氏点无压痛，双侧肾区无叩击痛，肠鸣音3～4次/分；外生殖器发育无畸形；双下肢无水肿，生理征存在，病理征未引出。

3.实验室检查　见表1-49及图1-45。

表 1-49　尿常规检查结果

项目	结果	参考区间
颜色	深黄色	淡黄色
外观	浑浊	透明
干化学分析		
葡萄糖（GLU）	阴性	阴性
胆红素（BIL）	阴性	阴性
酮体（KET）	阴性	阴性
尿蛋白（PRO）	＋	阴性
亚硝酸盐（NIT）	＋	阴性
隐血（BLO）	＋	阴性
白细胞（WBC）	＋＋＋	阴性
pH	6.0	4.5 ～ 8.0（随机尿）
比密（SG）	1.020	1.003 ～ 1.030（随机尿）
尿胆原（URO）	正常	正常
维生素C	阴性	阴性
镜检		
红细胞计数（RBC）	74	0 ～ 10个/μl
白细胞计数（WBC）	2089	0 ～ 10个/μl
结晶（X'tal）	阴性	阴性
其他	阴性	阴性

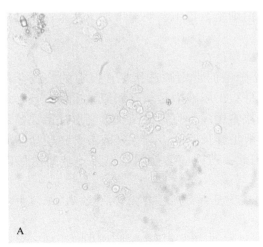
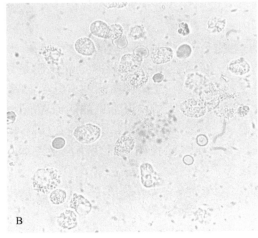

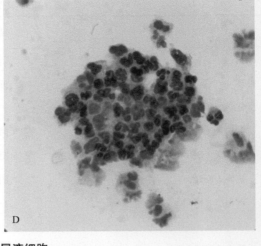

图1-45　尿液细胞

A.较多红细胞和白细胞（未染色，×100）；B.较多红细胞和白细胞（未染色，×400）；C.中性粒细胞（瑞氏-吉姆萨复合染色，×1000）；D.成堆中性粒细胞（瑞氏-吉姆萨复合染色，×1000）

【案例解析】　根据患者主诉，行全腹部CT检查提示：左肾多发结石伴积水；结合尿常规检查，见红细胞及大量白细胞，亚硝酸盐阳性，提示尿路感染；尿蛋白阳性，未见管型，提示肾实质未见明显损害。

问题1：是否所有尿路感染白细胞或中性粒细胞数量都会增加？为什么？

答：正常尿液中，随着生理性泌尿道上皮细胞更新及运动、情绪等生理刺激，可伴随少量白细胞随尿液排出体外，一般情况下，离心尿白细胞为0～2个/HP（男性）及0～5个/HP（女性）。如果尿路某部位存在细菌感染所致炎症，这时白细胞会大量增加，以中性粒细胞为主，有时可见吞噬细胞。但并不是所有尿路感染白细胞或中性粒细胞数量都会增加，有时患者为了缓解不适会大量饮水，这样会导致尿液稀释，从而使得检测结果与疾病不相符合。还有一些尿道炎，并不是细菌引起，而是由支原体、衣原体等感染引起，此时炎症仅局限于尿道壁，白细胞数量不会明显增加，甚至在正常范围内。

问题2：是否所有的尿路感染亚硝酸盐检测均为阳性？

答：不是。亚硝酸盐的定性试验是尿路感染的常用筛选指标，但它的检测存在一定的局限性。亚硝酸盐阳性有几个必要条件：①尿液中必须有病原微生物，且必须含有硝酸盐还原酶，最常见的病原菌有大肠埃希菌属、克雷伯菌属、变形杆菌、葡萄球菌属、假单胞菌属等；②尿液在膀胱中潴留足够长时间。若感染菌不含硝酸盐还原酶，那么该试验检测结果仍为阴性结果。因此，若亚硝酸盐阴性结果不能排除尿路感染。

问题3：该患者肾结石伴尿路感染，尿液中出现少量红细胞，其他哪些疾病在尿液中可出现红细胞？

答：正常健康情况下，尿液中不可见或偶见红细胞。当出现某些疾病时，导致尿液中出现镜下血尿或肉眼血尿，如泌尿生殖系统感染、结石、肿瘤及多囊肾、严重肾小球疾病等；血液病，如血友病、过敏性紫癜等；另外系统性红斑狼疮（SLE）、流行性出血热，某些健康人剧烈运动后会出现一过性血尿。

（胡元琴）

▶ 案例2：尿沉渣与膀胱癌

【病历摘要】

1.病史　患者，男，68岁。主因无痛性血尿4月余来院就诊。无尿急、尿痛，有尿频次增多；无腰部疼痛和腹部不适，无发热，未予重视，几天后血尿现象消失，但血尿会反复出现。为明确血尿原因，入住泌尿外科进行系统诊治。

2.体格检查　T 36.3℃，P 97次/分，R 20次/分，BP 150/88mmHg。皮肤黏膜正常，浅表淋巴结未触及肿大，头颅无畸形，巩膜无黄染，甲状腺正常；双肺呼吸音清，心脏大小正常，无杂音、节律齐，未闻及明显病理性杂音；腹部平坦，未见胃肠型及蠕动波，未见腹壁静脉曲张；触诊腹部平软，无压痛及反跳痛，无液体波动感及振水音，未触及腹部肿块；肝肋下未触及，无叩压痛；脊柱生理弯曲存在，各椎体及肋脊角无压痛及叩击痛，活动自如，四肢无畸形。

3.辅助检查

（1）常规检查：见表1-50至表1-52。

表1-50　血常规检查结果

项目	结果	参考区间	单位
白细胞计数（WBC）	3.26	4.00～10.00	10^9/L
中性粒细胞百分比（NEUT%）	80.3	50.0～70.0	%
淋巴细胞百分比（LYMPH%）	11.5	20.0～40.0	%
单核细胞百分比（MONO%）	6.6	3.0～12.0	%
红细胞计数（RBC）	3.34	3.5～5.5	10^{12}/L
血红蛋白（Hb）浓度	88.0	110～160	g/L
血小板计数（PLT）	41.0	100～300	10^9/L

表1-51　肿瘤标志物检查结果

项目	结果	参考区间	单位
AFP	352.6	0.00～7.00	μg/L
CEA	2.31	0.0～4.7	μg/L
CA125	54.0	0.0～35.0	kU/L
CA19-9	14.5	0.0～27.0	kU/L
CA15-3	6.9	0.0～25.0	kU/L

表1-52 尿常规检查结果

项目	结果	参考区间
颜色	红色	淡黄色
外观	浑浊	透明
干化学分析		
葡萄糖（GLU）	阴性	阴性
胆红素（BIL）	阴性	阴性
酮体（KET）	阴性	阴性
尿蛋白（PRO）	＋＋＋	阴性
亚硝酸盐（NIT）	阴性	阴性
隐血（BLO）	＋＋＋	阴性
白细胞（WBC）	＋－	阴性
pH	5.0	4.5～8.0（随机尿）
比密（SG）	1.025	1.003～1.030（随机尿）
尿胆原（URO）	正常	正常
维生素C	阴性	阴性
镜检		
红细胞计数（RBC）	9884	0～10个/μl
白细胞计数（WBC）	23	0～10个/μl
结晶（X'tal）	阴性	阴性
其他	发现异常细胞	阴性

（2）细胞形态检查：离心推片后瑞氏-吉姆萨复合染色查见异常细胞，该细胞个体偏大，呈类圆形或不规则形，可成片或单个存在；胞核增大、深染、畸形，个别呈现多核；染色质增多、增粗，可见1个至数个核仁，部分核质比偏高；胞质嗜碱性。形态学考虑恶性肿瘤细胞（图1-46）。

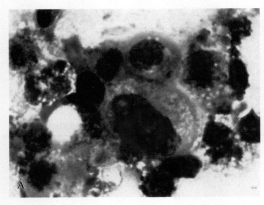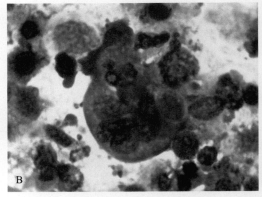

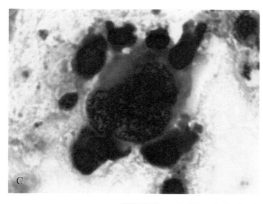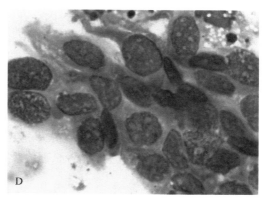

图 1-46　肿瘤细胞（瑞氏 - 吉姆萨复合染色，×1000）

A. 大核肿瘤细胞；B、C. 多核癌、肿瘤细胞；D. 肿瘤细胞成堆出现

（3）腹部彩超：提示膀胱占位性病变。

（4）中腹部 CT：提示膀胱占位性病变，膀胱癌？

【案例解析】 患者尿液外观呈红色浑浊；尿液干化学检测尿隐血（＋＋＋），镜下见满视野的红细胞；白细胞 23 个 /μl，镜检时可见单个散在或成堆出现的异常细胞，性质不明；尿蛋白（＋＋＋），提示存在肾功能受损；因患者的主诉提到无痛性血尿，且呈间歇性，再加上肿瘤标志物 AFP、CA 125 升高，应高度怀疑泌尿系统肿瘤或转移肿瘤；尿沉渣涂片染色找到肿瘤细胞，也提示患者泌尿系统肿瘤的诊断是成立的。

问题 1： 该案例的诊断依据是什么？

答：①患者有无痛性血尿病史，且反复血尿发作；②尿沉渣镜检时发现异常细胞，行瑞氏 - 吉姆萨复合染色后，异常细胞形态学符合恶性肿瘤特点（图 1-46）；③肿瘤标志物 AFP、CA125 升高，应高度怀疑存在肿瘤病变；④腹部彩超及 CT 检查，提示膀胱占位、膀胱癌？综合分析，诊断膀胱癌是成立的。

问题 2： 临床上有哪些情况可导致血尿出现？

答：常见的有女性生理期经血污染、泌尿系统结石、肾结核、肾挫裂伤等泌尿系统外伤均可导致血尿出现。

问题 3： 为明确诊断，应做哪些检查？

答：应做泌尿系统彩超；影像学检查，包括泌尿系统 CT 或增强 CT，和（或）磁共振成像（MRI）检查；除此之外，膀胱镜及活组织检查也是非常重要的手段；必要时可考虑单光子发射计算机断层成像术（SPETCT）/CT 检查；血液检验方面，可检查肝功能、肾功能、肿瘤标志物、血常规、尿常规、尿液脱落细胞学等。该患者的泌尿系统彩超提示膀胱癌；SPECT/CT 提示膀胱癌、肝硬化、脾大、腹水。诊断无疑是明确的，尿沉渣细胞形态学在该患者的诊断方面也起到了重要的作用。

问题 4： 血尿一定是泌尿系统肿瘤的特征性表现吗？

答：在多数泌尿系统肿瘤疾病时，是会出现血性体液的，但不是特征性表现。当肿瘤细胞个头较小，未侵犯到周围血管时，不会引起出血或仅有少量出血；反之则会有明显的出血。泌尿系统恶性肿瘤时，因存在间歇性出血现象，所以在没有出血表现时，尿沉渣同样可以检出肿瘤细胞，应引起重视。

（曾强武）

▶ 案例3：尿沉渣与肾癌

【病历摘要】

1. 病史　患者，男，58岁。主诉无痛性全程肉眼血尿半年余。可见到血块，无尿路刺激征（尿频、尿急、尿痛），无腰部、腹部疼痛，无发热，于某县级医院对症治疗后血尿消失。此后仍有不明原因的反复血尿。为明确血尿原因，就诊于我院泌尿外科。

2. 体格检查　T 36.8℃，P 80次/分，R 20次/分，BP 157/85mmHg。皮肤黏膜正常，浅表淋巴结未触及肿大，头颅五官无畸形，巩膜无黄染，颈软、甲状腺正常；胸部正常，腹部视诊平坦，未见胃肠型及蠕动波，肝肋下未触及，脾肋下未触及；各输尿管点无压痛，双肾区无叩击痛；脊柱弯度正常，无畸形，各椎体及肋脊角无压痛及叩击痛，活动自如，四肢无畸形。

3. 辅助检查

（1）常规检查：见表1-53至表1-55。

表1-53　血常规检查结果

项目	结果	参考区间	单位
白细胞计数（WBC）	5.46	4.00～10.00	10^9/L
中性粒细胞百分比（NEUT%）	71.3	50.0～70.0	%
淋巴细胞百分比（LYMPH%）	20.0	20.0～40.0	%
单核细胞百分比（MONO%）	6.4	3.0～12.0	%
红细胞计数（RBC）	3.12	3.5～5.5	10^{12}/L
血红蛋白（Hb）浓度	74.0	110～160	g/L
血小板计数（PLT）	220.0	100～300	10^9/L

表1-54　血清肿瘤标志物检查结果

项目	结果	参考区间	单位
AFP	3.6	0.00～7.00	μg/L
CEA	2.2	0.0～4.7	μg/L
CA125	24.0	0.0～35.0	kU/L
CA19-9	65.5	0.0～27.0	kU/L
CA15-3	4.8	0.0～25.0	kU/L

表1-55　尿常规检查结果

项目	结果	参考区间
颜色	深黄色	淡黄色
外观	浑浊	透明
干化学分析		
葡萄糖（GLU）	阴性	阴性
胆红素（BIL）	阴性	阴性
酮体（KET）	阴性	阴性
尿蛋白（PRO）	＋	阴性
亚硝酸盐（NIT）	阴性	阴性
隐血（BLO）	＋＋＋	阴性
白细胞（WBC）	＋	阴性
pH	5.0	4.5～8.0（随机尿）
比密（SG）	1.024	1.003～1.030（随机尿）
尿胆原（URO）	正常	正常
维生素C	阴性	阴性
镜检		
红细胞计数（RBC）	884	0～10个/μl
白细胞计数（WBC）	100	0～10个/μl
结晶（X'tal）	阴性	阴性
其他	发现异常细胞	阴性

（2）细胞形态检查：尿沉渣人工镜检，红细胞以小红细胞和影形红细胞为主；离心推片后瑞氏-吉姆萨复合染色查见异常细胞，该细胞个体较大，形态异常；胞核明显增大、深染、畸形，染色质增多增粗，可见1个至数个核仁，部分核质比很高；胞质嗜碱性，有的呈现拖尾状。形态学考虑恶性肿瘤细胞（图1-47）。

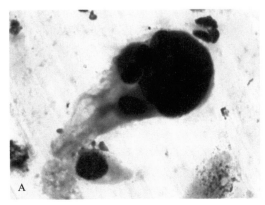
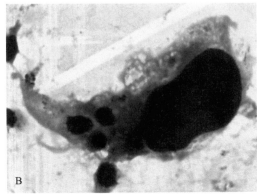

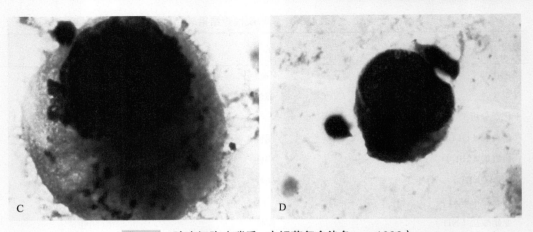

图1-47　肿瘤细胞（瑞氏-吉姆萨复合染色，×1000）

A、B.肿瘤细胞像彗星样拖尾；C.巨大肿瘤细胞；D.肿瘤细胞核畸形偏位

（3）中腹部、盆腔、胸部CT显示：①右肾上盏占位性病变，考虑肾癌；②双肺多发结节影，考虑双肺多发转移肿瘤；③右输尿管中段结石，并右肾及输尿管积水。

【案例解析】　患者为中老年男性，无痛性全程肉眼血尿病史半年余，无尿路刺激征；尿常规检测红细胞增多，镜检发现异常细胞，考虑泌尿系统恶性肿瘤细胞。因肿瘤细胞体积大，密度小，推片时常分布于玻片的边缘和片尾，浏览全片时，在边缘和片尾均不难发现；其形态特点，有的核质比很高，有的胞质较丰富，均多呈嗜碱性，少许呈浅粉色，个别细胞胞质中可见囊状大空泡，无颗粒或见少许紫红色颗粒，部分细胞胞质可见长拖尾。肿瘤细胞多单个分布，也可见群集成堆。脱落细胞学结合患者病史，泌尿系统肿瘤诊断方向明确，再结合影像学检查结果，为右肾上盏占位性病变，且有肺转移。

异常细胞形态符合恶性肿瘤细胞特点。临床综合患者的表现及影像学检查，诊断右肾癌并肺转移。如能完善尿沉渣病理细胞学、免疫组化检查和（或）肾穿刺活检，对明确癌细胞的组织来源及指导临床治疗均有益处。

问题1：该案例的诊断依据是什么？

答：①患者为中老年男性，有无痛性全程肉眼血尿病史，镜检发现异常细胞，考虑为泌尿系统恶性肿瘤细胞。该细胞胞质较丰富，多呈嗜碱性，少许呈浅粉色，部分细胞胞质中可见囊状大空泡，无颗粒或见少许紫红色颗粒，部分细胞胞质可见长拖尾，符合恶性肿瘤细胞的特点。②中腹部CT显示右肾上盏占位性病变，考虑肾癌。③胸部CT显示双肺多发结节影，考虑双肺多发转移肿瘤。④尿沉渣细胞形态学结合患者病史及影像学检查结果，诊断右肾癌并肺转移明确。

问题2：对于肾占位性病变，应做哪些检查进行确诊？

答：行双肾彩超检查，可直观看到占位的影像，还可观察占位部位的血流信号；此外还可行CT和（或）MRI检查；必要时可行肾穿刺活检。

问题3：此患者血常规表现为小红细胞低色素性贫血的原因是什么？

答：患者的尿液脱落细胞学查找到肿瘤细胞及CT检查发现右肾上盏占位，泌尿系统肿瘤的诊断成立；肿瘤细胞生长较快，营养需要高，常会侵犯周围的组织，导致血管损伤出血，且有6个月之久的出血史，慢性失血导致铁元素的丢失，使血红蛋白的合成减少，从而导致小红细胞低色素表现。

（曾强武）

▶ **案例4：亮氨酸结晶与胰头癌**

【病历摘要】

1.病史　患者，女，79岁。自述有30$^+$年"乙型病毒性肝炎"病史，10$^+$年"高血压"和"冠状动脉粥样硬化性心脏病"病史，未系统诊治。1$^+$月前无明显诱因出现中上腹部疼痛，门诊给予"雷贝拉唑肠溶胶囊"口服后上症未明显好转。10d前患者在上述症状基础上出现全身皮肤、巩膜、尿液黄染，门诊以"黄疸原因待查"收入外一科。

2.体格检查　患者皮肤黏膜黄染，无压疮，未扪及浅表淋巴结肿大，头颅无畸形；颈软，气管居中，甲状腺不大；腹平软，未见胃肠型及蠕动波，中上腹及右上腹部轻度压痛，无反跳痛及肌紧张，肝肋下2横指处可触及，质韧无叩击痛及压痛，胆、胰、脾未触及肿大；脊柱四肢无畸形。

3.辅助检查

（1）常规检查：见表1-56至表1-58。

表1-56　血清生化检查结果

项目	结果	参考区间	单位
TB	215.2	0 ～ 20	μmol/L
CB	166.6	0 ～ 6.8	μmol/L
UCB	48.6	0 ～ 17	μmol/L
ALT	78.1	7 ～ 50	U/L
AST	60.4	15 ～ 40	U/L
ALP	164.47	50 ～ 135	U/L
TBA	46.14	0 ～ 15	μmol/L
GGT	435.9	7 ～ 45	U/L
LDH	280.7	125 ～ 250	U/L

UCB.非结合胆红素（又称间接胆红素）；TBA.总胆汁酸

表1-57　肿瘤标志物检查结果

项目	结果	参考区间	单位
AFP	3.58	0.00 ～ 7.00	μg/L
CEA	11.87	0.0 ～ 4.7	μg/L
CA125	54.0	0.0 ～ 35.0	kU/L
CA19-9	＞1000	0.0 ～ 27.0	kU/L
CA72-4	5.86	0.0 ～ 6.09	kU/L

CA72-4.糖类抗原72-4

表 1-58　尿常规检查结果

项目	结果	参考区间
颜色	淡红色	淡黄色
外观	微浑	透明
干化学分析		
葡萄糖（GLU）	阴性	阴性
胆红素（BIL）	＋＋	阴性
酮体（KET）	阴性	阴性
尿蛋白（PRO）	阴性	阴性
亚硝酸盐（NIT）	阴性	阴性
隐血（BLO）	阴性	阴性
白细胞（WBC）	阴性	阴性
pH	6.0	4.5～8.0（随机尿）
比密（SG）	1.025	1.003～1.030（随机尿）
尿胆原（URO）	正常	正常
维生素C	阴性	阴性
镜检		
红细胞计数（RBC）	0	0～10个/μl
白细胞计数（WBC）	0	0～10个/μl
结晶（X'tal）	亮氨酸结晶＋＋＋	阴性
其他	未见	阴性

（2）镜下形态：见图 1-48。

【案例解析】　患者尿液外观呈深黄色，尿干化学分析尿胆红素（＋＋），镜检时发现黄色小球形有同心圆或密集辐射状条纹状结晶，怀疑亮氨酸结晶；又因患者全身皮肤黏膜及巩膜黄染，生化肝功能异常，肿瘤标志物 CEA、CA19-9、CA72-4 升高，特别是 CA19-9 的异常升高，应高度怀疑肝、胆、胰腺肿瘤；尿沉渣发现亮氨酸结晶遇硫酸铜变蓝色（图 1-48），充分证实了患者黄疸原因是肝、胆、胰腺肿瘤。

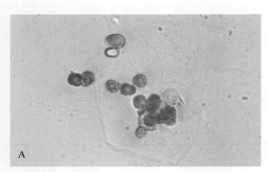
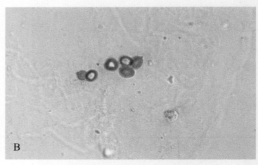

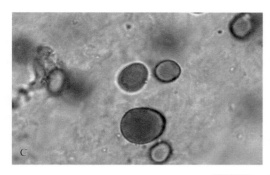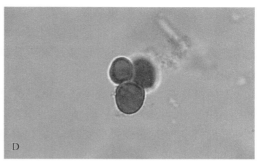

图1-48　亮氨酸结晶

A、B.为未染色亮氨酸结晶（×400）；C、D.为硫酸铜染色亮氨酸结晶（×400）

问题1： 该案例的诊断依据是什么？

答：①临床诊断为胰头癌；②患者尿液外观呈深黄色，尿胆红素（＋＋），镜检时发现亮氨酸结晶，并经硫酸铜试验证实；③患者全身皮肤黄染，巩膜发黄，肝功能异常，肿瘤标志物CEA、CA19-9、CA72-4升高，特别是CA19-9的异常升高，支持肝、胆及胰腺肿瘤。

问题2： 亮氨酸结晶的临床意义是什么？

答：亮氨酸结晶是一种病理性结晶，是蛋白质分解产物，临床见于严重肝脏疾病，如急性肝坏死，还可见于组织大量坏死性疾病、白血病、伤寒等，也可见于代谢紊乱性疾病。

问题3： 为明确诊断，应做哪些检查？

答：应做腹部超声、影像学检查［包括上腹部CT和（或）MRI检查］；血液、体液方面，可检查肝功能、凝血四项、肿瘤标志物、血常规、尿常规、肝炎系列及乙肝DNA等。该患者的MRI检查提示胰头癌，并有低位胆道梗阻、胰管扩张，肝多发性转移瘤可能性大，诊断无疑是明确的，尿沉渣结晶形态学在该例患者的诊断方面也起到了重要的作用。

问题4： 尿胆红素阳性是否一定提示患者肝胆方面受损？

答：尿胆红素阳性有两种情况，一种是生理性原因导致，可能是过度运动、暴饮暴食、喝酒、熬夜、睡眠不足等；另一种是病理性原因导致，由各种原因所致的肝细胞性及阻塞性黄疸，如肝损伤、病毒性肝炎、溶血性黄疸等。

（曾强武）

▶ 案例5：尿沉渣检出胆红素结晶

【病历摘要】

1.病史　患者，女，51岁。20d前患者无明显诱因触及左侧乳腺有肿块，大小约3cm×3cm，无疼痛、破溃等，伴上腹部疼痛，以胀痛为主，影响睡眠和生活。遂就诊于某县中医院，腹部CT提示：弥漫性重度脂肪肝，肝右后叶片状密度增高影。转诊上级医院，行双侧乳腺X线摄影（钼靶摄影），考虑左侧乳腺癌可能；全腹部、胸部增强CT提示：肝门部、腹膜后团块占位，考虑肝右叶转移、腹膜淋巴结转移；左侧乳腺占位，考虑乳腺癌？左侧乳腺穿刺组织病理活检结果：弥漫大B细胞淋巴瘤。诊断为左侧乳腺弥漫大B细胞淋巴瘤多发转移，肿瘤晚期。家属要求转至我院行中西医结合治疗，门诊以"痰核"收入肿瘤科。自发病以来，患者体重减轻约8kg；入院症见：精神萎靡，肢软乏力，腹部胀痛，全身皮肤及巩膜黄染，偶有喘息、恶心呕吐，纳眠差，双下肢水肿，小便赤黄。

2.体格检查　患者全身皮肤及巩膜黄染，头颅无畸形；颈软，气管居中，颈前可触及大小约2cm×1cm肿块，质硬，活动度差，无压痛；甲状腺未扪及肿块及肿大；双侧乳房可见橘皮样改变；腹部膨隆，未见胃肠型及蠕动波；脊柱正常，双下肢膝关节以下中度凹陷性水肿。

3.辅助检查

（1）常规检验：见表1-59及表1-60。

表1-59　血清生化检查结果

项目	结果	参考区间	单位
TB	284.02	0～20	μmol/L
CB	281.22	0～6.8	μmol/L
UCB	2.80	0～17	μmol/L
ALT	104.37	7～50	U/L
AST	366.98	15～40	U/L
ALP	1454.74	50～135	U/L
TBA	146.29	0～15	μmol/L
GGT	2533.46	7～45	U/L
LDH	634.12	125～250	U/L

表1-60　尿常规检查结果

项目	结果	参考区间
颜色	淡红色	淡黄色
外观	微浑	透明
干化学分析		
葡萄糖（GLU）	阴性	阴性
胆红素（BIL）	++	阴性
酮体（KET）	阴性	阴性
尿蛋白（PRO）	阴性	阴性
亚硝酸盐（NIT）	阴性	阴性
隐血（BLO）	阴性	阴性
白细胞（WBC）	++	阴性
pH	5.0	4.5～8.0（随机尿）

续表

项目	结果	参考区间
比密（SG）	1.025	1.003～1.030（随机尿）
尿胆原（URO）	正常	正常
维生素C	阴性	阴性
镜检		
红细胞计数（RBC）	15	0～10个/μl
白细胞计数（WBC）	222	0～10个/μl
结晶（X'tal）	胆红素结晶＋＋	阴性
其他	发现异常细胞	阴性

（2）沉渣形态检查：尿沉渣镜检见胆红素结晶，多黏附于白细胞和上皮细胞上，呈金黄色不规则丝条状、颗粒状，粗细不等，多少不一；除此之外，还可见颗粒管型、肾小管上皮细胞管型等，均不同程度被胆红素染色。胆红素结晶及管型见图1-49。

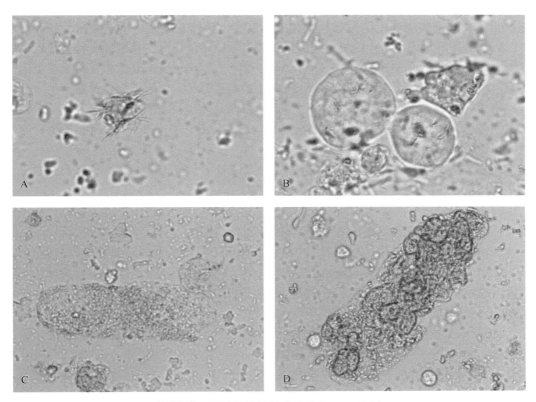

图1-49　尿液沉渣镜检（未染色，×400）

A.白细胞上的胆红素结晶；B.移行上皮细胞上的胆红素结晶；C.黄染的颗粒管型；D.黄染的肾小管上皮细胞管型

（3）左侧乳腺肿块穿刺活检：穿刺组织为淋巴组织增生性病变，考虑淋巴造血系统疾病。免疫组化标记结果：CD20（弥漫＋），CD79a（弥漫＋），PAX-5（弥漫＋），CD10（弥漫＋），Bcl-6（弥漫＋），MUM-1（＋），CD3（散在＋），CD5（散在＋），CD45RO（灶＋），Bcl-2（点灶＋），CyclinD1（散在＋），CD15（点灶＋）。考虑弥漫大B细胞淋巴瘤。

（4）传染标志物检查：甲型肝炎、乙型肝炎、丙型肝炎、戊型肝炎、艾滋病、梅毒等检测均阴性。

【案例解析】 患者为中老年女性，从就诊经历来看，患者乳腺弥漫大B细胞淋巴瘤诊断明确，并伴有肝脏及腹膜淋巴结转移；结合患者血清生化检查结果，蛋白减低，胆红素增高，以结合胆红素增高为主，提示为胆道梗阻性黄疸可能性大，此时尿液中可出现大量胆红素；再加上ALT、AST、GGT、ALP等均有不同程度升高，也支持胆道梗阻性黄疸，梗阻原因应与大B细胞淋巴瘤肝转移压迫胆道有关。胆道梗阻性黄疸常见于胆结石、胆道肿瘤等。患者有体重减轻，穿刺活检支持弥漫大B细胞淋巴瘤，且有肝转移，压迫胆道也是情理之中；尿液外观呈赤黄色、尿胆红素阳性（＋＋）、尿胆原阴性等都指向胆道阻塞，从而在尿液中检出胆红素结晶也符合疾病的发展。

问题1: 该案例的诊断依据是什么？

答：患者为中老年女性，从就诊经历来看，患者乳腺弥漫大B细胞淋巴瘤诊断明确，并伴有肝及腹膜淋巴结转移；结合患者血清生化检查结果，蛋白减低，胆红素增高，以结合胆红素增高为主，提示为胆道梗阻性黄疸可能性大；尿常规镜检查见大量胆红素结晶，血生化中ALT、AST、GGT、ALP等均有不同程度升高，也支持胆道梗阻性黄疸，梗阻原因应与大B细胞淋巴瘤肝转移压迫胆道有关。胆道梗阻性黄疸常见于胆结石、胆道肿瘤等。患者有体重减轻，穿刺活检支持弥漫大B细胞淋巴瘤，且有肝转移，压迫胆道也是情理之中；尿液外观呈赤黄色、尿胆红素阳性（＋＋）、尿胆原阴性等均支持胆道阻塞。

问题2: 对于尿常规化学法提示胆红素阳性的尿液标本，镜检时应注意什么？应建议临床做哪些检查？

答：①对于胆红素阳性的尿液标本，应注意查找胆红素结晶。胆红素结晶为病理性结晶，对肝胆疾病有重要提示价值。胆红素结晶为黄色、金黄色或黄红色，呈针芒状、点状、块状或小片状结晶，常黏附于白细胞胞体或上皮细胞胞体；偶可见单独游离者，呈不规则或不规律的针芒状。黏附于白细胞上者，使整个白细胞看上去似板栗球样。胆红素结晶体积较细小，低倍镜下较难发现其存在。胆红素阳性的尿液标本，应于高倍镜下仔细寻找，方可见其踪迹；经验丰富的技师，也可在低倍镜下发现体积较大者的行踪。②临床做的检查包括血清生化检查（肝功能检查）、肝胆系统彩色超生检查、影像学检查（相应部位的CT或增强CT、磁共振等）、有肿块者行组织活检、血清肿瘤标志物检查及传染病系列检查等。

问题3: 尿液中检出胆红素结晶的意义？发现胆红素结晶如何鉴别其身份？

答：尿液中检出胆红素结晶，主要见于梗阻性黄疸、急性肝坏死、肝硬化、肝癌，以及胆管结石等疾病。胆红素结晶的鉴别，对于呈金黄色、黄色针芒状胆红素结晶，从形态即可进行精确辨认；对于呈点状、颗粒状或块状不规则胆红素结晶，可行理化方法进行鉴别。胆红素结晶可溶于碱性液体，如氢氧化钾和三氯甲烷（氯仿），不溶于乙醇和乙醚；加入硝酸后被氧化，呈现胆绿色，可借此进行鉴别。

问题4： 尿液中发现胆红素结晶常提示黄疸，临床上黄疸的分类及鉴别要点是什么？

答：黄疸分类：分为溶血性黄疸、肝细胞性黄疸和胆汁淤积性黄疸3种，其鉴别要点见表1-61。

表1-61　3种黄疸的鉴别

	溶血性黄疸	肝细胞性黄疸	胆汁淤积性黄疸
病史	有溶血因素可查，有类似发作史	有肝炎或肝硬化病史	结石者反复腹痛伴黄疸，肿瘤者常伴消瘦
症状与体征	贫血、血红蛋白尿、脾大	肝区疼痛或不适，消化道症状明显，肝、脾大	黄疸波动或进行性加重，胆囊肿大，皮肤瘙痒
胆红素测定	UCB↑	UCB↑，CB↑	CB↑
CB/TB	≤20%	≥30%	≥60%
尿胆红素	阴性（-）	阳性（+）	阳性（++）
尿胆原	阳性（++）	阳性（+）	阴性（-）
ALT、AST	正常	明显增高	可增高
ALP	正常	可增高	明显增高
其他	溶血的实验室表现，如网织红细胞增加	肝功能检查异常	影像学发现胆道梗阻病变

（曾强武）

▶ 案例6：尿常规与糖尿病

【病历摘要】

1. **病史** 患者，男，56岁。主因"口渴、多饮、多尿7个月，四肢抽搐2d"入院。患者主诉7个月前无明显诱因出现口渴、多饮、多尿，无明显体重下降、视力下降，无四肢端麻木、冰凉等症状，就诊于贵阳市某医院，查血糖升高（具体不详），诊断为"糖尿病"，给予中药治疗后上述症状稍好转。4个月前因血糖控制不佳就诊于贵州航天医院，给予"胰岛素"治疗，出院后未使用降血糖药及规律监测血糖。2d前无明显诱因出现四肢抽搐，伴四肢疼痛、乏力，为进一步治疗就诊于我院门诊。

2. **体格检查** 体重64kg，身高160cm，体重指数25.0kg/m²。发育正常，营养良好，正力体型，神志清楚；无颈静脉怒张，肝-颈静脉回流征阴性，气管居中，甲状腺不大；双侧胸廓对称，双肺呼吸音清，未闻及干、湿啰音；腹软、膨隆，全腹无压痛、反跳痛、肌紧张，墨菲征阴性，肝、脾未触及，肝、肾区无叩痛，移动性浊音可疑阳性，肠鸣音4次/分；双下肢轻度凹陷性水肿，左下肢见色素沉着，双足背动脉搏动对称有力；四肢肌力、肌张力正常，生理反射存在，病理反射未引出。

3. **辅助检查** 见表1-62及表1-63。

表 1-62　尿常规检查结果

项目	结果	参考区间
颜色	淡黄色	淡黄色
外观	透明	透明
干化学分析		
葡萄糖（GLU）	＋＋	阴性
胆红素（BIL）	阴性	阴性
酮体（KET）	阴性	阴性
尿蛋白（PRO）	阴性	阴性
亚硝酸盐（NIT）	阴性	阴性
隐血（BLO）	阴性	阴性
白细胞（WBC）	阴性	阴性
pH	5.5	4.5～8.0（随机尿）
比密（SG）	1.015	1.003～1.030（随机尿）
尿胆原（URO）	正常	正常
维生素C	阴性	阴性
镜检		
红细胞计数（RBC）	0	0～10个/μl
白细胞计数（WBC）	0	0～10个/μl
结晶（X'tal）	阴性	阴性
其他	阴性	阴性

表 1-63　血清学相关检查结果

项目	结果	参考区间	单位
血糖（GLU）	20.63	＜7.8	mmol/L
糖化血红蛋白（GHb）	11.8	4.0～6.0	%
C-肽（C-peptide）	144.4	370～1470	pmol/L
抗胰岛素抗体（AIA-5.8kD）	阴性	阴性	/
抗酪氨酸磷酸酶抗体（Anti-IA2）	阴性	阴性	/
抗谷氨酸脱羧酶抗体（GADA）	阴性	阴性	/
抗胰岛细胞抗体（ICA-64kDa）	阴性	阴性	/
抗胰岛细胞抗体（ICA-40kDa）	阴性	阴性	/

　　【案例解析】　糖尿病是一组由于胰岛素分泌不足或（和）胰岛素作用低下而引起的代谢性疾病，其特征是高血糖。糖尿病患者糖、脂肪和蛋白质代谢紊乱的基础主要是胰岛素的绝对或（和）相对不足，根据病因的不同将糖尿病分为四大类：1型糖尿病、2型

糖尿病、其他特殊类型糖尿病、妊娠期糖尿病。临床上以前两者较为多见，其发生是机体对胰岛素作用产生抵抗，引起胰腺功能受损或胰岛B细胞自身免疫性损伤所致。1型糖尿病在任何年龄均可发病，主要见于青少年，B细胞自身免疫性损伤是重要原因，其治疗主要依赖胰岛素。2型糖尿病以中老年人多见，起病较慢，主要表现为胰岛素抵抗和胰岛B细胞的功能减退，较1型糖尿病有更强的遗传易感性。根据患者的临床表现"口渴、多饮、多尿"及实验室检查尿糖（＋＋）、血糖20.63 mmol/L，可初步诊断为"糖尿病"；根据患者血清学检查中C肽及胰岛素自身抗体的结果，C肽减低明显、自身抗体阴性，提示患者存在胰岛素相对不足，且不存在自身抗体，而患者56岁，均提示该患者属于为"2型糖尿病"。

问题1: 对糖尿病患者还应做哪些相关什么检查？

答：糖尿病本身并不可怕，但值得关注的是糖尿病带来的一系列急性或慢性并发症，如视网膜疾病、肾脏疾病、酮症酸中毒、乳酸中毒等，而严格控制好血糖水平至关重要，因此，我们需要定期或不定期检测血糖浓度、糖化血红蛋白（评估一段时间里血糖控制情况），可以做血气分析（评估是否存在酸碱平衡紊乱）及生化电解质、乳酸、肾功能检测，以及24h尿蛋白定量、尿微量白蛋白与肌酐之比，其他相关的检查有彩超或CT等。

问题2: 糖尿病患者若并发酮症酸中毒，尿液试带法酮体检测均为阳性，能否帮助临床监测患者病情变化？

答：临床上普遍使用的尿干化学试带法检测尿酮体的方法并非对酮体所有组成成分均敏感，对乙酰乙酸的敏感度最高，其次为丙酮，但对β-羟丁酸不反应。尿酮体检测要求尿液标本新鲜，避免大量细菌污染将乙酰乙酸转化为丙酮，而丙酮易挥发，容易造成结果出现假阴性。酮尿是糖尿病酮症酸中毒患者的前期检测指标，多数伴有高血糖和糖尿。值得注意的是，糖尿病酮血症期酮体的主要成分为β-羟丁酸，此物质的肾阈高，常规酮体定性方法不敏感，因此，此时检测酮体对患者病情评估不足，最好结合血中D-3羟丁酸浓度测定进行综合评估，有利于糖尿病酮症酸中毒的早期诊断；而在治疗过程中，当酮症酸中毒病情缓解时，β-羟丁酸已转化为乙酰乙酸，又会造成检测结果偏高，对病情评估过重，出现尿酮体检测结果与临床病情分离的情况，因此，糖尿病酮症酸中毒患者并非全过程均能检测出酮体阳性，评估病情需密切结合临床分析。

（胡元琴）

▶ 案例7：尿常规与慢性肾衰竭

【病历摘要】

1.病史　患者，男，43岁。主因"发现泡沫尿3年，肾功能异常1周"入院。3年前无明显诱因发现泡沫尿，未予重视，未特殊处理，无特殊不适。1周前于当地医院体检发现肾功能异常，无特殊不适，无少尿，无尿频、尿急、尿痛等症状，每日夜间排尿2～3次，遂就诊于我院门诊。

2.体格检查　慢性面容，营养中等，发育正常，神志清楚，颜面部无水肿；颈软，无颈静脉怒张，颈动脉无异常搏动，无甲状腺肿大；四肢关节无肿胀、变形，活动不受限，双下肢无水肿。

3.辅助检查　见表1-64及表1-65。

表1-64 尿常规检查结果

项目	结果	参考区间
颜色	浅黄	淡黄色
外观	微混	透明
干化学分析		
葡萄糖（GLU）	++	阴性
胆红素（BIL）	阴性	阴性
酮体（KET）	阴性	阴性
尿蛋白（PRO）	++	阴性
亚硝酸盐（NIT）	阴性	阴性
隐血（BLO）	+++	阴性
白细胞（WBC）	+-	阴性
pH	6.5	4.5～8.0（随机尿）
比密（SG）	1.015	1.003～1.030（随机尿）
尿胆原（URO）	正常	正常
维生素C	阴性	阴性
镜检		
红细胞计数（RBC）	1023	0～10个/μl
白细胞计数（WBC）	45	0～10个/μl
管型（CAST）	蜡样管型0～1	0个/LP
	双管型0～1	0个/LP
结晶（X'tal）	阴性	阴性
其他	阴性	阴性

表1-65 血清生化检查结果

项目	结果	参考区间	单位
血清钾	2.85	3.5～5.5	mmol/L
血清钠	133.16	137～147	mmol/L
血清氯	86.2	99～100	mmol/L
血清磷	1.59	0.81～1.45	mmol/L
血清总钙	2.25	2.20～2.65	mmol/L
血清镁	1.03	0.67～1.04	mmol/L
尿素（Urea）	24.79	2.8～7.2	mmol/L
肌酐（Cr）	520	41～109	μmol/L
尿酸（UA）	730	208～428	μmol/L
半胱氨酸蛋白酶抑制剂C（Cys-C）	5.35	0.59～1.03	mg/L
二氧化碳（CO_2）	25.2	21～31	mmol/L

【案例解析】　慢性肾衰竭（CRF）是发生在各种慢性肾脏疾病基础上，由于肾单位逐渐受损，缓慢出现肾功能减退以至不可逆转的肾衰竭。肾衰竭的病因很多，不同肾脏疾病的晚期都可以出现慢性肾衰竭，其中慢性肾小球肾炎是最常见的一种。其临床表现主要是肾功能受损、代谢废物潴留及水、电解质、酸碱平衡紊乱，与肾脏有关的多种内分泌功能失调，以至于不能维持机体内环境的稳定而引发的临床综合征。

本次实验室检查尿常规红细胞1023个/μl、白细胞45个/μl；尿干化学分析隐血（＋＋＋）、白细胞（＋-）、尿蛋白（＋＋）；镜下见蜡样管型0～1个/LP、宽管型0～1个/LP，提示肾实质严重损害。血清肾功能检查除二氧化碳外，其余各项指标均明显升高，且出现电解质紊乱，结合其他辅助检查（泌尿系统超声提示双肾弥漫性病变、双肾结石、双肾囊肿并囊壁钙化或结石并局限性肾盏扩张）及临床表现，该患者诊断为慢性肾衰竭（由慢性肾小球肾炎发展而来）。镜下管型见图1-50。

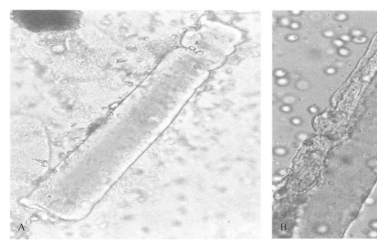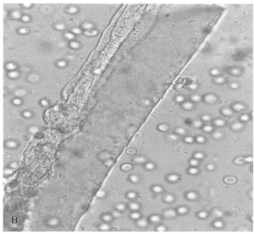

图 1-50　管型（未染色，×400）

A.蜡样管型；B.蜡样管型与颗粒管型合并

问题1：结合临床表现，哪些检验项目可以辅助临床诊断及治疗？

答：尿常规检验中尿蛋白阳性，并且镜下见颗粒管型、宽管型、蜡样管型等均可提示肾实质损害及肾脏浓缩、稀释功能受损；血清肾功能检查可发现尿素、肌酐、血清半胱氨酸蛋白酶抑制剂C（简称胱抑素C）、尿酸等指标不同程度地升高，可反映肾脏的代偿功能情况，判断肾脏是否处在代偿阶段，评估病情发展；血清电解质及血气分析等检查了解机体是否出现水、电解质及酸碱平衡紊乱情况，辅助判断患者病情发展；临床标本微生物培养及药敏试验检测患者是否存在感染及指导临床用药；血常规、超敏C反应蛋白、降钙素原（PCT）等检查可以帮助判断患者是否存在感染等情况，若有感染，应加做微生物培养及药敏试验；凝血功能检查可辅助判断患者出血、凝血情况等。

问题2：慢性肾衰竭患者尿常规中除可见蜡样管型外还可见哪些异常？

答：当肾实质受损时，肾脏滤过、重吸收和浓缩、稀释功能受损，尿中中等、大分子物质增多，如中等或大分子的蛋白质，尿干化学法主要检测的蛋白以清蛋白为主，蛋白是形成管型的基础。慢性肾衰竭患者中还可见宽管型；若有出血或感染时，尿中可见红细胞、白细胞，还可见红细胞管型、白细胞管型、血液管型或混合管型，亦可见透明管型、颗粒管型。

问题3： 什么是管型？管型形成的机制是什么？

答：管型是尿蛋白在肾小管、集合管内凝聚形成的圆柱体，其形成有3个必要条件。①蛋白（尤其是肾小管分泌的T-H糖蛋白）尿的存在：是形成管型的首要条件，其中T-H糖蛋白容易聚合成大分子多聚体，可在高浓度电解质、酸性环境或尿流缓慢时聚合而沉淀，成为管型的主要基质成分；②肾小管对尿液的浓缩与酸化功能：浓缩使蛋白含量及盐类浓度提高，酸化能促进蛋白的沉淀凝聚，由溶胶变为凝胶并进一步固化；③有可供交替使用的肾单位：人体内约有200万个肾单位，不停交替工作与休息，发生病变的肾单位在休息时，尿液停滞，致使蛋白浓缩、沉析形成管型，当它重新工作时，已形成的管型便随尿液排出。

（胡元琴）

第七节　粪便检验

一、基本理论

粪便（feces）是食物在体内被消化吸收营养成分后剩余的产物。粪便主要成分有：①未被消化的食物残渣，如肉类纤维、淀粉颗粒、植物细胞、纤维等；②已被消化但未被吸收的食糜；③消化道分泌物，如酶、胆色素、黏液和无机盐等；④食物分解产物，如粪臭素、靛基质等；⑤肠道脱落的上皮细胞；⑥细菌等。粪便检验包括理学检查、化学检查和显微镜检查。有形成分检查方法主要有人工显微镜检查和仪器分析，其中人工显微镜检查方法常用生理盐水直接涂片法，为了提高阳性率，也可采取对标本沉淀（自然沉淀、离心沉淀和醛醚沉淀）和浮聚（饱和盐水和硫酸锌浮聚法）后再涂片行显微镜检查；必要时候也可染色观察，常用的染色方法包括碘染色、苏丹Ⅲ染色、永久染色（铁苏木素和三色染色）和改良抗酸染色等。粪便检验对下消化道炎症、出血鉴别、寄生虫感染、肿瘤筛查、胃肠道吸收与消化功能和黄疸的鉴别都有重要价值。特别值得一提的是，粪便显微镜检查在粪便寄生虫检查中发挥了极其重要的作用，对寄生虫感染的诊断至关重要，是寄生虫感染的确诊依据。随着环境和生活条件的不断优化，寄生虫的感染率明显降低，以前"常见"的寄生虫也变得"不常见"，导致检验人员容易忽略对寄生虫的检查。临床上寄生虫感染误诊或漏诊的情况并不少见。需要检验人员加强寄生虫形态和实验室检查的学习，提高警惕性。

（一）标本采集及注意事项

1.标本采集容器

（1）应使用干燥、洁净、无吸水性、无渗漏、有盖的一次性容器。

（2）容器大小适宜。若使用粪便分析工作站，则选择与仪器配套的粪便采集管。

（3）细菌培养的标本应采用无菌粪便采集管。

（4）容器上要有明确的患者标识。

2.注意事项

（1）标本取材应新鲜，选择有异常的部分送检，如黏液或脓血等病理成分；外观无异常的粪便须从表面、深处及粪端多处取材送检。

（2）常规检查送检标本量为3～5g，寄生虫检查可适当增加送检标本量，以提高检出率；如需对寄生虫虫体或虫卵进行计数时，需采集24h粪便送检。

（3）寄生虫检查时，送检时间不宜超过24h；如检查肠道原虫的滋养体，应立即送检。

（4）用于阿米巴滋养体检查的粪便标本采集后须立即送检，并注意保温。

（二）粪便检验的临床意义（表1-66）

表1-66 粪便检验的临床意义

粪便中有形成分	临床意义
红细胞	见于消化道出血、细菌性痢疾、阿米巴痢疾等
中性粒细胞	见于肠炎、细菌性痢疾、溃疡性结肠炎等
嗜酸性粒细胞	见于过敏性肠炎、寄生虫感染等，可伴有夏科-莱登结晶
吞噬细胞	见于急性细菌性痢疾、急性出血性肠炎，偶见于溃疡性肠炎
鳞状上皮细胞	直肠段被覆复层扁平上皮细胞，粪便中可见鳞状上皮细胞
柱状上皮细胞	常见于结肠炎症、假膜性小肠结肠炎
肿瘤细胞	提示消化道肿瘤
胆固醇结晶	见于大量进食高胆固醇食物、消化吸收不良
血红素结晶	是消化道出血的证据
夏科-莱登结晶	常与阿米巴痢疾、钩虫病及过敏性肠炎有关
真菌	大量出现常见于长期使用抗生素所致菌群失调，致真菌二重感染
脂肪滴	＞6个/HP为排泄增多，多见于腹泻、胰腺外分泌功能减退
寄生虫（卵）	提示相应寄生虫感染可能

二、案例分析

▶ 案例1：人芽囊原虫病

【病历摘要】

1.病史 患者，男，66岁。主因粪便性状改变1[+]年来我院检查。2018年7月12日就诊于我院消化内科门诊。当天胃镜结果提示慢性萎缩性胃炎。7月18日做肠镜检查，发现结肠息肉（山田Ⅲ型）。为进一步查明粪便性状改变原因和结肠息肉的性质，于7月22日入住我院。

2.体格检查 T 36.7℃，P 77次/分，BP 120/80 mmHg。一般情况良好，自主体位，

神志清楚，合作好，面色无苍白，全身皮肤无黄染及出血点，浅表淋巴结未触及，头颅五官无畸形；咽部无充血，扁桃体无肿大，气管居中，甲状腺不大；胸廓对称，无胸壁静脉曲张，双肺呼吸音清，未闻及湿啰音，心尖区无隆起，未闻及明显杂音；腹平软，无压痛、反跳痛及肌紧张，肠鸣音正常；脊柱、四肢无畸形，双下肢无水肿，生理反射存在，病理反射未引出。

3. 辅助检查　见表1-67及图1-51。

表1-67　粪便常规显微镜检查结果

项目	结果	参考区间	单位
白细胞	0～1	0～2个	/HP
红细胞	未见	无	/HP
寄生虫（卵）	大量人芽囊原虫	无	/HP

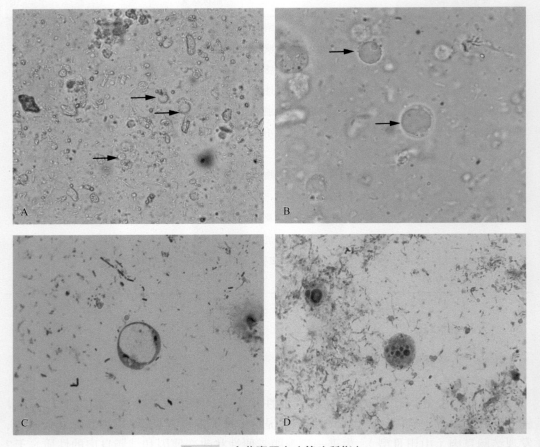

图1-51　人芽囊原虫（箭头所指）

A.空泡型人芽囊原虫（未染色，×400）；B.空泡型人芽囊原虫（未染色，×1000）；C.空泡型人芽囊原虫（瑞氏-吉姆萨复合染色，×1000）；D.颗粒型人芽囊原虫（瑞氏-吉姆萨复合染色，×1000）

【案例解析】 人芽囊原虫在自然界中分布广泛，人群感染率较高，寄生于人体或动物的肠道内。人芽囊原虫有多种虫株，可引起腹泻。其致病机制一直存在争议，一般认为其致病力较弱，致病性与虫体的数量、虫株毒力和人体的免疫功能降低有关，属于机会致病性原虫。临床表现轻重不一，带虫者可高达44.12%。感染重者可有消化道症状，如腹泻、腹胀、厌食、恶心、呕吐，甚至出现发热、寒战等。免疫功能正常的患者多数为自限性。艾滋病患者容易感染人芽囊原虫，往往症状比较严重。

问题1：人芽囊原虫的形态特点是什么？

答：该原虫的形态结构复杂，大小差异较大，直径为5～200μm。有空泡型、颗粒型、阿米巴型、复分裂型与包囊型。在粪便中常见为空泡型，无色，呈圆形或卵圆形，大小不一，胞内含1个大且透明的空泡，空泡周边围绕狭窄的细胞质，其中核1～4个不等，呈月牙状或块状。颗粒型虫体内充满颗粒状物质，主要为代谢颗粒、脂肪颗粒和生殖颗粒。阿米巴型虫体形似溶组织内阿米巴滋养体，形状多变，可伸出伪足缓慢运动。复分裂虫体有增殖现象，一个虫体可分裂成3个或更多。包囊型多呈类正圆球形，大小为2～8μm，湿片中折光性较其滋养体强而弱于真菌孢子，胞质中有1～3个线粒体和多个大小不一的糖原泡。

问题2：人芽囊原虫的感染途径有哪些？

答：主要经口感染。粪便中的虫体污染了水源、食物和用具等均可引起感染。蝇和蟑螂等可携带虫体，是重要的传播媒介之一。具体致病机制尚不明确，约55%无症状。感染重者可出现腹痛、腹泻，每日排便3～30次，多为水样便；此外还有胀气、恶心、呕吐、食欲缺乏和乏力等临床症状，免疫力低下者感染较重。

问题3：人芽囊原虫的防治措施是什么？

答：①预防应加强卫生宣传教育，注意个人卫生和饮食卫生；②粪便无害化处理，保护水源，杀灭传播媒介昆虫；③轻微症状者无须药物治疗，当大量寄生或出现严重症状时，可用甲硝唑、复方磺胺甲噁唑（复方新诺明）、呋喃唑酮（痢特灵）及中药黄连或鸦胆子等治疗。

▶ 案例2：钩虫病

【病历摘要】

1.病史　患者，男，45岁，农民。6个月前去田里做农活后，发现足背出现红疹，未予理睬，几天后红疹自行消退。后出现发热、咳嗽，自认为是感冒，服用感冒药后症状未见缓解。去当地诊所就医，进行解热、止咳治疗，自觉症状减轻。2个月前发现体重减轻，左上腹阵发性疼痛，饥饿时及夜间为甚，当地医院按十二指肠溃疡治疗未见好转。近1个月患者自觉乏力、心悸、头晕，活动后加重。为明确诊断来我院就诊，入住消化内科。

2.体格检查　T 36.5℃，P 100次/分，R 25次/分，BP 105/60mmHg。患者一般情况差，精神不振，中度贫血貌，心尖区Ⅱ级杂音。

3.辅助检查　见表1-68。

表1-68　粪便常规和隐血检查结果

项目	结果	参考区间	单位
白细胞	0～1个	0～2个	/HP
红细胞	未见	无	/HP
寄生虫（卵）	未见	无	/LP
隐血试验	阳性	阴性	/

【案例解析】　该患者贫血貌，血常规检查嗜酸性粒细胞比例明显增高，粪便隐血试验为阳性，临床考虑为寄生虫（钩虫）感染，但第1次粪便常规检查未查见寄生虫及虫卵。要求临床连续送检，第2天送检粪便常规及隐血，隐血阳性，但是常规涂片显微镜检查仍未找到虫卵。因考虑到钩虫卵的卵壳很薄，容易破裂，且钩虫的排卵量不是很大，直接涂片法容易漏检，故采用饱和盐水浮聚法进行检查，结果查见钩虫卵（图1-52）。

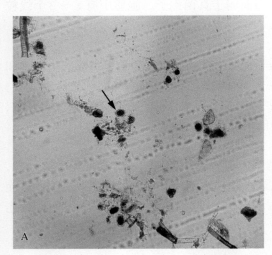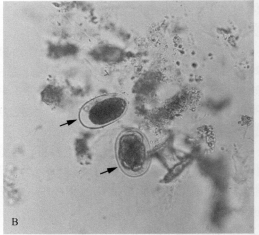

图1-52　钩虫卵（箭头所示）

A.未染色（×100）；B.未染色（×400）

问题1：该病例诊断依据是什么？

答：①嗜酸性粒细胞比例增高：常见的原因有过敏性疾病、寄生虫感染、血液病等。②贫血：为小细胞低色素性贫血，常见为缺铁性贫血，而慢性失血是引起缺铁的重要原因。钩虫感染时，钩虫的成虫吸附在人体肠道回盲部，靠吸食血液和肠壁组织为生，会造成局部的出血和渗血，引起慢性失血。③粪便隐血阳性：提示存在消化道出血。④患者为农民，有接触疫土的机会，丝状蚴可钻入皮肤，导致感染。⑤确诊依据：查见钩虫成虫或粪便检查查见钩虫卵。

问题2：实验室检查钩虫卵的方法有哪些？

答：检查钩虫卵的方法有直接涂片法、饱和盐水浮聚法、钩蚴培养法（可鉴定虫种）。直接涂片法是实验室最常用的检查方法，对于轻度感染者，直接涂片法可能会漏检。当怀疑有钩虫感染，但直接涂片法未查见虫卵时，推荐用饱和盐水浮聚法，以提高检出率。

问题3：钩虫病如何防治？

答：①普查治疗带虫者与患者，控制传染；②加强粪便管理及无害化处理；③加强个人防护，避免赤脚接触土壤；④防治药物有阿苯达唑、三苯双脒、甲苯达唑、噻嘧啶等。

▶ **案例3：腹泻的元凶**

【病历摘要】

1.病史　患者，男，65岁，农民。因不明原因的持续性腹泻来我院就诊。

2.体格检查　T 36.6℃，P 83次/分，BP 111/70mmHg。患者步入病房，神志清楚，全身皮肤、黏膜及巩膜无黄染，未见皮疹及出血点，全身浅表淋巴结未触及肿大；头颅五官无畸形，双侧瞳孔等大正圆，对光反射灵敏；双侧呼吸运动均等，双肺呼吸音清，未闻及明显干、湿啰音；无胸膜摩擦音，心界不大，各瓣膜听诊区未闻及杂音；腹平坦，未见胃肠型、蠕动波及腹壁静脉曲张，全腹无压痛；各生理反射存在，病理征未引出。

3.辅助检查　见表1-69。

表1-69　粪便常规和隐血检查结果

项目	结果	参考区间	单位
白细胞	0～1个	0～2个	/HP
红细胞	未见	无	/HP
寄生虫（卵）	蓝氏贾第鞭毛虫	无	/HP
隐血试验	阴性	阴性	/

【案例解析】　患者自述近1个月来持续腹泻，在当地诊所治疗1周（具体不详），症状未减轻，为明确诊断来我院就诊。当天查粪便常规，在涂片中发现一些椭圆形半透明的物质，怀疑为蓝氏贾第鞭毛虫的包囊，经瑞氏-吉姆萨复合染色和碘染色证实为蓝氏贾第鞭毛虫的包囊和滋养体（图1-53）。

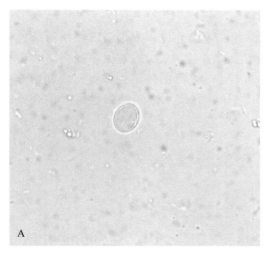
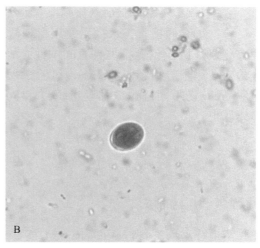

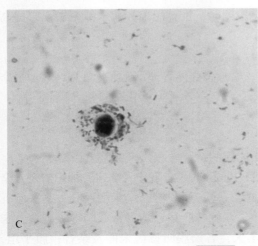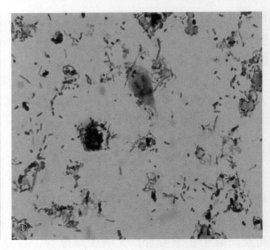

图1-53 蓝氏贾第鞭毛虫

A.包囊（未染色，×1000）；B.包囊（碘染色，×1000）；C.4核成熟包囊（瑞氏-吉姆萨复合染色，×1000）；D.滋养体（瑞氏-吉姆萨复合染色，×1000）

问题1: 蓝氏贾第鞭毛虫的形态特点是什么？

答：分为两个阶段：包囊和滋养体。包囊呈椭圆形，大小为（8～14）μm×（7～10）μm；囊壁较厚，囊壁与虫体间有明显空隙。未成熟包囊有2个核，成熟包囊4个核，多偏于一端；可见鞭毛、丝状物。滋养体呈纵切为半的倒置梨形，大小为（9～21）μm×（5～15）μm×（2～4）μm，两侧对称，背凸腹平，腹面前半部向内凹陷成2个吸盘；有4对鞭毛，分为前侧鞭毛、后侧鞭毛、腹鞭毛、尾鞭毛各1对，有1对并列细胞核在吸盘底部，1对呈爪锤状的中体与轴柱1/2处相交。

问题2: 蓝氏贾第鞭毛虫感染的临床表现是什么？

答：急性期：水样便，量大、恶臭、无脓血，伴腹痛、腹胀，偶有呕吐、发热和厌食等。慢性期：若治疗不及时，多发展为慢性，表现为周期性稀便，反复发作，粪便甚臭，病程可长达数年，可有吸收不良综合征；儿童患者可由于腹泻、脂肪泻，引起贫血等营养不良，导致生长滞缓。虫体寄生在胆道系统，可能引起胆囊炎或胆管炎。

问题3: 蓝氏贾第鞭毛虫的病原学检查方法有哪些？

答：①粪便检查：水样稀便用生理盐水涂片法查滋养体，成形粪便用碘液染色涂片查包囊。由于包囊排出具有间歇性，故隔日粪检并连续3次的检出率最高。②小肠液检查：用十二指肠引流或肠内试验法采集标本。③小肠活体组织检查：借助内镜在小肠Treitz韧带附近钳取黏膜组织，标本可先做压片，或用吉姆萨染色后镜检查找滋养体。

第八节 阴道分泌物检验

一、基本理论

阴道分泌物（vaginal discharge）是女性生殖系统分泌的液体，主要由阴道黏膜、宫颈腺体、前庭大腺及子宫内膜的分泌物混合而成，俗称白带。生理情况下，健康女性的阴道本身具有自净作用，可预防外界病原微生物的侵袭。正常阴道分泌物应呈弱酸性，阴道乳酸杆菌较多，鳞状上皮较多，而白细胞或脓细胞很少，杂菌少见。当上述这种自然的防御机制受到破坏后，各种病原菌即可趁机而入，从而引起阴道炎。常见的阴道炎有非滴虫性化脓性阴道炎、滴虫性阴道炎、念珠菌性阴道炎和细菌性阴道病。阴道分泌物的检查，特别是阴道分泌物的显微镜检查对女性生殖系统炎症的诊断尤其重要。阴道分泌物显微镜检查方法一般采用生理盐水直接涂片检查，该方法操作简单，对活动的滴虫容易检出，但易漏检细菌和真菌，并且对细胞不易甚至不能识别。推荐联合使用染色的方法进行检查，如瑞氏或瑞氏-吉姆萨复合染色、革兰染色、巴氏或苏木精-伊红染色（HE染色）等，可以明显提高异常成分的检出率，且染色后的涂片易于保存，可随时复查或用于教学。

（一）标本采集及注意事项

1.标本采集 阴道分泌物由妇产科医师或护士采集。根据不同的检查目的，于不同部位进行采集。一般采用棉拭子自阴道深部或穹窿后部、宫颈管口等部位采集分泌物，立即送检。分泌物可浸入盛有生理盐水的试管内，制成悬液，用于直接显微镜检查或仪器分析；也可制成涂片，进行固定染色后于显微镜下观察。

2.注意事项

（1）标本采集前，患者24h内禁止盆浴、性交、局部用药及阴道灌洗等。

（2）检查前停用干扰检查的药物。

（3）标本采集容器应洁净、干燥、无任何化学成分或润滑剂。

（4）检查滴虫时应注意保温，立即送检。

（二）阴道分泌物检查的临床意义（表1-70及表1-71）

表1-70 阴道分泌物干化学检查及临床意义

干化学检查	临床意义
pH	正常阴道分泌物pH为3.8～4.5。细菌性阴道炎时，pH＞4.5；滴虫性阴道炎时，pH不小于4.8；霉菌性阴道炎时，pH不大于4.8
白细胞酯酶	阳性提示阴道分泌物中中性粒细胞的含量增多，常见于单纯白细胞增多的阴道炎、滴虫性阴道炎等
唾液酸苷酶	阳性提示细菌性阴道病
β-葡糖醛酸糖苷酶	阳性提示感染需氧性阴道炎
乙酰氨基葡糖苷酶	乙酰氨基葡糖苷酶阳性，pH≥4.8时，提示滴虫性阴道炎；乙酰氨基葡糖苷酶阳性，pH≤4.6时，提示念珠菌性阴道炎
过氧化氢	阴性提示大量乳酸杆菌存在；阳性提示阴道菌群失调

表 1-71 阴道分泌物显微镜检查及临床意义

显微镜检查	临床意义
白细胞	阴道炎症，常见于滴虫性阴道炎等
纤毛菌	纤毛菌为条件致病菌，增多提示菌群失调
念珠菌	正常阴道分泌物中偶见真菌，增多见于念珠菌性阴道炎
鳞状上皮细胞	阴道表面被覆鳞状上皮细胞，阴道分泌中鳞状细胞的量与女性年龄及生理周期有关，育龄期女性正常阴道分泌物中见大量鳞状上皮细胞
中层或底层扁平上皮细胞	见于老年女性或重度阴道炎症
乳酸杆菌	乳酸杆菌为阴道分泌物中的重要菌群，阴道分泌物中乳酸杆菌的量与女性年龄及生理周期有关，育龄期女性正常阴道分泌物中见大量乳酸杆菌
其他杂菌或球菌	阴道菌群失调，常见于各种炎症
加德纳菌	见于细菌性阴道病

二、案例分析

▶ **案例**

【病历摘要】

1.病史　患者，女，35岁。1个月前诊断为早孕，因主动要求放弃妊娠，来我院做人工流产。

2.体格检查　T 36.3℃，P 58次/分，R 18次/分，BP 120/65 mmHg。头颅五官无畸形，全身皮肤黏膜、巩膜无黄染，浅表淋巴结未扪及明显肿大；气管居中，甲状腺未扪及肿大；胸廓双侧对称无畸形，胸廓挤压征阴性，双肺呼吸音稍低，未闻及明显的干、湿啰音；各瓣膜听诊区未闻及明显的病理性杂音；腹平软，无胃肠型及蠕动波，无压痛、反跳痛及肌紧张，肝、脾未触及，移动性浊音阴性，肠鸣音正常。

3.辅助检查　见表1-72。

表 1-72 阴道分泌物常规检查

项目	结果	参考区间	单位
pH	5.5	3.8～4.5	/
白细胞	50～60个	0～5个	/HP
上皮细胞	++	++～++++	/HP
滴虫	+	阴性	/HP
短小杆菌	++	阴性	/HP
球菌	++	阴性	/HP
线索细胞	阴性	阴性	/HP
加德纳菌	阴性	阴性	/HP
乳酸杆菌	阴性	++～++++	/HP

续表

项目	结果	参考区间	单位
白念珠菌	阴性	阴性	/HP
红细胞	阴性	阴性	/HP
纤毛菌	阴性	阴性	/HP

【案例解析】　该患者自述，2个月前出现外阴瘙痒的症状，发现阴道分泌物异常，色微黄，有轻微臭味，未到医院检查，每日用妇炎洁洗液清洗外阴，感觉效果尚可。1个月前因停经，到医院检查，确诊为早孕。现因主动放弃妊娠，做术前常规检查时发现尿液和阴道分泌物中有滴虫（图1-54）。确诊为滴虫性阴道炎。

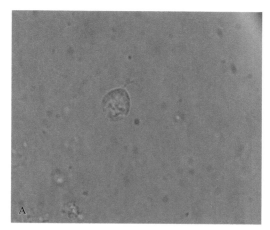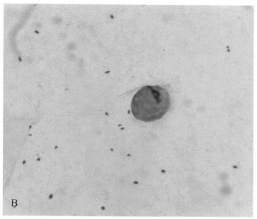

图1-54　阴道毛滴虫

A.滋养体（未染色，×1000）；B.滋养体（瑞氏-吉姆萨复合染色，×1000）

问题1：临床上常见的阴道炎类型有哪些？诊断依据是什么？

答：常见的阴道炎有滴虫性阴道炎、念珠菌性阴道炎和细菌性阴道病。诊断依据分别为在阴道分泌物中查到滴虫、念珠菌真菌孢子或菌丝和线索细胞。

问题2：实验室常用的滴虫性阴道炎的检验方法有哪些？需要注意哪些事项？

答：常用的方法有湿片法和染色法。其中染色法又包括革兰染色、瑞氏染色和瑞氏-吉姆萨复合染色法。湿片法检查滴虫对送检温度有一定要求，标本送检时一定注意保温且及时送检。尿常规标本中发现滴虫应及时告知临床医师，以免漏诊。

问题3：滴虫湿片和瑞氏-吉姆萨复合染色后的形态特点是什么？

答：阴道毛滴虫的生活史仅有滋养体而无包囊。湿片时有折光性，呈梨形，活动力较强。染色后的滴虫形态不一，大小不等，为白细胞的2～3倍。胞质丰富，呈淡蓝色，有泡沫感；核椭圆形，染粉红色，居中或略偏位。体外侧前1/2处有一波动膜，虫体前端有4根前鞭毛和1根后鞭毛，鞭毛需延长染色时间才容易见到。

（胡秀秀）

参 考 文 献

龚道元，胥文春，郑峻松．2017．临床基础检验学．北京：人民卫生出版社．

郭鄂平，张兴玉，宋明华，等．2002．迈氏唇鞭毛虫致病性的实验研究．中国寄生虫病防治杂志，15（3）：22-23．

卢致民，李凤铭．2013．临床寄生虫检验寄生虫检验．武汉：华中科技大学出版社．

王光西，王红．2019．医学寄生虫学．北京：高等教育出版社．

吴茅．2018．浆膜腔积液细胞图谱新解及病例分析．北京：人民卫生出版社．

许隆祺．2016．图说寄生虫学与寄生虫病．北京：科学技术出版社．

张进顺，李薇，孙新，等，译．2010．诊断医学寄生虫学．5版．北京：人民卫生出版社．

诸欣平，苏川，吴忠道，等．2013．人体寄生虫学．8版．北京：人民卫生出版社．

第2章

临床血液学检验典型案例分析

临床血液学检验是以临床血液学理论为基础，以临床血液病为研究对象，以化学、物理、免疫和分子生物学等检验技术为手段，来分析和研究血液、造血器官的病理变化，从而为临床血液病的诊断、治疗和预后判断提供实验依据。常见的血液病包括红细胞疾病，如缺铁性贫血、巨幼细胞贫血、再生障碍性贫血和各类溶血性贫血等；白细胞疾病，如急性白血病、骨髓增生异常综合征、骨髓增殖性肿瘤和淋巴瘤等。过去，血液病检查的主要手段是形态学。近年来，随着科学理论和技术的发展，流式细胞学、核酸分子杂交、聚合酶链反应、基因芯片、基因组学和蛋白质组学等技术和手段在血液学检验中逐渐被广泛应用。实验室预防、诊断和治疗疾病从原来的细胞水平上升到分子及分子组学水平。随着技术的不断革新，赋予了血液学检验新的内涵，所提供的信息数量也成倍增长。血液学检验技术将在血液病的预防、诊断和预后中发挥越来越重要的作用。

第一节 贫血相关疾病实验室检验

一、基本理论

贫血（anemia）是指由多种原因引起的外周血中单位容积内血红蛋白（hemoglobin，Hb）浓度、红细胞计数（red blood cell，RBC）和（或）血细胞比容（hematocrit，Hct）低于相同年龄、性别和地区的正常标准。国内贫血的诊断标准是，在海平面地区，成年男性Hb＜120 g/L，成年女性Hb＜110 g/L，孕妇Hb＜100 g/L，即为贫血。由于病因及发病机制的不同，不同类型的贫血常有其特征性的临床表现。贫血的临床表现主要有①神经系统：头痛、眩晕、萎靡、晕厥、失眠、多梦、视物模糊、记忆力减退、注意力不集中；②皮肤黏膜：苍白；③呼吸系统：呼吸加快加深、气促，甚至端坐呼吸；④循环系统：心率加快、心悸；⑤消化系统：消化不良、腹部胀满、食欲减低、排便规律和粪便性状的改变，缺铁性贫血可有吞咽异物感，钩虫病引起的缺铁性贫血可有异食症，巨幼细胞贫血或恶性贫血可引起舌炎、舌萎缩、牛肉舌、镜面舌，溶血性贫血常见黄疸、脾大等。贫血的临床表现和5个因素有关，即贫血的病因、贫血导致血液携氧能力下降的程度、贫血时血容量下降的程度，以及发生贫血的速度和血液、循环、呼吸等系统对贫血的代偿和耐受能力。贫血的实验室检查有血常规、红细胞形态、网织红细胞计数、骨髓细胞形态学及病理组织学检查、病因检查等。其诊断步骤可分为3部分：①有无贫血，贫血的严重程度，其中Hb和Hct最常用；②判断贫血的形态学分类类型，主要的3个指标，即平均红细胞容积（erythrocyte mean corpuscular volume，MCV）、平均红细胞血红蛋白含量（mean corpuscular hemoglobin，MCH）、平均红细胞血红蛋白浓度（mean corpuscular hemoglobin concentration，MCHC），从而对贫血病因的诊断提供初步的线索；③查明病因：包括病史、体格检查、实验室检查。

二、案例分析

▶ 案例1

【病历摘要】

1.病史　患者，女，43岁。活动后心悸1年余。患者近1年来时常活动后心悸，伴面色苍白、神疲乏力、头晕、视物模糊、多梦而夜寐不酣、食欲缺乏、腹泻等症状。为明确诊断前来就诊。既往有月经过多史。

2.体格检查　T 36.5℃，P 80次/分，R 18次/分，BP 110/80 mmHg。神志清楚、精神尚可，营养适中，形体偏瘦，毛发干脱、爪甲裂脆、唇甲色淡；心肺检查（−），肝、脾肋下未触及，腹平软、无压痛，肠鸣音4次/分；周身皮肤无出血点，生理反射未见异常，病理反射未引出。

3.辅助检查

（1）常规检查

①血常规：RBC $3.2×10^{12}$/L，Hb 68 g/L，MCV 65 fl，MCH 23 pg，MCHC 280g/L，网织红细胞计数（reticulocyte，Ret）1.2%，血小板计数（platelet count，PLT）$350×10^9$/L。

②其他常规检测结果：尿蛋白（−），尿镜检（−），粪隐血（−）；血清铁蛋白10 μg/L，血清铁7.74 μmol/L，总铁结合力80 μmol/L。

（2）细胞形态学检查

①血象结果：红细胞形态大小不等，以小细胞为主，中心淡染区扩大，甚至呈环形（图2-1）。

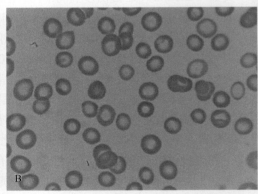

图2-1　血涂片（瑞氏–吉姆萨复合染色。A. ×100；B. ×1000）

②骨髓象结果：骨髓有核细胞增生活跃，以红系增生为主；粒红比降低，增生的红系以中、晚幼红细胞为主，幼红细胞胞质减少，边缘不整齐，染色偏蓝，核固缩，表现为"核老质幼"的核质发育不平衡（图2-2）。

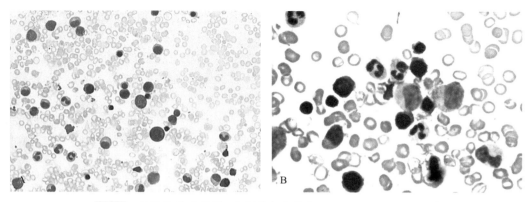

图2-2　骨髓涂片（瑞氏-吉姆萨复合染色。A.×100；B.×1000）

③骨髓铁染色：显示细胞外铁阴性，细胞内铁缺如（图2-3）。

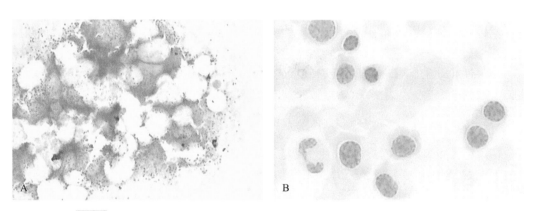

图2-3　骨髓铁染色（A.细胞外铁，×100；B.铁染色细胞内铁，×1000）

（3）Hb电泳及珠蛋白生成障碍性贫血基因检查：均未见异常。

（4）叶酸和维生素B_{12}的检查：叶酸25.44nmol/L，维生素B_{12} 112pmol/L。

（5）临床诊断：缺铁性贫血。

【案例解析】

问题1：该案例的诊断依据是什么？

答：（1）存在缺铁性贫血的病因、症状和体征。

（2）实验室检查：①小细胞低色素性：Hb＜110 g/L，MCV＜80 fl，MCH＜27 pg，MCHC＜310 g/L，红细胞中心淡染区扩大；②血清铁蛋白（SF）＜12 μg/L；③血清铁（SI）＜8.95 μmol/L，总铁结合力（TIBC）＞64.44 μmol/L；④骨髓细胞外铁消失，内铁缺如；⑤骨髓象：骨髓有核细胞增生活跃，主要以红系增生为主，粒红比降低，增生的红系以中、晚幼红细胞为主，体积比一般的中、晚幼红细胞略小，边缘不整齐、胞质少，染色偏蓝，核固缩似晚幼红细胞，表现为"核老质幼"的核质发育不平衡。

问题2：还需做哪些实验检查项目？

答：对于缺铁性贫血的患者，查清导致缺铁的病因尤其重要，该患者月经过多可能是造成缺铁的主要原因。为进一步探明缺铁的原因，还需要做的检查如下。

（1）肝、肾功能检查：除外肝、肾功异常引起的贫血。

（2）抗核抗体谱、抗中性粒细胞胞质抗体检测：如患者免疫功能出现紊乱，其产生的自身抗体与自身正常的红细胞表面抗原结合，引起红细胞过早破坏，因此，有必要除外免疫功能异常引起的贫血。

（3）甲状腺功能等检查：甲状腺功能亢进（简称甲亢）时，迷走神经活动减弱或交感神经活动增强，引起胃黏膜病变，导致胃酸不足，影响铁的吸收，甲状腺功能检查可除外甲状腺功能异常引起的缺铁。

（4）其他可引起缺铁性贫血的检查。

问题3：需要鉴别的疾病有哪些？

答：（1）慢性病贫血：患者多有长期慢性病病史，如糖尿病、慢性肾病等。患者贫血多为小细胞低色素性贫血，铁染色细胞外铁增加，细胞内铁一般偏少。血清铁和转铁蛋白饱和度降低，血清铁蛋白正常或增加，总铁结合力正常或降低。

（2）珠蛋白生成障碍性贫血：有家族史、脾大、自幼贫血，血涂片检查红细胞形态可见较多的靶形红细胞，骨髓铁染色细胞内、外铁均增加，血清铁和转铁蛋白饱和度增加。

（3）铁粒幼细胞贫血：骨髓铁染色细胞内、外铁均明显增加，出现大量环形铁粒幼细胞，比例≥15%，维生素B_6治疗效果显著。

► **案例2**

【病历摘要】

1.病史　患者，女，55岁。因"反复头晕、乏力6个月"平诊步行入院。患者6个月前无明显诱因出现头晕、乏力，无发热、咳嗽、咳痰，无胸闷、气促，无腹痛、腹胀，无牙龈出血、鼻出血等不适，多次就诊于当地医院，查血常规显示三系减少，给予成分输血，症状好转出院，未进一步诊治。10^+d患者再次出现头晕、乏力，伴腹痛，无恶心、呕吐，无腹胀、腹泻，无呕血、黑便等不适，给予输血改善贫血，症状好转。

2.体格检查　T 36.5℃，P 86次/分，R 20次/分，BP 126/68 mmHg。发育正常，营养中等，神志清楚，贫血貌，全身皮肤未见黄染及出血点，浅表淋巴结未扪及肿大；头颅五官无畸形，巩膜无黄染，咽不红、扁桃体不大；口唇、甲床苍白，颈软、气管居中，甲状腺不大；胸骨无压痛，双肺呼吸音清晰，未闻及干、湿啰音；心律齐，各瓣膜听诊区未闻及杂音；腹软、无压痛，肝、脾肋下未触及；双下肢无水肿，脊柱侧凸。

3.辅助检查

（1）常规检查：血常规提示三系减少（WBC $2.20×10^9$/L，Hb 77.0 g/L，PLT $66.0×10^9$/L），MCV 105 fl，红细胞容积分布宽度（red blood cell volume distribution width，RDW）42.6%。

（2）细胞形态学检查

①血常规结果：可见大卵圆形红细胞，中心淡染区消失（图2-4）。

②骨髓象结果：骨髓象增生明显活跃。粒系百分比降低，少数可见巨型变及分叶过多。红系百分比明显增高，分类以巨幼红细胞为主，可见"核幼质老"核质发育不同步

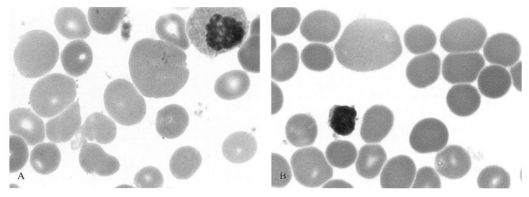

图2-4　血涂片（瑞氏-吉姆萨复合染色，×1000）

的巨幼红细胞。巨幼红细胞形态巨大，核染色质疏松，呈点网状结构，即"蚕食样"改变。成熟红细胞见少数大红细胞和巨红细胞。粒系比例减低，晚幼粒和杆状核粒细胞形态巨大，核形肿大、畸形，核染质疏松，胞质中颗粒多少不均（图2-5）。

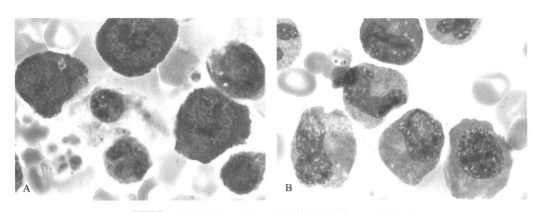

图2-5　骨髓涂片（瑞氏-吉姆萨复合染色，×1000）

③骨髓铁染色：细胞外铁（＋），细胞内铁82%（图2-6）。

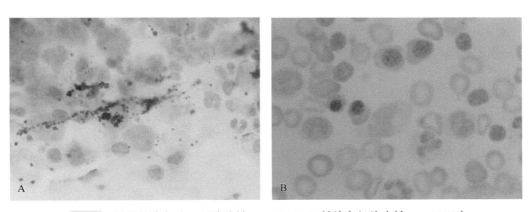

图2-6　骨髓铁染色（A.细胞外铁，×1000；B.铁染色细胞内铁，×1000）

④叶酸和维生素B_{12}检查：叶酸28.62 nmol/L，维生素B_{12}＜61.25 pmol/L。

⑤染色体检查：46，XX［20］，骨髓染色体核型分析为正常女性核型（图2-7）。

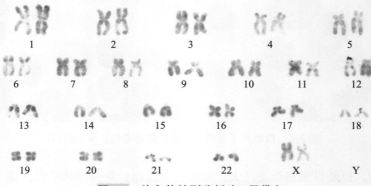

图2-7　染色体核型分析（R显带）

（3）临床诊断：巨幼细胞性贫血（维生素B_{12}缺乏）。

【案例解析】

问题1：该案例的诊断依据是什么？

答：（1）存在贫血的症状和体征。

（2）实验室检查：①大细胞性贫血，血常规提示三系减少（WBC $2.20×10^9$/L，Hb 77.0g/L，PLT $66.0×10^9$/L，MCV 105 fl）。②维生素B_{12}＜61.25 pmol/L。③骨髓象有核细胞增生明显活跃，粒系百分比降低，少数巨型变及分叶过多。红系百分比明显增高，分类以巨幼红细胞为主，可见"核幼质老"核质发育不同步的巨幼红细胞。巨幼红细胞形态巨大，核染质疏松，呈点网状结构，即"蚕食样"改变。成熟红细胞见少数大红细胞。粒系比例减低，晚幼粒和杆状核粒细胞形态巨大，核形肿大、畸形，核染质疏松，胞质中见较粗颗粒。④骨髓细胞内、外铁正常。

问题2：还需做哪些实验检查项目？

答：（1）血清甲基丙二酸和同型半胱氨酸测定：这两项联合测定敏感性更高。当维生素B_{12}缺乏时，两者同时升高；当叶酸缺乏时，仅同型半胱氨酸升高。有10%～26%的单纯维生素B_{12}缺乏者不能检出。

（2）血清内因子（IF）水平检测或壁细胞（parietal cell）抗体检测：多见于自身免疫病和甲状腺疾病（自身免疫性甲状腺炎并发恶性贫血）。

（3）LDH和非结合胆红素检测：LDH和非结合胆红素升高，见于巨幼红细胞成熟障碍、骨髓无效造血增加、红细胞更新和破坏增加。

问题3：需要鉴别的疾病有哪些？

答：（1）骨髓增生异常综合征（MDS）：血细胞减少，髓系细胞（粒系、红系和巨核系）分化及发育异常，表现为无效造血、难治性血细胞减少、造血功能衰竭，显著特征为病态造血。骨髓铁染色异常（MDS-RS环形铁粒幼细胞＞15%），糖原染色（PAS）幼红细胞可阳性，叶酸和维生素B_{12}治疗无效。

（2）再生障碍性贫血：患者外周血三系减少，多部位骨髓象和骨髓活检检查可予以鉴别。

（3）非巨幼红细胞贫血性大细胞贫血：见于部分甲状腺功能减退、溶血、肝脏疾病、慢性酒精中毒等疾病，大红细胞贫血一般没有巨幼细胞贫血明显，中性粒细胞无过多分叶现象。

▶ 案例3

【病历摘要】

1.病史　患者，中年男性。因乏力、无食欲3d入院。体检血常规提示小细胞低色素性贫血。

2.辅助检查

（1）常规检查

①血常规：RBC $4.2×10^{12}$/L，Hb 92 g/L，WBC $8.1×10^9$/L；分类为中性杆状核细胞0.04，分叶核细胞0.46，单核细胞0.08，淋巴细胞0.4，嗜酸性粒细胞0.01，嗜碱性粒细胞0.01，PLT $143×10^9$/L，网织红细胞0.095。

②尿常规检查：尿液呈茶色，尿蛋白（-），尿胆素（±），尿胆原（±），尿隐血（-）。

（2）细胞形态学检查

①血象结果：外周血涂片红细胞明显大小不等、异形、靶形，伴特征性低色素性改变（图2-8）。

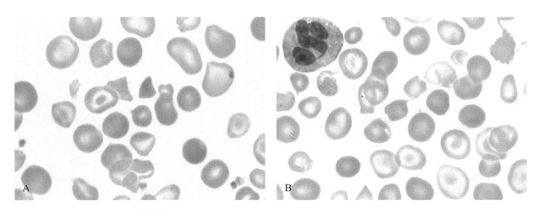

图2-8　血涂片（瑞氏-吉姆萨复合染色，×1000）

②骨髓象结果：骨髓红系增生活跃，粒红比倒置（图2-9）。

（3）肝功能检查：正常，红细胞血清总胆红素（total bilirubin，TB）137.7 μmol/L，结合胆红素（conjugated bilirubin，CB）13.0 μmol/L。

（4）尿含铁血黄素试验：阳性。

（5）直接抗人球蛋白试验：阴性。

（6）酸溶血试验：阴性。

（7）珠蛋白生成障碍性贫血基因检查：检出东南亚型缺失（--SEA/）（α-珠蛋白生成障碍性贫血缺失型）。

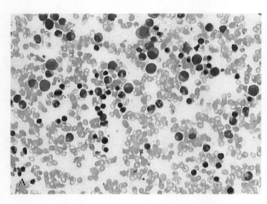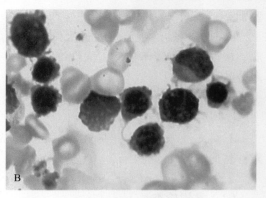

图2-9　骨髓涂片（瑞氏–吉姆萨复合染色。A.×100；B.×1000）

（8）临床诊断：α-珠蛋白生成障碍性贫血。

【案例解析】

问题1：该案例的诊断依据是什么？

答：（1）存在贫血的症状。

（2）实验室检查：①血常规提示小细胞低色素性贫血，网织红细胞比例增高；②外周血涂片红细胞呈小细胞低色素改变且明显大小不等，易见靶形红细胞和其他畸形红细胞；③骨髓红系增生活跃，粒红比倒置；④尿含铁血黄素试验阳性；⑤珠蛋白生成障碍性贫血基因检查检出东南亚型缺失（--SEA/）（α-珠蛋白生成障碍性贫血缺失型）。

问题2：如何评价该患者的珠蛋白生成障碍性贫血基因检查结果？

答：正常人有4个正常的α珠蛋白基因（即αα/αα），每条染色体上各有一对控制合成α链的α基因，发生基因缺失时，可发生不同程度（1～4个）基因异常。根据α-珠蛋白生成障碍性贫血基因缺失数量不同，临床表现为不同类型的α-珠蛋白生成障碍性贫血，基因型包括静止型（-α/αα）、标准型（--/αα）、HbH型（--/-α）及Bart胎儿水肿（--/--）。该患者确诊α-珠蛋白生成障碍性贫血，检出SEA缺失，即α基因大片段的缺失（20 kb），说明其4个α珠蛋白基因有两个丢失（杂合子：一条染色体上缺失，另外一条正常），该缺失型为α-珠蛋白生成障碍性贫血常见类型，属于轻型，患者一般无症状。实验室检查：红细胞形态有轻度改变，如大小不一、中央淡染、异形等；红细胞渗透脆性降低，变性珠蛋白小体阳性，HbA$_2$和HbF含量正常或降低。

问题3：诊断该类疾病常用的实验室方法有哪些？

答：（1）血象：贫血程度不一，外周血涂片红细胞明显大小不等、异形、靶形，伴特征性低色素性巨红细胞，有核红细胞增加。

（2）骨髓象：骨髓红系增生活跃，粒红比倒置，呈无效增生和原位溶血。

（3）包涵体试验和Heinz小体生成试验：红细胞HbH包涵体和Heinz小体生成试验可阳性。

（4）红细胞渗透脆性试验：红细胞渗透脆性降低。

（5）异丙醇试验：阳性。

（6）血红蛋白电泳分析：随疾病类型而定。

（7）肽链分析：用高效液相层析技术检测微量珠蛋白肽链生物合成水平。

（8）基因诊断：证实基因突变或缺失类型。

▶ 案例4

【病历摘要】

1.病史 患儿，男，8岁，病程长。患儿病程中主要表现为4$^+$年前明确诊断为"再生障碍性贫血"，未给予正规治疗，自行规律口服"中草药"治疗效果不佳，无发热、鼻出血、牙龈出血、便血，无头晕、乏力、食欲缺乏，无头痛、意识改变、抽搐，无腹痛、呕吐、腹胀，无四肢关节肿痛、关节水肿及尿少、尿色改变等。6个月前患儿"受凉"后出现干咳，为阵发性连续咳嗽，给予中药治疗后效果不佳（具体诊疗经过不详）。现查血常规提示PLT再次下降，患儿自发病以来神志清楚，精神良好，饮食如常，睡眠良好，大小便如常，体重无明显改变。

2.体格检查 T 36.7℃，P 97次/分，R 24次/分，SpO$_2$ 96%，BP 101/66 mmHg。神志清楚，精神反应可，轻度贫血貌，右肩胛区可见一大小约3 cm×4 cm的瘀斑，周围可见散在针尖大小出血点，未高出皮面，压之不褪色，其余皮肤未见皮疹及皮肤出血点，浅表淋巴结未触及肿大；面色及口唇稍苍白，口腔黏膜光滑，咽无充血，扁桃体Ⅰ度肿大、未见分泌物；双肺呼吸音稍粗，未闻及干、湿啰音，心率97次/分，心律齐、心音有力，各瓣膜听诊区未闻及杂音；腹软，全腹无压痛、反跳痛、肌紧张，肝、脾未扪及，肠鸣音正常；四肢及神经系统查体无异常。

3.辅助检查

（1）常规检查

①血常规：WBC 4.05×10^9/L，RBC 3.17×10^{12}/L，Hb 101.0 g/L，PLT 49.0×10^9/L，Hct 0.32，MCV 100.9 fl，MCH 31.9 pg，中性粒细胞百分比22.0%，淋巴细胞百分比69.6%，中性粒细胞绝对数0.89×10^9/L。

②血液生化：超敏C反应蛋白6.98 mg/L，免疫球蛋白IgG、IgM、IgA、IgE及肝、肾功能均未见明显异常。

③肺部CT：未见明显异常。

（2）细胞形态学检查

①血象结果：WBC数量减少，成熟红细胞形态基本正常（图2-10）。

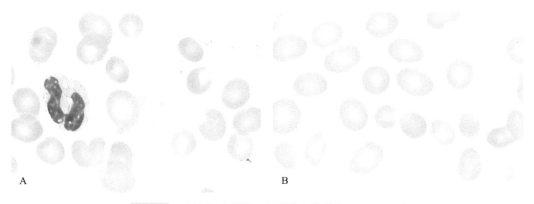

A   B

图2-10 血涂片（瑞氏-吉姆萨复合染色，×1000）

②骨髓象结果：多部位穿刺显示骨髓增生重度减低。粒、红两系细胞重度减少，粒系以成熟粒细胞为主，红系以中、晚幼红细胞为主；细胞形态大致正常。淋巴细胞比例明显增多，可达80%以上。巨核细胞明显减少，多数缺如。浆细胞、组织嗜碱细胞、网状细胞增多，可见非造血细胞团。骨髓小粒细胞面积减少，呈空虚网状，以非造血细胞为主（图2-11）。

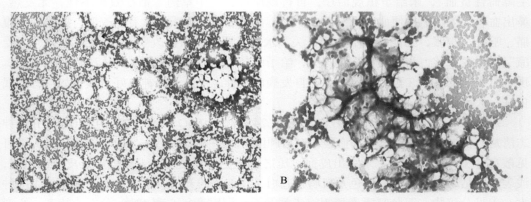

图2-11 骨髓涂片（瑞氏－吉姆萨复合染色，×100）

（3）病理组织学检查：增生重度减低（与相应年龄比较）；造血细胞减少，巨核细胞减少或缺如；无粒红系核左移，非造血细胞增多（淋巴细胞、浆细胞、组织细胞）；含铁血黄素沉积（＞50%）。

（4）其他检查：免疫功能正常

4.临床诊断 不除外再生障碍性贫血（AA）。

【案例解析】

问题1：该案例的诊断依据是什么？

答：①无肝脾大；②实验室检查：全血细胞减少；多部位穿刺显示，骨髓增生重度减低；免疫功能正常。

问题2：诊断该疾病的实验室检查项目有哪些？

答：（1）必需检测项目：①血常规检查，包括白细胞计数及分类、红细胞计数及形态、血红蛋白水平、网织红细胞百分比和绝对值、血小板计数和形态。②多部位骨髓穿刺，至少包括髂骨和胸骨。骨髓涂片分析，包括造血细胞增生程度及粒、红、淋巴系细胞形态和阶段百分比，以及巨核细胞数目和形态、骨髓小粒造血细胞面积、是否有异常细胞等。③骨髓活检，至少取2 cm骨髓组织（髂骨）标本用以评估骨髓增生程度、各系细胞比例、造血组织分布（有无灶性CD34$^+$细胞分布等）情况，以及是否存在骨髓浸润、骨髓纤维化等。④流式细胞学检测骨髓CD34$^+$造血干细胞数量。⑤肝、肾、甲状腺功能及其他生化、病毒学（包括肝炎病毒、EBV、CMV等）、免疫固定电泳检查。⑥血清铁蛋白、叶酸和维生素B$_{12}$水平。⑦流式细胞学检测阵发性睡眠性血红蛋白尿症（PNH）克隆（CD55、CD59、Flaer）。⑧免疫相关指标检测，包括T细胞亚群（如CD4$^+$、CD8$^+$、Th1、Th2、Treg等）及细胞因子（如IFN-γ、IL-4、IL-10等）、自身抗体和风湿抗体、造血干细胞及大颗粒淋巴细胞白血病相关标志物检测。⑨细胞遗传学，包括常规核型分析、荧光原位杂交［del（5q33）、del（20q）等］，以及遗传性疾病筛查（儿童或有家族史者推荐做染色体断裂试验）、胎儿血红蛋白检测。⑩其他，包括心电图、肺功能、腹部超声、超声心动图及其他影像学检查（如胸部X线或CT等），以评价其他原因导致的造血异常。

（2）可选检测项目：新近研究显示，遗传背景在AA发病及进展中也可能发挥一定作用，如端粒酶基因突变，也有部分病例发现体细胞突变。故尚可选择：①骨髓造血细胞膜自身抗体检测；②端粒长度及端粒酶活性检测、端粒酶基因突变检测、体细胞基因突变检测。

问题3：需与哪些疾病进行鉴别诊断？

答：（1）阵发性睡眠性血红蛋白尿症（PNH）：本病出血和感染较轻，中性粒细胞碱性磷酸酶积分不增高；网织红细胞绝对值常大于正常；骨髓中红系增生明显，铁染色内、外铁均增加；经酸溶血试验和流式细胞学检查可确诊。

（2）骨髓增生异常综合征（MDS）：形态学以病态造血为主要表现，外周血见红细胞大小不等，易见大红细胞、有核红细胞、幼稚白细胞及畸形血小板等。

（3）急性造血停滞（AAH）：又称急性再障危象。常见的原发病有各种遗传性慢性溶血性贫血、营养型贫血，或在其他原发病基础上又患感染（如上呼吸道感染或肺炎）、多种营养素缺乏和免疫调节紊乱；也可因服用某些药物影响了DNA的合成而发病。血象：①贫血比原有疾病严重，多为重度贫血，Ret极度减低甚至不见，恢复期可见上升；②白细胞数可正常，淋巴细胞占绝大多数，可见非典型淋巴细胞，中性粒细胞有中毒颗粒和空泡变性；③血小板一般正常。诱因去除后，以上血象可逐渐恢复，先是Ret和粒细胞上升，Hb则恢复较慢。骨髓象：①多增生活跃或明显活跃，但少数增生减低；②幼红细胞严重减少或消失，粒红比增大，以出现巨大原始红细胞为特征，胞体呈圆形或椭圆形，直径为20～50μm，有少量灰蓝色胞质内含蓝色颗粒，出现空泡及中毒颗粒，周边有钝伪足，染色质细致网点状，核仁1～2个，隐显不一；③粒系由于幼红细胞严重减少，而呈相对性增多，可见核左移、中毒颗粒及空泡变性；④巨核系大致正常。

此外，还需与低增生的急性白血病、转移癌骨髓浸润相鉴别，这些疾病可以在骨髓涂片中找到相应的恶性细胞；与骨髓纤维化的鉴别，详见本章第五节。

▶ **案例5**

【病历摘要】

1.病史　患者，女，30岁。因乏力、恶心、反酸2⁺月入院。3⁺年前外院行胃镜提示"胃溃疡"，药物治疗1个月后停药（具体不详），未复查胃镜。2⁺月前患者无明显诱因出现乏力，伴恶心、反酸，无食欲缺乏、厌油，无呕吐、腹痛、腹胀、黑便、便血，无发热、咳嗽、咳痰。开始未予重视及诊治，患者出现流涕、咽痒，血常规提示中度贫血，为小细胞低色素贫血，胆红素稍升高，行肺部CT提示双肺肺炎、胸腔积液、双侧肱骨头、双侧肩胛骨、胸椎、肋骨、胸骨内多发不规则结节状密度减低影，患者精神、饮食、睡眠可，大小便正常，近2⁺月体重减轻约10 kg。

2.体格检查　T 36.4℃，P 89次/分，R 18次/分，BP 120/78 mmHg。神志清楚，贫血貌，睑结膜苍白，双侧颌下各扪及一枚约花生米大小淋巴结，轻压痛、质韧、活动可，与周围组织无粘连，余浅表淋巴结未触及明显肿大，全身皮肤黏膜未见明显出血点及瘀斑。其余检查均可。

3.辅助检查

（1）常规检查

①血常规：WBC $7.6×10^9$/L，Hb 86.0 g/L，Hct 0.0027，MCV 62.2fl，MCH 26.02 pg，MCHC 322.5 g/L，PLT $233×10^9$/L。

②血液生化：总胆红素37.3 μmol/L，结合胆红素8.8 μmol/L，非结合胆红素28.5 μmol/L。

（2）细胞形态学检查：骨髓涂片见大量成团分布分类不明的细胞（图2-12）。

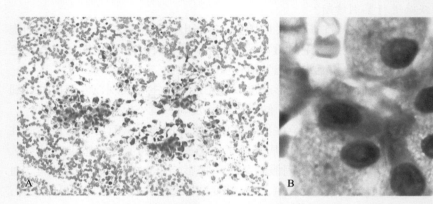

图2-12　骨髓涂片（瑞氏-吉姆萨复合染色。A.×100；B.×1000）

（3）骨髓活检：骨组织见腺癌浸润，特殊染色，如网状纤维染色（＋）。

（4）胃镜：胃癌？

（5）临床诊断：恶性细胞浸润骨髓病性贫血（胃癌细胞骨髓浸润）。

【案例解析】

问题1：该案例的诊断依据是什么？

答：（1）存在贫血的症状和体征。

（2）实验室检查：①血常规提示中度贫血，Hb 86.0 g/L，MCV 62.2 fl，MCH 26.02 pg；②骨髓涂片见大量成团分布分类不明的细胞，考虑转移癌细胞；③骨髓活检见腺癌浸润；④胃镜检查疑是胃癌。

问题2：该病确诊的实验室检查项目是什么？如何解读检验结果？

答：骨髓涂片找到肿瘤转移癌细胞即可确诊骨髓转移癌。患者中度贫血的原因可能是癌细胞的浸润破坏了骨髓的正常结构，癌细胞的增殖抑制了骨髓的正常造血，导致正常骨髓组织被替代，从而使血细胞减少，造血功能受到严重影响。经由骨髓穿刺，在骨髓涂片中找到非骨髓来源的肿瘤细胞，不管数量多少均可诊断为骨髓转移癌。分析骨髓象对肿瘤具有诊断意义。癌细胞体积较血细胞大，大小不一，畸形；核染色质粗、深染、核仁明显，胞质丰富，部分可见空泡及细小颗粒，多成团分布、边界清浊间杂，在癌细胞团的周围可见散在的癌细胞。需要注意的是，并不是所有癌细胞骨髓涂片中均成团分布，亦有单个散在，如横纹肌肉瘤细胞骨髓转移呈单个散在分布。同时，要注意癌细胞与骨髓原有细胞的鉴别，如成骨细胞、破骨细胞和组织细胞。

► **案例6**

【病历摘要】

1.病史　患者，老年男性。1^+月前无明显诱因出现乏力，伴胸闷、气促、心悸，活动后明显，休息后可缓解，无牙龈、黏膜出血，无胸骨压痛，无咳嗽、咳痰，无恶心、呕吐，无腹泻、便秘，无头晕、头痛等不适。患病以来精神欠佳，饮食、睡眠可；夜尿增多，每夜排尿4～5次，每次量为60～80 ml，粪便正常，患病以来体重无明显变化。

2.体格检查　T 36.2℃，R 22次/分，P 120次/分，BP 122/64 mmHg。慢性病容、贫血貌，眼睑及甲床苍白，全身未见散在出血点及瘀斑，颈部可扪及淋巴结；双肺叩诊呈清音，双肺呼吸音粗，未闻及干、湿啰音；心界正常，心率120次/分，心律齐，各瓣膜听诊区未闻及杂音；腹平软，腹部深压有痛感，无反跳痛及肌紧张，肝、脾未触及，无明显肾区叩击痛；双下肢无水肿，前列腺增生。

3.辅助检查

（1）常规检查

①血常规：WBC 9.74×10^9/L，RBC 1.36×10^{12}/L，Hb 46.0g/L，PLT 42.0×10^9/L，Hct 0.139，MCV 102.21 fl，淋巴细胞绝对值3.66×10^9/L，单核细胞绝对值0.81×10^9/L，有核红细胞比值10.2%，有核红细胞计数0.99×10^9/L，中、晚幼粒细胞3.0%。

②血液生化：游离前列腺特异性抗原＞50.0 μg/L、前列腺特异抗原＞100.0 μg/L。

（2）细胞形态学检查：骨髓涂片检查见大量转移肿瘤细胞增生（图2-13）。

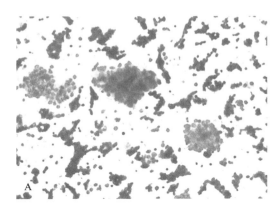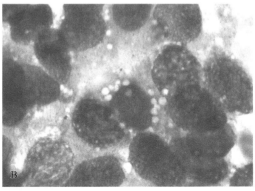

图2-13　骨髓涂片（瑞氏-吉姆萨复合染色。A.×100；B.×1000）

（3）骨髓活检：骨组织见腺癌浸润。

（4）临床诊断：恶性细胞浸润骨髓病性贫血（前列腺癌骨髓浸润）。

【案例解析】

问题1：该案例的诊断依据是什么？

答：（1）存在贫血的症状和体征。

（2）前列腺增生。

（3）实验室检查：①血常规提示重度贫血，RBC 1.36×10^{12}/L，Hb 46.0 g/L，PLT 42.0×10^9/L，Hct 0.139，MCV 102.21 fl；②生化检查，游离前列腺特异性抗原和前列腺特异抗原均增高；③骨髓涂片见大量成团分布分类不明的细胞；④骨髓活检见腺癌浸润。

问题2: 还需要做的实验检查项目有哪些？

　　答：（1）酸性磷酸酶检测：测定血清酸性磷酸酶有助于前列腺癌的鉴别诊断，尤其在前列腺癌有骨转移时，血清性磷酸酶可显著升高。

　　（2）前列腺肿瘤标志物、前列腺超声等。

（刘　鑫）

第二节　PNH实验室检验

一、基本理论

　　阵发性睡眠性血红蛋白尿（paroxysmal nocturnal hemoglobinuria，PNH）是一种获得性造血干细胞基因突变引起血细胞膜缺陷所致的溶血病。其发病机制主要是体细胞Xp22.1染色体上的 *PIG-A* 基因突变，使部分或完全血细胞膜糖基磷脂酰肌醇（glycophosphatidyl-inositol，GPI）合成障碍，造成血细胞表面GPI锚定蛋白缺失，细胞灭活补体等能力减弱，从而引起细胞容易被破坏，发生溶血等。PNH经典的检验方法有蔗糖溶血试验和酸化血清溶血试验，但蔗糖溶血试验特异性不强，部分自身免疫性溶血性贫血患者可出现阳性，白血病和骨髓硬化时可出现假阳性；而酸化血清溶血试验敏感性较差，有30%以上患者可呈阴性反应，因此它们均不利于PNH早期诊断。

　　近年来，流式细胞学检测外周血细胞膜上锚定蛋白CD55和CD59的缺失已经成为诊断PNH克隆的常规方法，具有敏感性高、特异性强、结果准确、重复性好等特点。CD55和CD59主要用于红细胞和粒细胞的检测，但由于其与锚链的抗原特异性结合时抗原表达不稳定，容易受到溶血性贫血和输血等因素的影响，故存在一定的缺陷性。然而新发现的一种荧光素标记的嗜水气单胞菌溶素前体的变异体（fluorescent aerolysin，FLAER）可以特异性的与GPI锚定蛋白结合，但其并不形成细胞通道，不引起细胞的溶血，因此不会导致细胞死亡，且不会受到溶血性贫血和输血等因素的影响，具有更高的特异性和敏感性，可通过流式细胞术对其进行检测，从而区分GPI⁻和GPI⁺细胞。FLAER一般用于有核细胞的检测，即用于粒细胞和单核细胞的检测，但它不能评价红细胞的PNH克隆，因此联合FLAER、CD55、CD59等相关抗体共同检测，有助于PNH早期诊断，且这种方法已逐渐成为PNH诊断的金标准。

　　PNH克隆累及造血细胞的次序为粒细胞、单核细胞、红细胞、淋巴细胞，因此，实验室主要采用FLAER/CD45/CD33/CD24/CD14/CD59/CD55抗体组合的方式来检测患者外周血中粒细胞、单核细胞和红细胞有无PNH克隆的表达。然而，对于PNH结果的判定国内、外并没有一个确切的界限。国内关于PNH的结果判定认为：中性粒细胞或红细胞表面CD55、CD59阴性表达比例＞10%为阳性，5%～10%为可疑阳性，＜5%则为阴性。而FLAER/CD24双阴性细胞群和FLAER/CD14双阴性细胞群分别表示粒细胞和单核细胞PNH克隆细胞群，两者双阳性则为正常。

　　我们以一个正常人为例，首先观察红细胞检测（图2-14），由于红细胞影响因素较多，因此对于红细胞我们只选择了用CD59来检测。应用前向散射光（FSC）和侧向散射光（SSC）使用对数放大模式，并根据红细胞的物理特性，采取FSC/SSC设门P1，圈定红细胞群去除细胞碎片；再通过CD45/SSC设门P2，进一步精确圈定红细胞。然后观察Mouse IgG1 PE/Count、CD59/Count两张直方图，Mouse IgG1 PE/Count为同型对照管、CD59/Count为测定管，主要以同型对照设门P3，再将P3门复制粘贴到CD59/Count直方图上，就可得到红细胞CD59阳性细胞百分比，即Tube_002测定管P3的百分比。而结果判定主要是CD59阴性表达比例，故需用100% − CD59$^+$% ＝ CD59$^-$%，图2-14中红细胞CD59阴性细胞表达比例为0.41%，结果小于5%则判定为阴性。

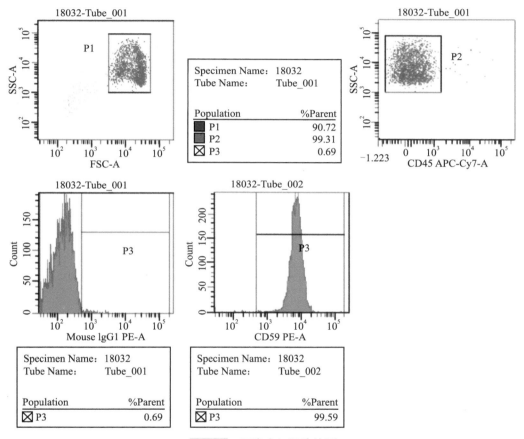

图2-14 正常人红细胞检测

其次观察粒细胞和单核细胞检测（图2-15），先观察粒细胞CD55和CD59阴性细胞的表达，根据红细胞检测分析CD59的方法，同样可以得到图2-15中粒细胞CD59阴性细胞表达比例为0.00%、粒细胞CD55阴性细胞表达比例为0.05%，两者结果均小于5%则判定为阴性。然后观察粒细胞和单核细胞在FLAER-/CD24-和FLAER-/CD14-的表达，由于CD33可以将粒细胞和单核细胞群区分开，故采取CD33/SSC设门P5和P6，圈定的分别是粒细胞和单核细胞，然后观察Mouse IgG1 FITC/Mouse IgG1 PE、FLAER/CD24、FLAER/CD14 3张双参数散点图，Mouse IgG1 FITC/Mouse IgG1 PE为同型对照管，主要以同型对照设十字门Q1-Q4，再将十字门复制粘贴到FLAER/CD24、FLAER/CD14双参数散点图上，就可得到粒细胞和单核细胞FLAER-/CD24-和FLAER-/CD14-的PNH

克隆细胞百分比，即Tube_004测定管Q3、Q3-1的百分比。图2-15中粒细胞FLAER-/CD24-和单核细胞FLAER-/CD14-的PNH克隆细胞百分比均为0.00%，两者均未见PNH克隆细胞群；而两者双阳性细胞百分比分别为84.48%、98.83%，故两者均为正常。

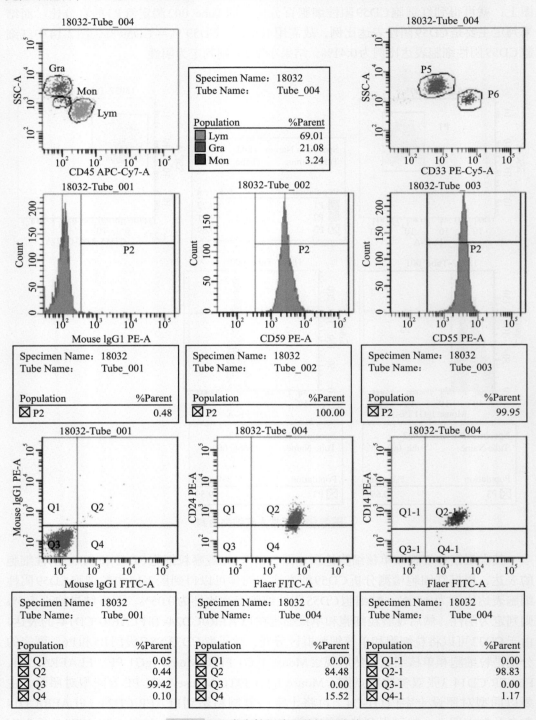

图2-15　正常人粒细胞和单核细胞检测

二、案例分析

▶ **案例1**

【病历摘要】

1. **病史** 患者，男，63岁。因"间断排酱油色尿，伴乏力1年"入院。患者1年来反复出现间断酱油色尿，伴全身乏力、四肢酸痛，于外院治疗，具体治疗不详，半个月前上述症状再发加重，故就诊于我院。

2. **体格检查** 无畏寒、发热，无皮肤、牙龈出血，无恶心、呕吐，无尿频、尿急，无腹痛、黄疸，心、肺、肝、脾检查未见异常。

3. **辅助检查**

（1）常规检查：血常规WBC 1.92×10^9/L，中性粒细胞百分比37.0%，淋巴细胞百分比55.0%，单核细胞百分比8.0%，RBC 2.09×10^{12}/L，Hb 70.0 g/L，PLT 207×10^9/L。

（2）细胞形态学检查

①血象结果：白细胞数量减少，分类中性粒细胞比例减低，淋巴细胞比例增高（图2-16）。

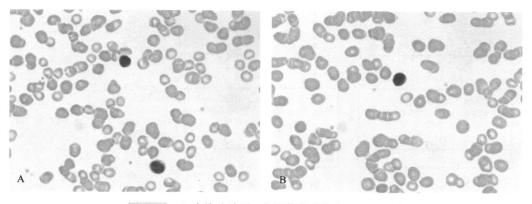

图2-16 血涂片（瑞氏-吉姆萨复合染色，×1000）

②骨髓象结果：红系增生旺盛，以中、晚幼红细胞为主，可见双核红细胞、炭核红细胞，成熟红细胞可见大小不均，粒系、巨核系增生较差，少量细胞可见形态改变，能否考虑PNH请结合临床，建议做流式细胞学PNH检测明确诊断（图2-17）。

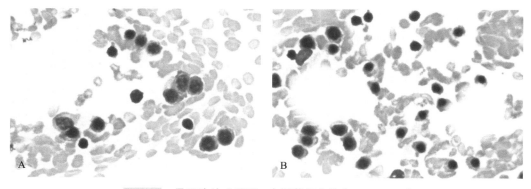

图2-17 骨髓涂片（瑞氏-吉姆萨复合染色，×1000）

③流式细胞学PNH检测结果：见图2-18、图2-19及表2-1。

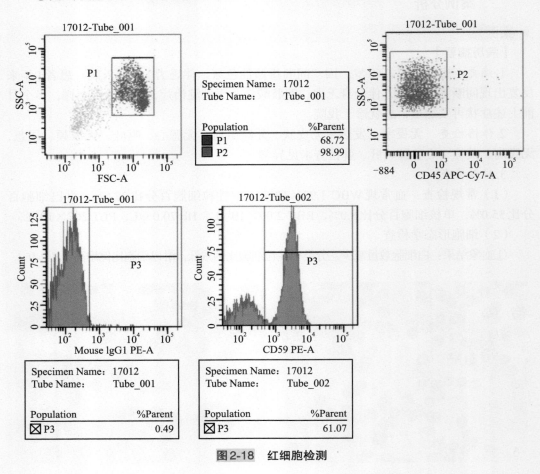

图2-18　红细胞检测

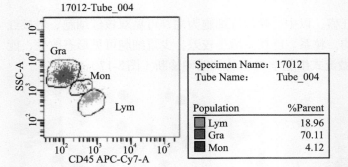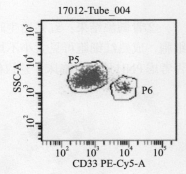

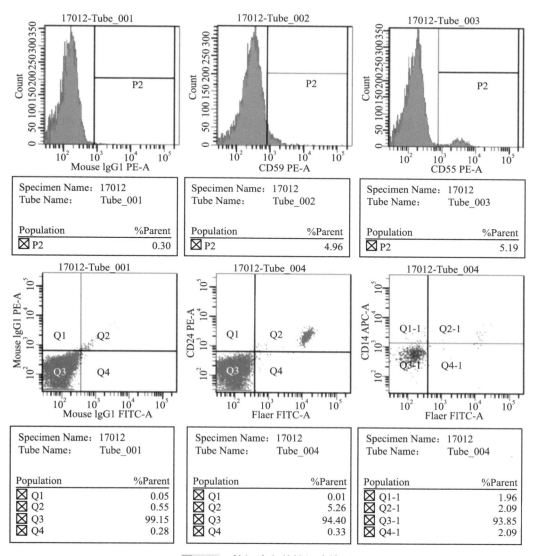

图2-19 粒细胞和单核细胞检测

表2-1 PNH检测结果

项目	结果	单位
红细胞：CD59 阴性细胞	38.93	%
粒细胞：CD59 阴性细胞	95.04	%
粒细胞：CD55 阴性细胞	94.81	%
粒细胞：FLAER-/CD24- 的 PNH 克隆细胞	94.40	%
单核细胞：FLAER-/CD14- 的 PNH 克隆细胞	93.85	%

（3）临床诊断：阵发性睡眠性血红蛋白尿（PNH）。

【案例解析】

问题1: 该案例的诊断依据是什么?

答:(1)存在典型的PNH临床表现。

(2)实验室检查:①血常规提示三系减低;②骨髓涂片见红系增生旺盛,以中、晚幼红细胞为主,可见双核红细胞、炭核红细胞,成熟红细胞可见大小不均,粒系、巨核系增生较差,少量细胞可见形态改变;③流式细胞学PNH检测结果见图2-18和表2-1中患者红细胞CD59阴性细胞表达比例为38.93%,结果大于10%则判定为阳性。图2-19、表2-1中患者粒细胞中CD59阴性细胞比例为95.04%、粒细胞CD55阴性细胞表达比例为94.81%,结果均大于10%则判定为阳性。图2-19、表2-1中患者粒细胞FLAER-/CD24-和单核细胞FLAER-/CD14-的PNH克隆细胞群分别为94.40%、93.85%。此结果说明不管是红细胞、粒细胞、单核细胞均有PNH克隆细胞的出现,依据检验报告及相关临床表现,该患者考虑为阵发性睡眠性血红蛋白尿(PNH)。

问题2: 为什么该患者流式细胞学PNH检测结果中粒细胞的CD59阴性细胞比例大于其红细胞CD59阴性细胞比例?

答:PNH克隆累及造血细胞的次序为粒细胞、单核细胞、红细胞、淋巴细胞,因此PNH最先累及的是粒细胞,其次是单核细胞,再次是红细胞,所以粒细胞PNH克隆细胞的出现比红细胞早;并且PNH患者红细胞的寿命普遍较短,发生严重溶血后,导致异常克隆的红细胞比例下降。因此,PNH患者外周血中粒细胞CD59阴性细胞的比例要明显高于红细胞,故检测外周血中粒细胞CD59的表达更能客观反映骨髓中PNH的克隆情况。

问题3: 请问流式细胞学PNH检测,标本送检有什么时间要求吗?对结果是否会有影响?

答:结合CD55、CD59、FLAER等多参数检测PNH,要求外周血标本采集后需要立即送检,否则会导致粒细胞存活率降低、细胞非特异性染色增加,影响检测结果。

▶ 案例2

【病历摘要】

1.病史　患者,女,27岁。因"头晕、乏力1$^+$月"入院。1$^+$月前患者无明显诱因出现头晕及全身乏力,头晕时感视物模糊,伴活动后气促、头痛、恶心、欲吐,就诊于当地医院,行血常规检查提示"三系减低",给予输血及相关治疗后出院,为进一步诊治就诊于我院。入院后因患者有头晕、乏力症状,为纠正贫血给予输注B去白红细胞2U。

2.体格检查　贫血貌,镜面舌,无畏寒、发热,无咳嗽、咳痰,全身浅表淋巴结未触及肿大,肝、脾肋下未触及,心、肺、肝、脾检查未见异常。

3.辅助检查

(1)常规检查:血常规WBC 1.85×10^9/L,中性粒细胞百分比51.0%,淋巴细胞百分比45.0%,单核细胞百分比4.0%,RBC 2.34×10^{12}/L,Hb 76.0 g/L,PLT 38×10^9/L。

(2)细胞形态学检查

①血象结果:白细胞数量减少,分类中性粒细胞比例略减低,淋巴细胞比例相对增高(图2-20)。

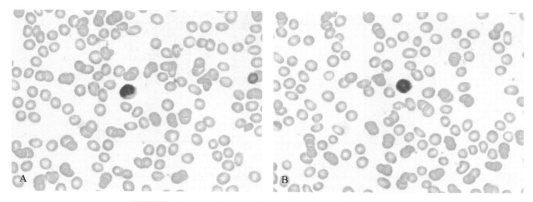

图2-20　血涂片（瑞氏-吉姆萨复合染色，×1000）

②骨髓象结果：粒系增生减低，以成熟阶段粒细胞为主。红系增生旺盛，以中、晚幼红细胞为主，成熟红细胞轻度大小不均。能否考虑PNH请结合临床，建议做PNH检测明确诊断（图2-21）。

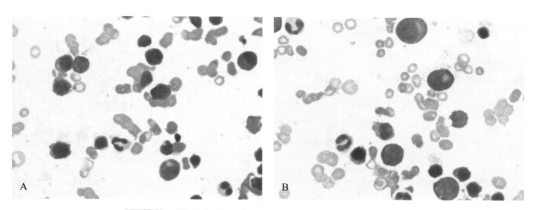

图2-21　骨髓涂片（瑞氏-吉姆萨复合染色，×1000）

③流式细胞学PNH检测结果：见图2-22、图2-23及表2-2。

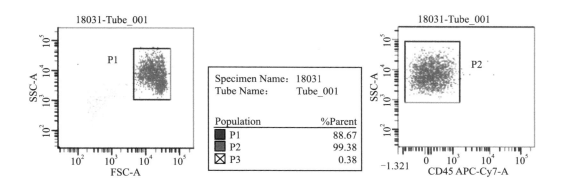

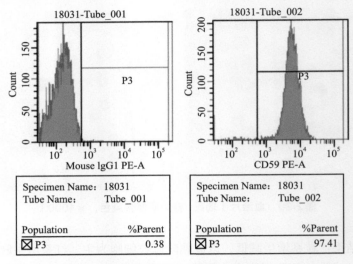

图2-22　红细胞检测

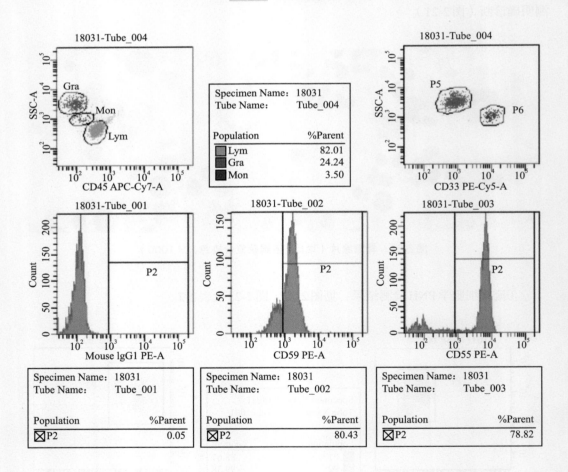

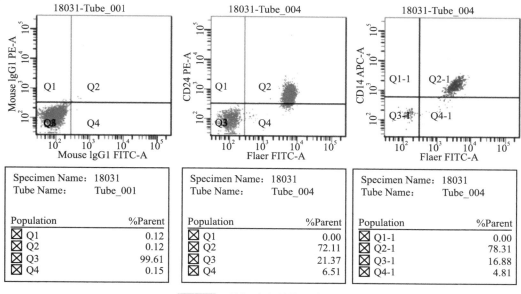

图 2-23　粒细胞和单核细胞检测

表 2-2　PNH 检测结果

项目	结果	单位
红细胞：CD59 阴性细胞	2.59	%
粒细胞：CD59 阴性细胞	19.57	%
粒细胞：CD55 阴性细胞	21.18	%
粒细胞：FLAER-/CD24- 的 PNH 克隆细胞	21.37	%
单核细胞：FLAER-/CD14- 的 PNH 克隆细胞	16.88	%

（3）临床诊断：阵发性睡眠性血红蛋白尿（PNH）。

【案例解析】

问题1：该患者临床表现不典型，流式细胞学 PNH 各项检测结果升高比例不高，为何最终还是诊断为 PNH？

答：（1）该患者虽然临床表现不典型，但是骨髓象和其他实验室检查结果提示 PNH 可能。

（2）流式细胞学 PNH 检测结果：图 2-22 和表 2-2 中患者红细胞 CD59 阴性细胞表达比例为 2.59%，因患者有输血史，受输血影响使结果小于 5%。但图 2-23、表 2-2 中患者粒细胞 CD59 阴性细胞表达比例为 19.57%、粒细胞 CD55 阴性细胞表达比例为 21.18%，结果均大于 10% 则判定为阳性。图 2-23、表 2-2 中患者粒细胞 FLAER-/CD24- 和单核细胞 FLAER-/CD14- 的 PNH 克隆细胞群分别为 21.37%、16.88%，此结果说明粒细胞、单核细胞均有 PNH 克隆细胞的出现，虽然升高比例相比较案例 1 低，但是只要达到判定标准就可诊断，特别是 FLAER 的特殊性，它一般用于有核细胞的检测，不会受到溶血性贫血和输血等因素的影响，表达水平较为恒定。故该患者考虑为阵发性睡眠性血红蛋白尿（PNH）。

问题2： 该患者既然诊断为PNH，为什么流式细胞学PNH检测结果中红细胞CD59阴性细胞比例小于5%？比粒细胞的CD59阴性细胞比例偏低？

答：因为该患者近期有输血史，且输注的是红细胞，输血后使患者外周血正常红细胞增多，异常红细胞比例下降或达检测下限以下。因此，该患者外周血中红细胞CD59阴性细胞比例明显少于粒细胞且小于5%，出现假阴性，故影响检测结果的准确性。红细胞容易受到溶血性贫血或输血等因素的影响，使检测结果降低，影响临床诊断的判定，所以我们不能只选择红细胞的检测来判定PNH的克隆，必须结合粒细胞和单核细胞来共同诊断。故需要做PNH检测的患者，应要求受检者提供近期输血记录，避免出现假阴性情况。

问题3： 请问进食是否会对流式细胞学检测结果有影响？

答：没有影响，标本检测结果只对输血或溶血性贫血有影响。除此之外，标本采集后需立即送检，否则会导致粒细胞存活率降低，影响检测结果。

（赵玉洁）

第三节　急性白血病实验室检验

一、基本理论

急性白血病（acute leukemia，AL）是多能干细胞或已经轻度分化的前体细胞发生基因突变所形成的一类造血系统的克隆性恶性疾病。其主要特征是白血病细胞分化成熟阻滞在较早阶段，增殖失控，凋亡受阻，白血病细胞在骨髓中大量增殖并浸润各种器官、组织，使正常的造血功能受抑制；临床表现为出血、感染、贫血及肝、脾和淋巴结肿大等。目前AL发病的确切病因尚未完全清楚，但许多因素被认为与AL发生有关，如病毒感染、电离辐射、化学毒物、药物和遗传因素等。其发病时的症状和体征包括苍白、疲乏、虚弱、心悸和劳力性呼吸困难。发热是AL最常见的症状，热型和发热程度不同，其病因主要是由各种病原体感染引起。出血是AL过程中较为严重的一种症状，主要表现为皮肤瘀点、瘀斑、鼻出血、牙龈出血，严重时可表现为消化道、泌尿道和呼吸系统甚至颅内出血，其中急性髓细胞白血病（acute myeloblastic leukemia，AML）的M3型的出血倾向往往更为严重，容易合并DIC，引起出凝血障碍。贫血可为首发症状，就诊时症状已较严重的患者往往表现为乏力、心悸、气促、苍白和水肿。此外，白血病细胞的浸润可引起相关器官系统的病变，如肝、脾、淋巴结肿大，绿色瘤常见于儿童及青年AML的M1型，其好发部位为眼眶，是白血病细胞浸润眼眶骨膜所造成。在AML各亚型中，M5型的浸润症状较明显，其突出的表现为皮肤黏膜的损害。急性白血病的实验室检查主要是按照WHO欧美国家的血液病学及病理学结合细胞形态学（morphology，M）、免疫学（immunology，I）、细胞遗传学（cytogenetics，C）及分子生物学（molecular，M）特征对急性白血病进行分类。需要强调的是，形态学检查目前仍然是血液肿瘤实验诊断的基本方法。

二、案例分析

▶ **案例1**

【病历摘要】

1.病史 患者，女，20岁。因"发热、腰部疼痛，伴牙龈、鼻腔出血、全身散在出血点1周"就诊。门诊血常规检测结果：WBC 66.95×10⁹/L，中性粒细胞百分比2.1%，淋巴细胞百分比92.3%，单核细胞百分比5.6%，RBC 1.72×10¹²/L，Hb 76g/L，PLT 4×10⁹/L；外周血涂片见大量原始和幼稚细胞，遂以"急性白血病"收住我院血液内科。

2.体格检查 T39.5℃，P109次/分，R26次/分，BP101/59 mmHg。神志清楚，发育正常，急性病面容，全身皮肤中度苍白、无黄染，双下肢皮肤见散在出血点和瘀斑，全身浅表淋巴结未触及；双侧瞳孔等大正圆，直径3 mm，对光反射存在，右眼底视网膜及黄斑区可见散在出血点；双侧鼻腔未见活动出血，牙龈肿胀，大部分牙龈有渗血；右侧扁桃体Ⅱ度肿大，表面有脓点、软；甲状腺不大，气管居中，颈静脉无怒张；胸骨有明显压痛，胸廓无畸形，双肺呼吸音清，未闻及干、湿啰音，心界不大、心律齐，心率109次/分、心脏各瓣膜未闻及杂音；腹平软，肝、脾肋下侧位可触及，其余部位未扪及肿块；四肢关节未见红肿，生理反射存在，未引出病理神经反射。

3.辅助检查

（1）常规检查

①血常规：WBC 66.95×10⁹/L，中性粒细胞百分比2.1%，淋巴细胞百分比92.3%，单核细胞百分比5.6%，RBC 1.72×10¹²/L，Hb 76 g/L，PLT 4×10⁹/L；外周血涂片见大量原始和幼稚细胞。

②凝血功能：纤维蛋白原4.40 g/L（↑）。

③尿便常规：粪便未见异常；尿常规RBC（＋＋＋），余未见异常。

④血液生化：球蛋白31.6 g/L（↑），α-羟丁酸脱氢酶212 U/L（↑），腺苷脱氨酶64.2 U/L（↑），同型半胱氨酸33.14 μmol/L（↑），β₂-微球蛋白2.35 mg/L（↑）；其他检验结果：ESR 114 mm/h，降钙素原0.01 μg/L，hs-CRP 74.5 mg/L（↑）。

（2）细胞形态学检查

①血象结果：原始细胞占85%，建议做骨髓细胞形态学检查（图2-24）。

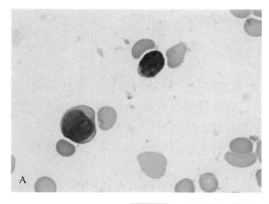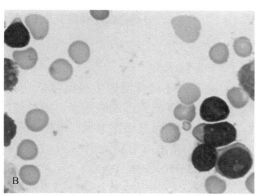

图2-24 血涂片（瑞氏-吉姆萨复合染色，×1000）

②骨髓象结果：分类原始细胞占92%，该类细胞胞体偏小，胞质量少，染浅蓝色，核圆形，染色质细致疏松，可见2～5个小而清晰的核仁。结合形态学考虑急性白血病，建议做流式细胞学检查以明确分型（图2-25）。

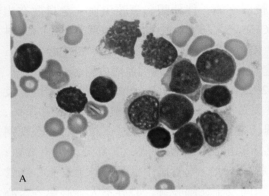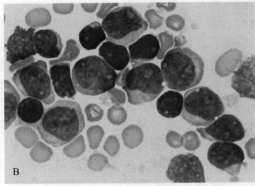

图2-25　骨髓涂片（瑞氏-吉姆萨复合染色，×1000）

③细胞化学染色检查：骨髓过氧化物酶染色，白血病细胞阳性率占2%，考虑急性髓细胞白血病（M1）（图2-26）。

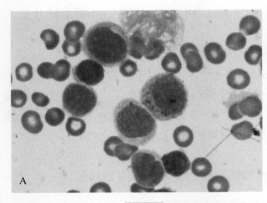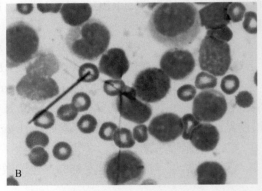

图2-26　骨髓涂片（瑞氏-吉姆萨复合染色，×1000）

（3）骨髓活检

①镜下描述：骨髓增生极度活跃，粒红比不宜评估，原始细胞呈大片状分布，胞体不大，胞核多呈圆形或类圆形，染色质浅染，胞质量偏少；可见少量中、晚幼稚粒细胞，红系少见；巨核细胞未见，淋巴细胞少见，未见纤维增生。

②免疫组化：CD34大片（＋），CD117大片（＋），CD33大片（－），MPO（－），CD3（－），CD10（－），PAX（－）。

③骨髓活检分析结果：结合镜下形态和免疫组化，符合急性白血病，请结合骨髓涂片形态、流式细胞学和分子检查明确分型。

④流式细胞学分析：在CD45/SSC点图上，可见异常细胞群Blast，占有核细胞的82.07%。主要表达CD34、cMPO，部分表达HLA-DR、CD13、CD64、CD117，弱表达CD15、CD11b（图2-27）。提示急性髓细胞白血病未成熟型（AML-M1），请结合临床表现、细胞形态学和细胞遗传学结果进一步确诊。

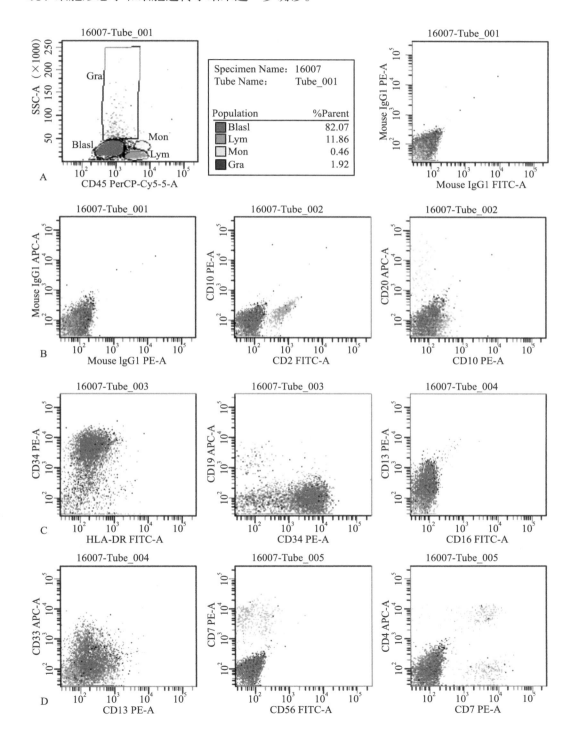

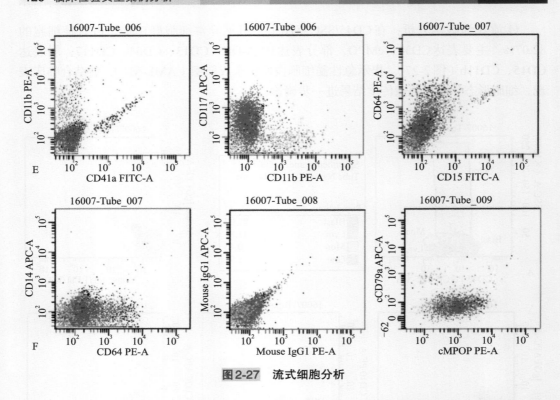

图2-27　流式细胞分析

（4）分子生物学：融合基因*BCR-ABL*阴性。样本存在肿瘤克隆基因，多个染色体异常。Y、1、2、3、4、5、7、8、9、11、13、17号染色体检测到异常拷贝数。

（5）临床诊断：急性髓细胞白血病（M1）。

【案例解析】

问题1：该案例的诊断依据是什么？

答：细胞形态学及细胞化学染色是急性白血病诊断与分型的重要依据，绝大多数患者可依此被正确的诊断与分类。急性髓白血病未成熟型（AML-M1）是随着免疫学检测进展而被认识的一个白血病亚型，临床罕见。AML-M1患者白血病细胞分化较早，缺乏系列相关的形态学与细胞化学染色特征，而髓系抗原呈阳性；形态学极易和急性淋巴细胞白血病相混淆，造成误诊，使临床在AML-M1的诊治上具有一定难度。1991年FAB协作组将其命名为AML-M1，并提出诊断标准，描述了白血病细胞形态学特征，规定细胞化学染色MPO＜3%，强调免疫表型有一个或多个髓系相关抗原表达而B/T淋巴细胞抗原阴性。大部分AML-M1患者起病急骤，病情发展迅速，病势凶险，可表现为贫血、发热、出血及相应的浸润症状。该患者的主要诊断依据是：形态学原始细胞比例高，流式细胞学表达了MPO（胞内）阳性。髓细胞相关标志的表达：干细胞抗原CD34阳性；髓系CD117、CD13、CD11b、CD15、CD64阳性表达，无淋巴细胞T、B系相关抗原的表达。

问题2：形态学、流式细胞学和分子检查的主要作用是什么？

答：主要明确诊断靠的是细胞形态学发现原始细胞增多，给临床提示；进一步流式细胞学检查明确分型；分子生物学检查判断患者的预后。

问题3：需要鉴别的疾病有哪些？

答：AML-M1细胞分化程度很差，通常无典型的髓细胞形态学及细胞化学特征。细胞形态与ALL-L2形态类似；胞质嗜碱性，量相对偏少，无颗粒，核质比例高，核仁明显，部分细胞质中含有许多空泡。细胞化学特征：髓过氧化物酶（MPO）染色阳性率<3%，但是ALL-L2 PAS（糖原染色）染色阳性，而AML-M1 PAS染色阴性。细胞免疫学两者不同，AML-M1 MPO（胞内）阳性或弱阳性，至少伴有1个髓系抗原表达，无淋巴细胞T/B抗原的表达；而ALL-L2 cCD79a阳性，同时伴有淋巴细胞T或B抗原的表达。必须通过白血病细胞免疫学检测区分二者。因此，细胞免疫学分型是AML-M1诊断与ALL-L2鉴别诊断的关键。

AML-M1和急性未分化型白血病（AUL）的鉴别诊断：两者细胞分化都很差，无典型形态学区分特征。细胞化学染色特征：MPO染色阳性率均<3%。但两者免疫学有差别：AML-M1除CD34、CD38阳性表达外，MPO（胞内）阳性，髓系CD33、CD13、CD11b、CD15单抗中至少1个阳性表达；而AUL除CD34、CD38、HLA-DR阳性外，系列特异性抗原，如cCD79a、cCD22、CD3和MPO（胞内）均为阴性，无任何髓系抗原和淋巴细胞T、B抗原的表达。

问题4：该患者还需要做其他检查吗？

答：不需要，该患者已经做了完整的MICM诊断。

▶ **案例2**

【病历摘要】

1.病史　患者，男，51岁。因"发热、乏力、呼吸急促"就诊。门诊查血常规结果：WBC 34.5×10⁹/L，原幼细胞0.17，晚幼粒细胞0.01，杆状核粒细胞0.1，中性粒细胞百分比50%，淋巴细胞百分比22%，RBC 2.05×10¹²/L，Hb 120 g/L，PLT 50×10⁹/L，遂以"急性白血病？"收住我院血液内科。

2.体格检查　T38.5℃，P 101次/分，R 29次/分，BP 108/65 mmHg。神志清楚，发育正常，急性病面容，全身皮肤无苍白、无黄染，双下肢皮肤可见散在出血点和瘀斑；全身浅表淋巴结未触及，双侧瞳孔等大正圆，直径3 mm，对光反射存在；甲状腺不大，气管居中，颈静脉无怒张；胸骨有明显压痛，胸廓无畸形，双肺呼吸音清，未闻及干、湿啰音；心界不大，心律整，心率101次/分，心脏各瓣膜未闻及杂音；腹平软，肝、脾肋下未触及，其余部位未扪及肿块；四肢关节未见红肿，生理反射存在，未引出病理神经反射。

3.辅助检查

（1）常规检查

①血常规：WBC 34.5×10⁹/L，原幼细胞0.17，晚幼粒细胞0.01，杆状核粒细胞0.1，中性粒细胞百分比50%，淋巴细胞百分比22%，RBC 2.05×10¹²/L、Hb 120 g/L，PLT 50×10⁹/L；外周血涂片可见原始和幼稚细胞。

②凝血功能：纤维蛋白原4.40 g/L（↑）。

③尿便常规：粪便未见异常；尿常规WBC（＋），余未见异常。

④血液生化：球蛋白32.6 g/L（↑）；其他检验结果：ESR 52 mm/h，降钙素原10.01 μg/L，hs-CRP 104.5 mg/L（↑）。

（2）细胞形态学检查

①血象结果：原始细胞占36%，建议做骨髓细胞形态学检查（图2-28）。

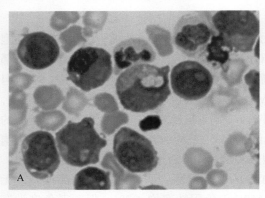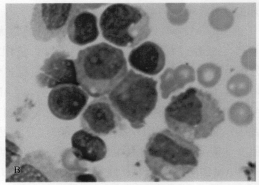

图2-28　血涂片（瑞氏－吉姆萨复合染色，×1000）

②骨髓象结果：分类原始细胞占46%；异常中幼粒细胞占37%，该类细胞胞体偏大，胞质量多，呈现内外质，近核区染淡黄色，边缘染蓝色；核不规则，染色质细致疏松，可见2～5个小而清晰的核仁；结合形态学考虑急性粒细胞白血病（M2b），建议做流式细胞学检查明确分型（图2-29）。

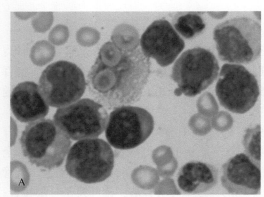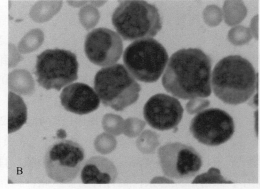

图2-29　骨髓涂片（瑞氏－吉姆萨复合染色，×1000）

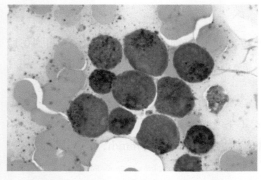

图2-30　MPO染色涂片（瑞氏－吉姆萨复合染色，×1000）

③细胞化学染色检查：髓过氧化物酶染色，阳性率占43%（图2-30）。

（3）流式细胞学分析：可见异常细胞群Blasl，占有核细胞的30.63%，主要表达CD34、HLA-DR、CD13、CD33、CD117、cMPO，部分表达CD56，弱表达CD19、CD15、CD4、CD64、CD11b（图2-31）。提示急性髓细胞白血病（M2）可能性大，请结合临床表现、细胞形态学和细胞遗传学结果进一步确诊。

（4）染色体核型：46，XY，t（8；21）

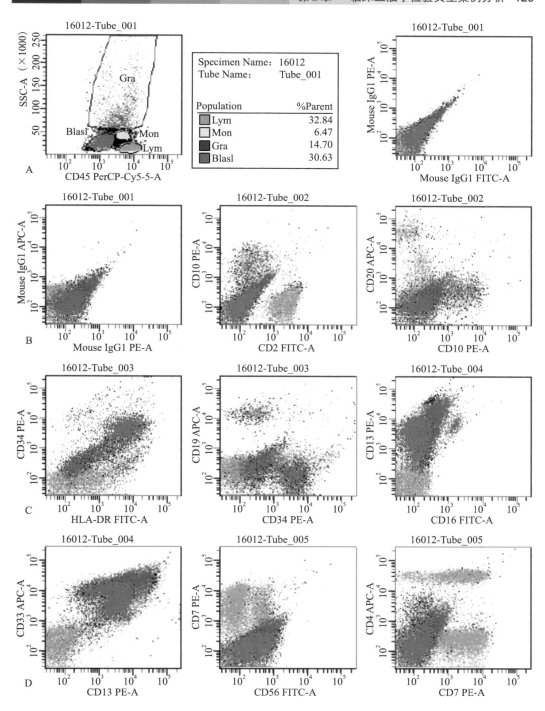

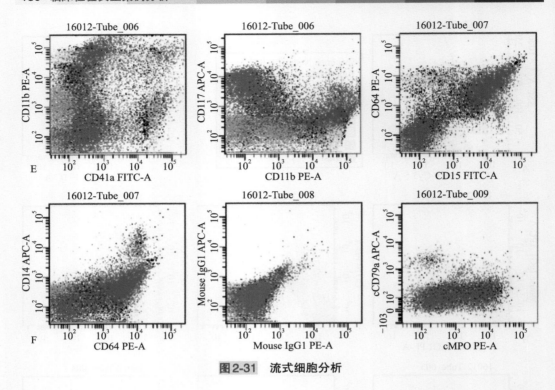

图 2-31 流式细胞分析

（q22；q22）[11] /46，XY [6]。

（5）分子生物学检测：*AML1-ETO* 融合基因阳性。

（6）临床诊断：急性髓细胞白血病伴成熟型（AML-M2b）。

【案例解析】

问题1：AML-M2b 形态学特点有哪些？

答：这类白血病的原始粒细胞易见，明显核凹陷，凹陷处淡染，MPO 染色凹陷区域可呈团块样反应。分化好的类型是以异常中幼粒细胞增多为主，也就是我们通常所说的经典 AML-M2b。异常中幼粒细胞形态强调核质发育的显著不平衡，原始细胞核凹陷，染色质细致疏松，可有 1 ~ 2 个大核仁，骨髓中可见不同程度发育异常的早幼粒细胞、中幼粒细胞及成熟中性粒细胞，在核凹陷区常有一淡染区。胞质常呈橘黄色或偏碱。Auer 小体表现为单根细长而一端尖削的棒状，可见于成熟中性粒细胞中，常有空泡、包涵体、核分叶不良等特点。幼稚嗜酸性粒细胞常增多，嗜碱性粒细胞和（或）肥大细胞有时增多，单核细胞很少或缺如，幼红细胞及巨核细胞形态正常。

问题2：伴染色体 t（8；21）是否为其特征性改变，有什么临床意义？

答：典型的 AML-M2b 特指核质发育不平衡的异常中幼粒细胞明显增多，其与 WHO 分型的 AML 伴 t（8；21）并不是完全等同的概念。据统计，AML 伴 t（8；21）见于 FAB 分型中 92% 的 AML-M2、7% 的 AML-M4，甚至有报道见于 1% 左右的 AML-M5。

对于初发患者，进行 t（8；21）和 *AML1-ETO* 融合基因的检测对其预后判断及治疗方案的制订相当重要。*AML1-ETO*（＋）白血病细胞有一定程度的分化能力，能分化至较成熟的嗜中性粒细胞和嗜酸性粒细胞，且对化疗反应较敏感。*AML1-ETO*（＋）患者对大剂量阿糖胞苷治疗效果好，具有较高的缓解率，无病生存期长，预后较其他AML亚型（M3除外）好。

▶ 案例3

【病历摘要】

1.病史　患者，男，63岁。因"全身散在出血点1周，牙龈出血3d，全身乏力1d"入院。血常规示：WBC 0.52×10⁹/L，中性粒细胞百分比38%，淋巴细胞百分比57%，单核细胞百分比4%，RBC 3.16×10¹²/L，Hb 105 g/L，PLT 21×10⁹/L。遂以"三系减少原因待查：急性白血病？再生障碍性贫血？"收住我院血液内科。

2.体格检查　T 36.8℃，P 70次/分，R 20次/分，BP 120/84 mmHg。神志清楚，贫血貌，皮肤稍苍白、无黄染，四肢皮肤可见瘀点、瘀斑，无肝掌、蜘蛛痣，全身浅表淋巴结未触及；双侧瞳孔等大正圆，直径3 mm，对光反射存在；耳廓无畸形，外耳道无分泌物，乳突无压痛，鼻翼无扇动；口唇稍苍白，无发绀、无疱疹；甲状腺不大，气管居中，颈静脉无怒张；胸骨有明显压痛，胸廓无畸形，双肺呼吸音清，未闻及干、湿啰音；心界不大，心律齐，心率70次/分，心脏各瓣膜未闻及杂音；腹平软，肝、脾肋下侧位可触及，其余部位未扪及肿块；四肢关节未见红肿，生理反射存在，未引出病理神经反射。

3.辅助检查

（1）常规检查

①血常规：WBC 0.52×10⁹/L，中性粒细胞百分比38%，淋巴细胞百分比57%，单核细胞百分比4%，RBC 3.16×10¹²/L，Hb 105 g/L，PLT 21×10⁹/L。

②凝血功能：PT 16.8 s（↑），APTT 45.5 s（↑），纤维蛋白原1.70 g/L（↓）。

③尿便常规：粪便未见异常；尿常规RBC（＋），余未见异常。

④血液生化检测：总胆红素28.1μmol/L（↑），结合胆红素5.7μmol/L（↑），非结合胆红素22.4μmol/L。

（2）细胞形态学检查

①血象结果：早幼粒占63%，建议做骨髓细胞形态学检查（图2-32）。

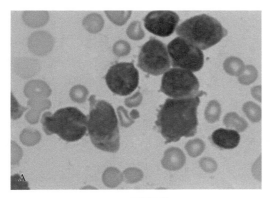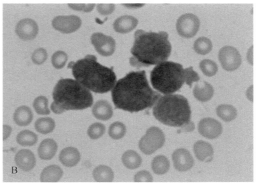

图2-32　血涂片（瑞氏-吉姆萨复合染色，×1000）

②骨髓象结果：分类中异常早幼粒细胞占94%，该类细胞胞体偏大，胞质量多，染粉红色，可见较多粗大的红色颗粒及多根呈"柴捆样"排列的Auer小体；核不规则，

"蝶形"核易见，染色质偏粗糙，可见1～3个核仁；结合形态学考虑急性早幼粒细胞白血病（M3），建议做流式细胞学检查明确分型（图2-33）。

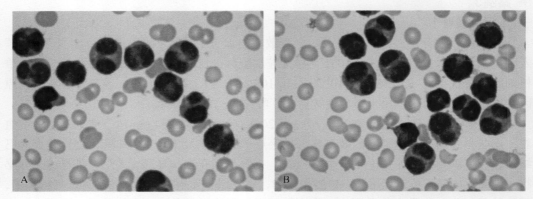

图2-33　骨髓涂片（瑞氏-吉姆萨复合染色，×1000）

③细胞化学染色检查：髓过氧化物酶染色，阳性率占98%（图2-34）。

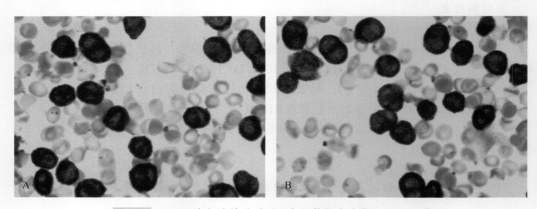

图2-34　MPO染色涂片（瑞氏-吉姆萨复合染色，×1000）

（3）流式细胞学分析：异常细胞群Blasl占有核细胞的93%，主要表达CD13、CD64，部分表达CD4、CD117、cMPO，弱表达CD34、HLA-DR、CD11b（图2-35）。提示急性髓细胞白血病（M3）可能性大，请结合临床表现、细胞形态学和细胞遗传学结果进一步确诊。

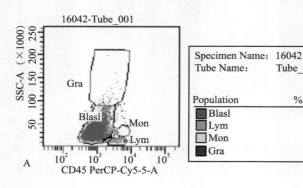

Specimen Name：	16042
Tube Name：	Tube_001

Population	%Parent
Blasl	95.72
Lym	1.90
Mon	0.13
Gra	0.69

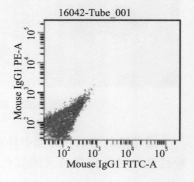

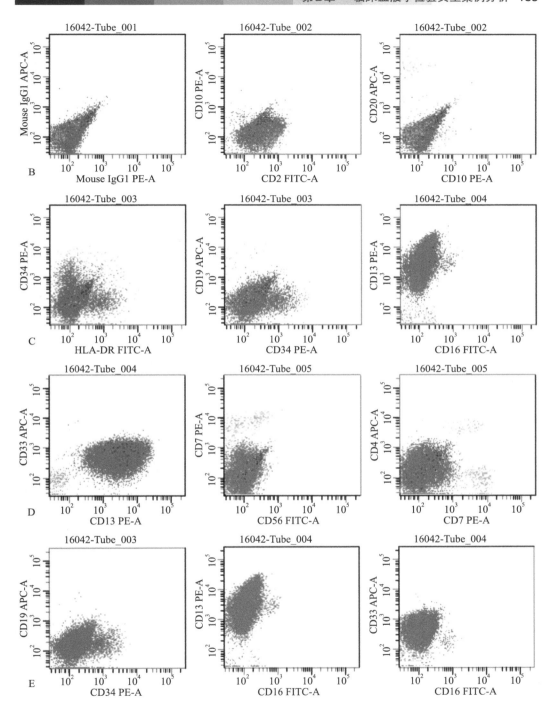

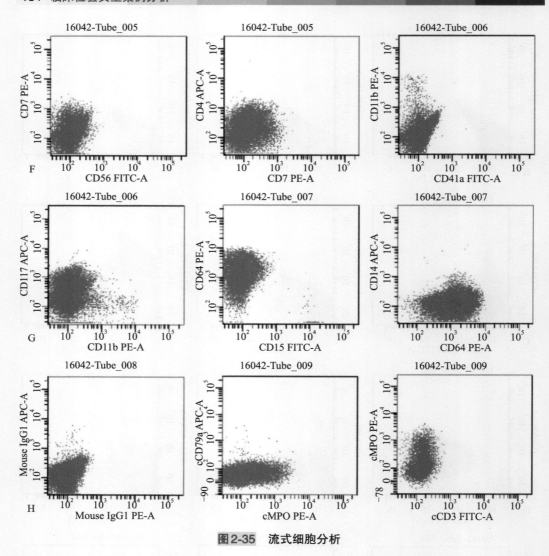

图2-35 流式细胞分析

（4）染色体核型：核型为46，XY，t（15；17）（q24；q21）[20]。
所分析细胞中可见15号与17号染色体易位（图2-36）。

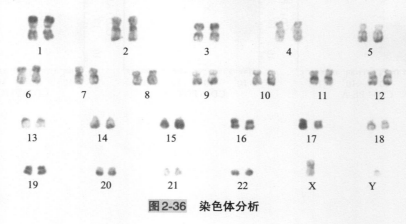

图2-36 染色体分析

（5）分子生物学检查：*PML/RARα* 分型定量（初诊，实时荧光定量 PCR 法），*PML-RARa* 基因拷贝数为 57 400，*ABL1* 基因拷贝数为 315 000，*PML-RARa/ABL1* 为 18 222，检测结果为 *Bcr-1*（L型）阳性。

（6）临床诊断：急性早幼粒细胞白血病（APL 伴 *PML-RARα*）。

【案例解析】

问题1： 急性早幼粒细胞白血病有哪些典型形态学特点？

答：此类白血病以异常增多的早幼粒细胞为主，该类早幼粒细胞胞体大小不一，核染色质致密，核型多不规则，常呈双核或折叠等畸形，较多形态学专家称其为"屁股核"或"蝶形核"；胞质丰富，可出现大量粗大、紫红色颗粒，胞质内可见长而粗大的 Auer 小体，有时呈多根堆积的"柴捆样"，故称之为"柴捆细胞（faggot cell）"。

问题2： 急性早幼粒细胞白血病易并发 DIC，其凝血功能有何特点？

答：APL 除有发热、感染、贫血、浸润等急性白血病的表现外，还表现为严重而广泛的出血，易并发 DIC 及原发性纤溶亢进，因此，约80%的患者会表现为纤维蛋白原（FIB）降低，合并 PT 和（或）APTT 延长的患者约占40%，几乎所有案例均会表现为 D-二聚体增高和血浆鱼精蛋白副凝试验（3P试验）阳性。

问题3： APL 典型的免疫表型及遗传学检查特点有哪些？

答：APL 典型的免疫表型为表达 CD117，不表达 CD34、HLA-DR、CD11a、CD11b、CD18，均匀一致地强表达 CD33，CD13 为不均一表达，CD15、CD65 常为阴性或弱阳性，MPO 强表达。免疫表型典型时诊断 APL 准确率较高，但少数 AML-M2 也有此特点，因此遗传学检查也十分重要。APL 的染色体易位均累及 17 号染色体上的 *RARa* 基因，t（15；17）易位或分子生物学检查 *PML-RARa* 阳性者为典型 APL。继 t（15；17）之后，又先后发现 4 种 M3 特异的累及 *RARα* 的变异性染色体易位，即 t（11；17）（q23；q21）、t（5；17）（q35；q21）、t（11；17）（q13；q21），以及 dup（17）（q21.3；q23），分别产生 *PLZF-RARα*、*NPM-RARα*、*NuMA-RARα* 和 *STAT5b-RARα* 融合基因。临床上，具有 *PLZF-RARα* 或 *STAT5b-RARα* 融合基因的患者对全反式维甲酸（ATRA）治疗不敏感，其余 3 种染色体易位患者经 ATRA 治疗可获完全缓解。FISH 可快速报告，利于尽早靶向治疗。

▶ **案例4**

【病历摘要】

1.*病史*　患者，女，67岁。因"发热、头痛伴乏力心悸1周"就诊。门诊查血常规提示 WBC 66.95×10⁹/L、中性粒细胞百分比15%、淋巴细胞百分比61%、单核细胞百分比5%、原幼细胞19%，RBC 1.72×10¹²/L、Hb 83g/L、PLT 32×10⁹/L；外周血涂片见原始和幼稚细胞。遂以"急性白血病"收住我院血液内科。

2.*体格检查*　T 39.5℃，P 109次/分，R 26次/分，BP 101/59 mmHg。神志清楚，发育正常，急性病面容，全身皮肤中度苍白，无黄染，双下肢皮肤见散在出血点和瘀斑，全身浅表淋巴结未触及；双侧瞳孔等大正圆，直径3 mm，对光反射存在，右眼底视网膜及黄斑区可见散在出血点，双侧鼻腔未见活动性出血，咽部无充血，扁桃体无肿大；甲状腺不大，气管居中，颈静脉无怒张，胸骨无压痛，胸廓无畸形，双肺呼吸音清，未闻及干、湿啰音，心界不大、心律整，心率109次/分，心脏各瓣膜未闻及杂音；腹平软、无压痛及反跳痛，肝肋下2cm触及、质韧、表面光滑、无触痛，脾肋下8cm触及、质韧、表面光滑、无触痛；四肢关节未见红肿，生理反射存在，未引出病理神经反射。

3.辅助检查

（1）常规检查

①血常规提示：WBC 66.95×10⁹/L，中性粒细胞百分比15%，淋巴细胞百分比61%，单核细胞细胞百分比5%，原幼细胞19%，RBC 1.72×10¹²/L，Hb 83g/L，PLT 32×10⁹/L。

②凝血功能：纤维蛋白原4.40 g/L（↑）。

③尿便常规：粪便未见异常，尿液未见异常。

④血液生化：α-羟丁酸脱氢酶212 U/L（↑），腺苷脱氨酶64.2 U/L（↑），同型半胱氨酸33.14 μmol/L（↑）。其他检验结果：红细胞沉降率（ESR）114 mm/h，降钙素原0.01 μg/L，hs-CRP 74.5 mg/L（↑）。

（2）细胞形态学检查

①血象结果：原幼淋巴细胞占63%，建议做骨髓细胞形态学检查（图2-37）。

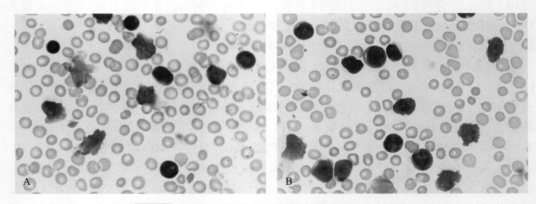

图2-37　血涂片（瑞氏－吉姆萨复合染色，×1000）

②骨髓象结果：分类中原幼淋巴细胞占86%，该类细胞胞体偏小，胞质量少，染天蓝色，无颗粒；核圆形或类圆形，染色质光滑细致，核仁不清（图2-38）。结合形态学考虑急性淋巴细胞白血病，建议做流式细胞学检查明确分型。

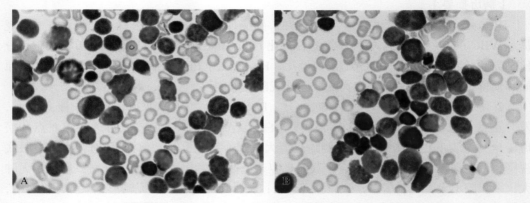

图2-38　骨髓涂片（瑞氏－吉姆萨复合染色，×1000）

③细胞化学染色检查：髓过氧化物酶染色阴性。

（3）流式细胞学分析：在CD45/SSC点图上，可见异常细胞群Blast，约占有核细胞的47.68%，主要表达CD10、CD20、CD2、HLA-DR、CD19、CD5、CD22、cCD79a，部分表达CD34、CD4，弱表达CD7（图2-39）。提示普通-B-ALL（Common-B-ALL），请结合临床表现、细胞形态学和细胞遗传学结果进一步确诊。

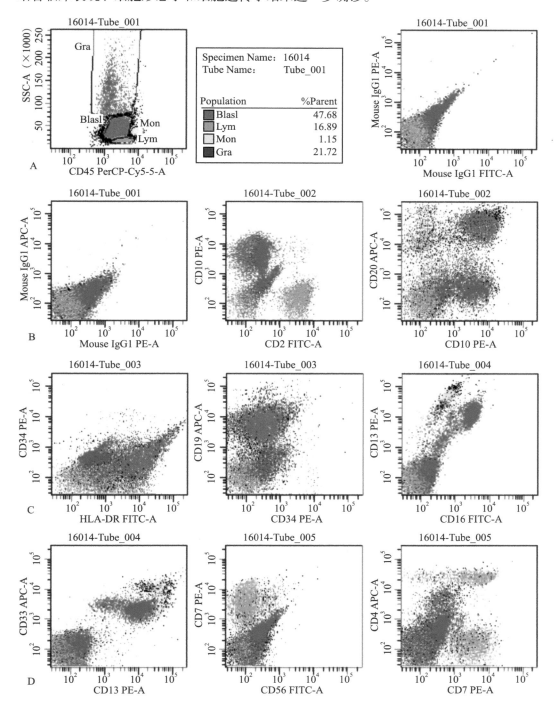

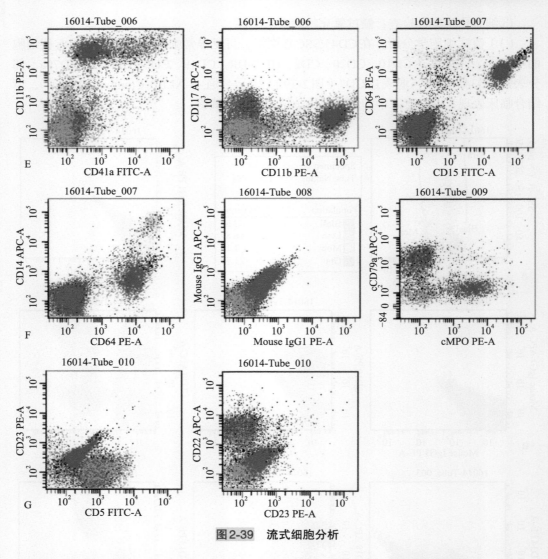

图 2-39 流式细胞分析

（4）染色体核型：46，XX，t（9；22）（q34；q11）[20]（图2-40）。

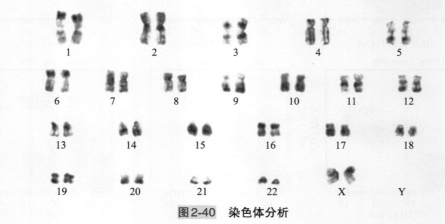

图 2-40 染色体分析

（5）分子生物学检查：*Bcr-Abl*阳性。

（6）临床诊断：普通B-急性淋巴细胞白血病（Common-B-ALL）。

【案例解析】

问题1： 急性B淋巴细胞白血病如何诊断？

答：应采用MICM（形态学、免疫学、细胞遗传学和分子生物学）诊断模式。最低标准应进行细胞形态学、免疫表型的分析，以保证诊断的可靠性。骨髓中原始/幼淋巴细胞比例≥20%才可以诊断ALL，再结合免疫分型的结果综合判断。B系ALL：CD19、CD79a、CD22至少有两个阳性。B系ALL又分为以下亚型，其免疫表型在满足B系ALL基础上有如下特点：①早期前B-ALL，无其他B细胞分化抗原表达；②普通型ALL：CD10（＋）；③前B-ALL：胞质IgM阳性；④成熟B-ALL：胞质/膜κ（＋）或λ（＋）。

问题2： 该患者费城染色体（Ph染色体）结果阳性，有哪些方面的考虑？

答：①该患者可能是由慢性粒细胞白血病急变而来；②20%～30%的成年人B-ALL可检测出Ph染色体。

问题3： 该疾病应与哪些疾病相鉴别？

答：相鉴别的疾病包括：①急性髓细胞白血病；②CML的淋巴母细胞危象；③慢性淋巴细胞白血病；④大B细胞淋巴瘤；⑤正常前体B细胞的反应性增生。

▶ 案例5

【病历摘要】

1.病史 患儿，男，12岁。因面色苍白、乏力20d，发现红细胞、白细胞和血小板均下降1周到我院就诊。20d前家属发现患儿无明显诱因出现面色苍白，主诉四肢无力，就诊于当地诊所，考虑上呼吸道感染，给予肌内注射药物后（具体不详）缓解；1周前患儿于家中洗头时突发晕厥，持续数十秒，未予特殊处理后自行恢复，就诊于当地县中医院，血常规检查结果为WBC 1.04×10^9/L、中性粒细胞绝对值0.26×10^9/L、RBC 1.86×10^{12}/L、Hb 59 g/L、PLT 32×10^9/L，给予悬浮红细胞2单位、血小板1人份输注，再次查血常规结果为WBC 1.61×10^9/L、中性粒细胞绝对值0.26×10^9/L、RBC 2.54×10^{12}/L、Hb 79 g/L、PLT 117×10^9/L。为进一步治疗就诊于我院门诊，以"三系下降原因待查"收入院。

2.体格检查 体重37 kg，身高130 cm，T 38.8℃，R 23次/分，P 115次/分，BP 88/56 mmHg，血氧饱和度95%。神志清楚，反应可，皮肤黏膜苍白，呈中度贫血貌；全身浅表淋巴结未触及肿大，无发绀；口腔颊黏膜可见散在出血点，无疱疹，咽部充血，双侧扁桃体Ⅰ度肿大；双肺听诊呼吸音粗、可闻及湿啰音；心率115次/分、律齐、未闻及病理性杂音；腹部平软，未见肠型及蠕动波，无压痛及反跳痛，肝、脾未触及；末梢暖，脉搏有力，神经系统检查无阳性体征。

3.辅助检查

（1）常规检查

①血常规：WBC 1.17×10^9/L，中性粒细胞绝对值0.32×10^9/L，RBC 2.32×10^{12}/L，Hb 73 g/L，PLT 84×10^9/L。

②血涂片白细胞分类：白细胞总数减低，淋巴细胞比值为64%，中性粒细胞比值为36%。

③其他：肝功能ALT 71 U/L；电解质、肾功能、心肌酶、CRP未见异常；凝血功

能未见异常。

（2）细胞形态学检查：骨髓增生明显活跃；分类中原幼细胞占32%，此类细胞胞体巨大且大小不一，呈类圆形或不规则形，胞质量丰富，染淡蓝色或深蓝色，无颗粒，可见瘤状凸起，部分可见空泡，胞质中易见吞噬的红细胞和有核红细胞；胞核大，形态不规则，染色质偏细致，核仁不清。该类吞噬红细胞的原幼细胞占1.5%（图2-41）。血象：白细胞数量减低，中性粒细胞比值减低，淋巴细胞比值增高，形态未见明显异常。细胞化学染色：原幼细胞髓过氧化物酶（MPO）染色阴性；糖原染色（PAS）阳性率为62%，胞质中呈红色粗颗粒状或块状；α-醋酸萘酚酯酶（α-NAE）染色阴性（图2-42）。

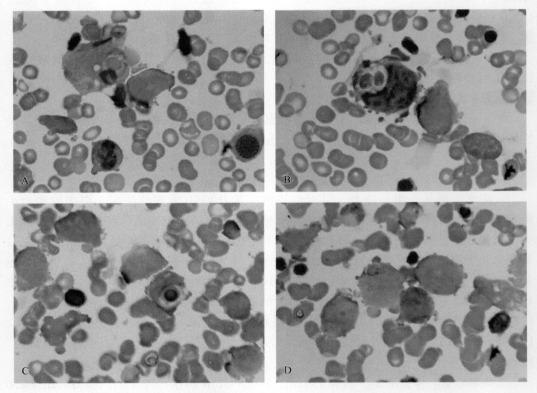

图2-41　骨髓细胞形态学检查结果（瑞氏-吉姆萨复合染色×1000）

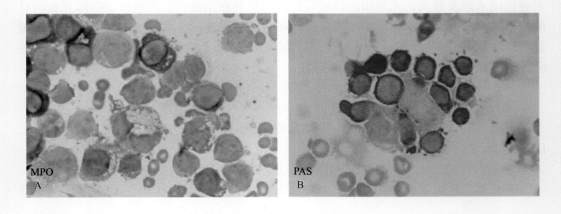

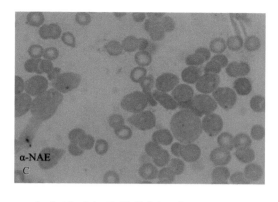

α-NAE
C

图 2-42 化学染色结果（×1000）

（3）流式细胞学分析：在 CD45/SSC 点图上，可见异常细胞群 Blasl，占有核细胞的 41.13%，主要表达 CD34、HLA-DR、CD22、CD19、CD123，部分表达 CD20、CD15、CD79a，弱表达 CD13、CD33，不表达 CD10（图 2-43）。提示祖 B 细胞-急性淋巴细胞白血病（Pro-B-ALL），请结合临床表现、细胞形态学和细胞遗传学结果进一步确诊。

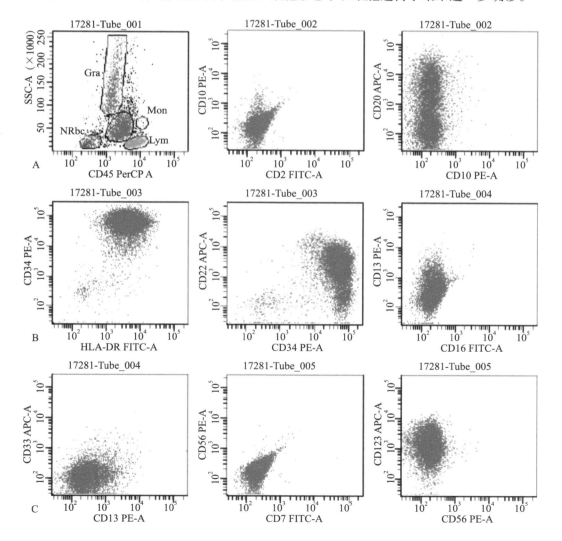

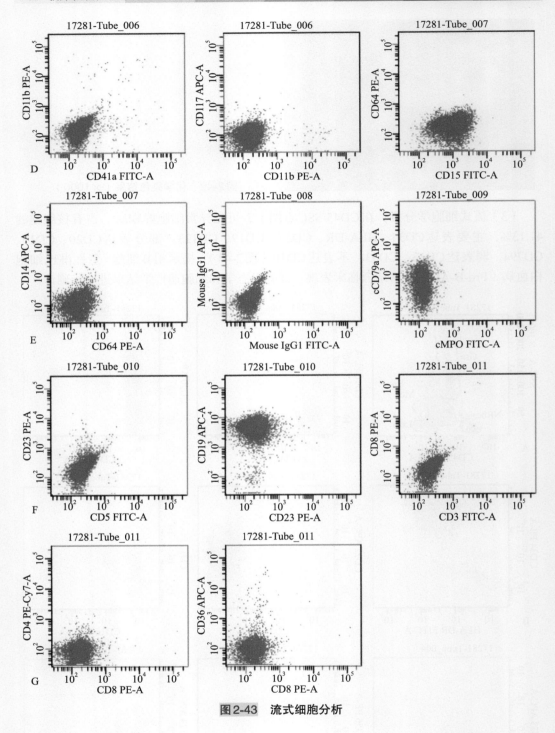

图 2-43 流式细胞分析

（4）骨髓活检：可见大量中等大小的细胞增生，呈灶状分布。免疫组化提示CD20
（＋）、TDT（＋＋＋）、CD34（＋＋）、CD117（－）、CD235a（－）、CD3（－）、CD61（－）、
MHA（－）、MPO（－）。不能除外Pro-B-ALL。

（5）细胞遗传学和分子生物学检查：染色体为46，XY；白血病融合基因检测：*TEL/AML1*、*E2A/PBX1*、*Bcr/Ablp190*、*Bcr/Ablp210*、*MLL/AF4*阴性。

（6）临床诊断：综合上述检查结果，明确诊断为Pro-B-ALL。

【案例解析】

问题1: 该疾病是如何诊断的，有何特殊之处？

答：该案例Pro-B-ALL白血病细胞形态以大细胞为主，胞质量偏多，空泡少见，核不规则，核仁不清，形态学上不同于FAB分型里的L1、L2和L3；流式细胞学分析结果：CD34、HLA-DR强阳性，不表达CD10，其他CD22、CD19均为阳性，部分表达CD20、CD79a；结合骨髓活检结果，综合考虑为Pro-B-ALL。该类白血病细胞除了主要表达原始和B淋巴细胞的表型外，还伴有髓系抗原表达CD123，部分表达CD15，弱表达CD13、CD33，是否这种伴髓系抗原的表达赋予了这类细胞吞噬红细胞的能力，还是B细胞真的和吞噬细胞具有渊源，进而导致患儿化疗后骨髓抑制期延长，需要引起医疗和科研工作者的注意。

问题2: 该疾病应与哪些疾病相鉴别？

答：结合临床，发现急性淋巴细胞白血病伴有白血病细胞吞噬红细胞现象，应与以下疾病相鉴别：①混合细胞白血病：特别是双克隆的混合细胞白血病可能会伴有髓系白血病细胞噬血现象，其吞噬物也多为红细胞，偶尔可见吞噬的白细胞、血小板；该类疾病结合流式表型可清楚诊断。②淋巴瘤：T、B、NK细胞淋巴瘤均易伴有噬血现象，但噬血的细胞主要是吞噬细胞，且吞噬物可有成熟红细胞、有核红细胞、白细胞和血小板等。

▶ **案例6**

【病历摘要】

1.病史　患儿，男，6岁。因"发热、鼻腔出血、乏力1周"就诊。门诊检查血常规结果为WBC $19.25×10^9$/L、中性粒细胞0.08、淋巴细胞0.45、单核细胞0.01、原幼细胞0.46、RBC $2.72×10^{12}$/L、Hb 96 g/L、PLT $12×10^9$/L，因外周血涂片见大量原始和幼稚细胞，遂以"急性白血病"收住我院血液内科。

2.体格检查　T38.9℃，P 102次/分，R 23次/分，BP 100/78 mmHg。神志清楚，发育正常，全身皮肤略苍白、无黄染，双下肢皮肤见散在出血点和瘀斑，颈部和腋窝淋巴结可明显触及。双侧瞳孔等大正圆，直径为3mm，对光反射存在；咽部无充血、扁桃体无肿大，甲状腺不大，气管居中，颈静脉无怒张；胸骨无压痛，胸廓无畸形，双肺呼吸音清，未闻及干、湿啰音；心界不大，心律齐，心率102次/分，心脏各瓣膜未闻及杂音。腹平软，肝、脾肋下未触及肿大；四肢关节未见红肿，生理反射存在，未引出病理神经反射。

3.辅助检查

（1）常规检查

①血常规：WBC $19.25×10^9$/L，中性粒细胞百分比8%，淋巴细胞百分比45%，单核细胞百分比1%，原幼细胞46%，RBC $2.72×10^{12}$/L，Hb 96 g/L，PLT $12×10^9$/L。

②其他：凝血功能、肝肾功能、心肌酶、电解质未见异常；CRP 17.45 mg/dl（↑），HIV、乙肝五项未见异常。

（2）细胞形态学检查

①血象结果：原始细胞占71%，建议做骨髓细胞形态学检查（图2-44）。

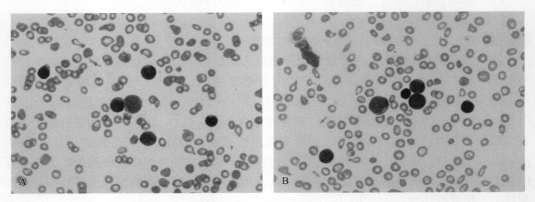

图2-44　血涂片（瑞氏－吉姆萨复合染色，×1000）

②骨髓象结果：分类中幼淋巴细胞占96%，该类细胞胞体偏小，胞质量少，染天蓝色，无颗粒；核呈圆形或类圆形，染色质细致而致密，可见1～3个核仁（图2-45）。结合形态学考虑急性淋巴细胞白血病，建议做流式细胞学检查明确分型。

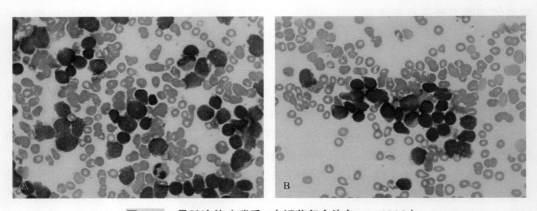

图2-45　骨髓涂片（瑞氏－吉姆萨复合染色，×1000）

③细胞化学染色检查：髓过氧化物酶染色阴性。

（3）流式细胞学分析：在CD45/SSC点图上，可见异常细胞群Blasl，占有核细胞的93.68%，主要表达CD2、CD34、HLA-DR、CD13、CD7、CD11b、CD117、cCD3，部分表达CD15，弱表达CD33，不表达CD3、CD4、CD8（图2-46）。提示前体-T-ALL（Pre-T-ALL），请结合临床表现、细胞形态学和细胞遗传学结果进一步确诊。

（4）遗传学检查：T-ALL为47，XXY［7］/46，XY［8］（图2-47）。

（5）分子生物学检查：检测到NOTCH1基因突变。

（6）临床诊断：急性T淋巴细胞白血病。

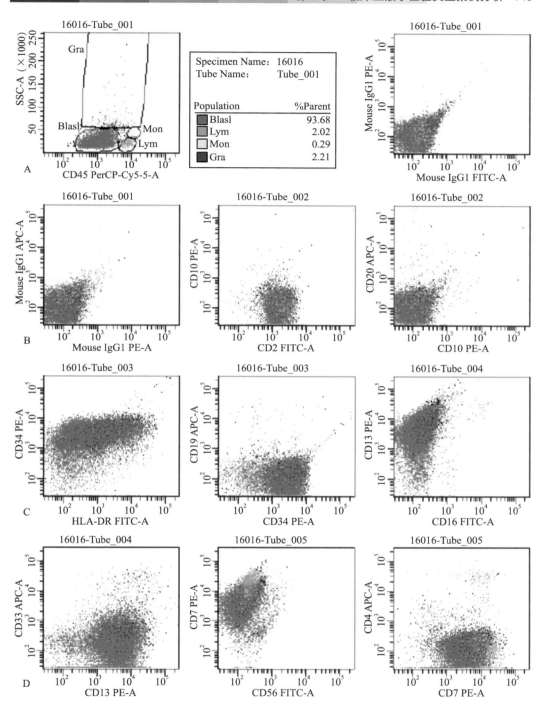

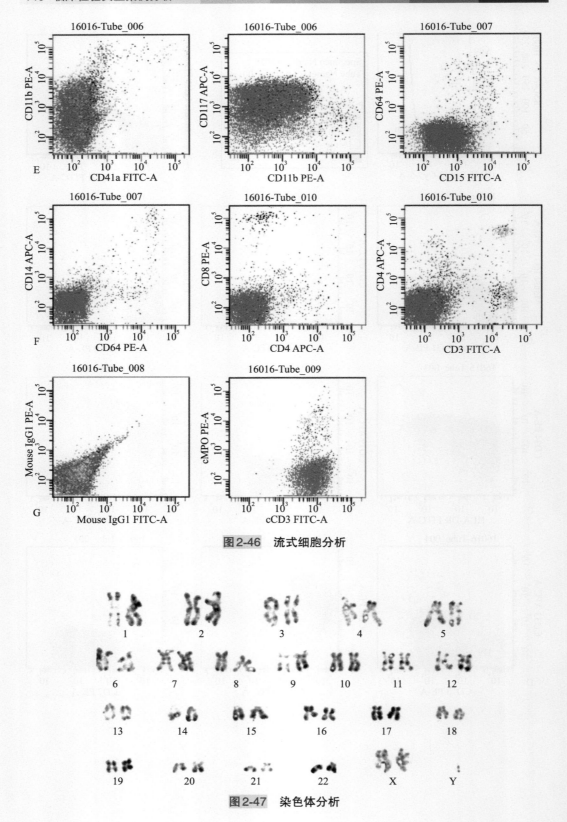

图2-46　流式细胞分析

图2-47　染色体分析

【案例解析】

问题1：该案例诊断的依据主要有哪些？在临床工作中应注意与哪些疾病相鉴别？

答：（1）诊断依据：①临床变现。患儿以发热、出血、乏力为主要临床表现。②体格检查。贫血貌，可触及肿大的淋巴结，可见出血点及瘀斑。③辅助检查。血常规提示白细胞升高，红系和血小板降低，并可见原幼细胞；骨髓象可见大量原幼淋巴细胞，MPO染色阴性；流式细胞学分析见异常细胞群比例占有核细胞的93.68%，主要表达CD2、CD34、HLA-DR、CD13、CD7、CD11b、CD117、cCD3，部分表达CD15，弱表达CD33，不表达CD3、CD4、CD8。符合Pre-T细胞表型。

（2）鉴别：与急性髓系白血病、慢性淋巴细胞白血病、以淋巴细胞增高为主的病毒感染（如传染性单核细胞白血病）相鉴别。

问题2：T-ALL如何进行亚型分类？其免疫表型各有什么特点？

答：WHO方案中把T-ALL分为原T细胞（pro-T）、前体T细胞（pre-T）、皮质T细胞和髓质T细胞阶段，其明确分型主要靠流式细胞学检查。各种亚型的免疫表型特点如下：pro-T细胞为CD3（cCD3）（＋）、CD7（＋）、CD2（－）、CD1a（－）、CD34（±）、CD4（－）、CD8（－）和TdT（＋）；Pre-T细胞为cCD3（＋）、CD7（＋）、CD2（＋）、CD1a（－）、CD34（±）、CD4（－）、CD8（－）和TdT（＋）；皮质T细胞为cCD3（＋）、CD7（＋）、CD2（＋）、CD1a（＋）、CD34（－）、CD4（＋）、CD8（＋）和TdT（＋）；髓质T细胞为cCD3（＋）、CD7（＋）、CD2（＋）、CD1a（－）、CD34（－）、表面CD3（＋）、CD4（＋）或CD8（＋）、TdT（＋）。

（葛晓军）

第四节　骨髓增生异常综合征实验室检验

一、基本理论

骨髓增生异常综合征（myelodysplastic syndrome，MDS）是一组造血干细胞克隆性疾病，以髓系中一系或多系血细胞减少或发育异常、无效造血，以及急性髓系白血病发病风险增高为特征。MDS是一种高度异质性的疾病，其发病机制尚不清楚。MDS患者骨髓细胞增生而外周血细胞减少，出现这种无效病态造血可能与髓系细胞分化能力缺陷及细胞过度凋亡有关。细胞凋亡在MDS早期阶段更明显，但晚期进展阶段可能与MDS克隆细胞的凋亡减少有关。其临床特点主要呈慢性进行性贫血，且对一般抗贫血药治疗无效，有时出现感染和出血。血象示全血细胞减少，或其中一、二系血细胞减少；骨髓增生活跃或明显活跃，少数患者增生低下，常有一系或多系的细胞形态异常，有些MDS亚型可伴有原始细胞增多。

关于MDS的分类，在FAB（表2-3）分型标准中，骨髓增生异常综合征分为5型，其中慢性粒-单核细胞白血病因其兼具有病态造血和骨髓增殖的特点，在WHO标准中划归为MDS/MPN一类新的亚类中。WHO分类标准中，急性白血病诊断标准原始细胞降为20%（伴重现性染色体异常或融合基因时可小于20%），因此，取消了FAB分型中MDS的RAEB-T亚型。WHO 2016版（表2-4）分型修订版MDS的病名变化很大，体现了诊断与分型的思路，即先确定罹患的是MDS，然后再分型。因此，成年人MDS分型名称此次取消了既往的"难治性贫血""难治性血细胞减少"，代以MDS伴各类病态造血或其他特征。在形态学解释和血细胞减少评估上有了改进，同时增加了累积的遗传学信息对MDS的影响。在形态学上，MDS病态造血阈值仍为任一造血系列中病态造血细胞≥10%；原始细胞数量与病态造血比例是通过形态学鉴定计算的比例，而非流式免疫表型鉴定的细胞百分比；原始细胞实行所有有核细胞（all nucleated cells，ANC）分类，再次强调了形态学在MDS诊断中的重要地位。

表2-3 FAB协作组对MDS的分型

类型	原始细胞（%）		环形铁粒幼细胞	外周血单核细胞 <1×10^9/L
	骨髓	外周血		
难治性贫血（RA）	<5	<1	<15	-
难治性贫血伴环形铁粒幼细胞增多（RARS）	<5	<1	>15	-
难治性贫血伴原始细胞增多（RAEB）	5～20	<5	不定	-
难治性贫血伴原始细胞增多转变型（RAEB-T）	21～29或Auer小体	≥5	不定	+/-
慢性粒-单核细胞白血病（CMML）	≤20	<5	不定	+

表2-4 WHO 2016修订版MDS的分型诊断标准

分型命名	病态造血系列	血细胞减少系列	环形铁粒幼细胞比例	外周血与骨髓原始细胞	常规核型、染色体
MDS伴单系发育异常（MDS-SLD）	1系	1或2系*	<15%或<5%**	骨髓<5%，外周血<1%，无Auer小体	任何核型，但不符合伴孤立del（5q）MDS标准
MDS伴多系发育异常（MDS-MLD）	2系或3系	1～3系	<15%或<5%**	骨髓<5%，外周血<1%，无Auer小体	任何核型，但不符合伴孤立del（5q）MDS标准
伴环形铁粒幼细胞的MDS（MDS-RS）					
MDS-RS-SLD亚型	1系	1或2系	≥15%或≥5%**	骨髓<5%，外周血<1%，无Auer小体	任何核型，但不符合伴孤立del（5q）MDS标准
MDS-RS-MLD亚型	2系或3系	1～3系	≥15%或≥5%**	骨髓<5%，外周血<1%，无Auer小体	任何核型，但不符合伴孤立del（5q）MDS标准
MDS伴原始细胞增多-1（MDS-EB-1）	0～3系	1～3系	任何比例	骨髓5%～9%或外周血2%～4%，无Auer小体	任何核型
MDS伴原始细胞增多-2（MDS-EB-2）	0～3系	1～3系	任何比例	骨髓10%～19%或外周血5%～19%，或有Auer小体	任何核型

分型命名	病态造血系列	血细胞减少系列	环形铁粒幼细胞比例	外周血与骨髓原始细胞	常规核型、染色体
MDS 伴单纯 del（5q）（MDS-5q-）	1～3系	1系或2系	任何比例	骨髓＜5%，外周血＜1%，无Auer小体	仅有del（5q），可以伴有1个其他异常，但-7或del（7q）除外
MDS，不能分类（MDS-U）					
外周血中有1%的原始细胞	1～3系	1～3系	任何比例	骨髓＜5%，外周血＝1%***无Auer小体	任何核型
单系病态造血并全血细胞减少	1系	3系	任何比例	骨髓＜5%，外周血＜1%，无Auer小体	任何核型
根据定义的细胞遗传学异常	0	1～3系	＜15%△	骨髓＜5%，外周血＜1%，无Auer小体	有定义MDS的核型异常

*非病态系也可出现细胞减少；** 如果存在*SF3B1*突变；*** 外周血1%的原始细胞必须有两次不同场合检查的记录；△若环形铁粒幼细胞≥15%的案例有红系明显病态造血，则归类为MDS-RS-SLD

二、案例分析

▶ 案例1

【病历摘要】

1.病史 患者，男，61岁。主因"乏力1⁺月"入院。1个月前患者无明显诱因出现乏力症状，未予以重视及特殊处理。2周前患者因受凉后出现发热、咽部疼痛，最高体温达38.9℃，自行服用"阿莫西林及四季抗病毒合剂"后，发热及咽痛症状缓解。1周前患者因在外院拔牙做血常规检查提示白细胞数减低，为明确原因就诊于我院。

2.体格检查 T 36.5℃，P 70次/分，R 20次/分，BP 120/80 mmHg。发育正常，营养中等，正力体型，神志清楚，全身皮肤无黄染，无瘀点、瘀斑，无肝掌、蜘蛛痣等，全身浅表淋巴结未扪及肿大；胸廓无畸形，双侧呼吸动度均等，双肺语颤一致，叩诊为清音，听诊双肺呼吸音粗，未闻及干、湿啰音；全腹无压痛、反跳痛及肌紧张，肝、脾肋下未触及。

3.辅助检查

（1）常规检查

①血常规：RBC 2.86×10¹²/L，Hb 97.0 g/L，PLT 245×10⁹/L，WBC 1.65×10⁹/L。

②其他检查：尿常规WBC（±），余未见异常；大便常规未见异常；血液生化提示尿酸 444 μmol/L，血糖 6.40 mmol/L；贫血三项提示铁蛋白 869.1 μg/L，余检查未见明显异常。

（2）细胞形态学检查

①血象结果：白细胞数量明显减低，分类未见明显异常，建议做骨髓细胞形态学

检查。

②骨髓象结果：骨髓有核细胞增生明显活跃，粒系增生，偶见假Pelger-Hüet畸形；红系增生活跃，其胞体大小不等，多数幼红细胞可见巨幼样改变，可见双核幼红细胞、嗜碱性点彩红细胞、嗜多色性红细胞等现象，成熟红细胞轻度大小不等，偶见大红细胞；结合铁染色结果不排除MDS-RAS（FAB分类），见图2-48。

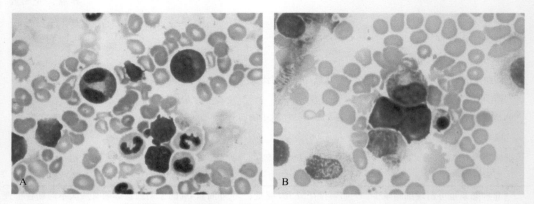

图2-48　骨髓涂片（瑞氏-吉姆萨复合染色，×1000）

③细胞化学染色检查：骨髓铁染色显示细胞外铁（＋＋），细胞内铁占95%，其中环形铁粒幼细胞占30%（图2-49）。

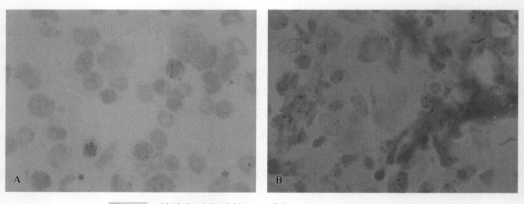

图2-49　铁染色结果（核固红染色。A.×1000；B.×400）

（3）骨髓活检：送检组织长0.4 cm，骨髓组织增生较活跃，粒红比例大致正常。粒红系均以偏成熟阶段细胞为主；巨核细胞不少，以分叶核为主，部分巨核细胞有异型；纤维组织轻度灶性增生。免疫组化结果：MPO髓系（＋）、CD117个别（＋）、CD235红系（＋）、CD61巨核系（＋）、CD34（－）、CD38浆细胞（＋）、CD20个别（＋）、CD3散在（＋），请结合临床。

（4）流式细胞学分析：在CD45/SSC点图上，可见原始细胞群P2，占有核细胞的

1.04%，主要表达CD34、CD13、CD33、CD11c、CD123，部分表达HLA-DR、CD56、CD11b、CD117、CD15、cMPO、CD36，弱表达CD4、CD64（图2-50）。请结合临床表现、细胞形态学和细胞遗传学结果进一步确诊。

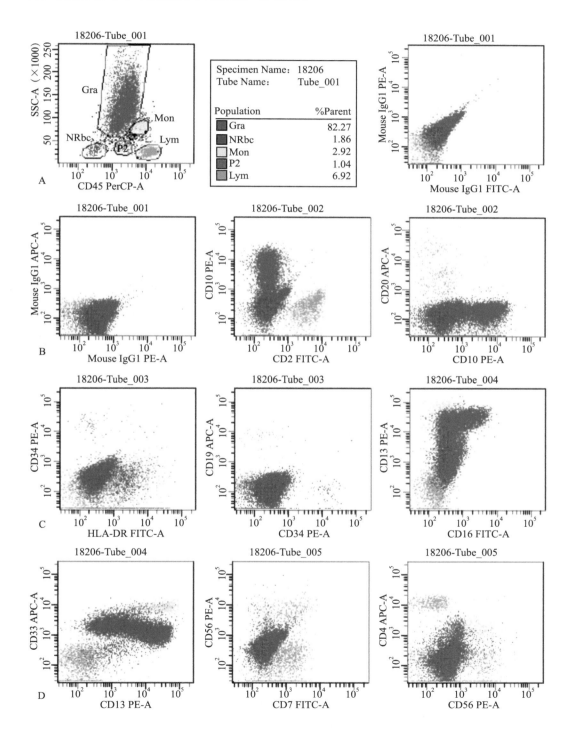

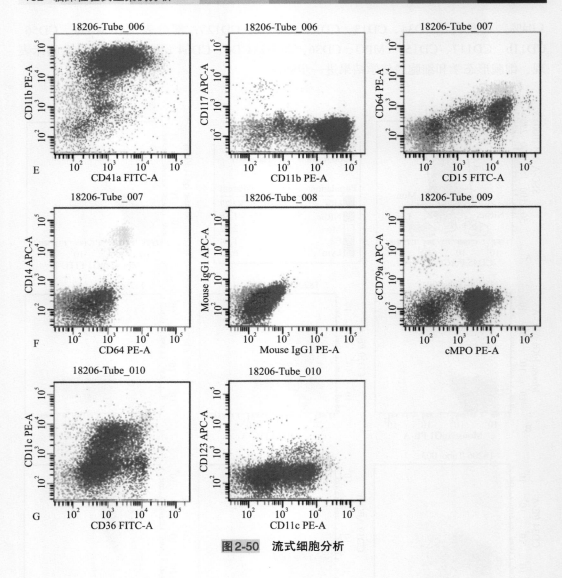

图2-50 流式细胞分析

（5）分子生物学检查：*DNMT3A*基因、*SF3B1*基因均检查到突变。

（6）临床诊断：MDS-RAS（FAB分类）。

【案例解析】

问题1： 该案例的诊断依据是什么？

答：该患者为老年男性，外周血主要表现为正色素大细胞或正色素正细胞性贫血，且白细胞和血小板均减低；骨髓主要表现为粒细胞可见假Pelger-Hüet畸形；幼红细胞增多并伴有红系病态造血，常见核分叶及类巨幼样变。骨髓涂片铁染色显示，环形铁粒幼细胞≥15%（环形铁粒幼细胞指幼红细胞胞质中有≥5个铁颗粒，环绕胞核≥1/3）；在怀疑MDS-RS的患者中，如果存在*SF3B1*基因突变，环形铁粒幼细胞仅≥5%，即可满足诊断标准。

问题2：*SF3B1*基因突变在MDS-RS中存在的意义是什么？

答：剪接体基因*SF3B1*的重现性突变常见于MDS，并与环形铁粒幼细胞存在有关。修订的MDS分类变化之一，就是将伴有环形铁粒幼细胞和多系病态造血，不存在原始细胞过多或孤立del（5q）异常的MDS案例纳入MDS伴环形铁粒幼细胞（MDS-RS）这一类别。这一变化在很大程度上基于环形铁粒幼细胞和*SF3B1*突变之间的联系。*SF3B1*突变可能是MDS发病机制的早期事件，表现为独特的基因表达谱，并与预后良好相关。最近研究表明，在MDS-RS案例中，环形铁粒幼细胞的实际比例与预后无关。因此，在修订分类中，如果鉴定出*SF3B1*突变，如环形铁粒幼细胞低至5%也可以作出MDS-RS诊断；不过，对不能证明*SF3B1*突变的案例仍需要环形铁粒幼细胞≥15%。*SF3B1*突变MDS-RS患者预后比无*SF3B1*突变者好，而多系病态造血与*SF3B1*突变对MDS-RS的预后影响仍不明确。

问题3：应与哪些疾病进行鉴别诊断？

答：应与铁粒幼细胞贫血相鉴别，该病外周血中可见小细胞低色素或呈双形性贫血，骨髓红系明显增生，细胞内、外铁明显增多，并伴有大量环形铁粒幼细胞（≥15%）；无粒系和巨核系的病态造血，经过维生素B₆治疗后很快环铁现象就会消失，贫血症状会得到改善。

▶ **案例2**

【病历摘要】

1.病史　患者，男，54岁。主因"血小板减少5⁺月"入院。5⁺月前患者拔牙时发现血小板减少，未发现皮肤出血倾向，经积极治疗后血小板未见明显提升。患者为求进一步诊治就诊于我院。

2.体格检查　T 36.3℃，P 80次/分，R 20次/分，BP 126/60 mmHg。发育正常，营养中等，神志清楚，安静面容；右下肢可见少量散在陈旧性瘀点，其他部位皮肤未见明显异常；无肝掌、蜘蛛痣，全身浅表淋巴结未触及肿大；全腹无压痛、反跳痛及肌紧张，肝、脾肋下未触及。

3.辅助检查

（1）常规检查

①血常规：WBC 2.02×10^9/L，中性粒细胞绝对值0.93×10^9/L，RBC 3.01×10^{12}/L，Hb 83.0 g/L，PLT 31×10^9/L，网织红细胞绝对值95.7×10^{12}/L，网织红细胞百分比3.2%，高核酸浓度网织红细胞百分比11.1%，低核酸浓度网织红细胞百分比74.1%。

②血液生化：血清钾3.44 mmol/L，血清钠135.85 mmol/L，血清钙1.76 mmol/L。贫血三项检查维生素B₁₂为112 pmol/L。余检查未见明显异常。

（2）细胞形态学检查

①血象结果：红细胞大小不均，可见中空扩大；白细胞和血小板均减低，建议做骨髓细胞形态学检查。

②骨髓象结果：粒红两系发育异常，原始粒细胞增多，占8.5%，提示MDS-RAEB-1（FAB分类）（图2-51）。

（3）骨髓活检

①骨髓有核细胞增生程度不均一（造血面积为1%～25%）；粒/红比例大致正常；

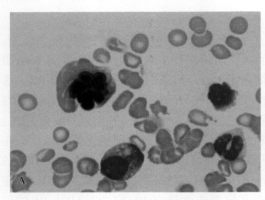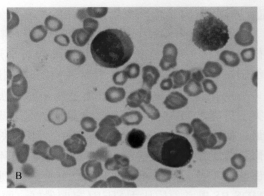

图2-51　骨髓涂片（瑞氏-吉姆萨复合染色，×1000）

粒系细胞少见，以偏成熟阶段细胞为主，可见幼稚细胞；红系细胞少见，以中、晚幼红细胞为主；全片未见巨核细胞；淋巴细胞少见，骨髓间质未见纤维化。

②免疫组化：CD34（＋）、CD117（＋）、CD61巨核细胞少（＋），偶见单圆核。

③骨髓活检分析结果：幼稚细胞偏多，巨核细胞提示轻度病态造血，故考虑骨髓增生异常综合征伴原始细胞增多。

（4）流式细胞学分析：在CD45/SSC点图上，可见异常原始细胞群P2，占有核细胞的4.31%，主要表达CD33，部分表达CD34、HLA-DR、CD13、CD4、CD117、CD64、cMPO，弱表达CD7、CD11b、CD15、CD11c，不表达CD2、CD10、CD20、CD19、CD16、CD56、CD41a、CD36、CD14、cCD79a。在CD45/SSC点图上，可见中性粒细胞群Gra，占有核细胞的22.67%，异常弱表达CD117，CD13/CD16表达异常。提示见4.31%的异常髓系细胞群，请结合临床表现、细胞形态学和细胞遗传学结果进一步确诊。

（5）临床诊断：MDS-RAEB-1（FAB分类）。

【案例解析】

问题1：该案例的诊断依据是什么？

答：该患者为老年男患，有慢性病程；外周血三系血细胞减低，可见病态造血（＞10%）。骨髓中髓系原始细胞比例占5%～9%，未见Auer小体；流式细胞学结果提示见4.31%的异常髓系细胞群，中性粒细胞群CD13/CD16表达异常。

问题2：RAEB-1与RAEB-2的区别是什么？

答：RAEB-1是指患者出现单系或多系血细胞发育异常，且外周血原始细胞＜5%，骨髓原始细胞为5%～9%，无Auer小体；而RAEB-2是指存在单系或多系血细胞发育异常，且外周血原始细胞为5%～19%，骨髓原始细胞为10%～19%，偶尔可见Auer小体。

▶ 案例3

【病历摘要】

1.病史　患者，女，55岁。主因"头晕半个月，行走不稳，伴吐词不清2⁺d"入院。半个月前，患者无明显诱因出现头晕，伴食欲缺乏；2d前患者无明显诱因出现行走不稳，伴吐词不清，无头痛，无咳嗽、咳痰，无腹泻、腹痛及无双下肢水肿等不适。遂就诊我院。

2.体格检查　T 36.7℃，P 93次/分，R 20次/分，BP 127/72 mmHg。发育正常，营

养中等，贫血貌，神志清楚，吐词欠清，全身皮肤无瘀点、瘀斑，无肝掌、蜘蛛痣，全身浅表淋巴结未触及肿大；全腹无压痛、反跳痛及肌紧张，肝、脾肋下未触及。

3.辅助检查

（1）常规检查

①血常规：原幼细胞占8%，中性粒细胞占72%，淋巴细胞占20%，RBC 1.19×10^{12}/L，Hb 41.0g/L，PLT 20×10^9/L。

②血液生化：血清钠134.0 mmol/L，白蛋白33.0 g/L，A/G，0.69，球蛋白47.8 g/L，前白蛋白182 mg/L，血糖7.83 mmol/L。凝血功能、肾功能、心肌酶、乙肝五项、HIV＋丙型肝炎＋梅毒测定未见明显异常。

（2）细胞形态学检查

①血象结果：原幼细胞占8%，建议做骨髓细胞形态学检查（图2-52）。

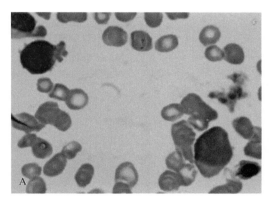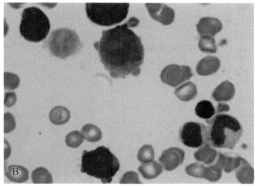

图2-52 血涂片（瑞氏－吉姆萨复合染色，×1000）

②骨髓象结果：骨髓有核细胞增生明显活跃，粒∶红＝4.48∶1；粒系各阶段比例无明显增减，可见核质发育不平衡及巨杆状核粒细胞；红系幼红细胞减少，易见巨幼样变红细胞；单核系可见18.0%的原幼单核细胞，胞体大小不等，核型多样，可见扭曲折叠，胞质内可见少量细小粉尘样颗粒，核仁1～2个，不清晰；骨髓象形态学特征与MDS-RAEB-2相似（图2-53）。

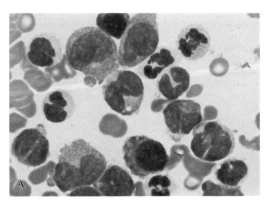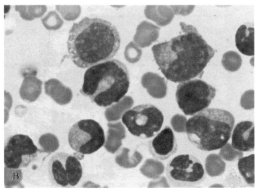

图2-53 骨髓涂片（瑞氏－吉姆萨复合染色，×1000）

（3）流式细胞学分析：在CD45/SSC散点图上，可见异常原始细胞群P2，占有核细胞的6.61%，主要表达CD13，部分表达CD34、HLA-DR、CD33、CD4、CD117、CD64、cMPO、CD123，弱表达CD7、CD11b、CD15、CD11c，不表达CD2、CD10、CD20、CD19、CD16、CD56、CD41a、CD36、CD14、cCD79a。在CD45/SSC散点图上，可见中性粒细胞群Gra，占有核细胞的42.71%，异常弱表达CD117，CD13/CD16表达异常（图2-54）。提示见6.61%的异常髓系细胞群，请结合临床表现、细胞形态学和细胞遗传学结果进一步确诊。

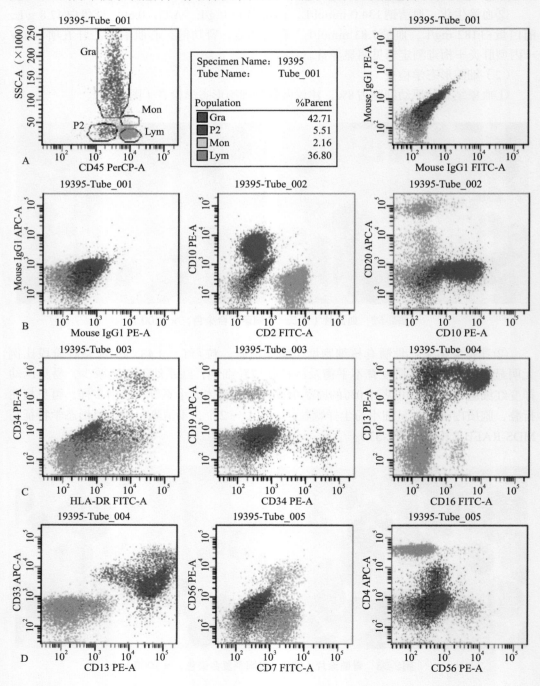

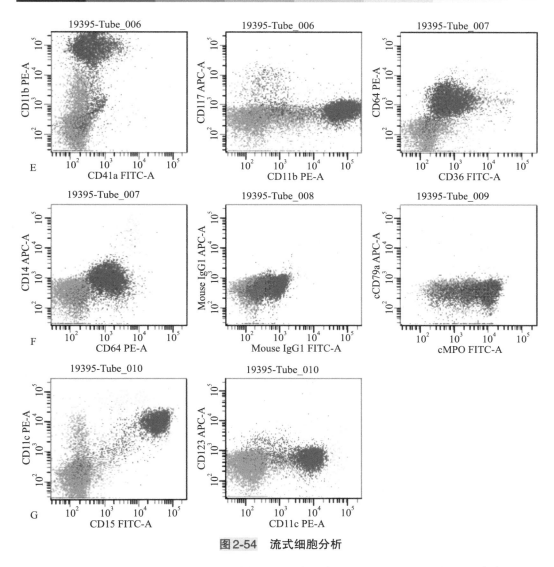

图2-54　流式细胞分析

（4）诊断：根据临床病史及检查结果考虑该患者是MDS-RAEB-2（FAB分类）。

【案例解析】

问题1：该案例的诊断依据是什么？

答：该患者为老年女性，查外周血可见三系减少；进一步骨髓穿刺见原始细胞比例为10%～19%。根据MPO染色结果，提示为髓系原始细胞。粒系、红系、巨核系均可见不同程度病态造血（＞10%）；流式细胞学分析结果见6.61%的异常髓系细胞群，中性粒细胞群CD13/CD16表达异常。

问题2：为了明确诊断，建议临床进一步进行哪些检查？

答：进一步进行的检查包括：①细胞免疫表型分析：根据原始细胞的比例和所表达的免疫标志物，进一步明确原始细胞的比例（10%～19%）和系别（髓系）。②骨髓活检：前体细胞异常定位（ALIP）指骨髓活检时在骨小梁旁区或骨小梁间区出现3～5个或更多原始粒细胞、早幼粒细胞呈簇状积聚的现象。当骨髓活检时发现ALIP现象是

MDS（骨髓增生异常综合征）最具特征性的骨髓检查异常表现。③遗传学检查：部分患者造血细胞中发现基因突变、表观遗传学改变、染色体异常等，可能与本病的发生发展有关。④骨髓细胞学形态检查：还应关注的是髓系原始细胞中是否可查见Auer小体。在找到Auer小体的前提下，即使原始细胞比例不足10%，也应诊断为MDS-RAEB-2。

问题3：与哪些疾病进行鉴别诊断？

答：需要与急性白血病相鉴别。在骨髓中，如原幼细胞（原始粒细胞、原幼单核细胞、原幼淋巴细胞、原始巨核细胞）比例≥20%，即使可见明显病态造血，也应诊断为急性白血病，原幼细胞的比例以形态学分类为准。此外，如果分子生物学检测到PML-$RAR\alpha$融合基因，即使白血病细胞未达到20%，也应该诊断为急性早幼粒细胞白血病（APL）；若遗传学检测到t（8；21）（q22；q22.1）基因，以及$RUNX1$-$RUNX1T1$融合基因，即使原始细胞比例低于20%，异常中幼粒细胞低于30%，也应诊断为M2b。

（段　妧）

第五节　骨髓增殖性肿瘤实验室检验

一、基本理论

骨髓增殖性肿瘤（myeloproliferative neoplasms，MPN）是以一系或多系髓系（即粒系、红系和巨核系）细胞增殖为特征的克隆性造血干细胞疾病。其主要发生于成年人，发病高峰在50～70岁，但一些亚型在儿童中也有报告。所有亚型相加的年发病率为6/10万人。

大多数MPN最初的特征为骨髓细胞增生程度较年龄匹配预期有不同程度增加，伴有效的造血成熟和外周血中粒细胞、红细胞和（或）血小板数量增加。由于过量血细胞和（或）异常造血祖细胞的增殖引起常见的临床症状，即肝、脾大。尽管起病隐匿，但每种MPN都有类似的转归，最终进入由于骨髓纤维化、无效造血而导致的骨髓衰竭或者转化为急性白血病。遗传学演变的证据通常预示着疾病进展，器官肿大程度的加重，血细胞计数可增多或减少，可发生骨髓纤维化和骨髓增生异常。外周血或骨髓中发现10%～19%的原始细胞提示疾病加速期，≥20%则诊断急变期。2016年WHO髓系肿瘤分类MPN分型见表2-5。

表2-5　2016年WHO髓系肿瘤分类骨髓增殖性肿瘤（MPN）类型

慢性粒细胞白血病，Bcr-$Abl1$阳性（CML）
慢性中性粒细胞白血病（CNL）
真性红细胞增多症（PV）
原发性骨髓纤维化（PMF）
原发性骨髓纤维化，纤维化前期或早期（PrePMF）
原发性骨髓纤维化，纤维化期
原发性血小板增多症（ET）
慢性嗜酸粒细胞性白血病，非特定类型（NOS）
骨髓增殖性肿瘤，不能分类型（MPN-U）

与2008年WHO髓系肿瘤分类相比较，肥大细胞增多症不再列入骨髓增殖性肿瘤（MPN）这一大类，而独立成为髓系肿瘤的一个类别。但是，在应用中增加了分子指标在病种（类型）定义中的分量和诊断中的权重，如慢性中性粒细胞白血病（CNL）与*CSF3R*突变，以及*JAK2*、*MPL*和*CALR*突变与真性红细胞增多症（PV）、原发性血小板增多症（ET）和原发性骨髓纤维化（PMF）等。

大多数MPN与涉及编码胞质或受体蛋白酪氨酸激酶的基因或这些途径的调节物基因的克隆性异常有关。迄今为止，描述的异常包括基因的易位、插入、缺失和点突变，导致激活信号转导途径的异常的、组成性激活的蛋白酪氨酸激酶，引起异常增殖。在某些案例中，这些遗传学异常（如慢性粒细胞白血病中的*Bcr-Abl*融合基因）与临床、实验室和形态学所见一致，使这些参数成为分类的主要标准；其他遗传学异常提供的证据表明，髓系增殖为肿瘤性而非反应性。在慢性粒细胞白血病、PV、ET和PMF发病机制中蛋白酪氨酸激酶改变的作用，支持在MPN大类下包含类似的蛋白酪氨酸激酶异常相关的慢性髓系增殖；不过，有些ET和PMF案例，一些缺乏*CSF3R*突变的慢性中性粒细胞白血病案例，以及一些与嗜酸性粒细胞增多相关的髓系肿瘤的分子发病机制仍不清楚。对于这些案例，临床、实验室和形态学特征仍然是诊断和分类的基础。

慢性粒细胞白血病（CML），*Bcr-Abl*阳性是一种骨髓增殖性肿瘤，起源于异常骨髓多能干细胞且总是伴有定位于Ph染色体上的*Bcr-Abl*融合基因。尽管早期主要表现为中性粒细胞系的白细胞增多，但所有髓系细胞以及部分淋系细胞和内皮细胞中均有*Bcr-Abl*基因。未治疗的CML自然病程包括两个或3个阶段：初始为慢性期（CP），随后为加速期（AP）、急变期（BP）或为其中的两者。

慢性中性粒细胞白血病（CNL）是一种罕见的骨髓增殖性疾病，其特点为外周血中性粒细胞持续性增多，骨髓中由于中性粒细胞增殖而显示有核细胞过多，肝、脾大，无Ph染色体或*Bcr-Abl*融合基因。诊断时需排除反应性中性粒细胞增多和其他骨髓增殖性肿瘤。

真性红细胞增多症（PV）是一种慢性骨髓增殖性肿瘤，其特征为红细胞的产生增加脱离红细胞生成的正常调节机制。几乎所有案例都有体细胞性Janus激酶2（JAK2）基因的功能增获性突变：*JAK2 V617F*或另外的功能类似的*JAK2*突变，导致不仅红系而且粒系及巨核系细胞也发生增殖，即"全髓增殖"。PV可分为3期：①前驱性多血前期，特点为只有交界性轻度红细胞增多；②明确的多血期，伴红细胞容量显著增大；③"消耗期"或多血期后骨髓纤维化期（post-PVMF），此期有贫血和其他血细胞减少，与无效造血、骨髓纤维化、髓外造血（EMH）和脾功能亢进有关。PV的自然进展也包括演化为骨髓增生异常/白血病前期和（或）AML，但发生率不高。诊断PV必须排除各种原因的继发性红细胞增多、遗传性红细胞增多及其他MPN。诊断时需结合临床、实验室及骨髓组织学特点。

原发性骨髓纤维化（PMF）是一种克隆性骨髓增殖性肿瘤，特征为骨髓中以巨核细胞和粒系细胞增殖为主，至病情充分发展期伴有反应性纤维结缔组织沉积和髓外造血。疾病的进展呈阶段性，从起初的骨髓过度增生、没有或仅有少量网状纤维的纤维化前期，进展为骨髓网状纤维或胶原纤维显著增生的纤维化期，常伴骨硬化。PMF纤维化期的特征是外周血涂片出现幼稚粒系、红系细胞及泪滴形红细胞，并有肝、脾大。

原发性血小板增多症（ET）是一种主要累及巨核细胞系的慢性骨髓增殖性肿瘤。其特征是外周血中血小板数持续性增高≥450×10⁹/L，骨髓中大而成熟的巨核细胞数量增多，临床上出现发作性栓塞和（或）出血。由于ET无已知的特异性遗传学或生物学标记，必须排除其他原因引起的血小板增多，包括其他类型MPN、炎症和感染性疾病、出血及其他类型的造血与非造血组织肿瘤。如有 *Bcr-Abl* 融合基因则排除ET的诊断。

二、案例分析

▶ 案例1

【病历摘要】

1.病史　患者，男，54岁，中学教师。2年前因感冒后出现咳嗽，咳白色黏痰，无发热、盗汗，无胸痛及咯血等症，于诊所自购抗菌药服用后症状缓解（具体用药不详），未给予重视。此后每因受凉上述症状即反复发作，均未正规诊治。1年前参加单位体检，血常规提示白细胞增多，中性粒细胞比例增高，嗜碱性粒细胞占2.5%，未住院进一步检查。1周前于家中洗澡，触及左下腹部肿块，遂来院就诊。血常规检测结果WBC 335×10⁹/L、Hb 121g/L、PLT 507×10⁹/L，分类以中性粒细胞为主，核左移明显，同时伴嗜酸性粒细胞和嗜碱性粒细胞增多。门诊以"慢性髓细胞白血病"收入血液内科。

2.体格检查　皮肤黏膜完整，未见瘀点、瘀斑，浅表淋巴结未触及肿大，肝大小正常，脾明显肿大、平脐。

3.实验室检查

（1）常规检查：血常规：WBC 354.5×10⁹/L，中性粒细胞百分比82.0%，淋巴细胞百分比5.0%，单核细胞百分比2.0%，嗜酸性粒细胞百分比6.0%，嗜碱性粒细胞百分比5.0%，RBC 4.01×10¹²/L，Hb 70.0g/L，PLT 510×10⁹/L。

（2）骨髓细胞形态学检查：骨髓常规提示增生极度活跃，粒系（G）占85%，红系（E）占5%，G/E＝17/1。红系增生受抑制；粒系明显增生，以中性中幼粒细胞及以下阶段细胞为主，伴嗜酸性粒细胞和嗜碱性粒细胞增多，部分粒细胞可见颗粒减少现象；巨核细胞数增多，可见小巨核细胞及淋巴样小巨核细胞，血小板成簇易见（图2-55）。形态学意见：不除外慢性粒细胞白血病，请结合相关检查明确诊断。

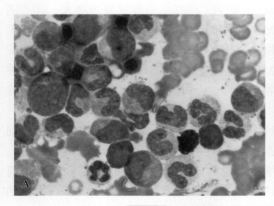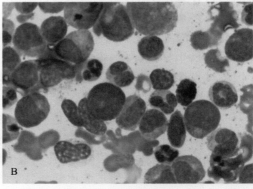

图2-55　骨髓涂片（瑞氏-吉姆萨复合染色，×1000）

（3）骨髓活检：骨髓有核细胞增生异常活跃，脂肪组织减少；粒细胞系极度增生，原始、幼稚细胞散在易见，以中性中幼粒及晚幼粒细胞以下阶段多见，嗜酸性粒细胞、嗜碱性粒细胞可见；红细胞系增生极度低下，有核红细胞少见；巨核细胞系极度增生，可见成簇分布，多形性改变明显，可见病态巨核细胞，间质内未见纤维组织增生。考虑MDS/MPN-CML骨髓活组织图像，请结合Ph染色体检查。

（4）*JAK2 V617F*突变定性检测：阴性。

（5）*Bcr/Abl*融合基因（Major断裂点）定性检测：*Bcr/Abl*（P210）阳性，*Bcr/Abl*（P190）阴性。

（6）*MPL W515L/K*基因突变定性检测：*W515L/W515K*突变型均为阴性。

（7）染色体核型分析：46，XY，t（9；22）（q34；q11）[20]/46，XY。实验诊断提示：此患者标本经培养后分析，细胞核型存在由9号和22号染色体易位产生的Ph染色体，请结合其他检测结果和临床症状综合判断。

（8）荧光原位杂交（FISH）检测结果：患者*Bcr/Abl*易位探针可见非典型融合信号，存在t（9；22），阳性率约为90%，请结合临床综合判断。

（9）临床诊断：慢性粒细胞白血病。

【案例解析】

问题1： 该案例的诊断依据是什么？

答：该患者为中老年男性，起病2年，一直未到医院正规诊疗。中途体检血常规白细胞增高及嗜碱性粒细胞增多，仍未重视，以致于病情进一步加重，直到触及腹部肿块（脾大）后才到医院就诊。从患者的简要病史来看，病程较长（2年余），需要考虑为慢性疾病；血常规白细胞增多，分类以中性中幼粒细胞及以下阶段粒细胞为主，需要考虑慢性髓细胞性血液疾病，且因嗜酸性粒细胞及嗜碱性粒细胞增多，慢性粒细胞白血病可能性大；染色体核型分析提示存在由9号和22号染色体易位产生的Ph染色体；*Bcr/Abl*融合基因定性检测提示*Bcr/Abl*（P210）阳性，*JAK2 V617F*突变定性检测结果为阴性，从而明确慢性粒细胞白血病的诊断。

问题2： 慢性粒细胞白血病的临床表现主要有哪些？

答：病程较长，起病隐匿，病情进展相对缓慢；一般无明显感染，无出血和贫血或者较轻微；白细胞增多及脾大是其主要表现。

问题3： 慢性粒细胞白血病的血象及骨髓象特点是什么？

答：（1）血象：白细胞显著增多，分类可见各阶段粒细胞，以中性中幼粒细胞为主，同时伴嗜酸性粒细胞及嗜碱性粒细胞增多，原始粒细胞一般小于10%。

（2）骨髓象：骨髓增生明显—极度活跃，以粒系增生为主，红系比例相对减低；粒系可见各阶段细胞，与外周血细胞形态较为一致，原始粒细胞小于10%；巨核细胞系增生，可见小巨核，血小板数量增多。

问题4： 除形态学检查外，确诊慢性粒细胞白血病还应做哪些检查？需要与哪些疾病相鉴别？

答：细胞遗传学和分子生物学检查：CML细胞中出现Ph染色体，G显带为t（9；22）（q34；q11）。9号染色体长臂上C-ABL原癌基因易位到22号染色体长臂的断裂点簇集区（*Bcr*）形成*Bcr/Abl*融合基因。5%的CML有*Bcr/Abl*融合基因阳性和Ph染色体阴性；约5%CML患者检测不到Ph染色体，但在分子水平上可检测到*Bcr/Abl*融合基因。除此之外，CML慢性期细胞化学染色、中性粒细胞碱性磷酸酶（NAP）染色活性减低或呈阴性反应对诊断CML也有一定的价值。

▶ 案例2

【病历摘要】

1. 病史 患者，男，66岁。主因"头晕、乏力10余天"入院。患者于入院前10余天无明显诱因出现头晕，呈非视物旋转性，伴全身乏力，无发热、畏寒，无胸闷、气喘，无恶心、呕吐等不适。初未重视，症状仍反复，后就诊于当地医院，查血常规白细胞21.6×10^9/L，血小板1099×10^9/L；头颅CT提示脑萎缩，为进一步诊治就诊于我院，门诊以"血小板增多待查、头晕待查"收入院。

2. 体格检查 T 36.2℃，R 20次/分，P 82次/分，BP 120/80mmHg。神志清楚，查体合作，全身皮肤黏膜无黄染、苍白、发绀、出血点，浅表淋巴结未触及肿大；结膜无苍白，巩膜无黄染；双肺叩诊清音，双肺呼吸音粗，双肺未闻及干、湿啰音；心界不大，心率82次/分，心律齐，心音正常，各瓣膜听诊区未闻及杂音及心包摩擦音；腹部平坦，腹软，无压痛，未触及肿块，Murphy征阴性，肝、脾肋下未扪及；关节无红肿及压痛，双下肢无水肿。

3. 实验室检查

（1）常规检查（血常规）：WBC18.5×10^9/L，中性粒细胞百分比79.8%，淋巴细胞百分比13.2%，单核细胞百分比6.0%，RBC 4.47×10^{12}/L，Hb 120.0g/L，PLT 962×10^9/L。

（2）骨髓细胞形态学：骨髓增生明显活跃，G＝59.5%，E＝30%，G/E＝1.98/1，粒系比例正常，中性中幼粒细胞比例偏高，成熟阶段粒细胞胞质颗粒增多、增粗。红系比例增高，以中、晚幼红细胞为主，成熟红细胞形态无明显异常。全片共见巨核细胞1082个，分类25个，其中颗粒型巨核细胞14个、产血小板型巨核细胞9个、裸核2个。血小板呈大堆、大片状分布，易见。形态学意见：符合血小板增多症骨髓象，请结合临床及基因等相关检查（图2-56，图2-57）。

（3）骨髓活检：HE及PAS染色提示骨髓增生极度活跃（约90%），粒红比例大致正常。粒系各阶段细胞可见，以中幼及以下阶段细胞为主；红系各阶段细胞可见，以中晚幼红细胞为主；巨核细胞增多，散在或簇状分布，部分胞体大、分叶多。网状纤维染色

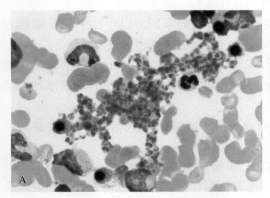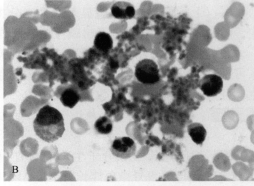

图2-56 骨髓涂片中成片分布的血小板（瑞氏－吉姆萨复合染色，×1000）

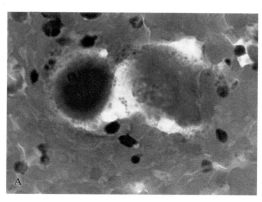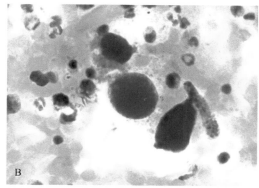

图2-57　骨髓涂片（瑞氏-吉姆萨复合染色，×1000）

血小板巨核细胞

（MF-0级）。考虑为骨髓增殖性肿瘤，不除外原发性血小板增多症。

（4）基因检查：*JAK2 V617F*突变定性检测阳性，*CALR*基因突变检测阴性，*MPL W515L/K*基因突变定性检测阴性，*Bcr-Abl1*（P190，P210，P230型）融合基因定性检测阴性。

（5）染色体核型分析：46,XY［20］。

（6）临床诊断：原发性血小板增多症。

【案例解析】

问题1: 该案例的诊断依据是什么？

答：该患者为老年男性，既往查血常规提示血小板显著增多，并未引起重视。10余天前无明显诱因出现头晕伴全身乏力来院就诊，血常规提示血小板计数为962×10^9/L，考虑为血小板增多症，经完善骨髓细胞形态学、骨髓活检、基因检查及染色核型分析，确诊为原发性血小板增多症。

问题2: 血常规提示血小板增多，应注意哪些问题？

答：应鉴别血小板是真性增多，还是假性增多。由于血小板上机检测时是通过阻抗法检测细胞的大小来进行计数，且红细胞和血小板是在一个通道里进行检测，两者之间的体积大小常会互相干扰计数，导致检测结果出现偏差。应结合血常规红细胞直方图、血小板直方图及红细胞平均体积综合分析，并结合血涂片形态学判断是否有小红细胞、红细胞碎片及大血小板、巨大血小板等，必要时行人工计数血小板进行校正。

问题3: 原发性血小板增多症（ET）的诊断标准是什么？

答：诊断原发性血小板增多症的标准有：①血小板持续性增多（PLT$\geqslant450\times10^9$/L）；②骨髓活检为巨核细胞增生，胞体大而形态成熟的巨核细胞增多；③临床上可有出血和（或）血栓形成；④无真性红细胞增多症（PV）、慢性粒细胞白血病（CML）、原发性骨髓纤维化（PMF）、骨髓增生异常综合征（MDS），以及其他髓系肿瘤、反应性血小板增多的证据及表现；⑤部分案例*JAK2 V617F*突变阳性或存在其他克隆标记。

问题4: 原发性血小板增多症（ET）与慢性粒细胞白血病血小板增多，从形态学方面如何鉴别？

答：慢性粒细胞白血病慢性期的血小板多正常或增多，增多时可＞1000×10^9/L，如果外周血白细胞不增高，常与ET混淆。鉴别方法，可以从巨核细胞形态入手，CML的巨核细胞体积较小，而ET的巨核细胞体积较大；其次，CML常有PH染色体及*Bcr-Abl*融合基因阳性，ET没有Ph染色体和*Bcr-Abl*融合基因，但是部分ET患者*JAK2*基因阳性。

▶ **案例3**

【病历摘要】

1.病史　患者，男，69岁。以"头晕10余天"为主诉入院。患者入院前10余天无明显诱因出现头晕，呈视物旋转性，与体位改变无关，伴呕吐胆汁样物1次，全身乏力，活动后气促，就诊于当地医院，查血常规WBC（16.6～23.5）×10⁹/L、RBC（6.99～7.07）×10¹²/L、Hb 186～193g/L、PLT（477～698）×10⁹/L。胸部CT考虑肺部感染、脂肪肝、脾大，予以抗感染等治疗后，头晕、乏力无明显缓解。入院2d前出现一过性晕厥2次，为进一步诊治，就诊于我院，门诊以"红细胞升高原因待查"收入院。

2.体格检查　T 36.3℃，R 20次/分，P 78次/分，BP 126/70mmHg。神志清楚，全身皮肤黏膜未见苍白、黄染及出血点，全身浅表淋巴结无肿大；咽部无充血，扁桃体无肿大；胸骨无压痛，双肺呼吸音清，未闻及干、湿啰音；心律齐，各瓣膜听诊区未闻及病理性杂音；腹部平坦，无压痛及反跳痛，肝肋下未触及，脾肋下2指可触及，双下肢无水肿。

3.实验室检查

（1）常规检查（血常规）：WBC11.81×10⁹/L，中性粒细胞百分比79.7%，淋巴细胞百分比11.8%，单核细胞百分比5.6%，RBC 6.65×10¹²/L，Hb 185.0g/L，Hct 0.58，PLT 398×10⁹/L。

（2）骨髓细胞形态学：骨髓增生明显活跃，G＝59.5%，E＝33%，G/E＝1.80/1，粒系比例正常，各阶段比例、形态大致正常；红系比例增高，以中、晚幼红细胞为主，成熟红细胞堆积分布。全片共见巨核细胞520个，分类25个，其中颗粒型巨核细胞12个、产血小板型巨核细胞10个、裸核巨核细胞3个。血小板呈小堆、大堆分布，易见。形态学意见：符合红细胞增多症骨髓象，请结合临床及基因等相关检查（图2-58）。

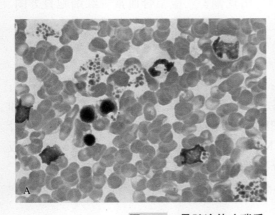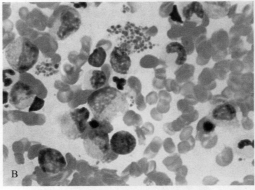

图2-58　骨髓涂片（瑞氏-吉姆萨复合染色，×1000）

（3）骨髓活检：(髂后骨髓) HE及PAS染色提示骨髓增生极度活跃（约80%），粒、红比例略减低，粒系各阶段细胞可见，以中性中幼粒细胞及以下阶段细胞为主；红系各阶段细胞可见，以中、晚幼红细胞为主；巨核细胞增多，散在或簇状分布，分叶核为主，胞体大小不等、形态多样。网状纤维染色（MF-0级）。考虑骨髓增殖性肿瘤。

（4）基因检查：*JAK2 V617F*突变定性检测阳性，*CALR*基因突变检测阴性，*MPL W515L/K*基因突变定性检测阴性，*Bcr-Abl*（P190，P210，P230型）融合基因定性检测阴性。

（5）染色体核型分析：46，XY［20］。

（6）红细胞生成素（EPO）测定：EPO 2.20U/L（2.59 ～ 18.50U/L）。

（7）临床诊断：真性红细胞增多症。

【案例解析】

问题1：该案例的诊断依据是什么？

答：该患者为老年男性，因头晕原因于当地多次查血常规提示红细胞和血红蛋白显明增高，经过仔细的病史询问，患者无吸烟史，无高海拔生活史，无心脏病及呼吸困难等疾病，从而排除了红细胞代偿性增生即继发性红细胞增多的可能。真性红细胞增多症是克隆性红细胞增多，几乎总伴随着*JAK2*突变（*JAK2 V617F*或外显子12）；而促红细胞生成素（EPO）水平在继发性红细胞增多症中正常或升高，而在真性红细胞增多症中低于正常。该患者多次不明原因的红细胞增多及血红蛋白增高，骨髓红系增生，成熟红细胞堆积分布，符合红细胞增多症的表现；临床上脾大，也是慢性增殖性血液肿瘤的表现之一；结合染色体核型分析（正常）、骨髓活检，提示骨髓增殖性肿瘤、*JAK2 V617F*突变定性检测阳性及EPO水平测定偏低等，可明确诊断患者为真性红细胞增多症（PV）。

问题2：临床怀疑红细胞增多症，应做哪些检查？

答：应做的检查包括：①血常规；②骨髓常规；③基因检测（*JAK2 V617F*）；④骨髓活检；⑤促红细胞生成素；⑥血气分析；⑦血液黏度测定；⑧凝血功能检测等。

问题3：红细胞增多症的诊断流程（图2-59）。

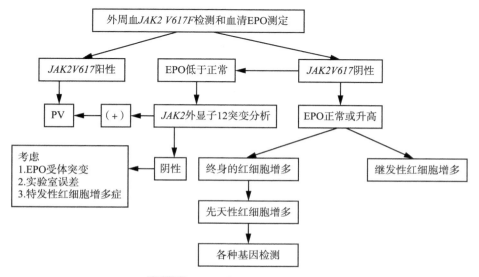

图2-59　红细胞增多症的诊断流程

▶ **案例4**

【病历摘要】

1.病史　患者，男，57岁。发现脾大半年余，左肋下脾区不适10d。患者于2017年12月在当地乡镇卫生院体检时腹部B超提示脾大（肋下75mm，厚约38mm），未予以重视。近10d来出现明显左肋下脾区胀痛不适，遂来我院就诊，门诊以"脾大"收入我院血液科。

2.体格检查　T 36.6℃，神志清楚，精神欠佳，全身皮肤黏膜未见黄染、皮疹及出血点，全身浅表淋巴结未触及肿大；肝肋下未触及，脾肋下8cm可触及肿大。

3.实验室检查

（1）血常规：WBC $8.05×10^9$/L，中性粒细胞百分比80.9%，淋巴细胞百分比11.2%，单核细胞百分比4.3%，RBC $3.98×10^{12}$/L，Hb 109g/L，PLT $385×10^9$/L。

（2）细胞形态学：①骨髓涂片，取材欠佳（骨髓干抽、稀释且轻度凝固），增生欠活跃，G＝69.0%，E＝11.0%，G：E＝6.9：1。粒系增生，中性分叶核粒细胞比例＞中性杆状核粒细胞比例，形态无明显异常；红系增生减低，以中、晚幼红细胞为主，成熟红细胞轻度大小不均，可见椭圆形、泪滴形及嗜多色性红细胞等；全片巨核细胞少见，血小板散在或成堆分布，可见大血小板。②外周血：白细胞数无明显增减，粒细胞比例增高，可见部分中性粒细胞胞体偏大且分叶过多，可见中性中幼粒、中性晚幼粒细胞等；成熟红细胞轻度大小不均，可见椭圆形、泪滴形及嗜多色性红细胞等；计数100个白细胞见有核红细胞5个；血小板散在或小簇分布，可见大血小板。形态学意见：取材欠佳（骨髓干抽、稀释且轻度凝固），外周血泪滴形红细胞增多并可见中性中幼粒、晚幼粒细胞及有核红细胞，不排除骨髓纤维化？建议做骨髓活检及 *JAK2*、*MPL*、*CALR* 基因突变等检测（图2-60，图2-61）。

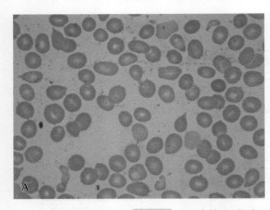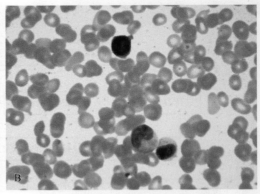

图2-60　血涂片（瑞氏-吉姆萨复合染色，×1000）

（3）腹部彩超显示：脾大（肋下83mm），脾静脉主干增宽。

（4）腹部CT显示：脾大，腹主动脉硬化。

（5）骨髓活检：有核细胞增生活跃（造血容量约40%），粒红比略增高，未见典型ALIP及热点现象。粒系各阶段可见，以成熟阶段细胞为主；红系以中晚幼红细胞为主；

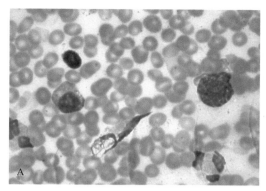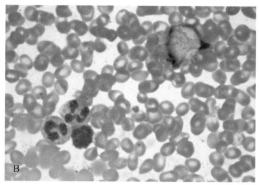

图2-61　骨髓涂片（瑞氏-吉姆萨复合染色，×1000）

巨核细胞数量增多，可见较紧密的簇状分布现象，细胞核染色质深染，形态不规则，易见裸核；骨髓活检可见广泛胶原纤维增生。免疫组化提示CD34（-）、CD117偶见（+）、CD61巨核细胞簇状（+）。结论：形态符合原发性骨髓纤维化，请结合*JAK2*、*CALR*及*MPL*基因突变检查诊断。

（6）*JAK2*基因*V617F*突变定量检测（Q-PCR）：阳性。

（7）临床诊断：骨髓纤维化。

【案例解析】

问题1：该案例的诊断依据是什么？

答：该患者为中老年男性，以脾大为主要病因半年余；血常规显示白细胞总数尚在正常范围内，但中性粒细胞比例增高，轻度贫血，血小板计数增多；人工复检，外周血可见中性中幼粒、晚幼粒细胞及有核红细胞，成熟红细胞可见泪滴状红细胞；结合临床上患者脾大病史，骨髓取材欠佳，即有可能存在外周造血器官（脾脏）代偿造血，骨髓存在纤维化的可能。有70%～80%的患者在初诊时为骨髓纤维化期，特征性是髓外造血脾大、肝大、贫血，幼稚粒细胞和幼稚红细胞多在10%～15%以下，数量不一的泪滴形红细胞等组成的异形性红细胞；白细胞计数增减不一，大多在（2～30）×10⁹/L，少有高至（40～50）×10⁹/L者。分类中性粒细胞比例增高，嗜碱性粒细胞可见增多，淋巴细胞减少，可见中、晚幼粒细胞，也可见少量原始和早幼粒细胞。如果原始细胞＞10%，意味着疾病的加速或急变期（＞20%）；血小板计数增减不定，大血小板、畸形血小板、小型的裸核巨核细胞和碎片、微小巨核细胞均可出现于外周血涂片中。由此可见，患者的病史及血象、骨髓象表现均符合骨髓纤维化诊断的表现，现结合骨髓活检可见广泛胶原纤维增生，免疫组化CD34（-）、CD117偶见（+）、CD61巨核细胞簇状（+）及*JAK2*基因*V617F*突变定量检测（Q-PCR）阳性，对骨髓纤维化的诊断增加了可信的依据。

问题2：临床上脾大常见于哪些疾病？

答：引起脾大的因素有很多，见于：①感染性脾大，各种急慢性感染，如伤寒、副伤寒、黑热病、血吸虫病、疟疾、病毒性肝炎、败血症、晚期梅毒等；②淤血性脾大，如肝硬化、慢性心力衰竭、心源性肝硬化、脾静脉血栓形成等；③慢性增生性脾大，如白血病、溶血性贫血等；④其他，如皮肌炎、结节性多动脉炎、戈谢病等。

问题3：怀疑骨髓纤维化时，应做哪些检查帮助确诊？

答：（1）细胞形态学检查：对骨髓纤维化的诊断有一定的提示作用。骨髓纤维化的患者外周血常可检出幼稚粒细胞和有核红细胞，以及多形性红细胞及泪滴状红细胞；骨髓中有核细胞及中性粒细胞可增多，巨核细胞有簇状、多形性核叶、裸核等异形。

（2）腹部彩超及CT等检查：可检出脾，甚至肝等器官肿大。

（3）骨髓活检：可见广泛胶原纤维增生，是诊断骨髓纤维化必不可少的检测手段。

（4）基因检查：*JAK2*、*MPL*、*CALR*基因突变等检测也有一定的提示诊断意义。

（曾强武）

第六节　淋巴瘤实验室检验

一、基本理论

淋巴瘤（lymphoma）亦称恶性淋巴瘤，是发生于淋巴结或其他淋巴组织的恶性肿瘤。目前国际上统一分为霍奇金淋巴瘤（Hodgkin lymphoma，HL）和非霍奇金淋巴瘤（non-Hodgkin lymphoma，NHL）两大类。HL的组织病理学特点与NHL有很多不同，诊断HL重要的特点是确认病理组织中特征性的恶性细胞——Reed Sternberg（R-S细胞）。已有证明大多数案例的R-S细胞是来源于生发中心的B细胞，R-S细胞通常存在于高度反应性细胞的环境中，提示HL可能是一种慢性免疫刺激性疾病。NHL为不同分化成熟阶段的B或T淋巴细胞发生克隆性异常增殖所引起，通常发生于淋巴结。

淋巴瘤与淋巴细胞系白血病之间常有明显重叠。当存在广泛骨髓和外周血受累时诊断为白血病，当疾病表现为组织瘤块形成、不伴有或仅有轻度血液和骨髓受累时诊断为淋巴瘤，但部分淋巴瘤在疾病后期会浸润骨髓形成淋巴瘤细胞白血病。因此，淋巴瘤和淋巴细胞白血病之间无本质的区别。NHL的骨髓侵犯发生率明显较高（25%～90%），而HL较低（5%～15%）。

目前，淋巴瘤的病因尚不清楚，病毒学说颇受重视。其感染因素与多种成熟B细胞、T细胞和NK细胞淋巴瘤的发生有关。已发现EB病毒（Epstein-Birr virus，EBV）可引起人类B淋巴细胞恶变而致Burkitt淋巴瘤，EBV还与多种免疫抑制人群或老年B细胞淋巴瘤有关，包括移植后的淋巴细胞增殖性疾病、浆母细胞淋巴瘤和EBV阳性的老年大B细胞淋巴瘤等；人类T细胞淋巴瘤/白血病I型病毒（Human T-cell leukemia virus type，HTLV I）是成年人T细胞淋巴瘤/白血病的致病因子；丙型肝炎病毒感染可能与脾边缘带淋巴瘤、结内边缘带淋巴瘤和部分弥漫大B细胞淋巴瘤（DLBCL）的发病有关；环境暴露也可能与B细胞淋巴瘤的发生有关，除草剂和杀虫剂的使用可能与滤泡及弥漫大B细胞淋巴瘤相关，染发剂也是淋巴瘤发病的危险因素。HL的R-S细胞中也有EBV的DNA，但病毒感染导致机体发生淋巴瘤的机制尚不清楚。染色体易位、癌基因激活及蛋白产物的作用可能在淋巴瘤的发病中起重要作用。

淋巴瘤是具有相当异质性的一大类肿瘤，其临床表现既有一定的共同点，同时按照一定的病理类型、受侵部位和范围不同而又存在着很大的差异。浅表淋巴结肿大是淋巴瘤最常见、最典型的临床表现，口咽、舌根、扁桃体、鼻咽部、纵隔、腹部淋巴结是淋巴瘤的好发部位。HL大多首先以侵犯颈部、锁骨上、腋窝淋巴结多见，其淋巴结受累多为连续性，如先为颈部淋巴结肿大，而后依次为腋窝、纵隔淋巴结受侵。NHL首先表现为浅表淋巴结受侵者也超过50%，但受侵淋巴结部位无一定规律，多为跳跃性；NHL结外淋巴组织或器官受侵者也比较多见。淋巴瘤在发现淋巴结肿大前或同时出现发热、皮肤瘙痒、盗汗及消瘦等全身症状。淋巴瘤诊断时10%～20%患者可有贫血，部分患者白细胞、血小板增多，红细胞沉降率加快。个别患者可有类白血病反应，中性粒细胞明显增多。部分患者尤其是晚期患者表现为免疫功能异常。在B细胞NHL中，约10%患者血清可检测到数量不等的、以IgM型为主的免疫球蛋白，与MM主要是IgG型免疫球蛋白不同。淋巴瘤患者还可有一系列非特异性皮肤表现和神经系统症状。

　　淋巴瘤的分布因地区、人群，以及淋巴瘤本身的类型不同而异。近年来，世界范围内淋巴瘤发病率明显增加，且主要以NHL为主。淋巴瘤是我国常见恶性肿瘤，发病率占恶性肿瘤的3%～6%，可发生于任何年龄，20～40岁多见，男多于女（约3∶1）。

　　病理学检查是淋巴瘤诊断的主要手段。2017版WHO将淋系肿瘤分为前体淋巴造血系统肿瘤、成熟B细胞肿瘤、成熟T细胞和NK细胞肿瘤，以及HL、组织细胞和树突状细胞肿瘤五大类近百种疾病类型。由于类型众多，其组成细胞中除了肿瘤细胞，通常还有较多反应性细胞成分，加之各种反应性淋巴组织增生性疾病的存在，大大增加了淋巴瘤病理诊断和鉴别诊断的困难。因此，淋巴瘤的病理诊断需综合应用形态学、免疫组织化学、遗传学和分子生物学技术，以及流式细胞术等，尚无一种方法可以单独定义为"金标准"。

二、案例分析

▶ 案例1

【病历摘要】

　　1.病史　患者，女，56岁。主因"发热1周，伴下唇肿痛5d，加重3d"就诊。门诊查血常规提示WBC 36.2×10⁹/L、中性粒细胞百分比18.8%、淋巴细胞百分比78.9%、单核细胞百分比1.6%、RBC 3.89×10¹²/L、Hb 111g/L、PLT 200×10⁹/L；外周血涂片见淋巴细胞明显增高，退化细胞多见。遂以"血液系统疾病并口腔感染？"收住血液内科。

　　2.体格检查　T 37.1℃，P 83次/分，R 20次/分，BP 130/82 mmHg。神志清楚，全身皮肤黏膜无苍白，下唇明显肿胀，可见6处破溃，表面已结痂，未见流血；咽部充血，双侧扁桃体不大，牙龈无红肿，颌下轻微触痛；双侧颈部、颌下、腋下、腹股沟触及淋巴结肿大；胸骨下端无压痛，双肺呼吸音粗，可闻及湿啰音；心率83次/分，心律齐，未闻及杂音；腹平软，无压痛、无反跳痛及肌紧张，肝、脾未触及，双肾区无叩痛；双下肢无水肿。

　　3.辅助检查

　　（1）常规检查

　　①血常规：WBC 36.23×10⁹/L，中性粒细胞百分比18.8%，淋巴细胞百分比78.9%，单核细胞百分比1.6%，RBC 3.89×10¹²/L，Hb 111g/L，PLT 200×10⁹/L。

　　②淋巴细胞亚群检测：总T淋巴细胞百分比9.11%，辅助/诱导T淋巴细胞百分比4.98%，抑制/细胞毒T淋巴细胞百分比4.06%，B淋巴细胞百分比69.97%，NK细胞百分比2.03%。

③风湿抗体谱：抗核抗体着丝点阳性（1∶100），抗CENP B抗体（＋＋＋）。

④腹部超声提示：上腹部大血管周围淋巴结肿大。

（2）细胞形态学检查

①血象结果：外周血涂片淋巴细胞明显增高，退化细胞多，建议做骨髓细胞形态学检查（图2-62）。

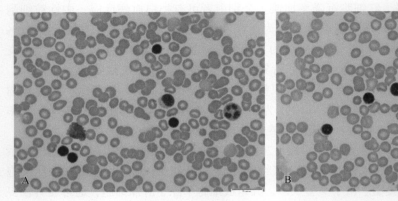

图2-62　血涂片（瑞氏－吉姆萨复合染色，×1000）

②骨髓象结果：骨髓增生明显活跃，粒系占26.5%，红系占8.5%，淋巴细胞占63.5%，偶见幼淋巴细胞；全片涂抹细胞明显增高；NAP积分310分。符合慢性淋巴细胞白血病（CLL）骨髓象（图2-63）。

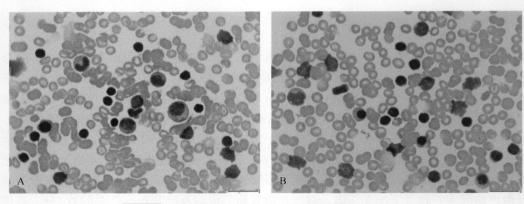

图2-63　骨髓涂片（瑞氏－吉姆萨复合染色，×1000）

（3）骨髓活检

①镜下描述：HE和PAS染色显示骨髓增生明显活跃，淋巴细胞增生、散在或簇状分布，胞体小，胞质量少，胞核呈圆形或不规则，染色质粗；偏成熟阶段粒、红细胞散在分布，巨核细胞数量大致正常。网状纤维染色（MF-2级）。

②免疫组化：CD34小血管（＋），CD3背景深，CD20多（＋），CD79a散在少（＋），CD23多（＋），CD5偶见（＋），CD10淋巴细胞（－），Cyclin-D1（－）。骨髓活检分析结果支持慢性淋巴细胞白血病。

（4）流式细胞学分析：在CD19/SSC散点图上，可见克隆性增生的淋巴细胞群P2，占有核细胞44.38%，主要表达CD20、HLA-DR、CD22、CD5、CD23、CD19、cCD79a、Kappa，弱表达FMC-7、Lambda，不表达CD2、CD10、CD34、CD16、CD13、CD33、CD56、CD7、CD4、CD117、cCD3（图2-64）。提示成熟B淋巴增殖性疾病（疑似B-CLL），请结合临床、细胞形态学和细胞遗传学结果进一步确诊。

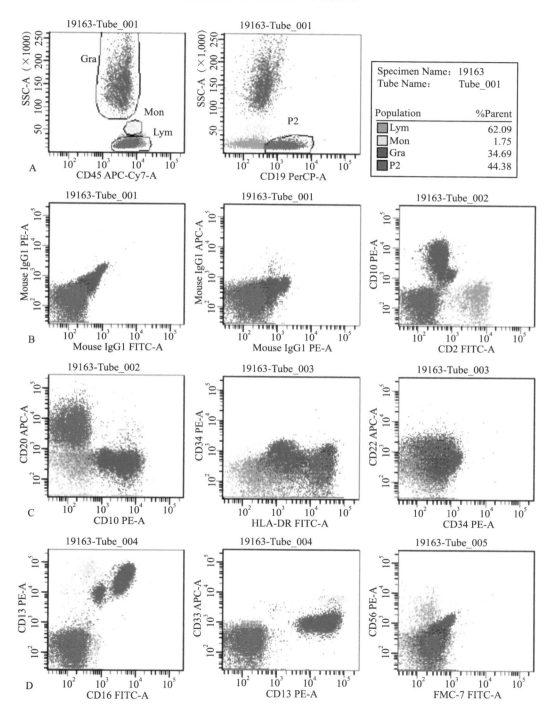

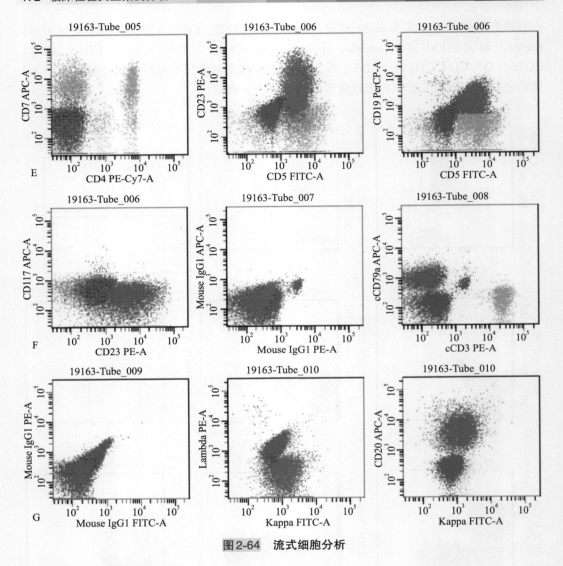

图2-64 流式细胞分析

（5）分子生物学检测

①*P53*基因（17p13.1）缺失检测结果阴性。

②*RB1*（13q14）基因缺失结果阴性，13q14.3/13q34（D13S319/13q34）结果阴性，*IGH/CCND1*融合基因检测结果阴性，*ATM*基因（11q22）缺失检测结果阴性，＋12、（*CEP12*）结果阴性。

（6）临床诊断：慢性淋巴细胞白血病（CLL）。

【案例解析】

问题1: 该案例诊断依据是什么？

答：中国慢性淋巴细胞白血病/小淋巴细胞淋巴瘤的诊断与治疗指南（2018年版）中，达到以下3项标准可以诊断CLL：①外周血单克隆B淋巴细胞计数≥5×10⁹/L。②外周血涂片特征性的表现为小的、形态成熟的淋巴细胞显著增多，其细胞质少、核致密、核仁不明显、染色质部分聚集，并易见涂抹细胞；外周血淋巴细胞中不典型淋巴细胞及幼淋巴细胞<55%。③典型的流式细胞术免疫表型：CD19（＋）、CD5（＋）、CD23（＋）、CD200（＋）、CD10（－）、FMC7（－）、CD43（＋）；表面免疫球蛋白（sIgM）、CD20及CD79b弱表达（dim）。流式细胞术确认B细胞的克隆性，即B细胞表面限制性表达κ或λ轻链（κ∶λ＞3∶1或＜0.3∶1）或＞25%的B细胞sIgM不表达。骨髓象：增生明显活跃或极度活跃，淋巴细胞高度增生，以异常的成熟小淋巴细胞为主，占40%以上甚至高达90%。细胞大小和形态基本与外周血检查一致。原始、幼淋巴细胞一般＜5%。粒系、红系及巨核系细胞三系明显减少。当患者伴发溶血时，幼红细胞可显著增生。细胞化学染色：PAS染色小淋巴细胞多呈红色粗颗粒状阳性；ACP染色可呈阴性或阳性反应，阳性反应可被酒石酸抑制。细胞遗传学和分子生物学采用FISH技术可在80% CLL患者中检出染色体异常，常见有13q14、11q22～q23、17p13缺失及＋12。50%～60%的CLL患者有免疫球蛋白可变区（IgHV）突变，无IgHV突变者多数高表达CD38和ZAP70，10%～15%的有*P53*基因突变。骨髓活检并非诊断所必须，但有助于确定疗效和判断预后。

问题2： 实验检查结果解读及报告审核要点。

答：（1）血常规：WBC 36.2×10^9/L，淋巴细胞百分比78.9%，淋巴细胞数28.6×10^9/L（绝对值＞5.0×10^9/L），血涂片观察均为成熟淋巴细胞且涂抹细胞明显增多；外周血淋巴细胞亚群检测：B淋巴细胞百分比69.97%，支持B-CLL。

（2）骨髓涂片：骨髓增生明显活跃，淋巴细胞占63.5%（＞40%），偶见幼淋巴细胞，全片涂抹细胞明显增高，退化细胞多；NAP积分增高。符合慢性淋巴细胞白血病（CLL）骨髓象。

（3）流式细胞学免疫荧光分析结果：送检标本中可见成熟B淋巴细胞占有核细胞总数约69.4%，其免疫表型为CD19（＋），CD5（＋）部分，CD19阳性是B细胞来源，但同时表达CD5这一T细胞抗原，是CLL的免疫表型特点。如CD38（－）和ZAP70（－）提示患者预后良好［CD38（＋）和（或）ZAP70表达＞20%者，预后不良］。

（4）骨髓活检结果：免疫组化CD34小血管（＋），CD3背景深，CD20多（＋），CD79a散在少（＋），CD23多（＋），CD5偶见（＋），CD10淋巴细胞（－），Cyclin-D1（－）。结论与意见：结合免疫组化及流式细胞学分析，符合慢性淋巴细胞白血病。

（5）荧光原位杂交技术检测结果：*P53*基因（17p13.1）缺失检测结果阴性，*RB1*（13q14）基因缺失结果阴性，13q14.3/13q34（D13S319/13q34）结果阴性，*IGH/CCND1*融合基因检测结果阴性，*ATM*基因（11q22）缺失检测结果阴性；＋12（CEP12）结果阴性。

问题3： 与哪些疾病相鉴别？

答：（1）与感染性疾病相鉴别：各种病毒感染，如巨细胞病毒和EB病毒感染，临床上常有淋巴结及肝、脾轻度肿大，可通过相应的病毒学检查加以鉴别。血常规检查淋巴细胞增多为反应性，呈多克隆性而非单克隆性增殖，存在时间短而非持续性。

（2）与小淋巴细胞淋巴瘤（SLL）相鉴别：SLL与CLL是同一种疾病的不同表现，淋巴组织具有CLL的细胞形态与免疫表型特征。SLL通常无白血病样表现，CLL与SLL的主要区别在于前者主要累及外周血和骨髓，而后者则主要累及淋巴结和骨髓。国际慢性淋巴细胞白血病工作组（IWCLL）对SLL定义为有淋巴结肿大和（或）脾大、无因骨髓受侵导致的血细胞减少、外周血B细胞数<5×10⁹/L。SLL需由淋巴结活检的组织病理学确诊，而流式细胞学通常足以诊断CLL。

（3）与幼淋巴细胞白血病（PLL）相鉴别：PLL外周血增多的淋巴细胞形态与CLL不同，50%以上为大细胞，圆形的细胞核中可见清晰的核仁，染色质较细致。P-PLL与CLL均为B淋巴细胞肿瘤，但免疫表型有以下特点：sIgM（＋＋），CD79b（＋＋），FMC7（＋），CD5低表达可与CLL相鉴别。

（4）与毛细胞白血病（HCL）相鉴别：大多数HCL的血常规呈全血细胞减少，少数案例可有白细胞数和淋巴细胞增高。HCL时细胞胞体略大于CLL，有凸起，镜下可见细胞质边缘破碎状或毛发样凸起。HCL免疫表型为B细胞标记，CD19、CD20、CD22均为阳性，CD5和CD23为阴性；HCL特殊表达CD25、CD11c和CD103。

（5）CLL还需与单克隆B淋巴细胞增多症（MBL）、套细胞淋巴瘤（MCL）和脾边缘区淋巴瘤（SMZL）等B细胞淋巴瘤相鉴别。

▶ 案例2

【病历摘要】

1.病史 患者，男，74岁。主因"白细胞增高1⁺年，发热伴尿频、尿急、尿痛1⁺周"就诊。门诊查血常规：WBC 78.5×10⁹/L，中性粒细胞百分比3.0%，淋巴细胞百分比30.0%，单核细胞百分比0.0%，RBC 3.16×10¹²/L，Hb 100 g/L，PLT 91×10⁹/L；外周血涂片显示原幼细胞占67.0%，遂以"急性白血病"收住血液内科。

2.体格检查 T 36.5℃，P 86次/分，R 20次/分，BP 129/73 mmHg。慢性病容，神志清楚，全身皮肤、黏膜稍苍白，无皮疹及出血点，舌苔白厚；颈部、腋窝及腹股沟触及多处淋巴结肿大，最大直径约3cm，质韧，无压痛，活动欠佳；双肺呼吸音粗，未闻及干、湿啰音及哮鸣音；心率86次/分，律齐，未闻及杂音；全腹软，未见胃肠型及蠕动波，腹部无压痛，无反跳痛及肌紧张，墨菲征阴性；肝肋下约3 cm，质韧，无压痛；脾重度肿大，超脐，质韧，伴轻触痛；肝、肾区无叩击痛，肝、肺相对浊音界存在，移动性浊音阴性，肠鸣音3次/分，未闻及气过水声及高调肠鸣音；双下肢水肿。

3.辅助检查

（1）常规检查

①血常规：WBC 78.5×10⁹/L，中性粒细胞百分比3.0%，淋巴细胞百分比20.0%，单核细胞百分比0.0%，RBC 3.16×10¹²/L，Hb 100 g/L，PLT 91×10⁹/L，外周血涂片提示原幼细胞占77.0%，超敏C反应蛋白7.89 mg/L。

②外周血淋巴细胞亚群检测：总T淋巴细胞百分比18.76%，辅助/诱导T淋巴细胞百分比12.32%，抑制/细胞毒T淋巴细胞百分比5.94%，B淋巴细胞百分比78.22%，NK细胞百分比1.34%。

③其他检查：腹部、泌尿系统B超提示肝、脾大，腹膜后淋巴结肿大，胆囊增大，胆汁淤滞。胸部CT显示两侧腋窝及纵隔淋巴结增多肿大，脾大。

（2）细胞形态学检查

①血象结果：外周血白细胞显著增高，血涂片原幼细胞占77.0%，建议做骨髓细胞形态学检查（图2-65）。

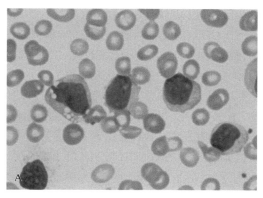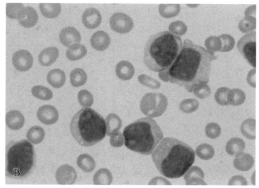

图2-65　血涂片（瑞氏-吉姆萨复合染色，×1000）

②骨髓象结果：骨髓增生极度活跃，粒：红＝1：1，粒系、红系极度受抑制，淋巴细胞恶性增生，幼淋巴细胞占95.5%；MPO阴性，PAS呈不同程度阳性，ACP阳性。考虑淋巴系统增殖性肿瘤（幼淋巴细胞白血病可能性大），请结合流式细胞学、细胞遗传学和基因检测结果综合分析（图2-66）。

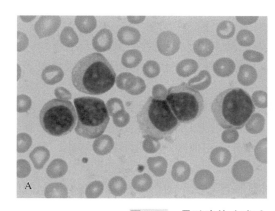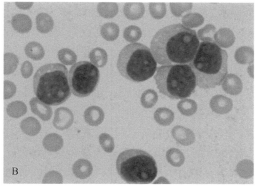

图2-66　骨髓涂片（瑞氏-吉姆萨复合染色，×1000）

（3）流式细胞学分析：送检标本中可见87.4%的成熟B淋巴细胞，其免疫表型为CD19（＋）、CD20（＋）、CD22（＋）、CD23（＋）、CD79a（＋）、FMC7（＋）、ZAP70（＋）、CD38（＋），CD5（－）、CD10（－），胞膜免疫球蛋白sIgM表达明显；支持B-PLL。

（4）临床诊断：支持幼淋巴细胞白血病（PLL）。

【案例解析】

问题1：该案例诊断的依据是什么？

答：（1）PLL常见贫血和血小板减少，白细胞明显增高，常大于$100×10^9$/L，幼淋巴细胞显著增高，比值占55%以上。典型的幼淋巴细胞胞体大，胞质丰富，浅蓝色无颗粒；核呈圆形或卵圆形，可有折叠、扭曲，核染色质较致密，核仁明显，通常为1个。骨髓象：细胞增生明显活跃或极度活跃，以淋巴细胞为主，幼淋巴细胞形态与外周血一致，其他系造血常严重受抑制。细胞化学：TRAP、MPO和SB均阴性，80%PLL患者PAS不同程度阳性，ACP阳性；T-PLL时ANAE强阳性。

（2）流式免疫表型检查：B-PLL的特征为sIgM强阳性，B系抗原CD19、CD20、CD22、CD79a和FMC7阳性。部分案例（＜30%）CD5和CD23阳性。约50%案例ZAP-70和CD38阳性。TdT和CD10阴性可以与ALL做出鉴别。T-PLL表达CD2、CD3、CD7和TCR，不表达HLA-DR和CD1a；50%以上案例表达CD4，一部分表达CD8。

（3）细胞遗传学和基因检查：B-PLL患者可见14q32异常，20%患者为t（11；14）（q13；q32）易位；50%患者有17p（-），与*P53*突变有关。T-PLL的特征性染色体异常为inv（4）（q11q32）。FISH可见27%的患者有13q14缺失。另外研究发现，B-PLL患者*P53*突变与疾病进展或出现治疗抵抗有关。T-PLL患者inv（4）（q11q32）导致TCR与TCL重排。

问题2：实验检查结果解读及报告审核要点。

答：（1）血常规检测WBC为78.5×10^9/L，血涂片原幼细胞比值占77%（幼淋巴细胞≥55%），外周血淋巴细胞亚群检测B淋巴细胞百分比为78.22%，支持B淋巴细胞肿瘤。

（2）髓系增生极度活跃，淋巴细胞恶性增生，幼淋巴细胞占95.5%（幼淋巴细胞＞95%）；MPO阴性，支持幼淋巴细胞白血病（PLL）骨髓象。

（3）流式细胞学免疫荧光分析送检标本中可见87.4%的B-CLL肿瘤细胞，其免疫表型为CD19（+）、CD20（+）、CD22（+）、FMC7（+）、ZAP70（+）、CD38（+）、CD5（-）、CD10（-），胞膜免疫球蛋白sIgM表达明显，符合B-PLL免疫表型特点。

问题3：与哪些疾病相鉴别？

答：（1）与ALL相鉴别：形态学上ALL以原幼淋巴细胞为主，细胞大小不均，胞质量少，核染色质细致。患者以青少年多见，根据幼稚细胞比例、细胞形态及免疫表型具体分型。

（2）与CLL相鉴别：形态学上CLL以成熟小淋巴细胞为主且无明显核仁，个别案例可见少量幼淋巴细胞，但一般不超过10%。免疫表型方面，PLL呈CD5阴性B细胞表型，但强表达sIgM；CLL终末期可出现与PLL形态学相似的幼淋巴细胞样转化，但此时患者仍保持CLL阶段原有的免疫表型特点。

（3）AML-M5a的低分化变异型白血病细胞形态与PLL的形态较为相似，但M5a时赘生性细胞核染色质更为纤细，且全B细胞相关抗原表达阴性，在表达髓系相关抗原特别是CD4（+）反应的同时，溶菌酶和非特异性酯酶呈阳性反应为主要特征。

▶ **案例3**

【病历摘要】

1.病史 患者，男，43岁。主因"中上腹痛6个月，黑便1周，头晕、乏力2d"就诊。门诊查血常规：WBC 30.4×10^9/L，中性中幼粒百分比2.0%，中性晚幼粒百分比4.0%，中性粒细胞百分比70.0%，淋巴细胞百分比11.0%，单核细胞百分比5.0%，原幼细胞占8.0%，RBC 3.26×10^{12}/L，Hb 90g/L，PLT 200×10^9/L。遂以"急性白血病？"收住血液内科。

2.体格检查 T 36.2℃，P 82次/分，R 20次/分，BP 110/80 mmHg。急性病容，神志清楚，轻度至中度贫血貌，全身皮肤、黏膜苍白，无黄染，未见蜘蛛痣及肝掌，肢端温暖、干燥，浅表淋巴结未扪及肿大；肺部无明显阳性体征，心脏查体无阳性发现；腹平软，无胃肠型及蠕动波，全腹软，左中腹及中上腹压痛，无反跳痛及肌紧张，肝未扪及，脾肋下4横指可扪及，并超过前正中线，肝区及肾区无叩痛，墨菲征阴性，未扪及肿块，肠鸣音4次/分；双下肢无水肿；肛门指检所及直肠、肛管未见异常；四肢肌力及肌张力正常，病理征未引出。

3.辅助检查

（1）常规检查

①血常规：白细胞30.4×10⁹/L，中性中幼粒细胞百分比2.0%，中性晚幼粒细胞百分比4.0%，中性粒细胞百分比70.0%，淋巴细胞百分比11.0%，单核细胞百分比5.0%，原幼细胞占8.0%，RBC 3.26×10¹²/L，Hb 90g/L，PLT 200×10⁹/L。

②其他检查：腹部B超提示肝、脾大。上腹部平扫＋增强CT显示系膜肿块、腹膜后多发淋巴结肿大、双肾多发结节灶及小肠壁增厚。

（2）细胞形态学检查

①血象结果：外周血涂片原幼细胞占8.0%，建议做骨髓细胞形态学检查（图2-67）。

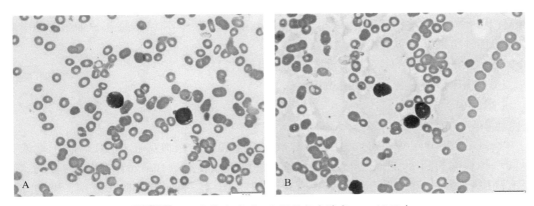

图2-67　血涂片（瑞氏－吉姆萨复合染色，×1000）

②骨髓象结果：骨髓增生极度活跃，粒系比值占15.5%，红系比值占13.0%，淋巴细胞恶性增生，原始淋巴细胞比值占71.5%；该类细胞胞体较大且大小不一致，呈圆形或不规则形，胞质量较多、染深蓝色、无颗粒，大多数细胞胞质内均含数量不等、大小不一的空泡；胞核不规则，多数细胞可见凹陷或折叠，部分细胞胞核内可见空泡；染色质细致疏松，可见1～2个明显的核仁；MPO阴性。根据FAB分型标准考虑急性淋巴细胞白血病（ALL-L3型）骨髓象（图2-68）。

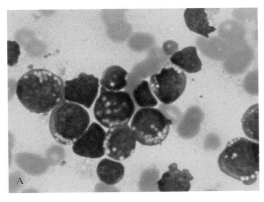
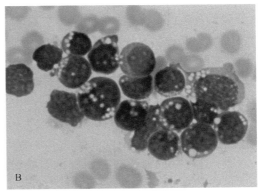

图2-68　骨髓涂片（瑞氏－吉姆萨复合染色，×1000）

（3）骨髓活检

①镜下描述：镜下见弥漫分布的淋巴样细胞，散在胞质空亮的巨噬细胞，呈典型的"满天星"表现。

②免疫组化：LCA（＋）、CD79α（＋）、CD10（＋）、BCL-6（局灶＋）、MUM-1（＋）、PAX-5（＋）、Lambda（散在＋）、CD3（－）、CD4（－）、CD5（－）、CD8（－）、CD15（－）、CD20（－）、CD30（－）、CD138（－）、TdT（－）、BCL-2（－）、CyclinD1（－）、ALK（－）、Kappa（－）、Granzyme B（－）、CK（－）、EMA（－）、Ki-67（约98%表达），进一步支持伯基特（Burkitt）淋巴瘤。

（4）流式细胞学分析：送检标本中可见克隆性增生的淋巴细胞群，占有核细胞61.7%，主要表达CD19、CD22、CD10、HLA-DR、cCD79a、Kappa、Ki-67、BCL-6，不表达CD34、CD33、CD117、CD20、CD7、CD5、CD23、FMC7、BCL-2、TDT、Lambda、sIgM；提示成熟B淋巴增殖性疾病（疑似Burkitt淋巴瘤），请结合临床、细胞形态学和细胞遗传学结果进一步确诊。

（5）分子生物学：*MYC*基因重排检查FISH阳性。

（6）临床诊断：肠系膜Burkitt淋巴瘤。

【案例解析】

问题1： 该案例诊断的依据是什么？

答：（1）2001年WHO分类中，Burkitt淋巴瘤和急性白血病-L3（ALL-L3）被认为是同一种疾病的两个阶段，归入成熟B细胞恶性肿瘤，称为Burkitt淋巴瘤/白血病。其具有高度侵袭性，多发生于小儿。WHO分类中，BL有3种不同的临床亚型，即地方型（主要在赤道非洲）、散发型和免疫缺陷型。地方型BL的地域性分布与疟疾的地区分布相一致，故称为地方型BL。而其他地区的大多数患者常表现为腹部肿块没有特异的地区或气候分布，该种临床变异型称之为散发性BL。免疫缺陷型BL常见于人免疫缺陷病毒HIV感染的患者。淋巴瘤诊疗规范（2018年版）中典型的BL骨髓象：骨髓增生明显活跃或极度活跃，BL细胞为中到大的淋巴细胞，大小不一并易见成堆分布；白血病细胞胞核较大，多为圆形或不规则形，核染色质呈粗颗粒状，有1至多个大小不等的明显核仁；胞质多少不定，强嗜碱性并含有大小不一、数量较多的脂质空泡呈穿凿样，而且细胞核上也可见空泡。涂片中退化细胞多见，粒系、红系细胞增生受抑制。

（2）病理诊断：经典型BL形态学表现为较均一的中等大小肿瘤性B细胞弥漫增生，核分裂象及凋亡很明显，常见"星空现象"。

（3）免疫表型为B细胞型：sIgM（＋）、CD10（＋）、CD19（＋）、CD20（＋）、CD22（＋）、Ki-67（＋）、CD5（－）、CD23（－）、TdT（－）、BCL-2（－）、BCL-6（＋），表达CD10和BCL-6说明肿瘤细胞起源于生发中心。当Ki-67＞90%时，需与DLBCL、淋巴母细胞瘤相鉴别。

（4）FISH可检出*c-MYC*基因。

问题2： 实验检查结果解读及报告审核要点。

答：（1）外周血检查：白细胞明显增高，血涂片见少量幼淋巴细胞，骨髓细胞学见大量含数量不等空泡的原幼淋巴细胞（比值＞20%），MPO染色阴性，按WHO分型达到急性淋巴细胞白血病诊断标准，根据FAB分型考虑急性淋巴细胞白血病（ALL-L3

型）骨髓象。

（2）流式细胞学分析：送检标本中可见克隆性增生的淋巴细胞占61.7%，主要表达CD19、CD22、CD10、cCD79a、Kappa、Ki-67、BCL-6，不表达CD5、CD23，提示成熟B淋巴细胞增殖性疾病［疑似伯基特淋巴瘤（Burkitt淋巴瘤）］。

（3）病理活检：（腹部肿块穿刺）组织恶性淋巴瘤，结合HE切片及免疫组化标记结果，倾向伯基特淋巴瘤。

（4）免疫组化：LCA（＋），CD79a（＋），CD10（＋），BCL-6（局灶＋），MUM-1（＋），Pax-5（＋），Lambda（散在＋），Ki-67（约98%表达），BCL-2（－）。

（5）FISH检查：*MYC*基因重排阳性，进一步支持Burkitt淋巴瘤。

问题3：与哪些疾病相鉴别？

答：（1）DLBCL：常见于成年人和老年人，儿童少见，迅速增大的无痛性肿块（一般2～3个月能长到2～5cm），在不同部位出现相应局部症状；淋巴瘤细胞胞体及胞核较大，为正常淋巴细胞的2倍，形态变异较大，可与BL细胞加以鉴别；*BCL-2*和*BCL-6*异常常见，少数*c-MYC*异常。

（2）前体B淋巴母细胞瘤：常见于儿童，细胞小到中等大小、形状可变；CD19（＋）、CD20（＋）/（－）、CD10（＋）、TdT（＋）、sIg（－），常见高二倍体，无*MYC*重排。

（3）前体T淋巴母细胞瘤：青少年＞儿童和老年男＞女性（纵隔常累及），小到中等细胞体积和形状可变；CD3（＋）/（－）、CD7（＋）、CD4（＋）/CD8（＋）、CD1a（＋）、TdT（＋）。

（4）套细胞淋巴瘤：多见于中年和老年男性，在淋巴结和其他部位，通常病变广泛，常见免疫表型为CD20（＋）、CD5（＋）、CD10（－）、BCL-6（－）、BCL-2（－）、CyclinD1（＋）、单型sIg（＋）。

（5）滤泡过度增生：儿童＞成年人，通常早期HIV感染淋巴结肿大，大的不规则的滤泡，伴许多母细胞和丝状分裂；CD20（＋）、CD10（－）、BCL-6（＋）、BCL-2（－）、Ki-67（约100%表达），多种类型的Ig表达。

► 案例4

【病历摘要】

1.病史 患者，女，72岁。主因"发现腹部肿块伴白细胞升高10⁺d"就诊，门诊查血常规：WBC 46.2×10⁹/L，中性粒细胞百分比10.0%，淋巴细胞百分比88.0%，单核细胞百分比0.0%，RBC 3.78×10¹²/L，Hb 104 g/L，PLT 170×10⁹/L；外周血涂片淋巴细胞比值显著增高，多数细胞偏幼稚，考虑慢性淋巴白血病，遂以"慢性淋巴细胞白血病？"收住血液内科。

2.体格检查 T 36.6 ℃，P 83次/分，R 20次/分，BP 133/78 mmHg。慢性病容，神志清楚，全身皮肤、黏膜稍苍白，无皮疹及出血点，舌苔白厚；无蜘蛛痣，肝掌阴性，全身浅表淋巴结未触及肿大；双肺呼吸音粗，未闻及干、湿啰音及哮鸣音；心率83次/分，心律齐，未闻及杂音；全腹软，未见胃肠型及蠕动波、腹部无压痛、无反跳痛及肌紧张、墨菲征阴性，肝未触及，巨脾（甲乙线19cm，甲丙线22cm，丁戊线5cm）；肝、肾区无叩击痛，肝、肺相对浊音界存在，移动性浊音阴性，肠鸣音3次/分，未闻及气过水声及高调肠鸣音，双下肢无水肿。

3.辅助检查

（1）常规检查

①血常规：WBC 46.0×10⁹/L，中性粒细胞百分比10.0%，淋巴细胞百分比88.0%，RBC 3.78×10¹²/L，Hb 104 g/L，PLT 170×10⁹/L；外周血涂片淋巴细胞比值显著增高，多数细胞边缘呈毛发样且染色质细致，网织红细胞百分比1.90%，网织红细胞绝对值71.8×10⁹/L。

②外周血淋巴细胞亚群检测：总T淋巴细胞百分比9.07%，辅助/诱导T淋巴细胞百分比5.16%，抑制/细胞毒T淋巴细胞百分比2.52%，B淋巴细胞百分比84.2%，NK细胞百分比3.62%。

（2）细胞形态学检查

①血象结果：外周血涂片淋巴细胞比值显著增高，多数细胞偏幼稚，建议做骨髓细胞形态学检查（图2-69）。

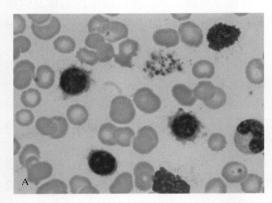
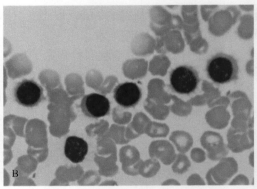

图2-69　血涂片（瑞氏-吉姆萨复合染色，×1000）

②骨髓象结果：骨髓增生明显活跃，红系、粒系明显受抑制，淋巴细胞异常增生，比值占92.0%，多数细胞胞质边缘可见"毛发样或煎蛋样"凸起，胞质量丰富，染蓝色或淡蓝色，无嗜天青颗粒；胞核呈圆形并居中，核染色质较淋巴细胞细致，核膜清楚，核仁不明显；MPO阴性，PAS阳性，ACP阳性且不被酒石酸抑制；疑似毛细胞白血病（HCL），请结合流式细胞学检查（图2-70）。

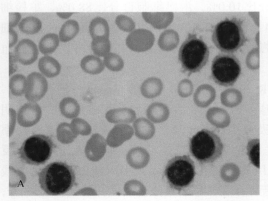
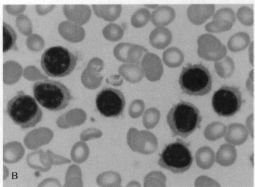

图2-70　骨髓涂片（瑞氏-吉姆萨复合染色，×1000）

（3）骨髓活检

①镜下描述：骨髓活检显示间质浸润，大面积的弥漫性骨髓侵犯少见，网硬蛋白纤维可增加。

②免疫组化：CD3（−）、CD5（−）、CD10（−）、CD20（＋）、CD23（−）、Cyclin-D1（−）、DAB44（＋）、Annexin A1（＋）、CD123（＋）、CD11c（＋）、CD25（＋）、CD138（−）、Ki-67（约5%表达）。结合患者目前病史特点及资料，考虑毛细胞白血病。

（4）流式细胞学分析：送检标本中可见克隆性增生的淋巴细胞群，占有核细胞的83.0%，主要表达HLA-DR、CD19、CD20、CD22、CD25、CD103、CD11c、Kappa，部分表达FMC7，不表达CD34、CD117、CD5、CD10、CD23、CD43、Lambda。提示成熟B淋巴增殖性疾病（疑似HCL），请结合临床、细胞形态学和细胞遗传学结果进一步确诊。

（5）临床诊断：支持毛细胞白血病（HCL）。

【案例解析】

问题1：该案例的诊断依据有哪些？

答：（1）HCL是由于在骨髓、外周血或脾中出现形态不规则的胞质凸起如"毛发样或煎蛋样"的细胞而命名。临床上以骨髓和外周血毛细胞浸润、全血细胞减少、脾大而无浅表淋巴结肿大、典型免疫表型为主要特征，按WHO分类属于成熟B细胞淋巴瘤。

（2）血常规检测显示两系或三系减少，外周血毛细胞检出率可达90%。骨髓和（或）外周血中见到毛细胞是诊断HCL的重要依据。典型的毛细胞形态特征：胞体大小约为成熟淋巴细胞的2倍，外形不规则，可见毛刺状改变或较长的伪足，伴撕扯状；胞质丰富，呈蓝色或淡蓝色云雾状，无嗜天青颗粒，常见空泡；核圆形、凹陷或不规则，染色质较淋巴细胞细致，核膜清楚，核仁常不清晰；骨髓穿刺常为"干抽"。

（3）在免疫表型方面，典型的毛细胞表达CD19、CD20、CD11c、CD103、CD25，不表达CD5。变异型毛细胞白血病（HCL-V）通常不表达CD25。CD11c、CD25和CD103是HCL的特异性抗原，90%以上的HCL同时表达这3个抗原。而AnnexinA1（IHC）在HCL特异性表达。

（4）典型HCL可不依赖组织病理学检查，根据免疫表型和分子遗传学检查即可进行诊断。

问题2：实验检查结果解读及报告审核要点。

答：（1）患者血常规WBC $46.0 \times 10^9/L$，淋巴细胞百分比88.0%，外周血涂片淋巴细胞比值显著增高，多数细胞边缘呈毛发样且染色质细致；外周血淋巴细胞亚群检测B淋巴细胞百分比为84.2%。提示白细胞升高是以B淋巴细胞增高为主，考虑慢性淋巴细胞白血病可能性大。

（2）骨髓增生明显活跃，淋巴细胞比值占92.0%，多数细胞胞质边缘可见"毛发样或煎蛋样"凸起，胞质量丰富，染蓝色或淡蓝色，无嗜天青颗粒；胞核圆形并居中，核染色质较淋巴细胞细致，核膜清楚，核仁不明显。疑似毛细胞白血病，请结合流式细胞学检查。

（3）流式细胞学分析：送检标本中可见83.0%的克隆性增生的淋巴细胞群，主要表达CD19、CD20、CD22、CD25、CD103、CD11c、Kappa，部分表达FMC7，不表达CD5、CD10、CD23、Lambda，提示成熟B淋巴细胞增殖性疾病（疑似HCL）。

（4）免疫组化：CD11c（＋）、CD25（＋）、CD123（＋）、CD5（－）、Annexin A1（＋），结合患者目前病史特点及资料，考虑为毛细胞白血病。

问题3： 与哪些疾病进行鉴别诊断？

答：（1）特发性骨髓纤维化：有脾大、干抽、网状纤维增多等特点；但该病伴有髓外造血，外周血常见幼红、幼粒细胞，而HCL没有；HCL有特殊的多毛细胞，特发性骨纤没有。

（2）B细胞幼淋巴细胞白血病：多毛细胞白血病中有一种少见变异型HCL-V，其外周血白细胞常明显增高，且毛细胞的细胞核与B幼淋巴细胞很相似，有明显核仁；HCL-V一般无淋巴结肿大，主要浸润脾红髓，而B幼林巴细胞白血病常见明显淋巴结肿大，主要侵犯白髓。

（3）脾边缘区淋巴瘤：B超、CT显示脾占位性病变，而HCL没有占位性病变；脾性淋巴瘤细胞胞核偏位，核质比例高，可见明显的小核仁，细胞一侧可见绒毛短和细小，免疫表型CD11c及CD103阴性，可与HCL鉴别。

▶ **案例5**

【病历摘要】

1. 病史　患者，男，43岁。主因"反复头晕、乏力6个月，加重2⁺周"就诊。门诊查血常规：WBC $1.0×10^9$/L，中性粒细胞0.53，淋巴细胞0.43，单核细胞0.02，RBC $1.30×10^{12}$/L，Hb 49 g/L，PLT $68×10^9$/L，成熟红细胞可见缗钱状排列，遂以"三系减低原因？"收住我院血液内科。

2. 体格检查　T 36.2℃，P 78次/分，R 20次/分，BP 113/61 mmHg。慢性面容，重度贫血貌，神志清楚，查体合作；全身皮肤、黏膜及甲床苍白，未见瘀点、瘀斑，左侧颈部可扪及肿大淋巴结，约3.0cm×1.0cm，右侧未扪及；咽部无充血，双侧扁桃体无肿大，颈静脉无充盈，肝颈静脉回流征阴性；双肺呼吸音粗，未闻及明显干、湿啰音；心界不大，心率78次/分、心律齐，各瓣膜听诊区未闻及杂音；腹软，上腹部轻度压痛，无反跳痛及肌紧张，肝、脾未扪及；双侧足背动脉搏动对称，双下肢无水肿，生理反射存在，病理征未引出。

3. 辅助检查

（1）常规检查

①血常规：WBC $1.0×10^9$/L，中性粒细胞0.53，淋巴细胞0.43，单核细胞0.02，RBC $1.30×10^{12}$/L，Hb 49 g/L，PLT $68×10^9$/L，网织红细胞0.0102，网织红细胞绝对值$13.3×10^9$/L，成熟红细胞呈缗钱状排列。

②外周血淋巴细胞亚群检测：总T淋巴细胞百分比74.8%，辅助/诱导T淋巴细胞百分比37.6%，抑制/细胞毒T淋巴细胞百分比35.3%，B淋巴细胞百分比6.0%，NK细胞百分比0.4%；红细胞沉降率122.0 mm/h。

③肝功能：白球比值0.6，白蛋白33.2 g/L，总蛋白93.3 g/L。

④免疫球蛋白及补体测定：免疫球蛋白M 0.20 g/L，免疫球蛋白G 43.80 g/L，补体C3 0.64 g/L，补体C4 0.09 g/L；免疫球蛋白轻链Kappa 43.60 g/L，免疫球蛋白轻链

Lambda 0.93 g/L。

⑤其他：血清蛋白电泳 Gamma 48.4%，尿本周蛋白阳性。

（2）细胞形态学检查

①血象结果：外周血三系减低，成熟红细胞呈缗钱状排列（图2-71）。

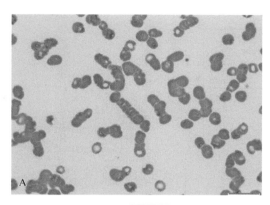
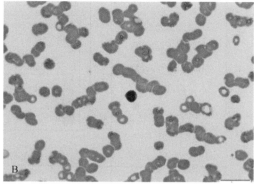

图2-71 血涂片（瑞氏-吉姆萨复合染色，×1000）

②骨髓象结果：骨髓增生明显活跃，粒系占14.0%，红系占16.0%，淋巴占12.5%，浆细胞恶性增生，原幼浆比值占31.0%。该类细胞胞体大小不等，较成熟浆细胞大，形态不规则可见伪足，胞质丰富，染深蓝色或灰蓝色不透明，可见空泡；胞核圆形或椭圆形，核居中或偏位，染色质细致疏松，可见1～2个大而清楚的核仁，易见双核或多核原幼浆细胞，符合多发性骨髓瘤骨髓象（图2-72）。

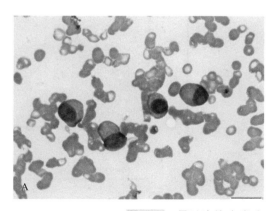
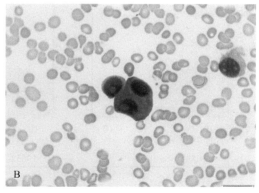

图2-72 骨髓涂片（瑞氏-吉姆萨复合染色，×1000）

（3）骨髓活检

①镜下描述：符合浆细胞骨髓瘤。

②免疫组化：CD38散在（＋），CD138散在（＋），κ散在少（＋），λ偶见（＋），CD20少（＋），CD79a（－），mum-1少（＋）。

（4）流式细胞学分析：在CD45/CD38点图上，可见异常浆细胞群P2，占有核细胞的26.20%，主要表达CD56、CD138、CD38、cKappa，不表达CD2、CD10、CD20、

HLA-DR、CD34、CD117、CD16、CD13、CD33、CD19、cCD3、cCD79a、cLambda（图2-73）。提示见26.20%的异常浆细胞，请结合临床表现、细胞形态学和细胞遗传学结果进一步确诊。

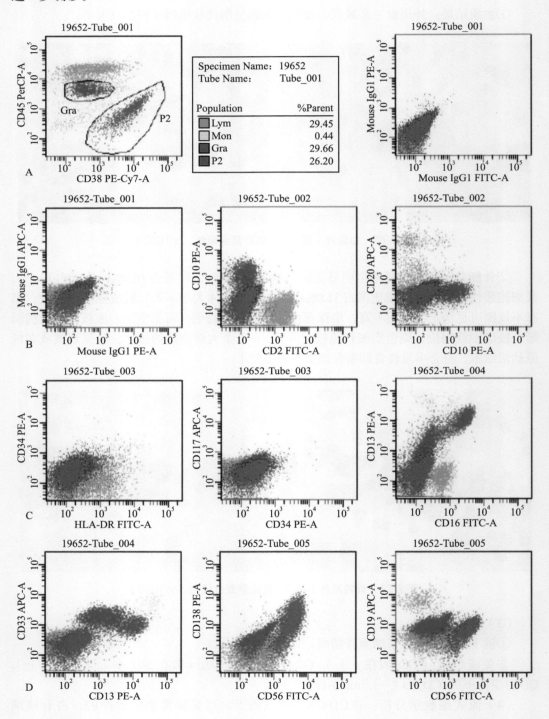

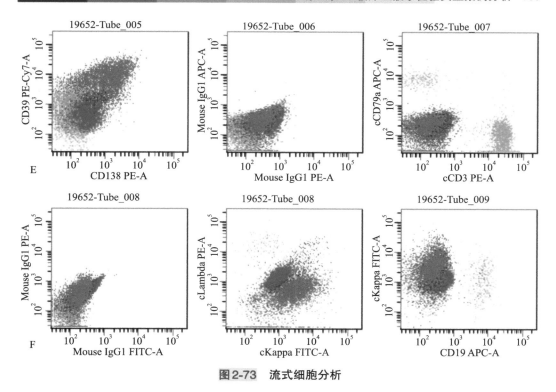

图2-73 流式细胞分析

（5）分子生物学：*P53*基因（17p13.1）缺失检测（FISH）见*TP53/CEP*阳性，检测到*P53*（17p13.1）基因缺失。分析200个细胞，各信号模式分别如下：2G2R 80.0%，2G1R 7.5%，1G1R 4.0%，1G2R 8.5%；*IGH*基因重排检测阴性，*CKS1B*（1q21）基因扩增检测阴性，*RB1*（13q14）基因缺失阴性。浆细胞富集（CD138）：富集成功。

（6）临床诊断：符合多发性骨髓瘤（MM）。

【案例解析】

问题1：该案例诊断的依据有哪些？

答：（1）多发性骨髓瘤骨髓中单克隆浆细胞异常增生，多数患者有不同程度的贫血，红细胞呈缗钱状排列。中国多发性骨髓瘤诊治指南（2017年修订）中，有症状的多发性骨髓瘤：骨髓单克隆浆细胞比例≥10%和（或）组织活检证明有浆细胞瘤，血清和（或）尿出现单克隆M蛋白；相关器官功能损害。无症状的多发性骨髓瘤：满足24h血清单克隆M蛋白≥30 g/L，尿轻链蛋白≥0.5 g/L和（或）骨髓单克隆浆细胞比例为10% ~ 60%，且无相关器官功能损害。

（2）典型的骨髓瘤细胞较成熟浆细胞大，幼稚并伴明显核仁的原始和幼浆细胞增多，且有显著的形态学异常，包括双核、多核和分叶核。恶性浆细胞常可检出不同形态的核和胞质内包涵体，如Dutcher小体（核内包涵体），IgA型MM常见；火焰状浆细胞易见于IgA型MM；Russell小体为小球形、胞质内红色包涵体；葡萄状（grape）或桑葚状（mott）是指胞质内充满许多小球形包涵体和结晶体的免疫球蛋白包涵体。

（3）免疫表型分析：正常浆细胞表达CD38及CD138，CD45、CD19阳性，CD20阴性。骨髓瘤细胞CD45呈弱阳性或阴性，多数案例不表达CD19和CD20，CD38、CD138

常呈低水平表达。胞质内可检测到单克隆κ或λ轻链，CD56可为阴性。联合检测CD38、CD138、CD45、CD19、CD56可区分骨髓瘤细胞和其他细胞。

问题2：实验检查结果解读及报告审核要点。

答：（1）患者血常规：提示全血细胞减少，成熟红细胞呈缗钱状排列；血清蛋白增高且球蛋白增高，免疫球蛋白电泳轻链Kappa增高，疑似浆细胞系统疾病。

（2）骨髓细胞学检查：骨髓增生明显活跃，浆细胞恶性增生，原幼浆比值占31.0%，符合多发性骨髓瘤骨髓象。

（3）流式细胞学：在CD45/CD38散点图上，可见异常浆细胞群P2，占有核细胞的26.20%，主要表达CD56、CD138、CD38、cKappa，提示见26.20%的异常浆细胞，请结合临床、细胞形态学和细胞遗传学结果进一步确诊。

（4）骨髓活检：CD38散在（＋），CD138散在（＋），κ散在少（＋），λ偶见（＋），CD20少（＋），CD79a（－），mum-1少（＋）。

（5）P53基因（17p13.1）缺失检测（FISH）：TP53/CEP阳性，检测到P53（17p13.1）基因缺失，IGH基因重排检测阴性；浆细胞富集（CD138）成功，符合浆细胞骨髓瘤。

问题3：与哪些疾病相鉴别？

答：（1）反应性浆细胞增多：骨髓浆细胞一般在10%以下，个别案例可达20%左右，但多为成熟的小或偏小型浆细胞，也可见幼浆细胞，但缺少异形性或畸形性；此外，自身免疫病、内分泌疾病、肝脏疾病、感染性疾病、非B细胞和非浆细胞肿瘤［骨髓增殖性疾病和塞扎里（Sezary）综合征等］都可见骨髓浆细胞增加。

（2）单克隆免疫球蛋白血症：骨髓浆细胞类似成熟的正常浆细胞，无核仁，分类<10%；浆细胞表达单一胞质Ig，与血清中和尿中M蛋白同类。

（3）Wald Enstrom巨球蛋白血症：外周血白细胞<10×10^9/L，出现大小混合的淋巴细胞，受累的骨髓异常细胞为胞核成熟的、形态不同的混合细胞，外周血及骨髓中出现淋巴样浆细胞；淋巴样浆细胞CD19阳性，胞质IgM阳性，而骨髓瘤细胞CD19和胞质IgM常为阴性。

（4）重链病：好发于40岁以上，淋巴结、肝、脾大，常无溶骨性损害（α重链病有溶骨性损害）和肾功能不全；血清总蛋白正常，可见淋巴样浆细胞，浆细胞增多，一般<10%，胞质可见空泡。

▶ 案例6

【病历摘要】

1.病史　患者，女，65岁。主因"食欲缺乏1^+月，发现肝损害5^+h"就诊。门诊查血常规：WBC 4.7×10^9/L，中性粒细胞0.74，淋巴细胞0.17，单核细胞0.087，RBC 3.93×10^{12}/L，Hb 107 g/L，PLT 191×10^9/L；外周血涂片幼稚细胞占4.0%。遂以"消化系统疾病"收住我院消化内科。

2.体格检查　T 36.6℃，P 78次/分，R 20次/分，BP 124/76mmHg。慢性病容，自动体位，神志清楚，巩膜无黄染，无皮疹及出血点，全身浅表淋巴结（尤以左锁骨上淋巴结）未扪及；右下颌见一长约5 cm陈旧性手术瘢痕，颈软，气管居中，甲状腺不大；心肺体查无阳性发现；腹平、触软，全腹无压痛、反跳痛及肌紧张，未扪及肿块，肝、脾未触及，墨菲征阴性，肝、肾区无叩击痛，肝肺相对浊音界于右锁骨中线第5肋间，移动性浊音阴性，肠鸣音5次/分；双下肢不肿，神经系统查体未见阳性发现。

3.辅助检查

（1）常规检查

①血常规：WBC 4.7×10^9/L，中性粒细胞0.74，淋巴细胞0.17，单核细胞0.087，RBC 3.93×10^{12}/L，Hb 107 g/L，PLT 191×10^9/L；外周血涂片幼稚细胞占4.0%，建议做骨髓细胞形态学检查。

②腹部超声：胆囊结石；左肾轻度积水，输尿管梗阻；左肾下极包膜下混合回声团块。

（2）细胞形态学检查

①血象结果：外周血涂片幼稚细胞占4.0%，建议做骨髓细胞形态学检查（图2-74）。

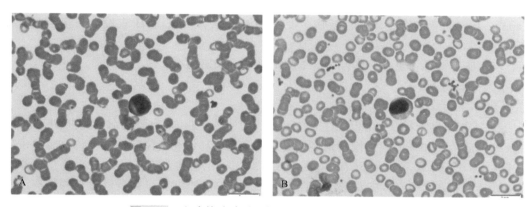

图2-74　血涂片（瑞氏-吉姆萨复合染色，×1000）

②骨髓象结果：骨髓增生明显活跃，粒系占57.5%，红系占13.0%，淋巴细胞恶性增生，以原幼淋巴细胞增生为主，比值占22.0%；该类细胞胞体较大且大小不均，以大细胞为主，呈圆形或不规则形，部分细胞可见瘤状凸起；胞质量丰富，染蓝色或淡蓝色，无颗粒，可见少量空泡；胞核不规则，多数细胞可见凹陷或折叠，染色质细致疏松，可见1～2个明显核仁，易见成堆原幼淋巴细胞；MPO阴性。考虑淋巴瘤骨髓浸润，建议做病理活检、免疫学及细胞遗传学检查进一步分型（图2-75）。

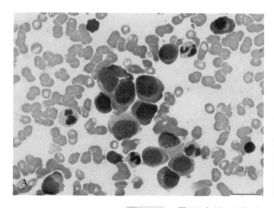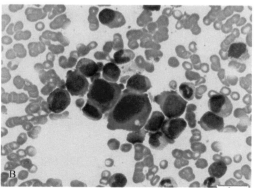

图2-75　骨髓涂片（瑞氏-吉姆萨复合染色，×1000）

（3）骨髓活检

①镜下描述：送检组织见大量淋巴样细胞增生，体积中等大小，部分区域呈结节状排列并散在凝固性坏死。

②免疫组化：Ki-67增殖指数＞70%，淋巴样细胞表达CD20，部分转化淋巴细胞表达CD30，不表达CD15及ALK，背景散在细胞表达T细胞相关抗原，BCL-2（＋），BCL-6（＋），CD34（－），CD21/CD23未见生发中心结果，CD56（－），CD10（＋）。结合形态学和免疫组化，考虑弥漫大B细胞淋巴瘤（生发中心来源），建议做IgH、IRF4及c-MYC基因重排进一步明确。

（4）流式细胞学：送检标本中可见FSC大且克隆性增生的淋巴细胞群，占有核细胞的56.3%，主要表达CD19、CD20、CD22、cCD79a、Lambda，部分表达CD10、FMC7、BCL-2、BCL-6，弱表达Ki-67，不表达CD34、CD117、CD5、CD23、CD25、TDT、Kappa。提示成熟B淋巴增殖性疾病（疑似DLBCL），请结合临床表现、细胞形态学和细胞遗传学结果进一步确诊。

（5）临床诊断：支持弥漫性大B细胞淋巴瘤（DLBCL）。

【案例解析】

问题1：该案例诊断的依据有哪些？

答：DLBCL是来源于淋巴结生发中心的、已发生免疫球蛋白基因体细胞突变的B细胞，细胞遗传学和基因表达检测到多种复杂的染色体易位和遗传学异常，约40%免疫功能正常的DLBCL患者可见*BCL-6*基因重排，约30%的患者具有t（14；18）易位，累及Ig重链基因和*BCL-2*。其主要恶性特征是大的恶性B淋巴细胞呈弥漫性生长并伴有正常淋巴结构的完全消失，淋巴细胞免疫表型可表达κ或λ轻链，最常见的表面抗原是IgM，淋巴瘤细胞表达B细胞抗原CD19、CD20、CD22、CD79a等；10%的DLBCL表达CD5，25%～50%的表达CD10。DLBCL患者Ki-67增殖指数一般大于40%，部分案例可高达90%以上，*BCL-2*阳性为50%～80%，*BCL-6*阳性为50%～70%。有10%～20%的DLBCL患者伴有骨髓累及，其中1/3的患者在外周血中可见到淋巴瘤细胞。淋巴瘤细胞特征：胞体较大且大小不均，边缘不规则，胞质量多，嗜碱性深蓝色，无颗粒，易见空泡；胞核较大呈多形性，染色质明显粗块状，核仁大而明显，数量不一。

问题2：实验检查结果解读及报告审核要点。

答：（1）血常规见少量幼稚细胞（4.0%），建议做骨髓细胞形态学检查。

（2）骨髓增生明显活跃，淋巴细胞恶性增生，以原幼淋巴细胞增生为主，比值占22.0%（MPO阴性），根据WHO白血病诊断标准（＞20%）应考虑急性淋巴细胞白血病，但由于该患者原幼细胞形态与常见急性淋巴细胞白血病细胞形态有区别，所以考虑可能为淋巴瘤骨髓浸润，建议做病理活检、免疫学及细胞遗传学检查进一步分型。

（3）骨髓活检免疫组化Ki-67增殖指数大于70%（DLBCL患者Ki-67增殖指数一般大于40%），同时淋巴样细胞表达CD20（＋）、BCL-2（＋）、BCL-6（＋），符合DLBCL免疫学特征。

（4）送检标本中可见56.3% FSC大且克隆性增生的淋巴细胞群，主要表达CD19、CD20、CD22、cCD79a、Lambda，部分表达CD10、FMC7、BCL-2、BCL-6，弱表达Ki-67，提示成熟B淋巴增殖性疾病（疑似DLBCL）。

问题3： 与哪些疾病进行鉴别诊断？

答：（1）与间变性大细胞淋巴瘤相鉴别：以儿童、年轻人及老年人多见，主要累及淋巴结，也可累及结外，如皮肤、软组织、肝、肺及脾；瘤细胞胞膜清楚，胞质丰富、淡染、嗜酸或嗜碱，核旁可见一嗜酸性粉染区，有一个或多个明显核仁，分裂象易见，恒定表达CD30，大部分表达T淋巴细胞标志物。

（2）与低分化癌相鉴别：肿瘤细胞异形明显，细胞之间具有黏附性，一般呈巢状分布，少数亦弥漫分布，表达一个或多个上皮的标志物，不表达CD20、CD79a等B淋巴细胞标志物。

（3）与Burkitt淋巴瘤相鉴别：EBV高表达，核分裂象和核碎小体多见；细胞质和细胞核呈方形或铸形状，细胞增殖指数（Ki-67）≥80%，CD10阳性，Leu-8呈阴性。

（4）与霍奇金淋巴瘤鉴别：肿瘤细胞通常表达LAC（-）、CD15（+），40%～60%的案例检测EB病毒阳性；DLBCL通常表达LAC（+）、CD15（-），联合应用B系和T系免疫标志物有诊断价值；肿瘤细胞表达B细胞标志物，如CD19和CD20，而Ig、HLA Ⅰ及Ⅱ类分子很少检出，无CD10、CD5表达。肿瘤细胞通常表达CD30蛋白，但很弱，CD30的表达可以广泛存在或仅局限于局部。

（童华波）

参 考 文 献

陈竺，陈赛娟，译．2011．威廉姆斯血液学．8版．北京：人民卫生出版社．

丛玉隆，李顺义，卢兴国．2010．中国血细胞诊断学．北京：人民军医出版社．

丛玉隆，李顺义，卢兴国．2011．疑难病细胞学诊断．2版．北京：人民卫生出版社．

丛玉隆，李顺义．2008．疑难病细胞学诊断．北京：人民卫生出版社．

葛晓军，付书南，刘兰，等．2019．儿童前B-急性淋巴细胞白血病伴白血病细胞吞噬红细胞1例．临床检验杂志，（6）：475-476．

刘艳荣．2010．实用流式细胞术—血液病篇．北京：北京大学医学出版社．

卢兴国．2008．骨髓细胞学和病理学．北京：科学出版社．

浦权．2009．实用血液学．2版．北京：科学出版社．

谭齐贤．2006．临床血液学和血液学检验．3版．北京：人民卫生出版社．

王永伦，闵迅．2017．临床细胞形态学教学图谱．北京：科学出版社．

夏薇，陈婷梅．2015．临床血液学检验技术．北京：人民卫生出版社．

肖志坚．2015．骨髓增生异常综合征的精确诊断．中华血液学杂志，36（5）：361-362．

徐卫，李建勇．2018．《中国慢性淋巴细胞白血病/小淋巴细胞淋巴瘤的诊断与治疗指南（2018年版）》解读．中华血液学杂志，39（5）：366-369．

徐湘民．2011．地中海贫血预防控制操作指南．北京：人民军医出版社．

张之南，郝玉书，赵永强，等．2011．血液病学．2版．北京：人民卫生出版社．

中国医师协会血液科医师分会，中华医学会血液学分会，中国医师协会多发性骨髓瘤专业委员会．2015．中国多发性骨髓瘤诊治指南（2015年修订）．中华内科杂志，54（12）：1066-1070．

中华医学会血液学分会．2014．骨髓增生异常综合征诊断与治疗中国专家共识（2014年版）．中华血液学杂志，35（11）：1042-1048．

中华医学会血液学分会白血病淋巴瘤学组，中国抗癌协会血液肿瘤专业委员会，中国慢性淋巴细胞白血病工作组．2018．B细胞慢性淋巴增殖性疾病诊断与鉴别诊断中国专家共识（2018年版）．中华血液学杂志，39（5）：359-365.

中华医学会血液学分会红细胞疾病（贫血）学组．2013．阵发性睡眠性血红蛋白尿症诊断与治疗中国专家共识．中华血液学杂志，34（3）：276-279.

中华医学会血液学分会红细胞疾病（贫血）学组．2017．再生障碍性贫血诊断与治疗中国专家共识（2017年版）．中华血液学杂志，38（1）：1-5.

第3章

临床生物化学检验典型案例分析

临床生物化学（简称生化）检验技术是研究生物化学检验指标的来源、去路和临床应用及其检测技术和方法的一门应用性学科。在了解人体糖类、蛋白质、脂类三大物质在疾病发生发展中的变化规律及一些常见疾病病理生理、生物化学改变的基础上，本章主要以临床典型案例为切入点，讲解糖尿病、高脂蛋白血症、肝胆疾病、肾脏疾病、心血管疾病、电解质和酸碱失衡等生物化学检验指标的变化，进一步阐明疾病与指标之间、病理生理改变与病程之间的关系。同时也对临床酶学检验技术、临床生物化学自动化分析仪、临床生物化学检验方法学评价、质量控制等内容进行介绍。

第一节　肝脏疾病的生物化学检验

一、基本理论

肝脏是人体进行生物转化和物质代谢的重要器官，主要参与蛋白质合成、葡萄糖和其他糖类代谢、糖原合成与分解、氨基酸和核酸代谢、脂蛋白合成和代谢、药物代谢、合成与清除激素、合成尿素、胆红素和胆汁酸的转运和代谢等。肝胆疾病会导致血液中某些生物化学指标的变化，通过检测这些指标，辅助临床对肝胆疾病的早期诊断、治疗、预防及预后评估。临床上反映肝功能的生物化学标志物较多，主要分为6类。

1.反映肝实质细胞损害的酶　门冬氨酸氨基转移酶（AST）、丙氨酸氨基转移酶（ALT）、腺苷酸脱氨酶（ADA）、乳酸脱氢酶（LDH）。

2.反映胆汁淤积的酶　碱性磷酸酶（ALP）、谷氨酰转移酶（GGT）、5′-核苷酸酶（5′-NT）；反映肝纤维化为主的酶是单胺氧化酶（MAO）。

3.反映肝合成蛋白质功能的指标　总蛋白（TP）、白蛋白（ALB）、前白蛋白（PA）、胆碱酯酶（CHE）、凝血酶原时间（PT）。

4.反映肝排泄功能及鉴别黄疸的指标　总胆红素（TBIL）、结合胆红素（DBIL）、非结合胆红素（IBIL）、总胆汁酸（TBA）。

5.反映脂蛋白代谢紊乱的指标　高密度脂蛋白胆固醇（HDL-C）、低密度脂蛋白胆固醇（LDL-C）、载脂蛋白A1（ApoA1）和载脂蛋白B（ApoB）。

6.反映肝肿瘤、感染的指标　甲胎蛋白（AFP）、乙肝表面抗原等。

实验室检查项目仅能反映肝功能的某一方面，需要结合临床体征、超声影像及功能学相关指标动态分析，综合判断。

二、案例分析

▶ 案例

【病历摘要】

1. 病史　患者，女，56岁。因腰腿痛服用中草药（具体配伍不清楚）1个月后发现全身黄染伴目黄、尿黄1⁺月。尿液呈浓茶色，无发热、头痛、咳嗽、咳痰、胸闷、气促、腹痛、腹泻；精神尚可，血压、呼吸、脉搏正常。无高血压、糖尿病、肝脏疾病、肾脏疾病、心脏疾病、脑血管疾病、呼吸系统疾病病史，30年前行输卵管结扎术。肝脏B超显示无异常。

2. 体格检查　剑突下压痛，脐周压痛、无反跳痛及肌紧张。T 36.3℃，P 75次/分，R 20次/分，体重62.5kg。

3. 实验室检查　见表3-1。

表3-1　实验室检查结果

项目	结果	参考区间	单位	项目	结果	参考区间	单位
丙氨酸氨基转移酶（ALT）	147	7～40	U/L	总蛋白（TP）	66.2	56～85	g/L
门冬氨酸氨基转移酶（AST）	149	13～35	U/L	白蛋白（ALB）	36.2	40～55	g/L
碱性磷酸酶（ALP）	472	50～135	U/L	甘油三酯（TG）	5.52	<1.7	mmol/L
谷氨酰转换酶（GGT）	1182	7～45	U/L	总胆固醇（TC）	31.63	<5.2	mmol/L
胆碱酯酶（CHE）	5.17	3.93～10.8	kU/L	高密度脂蛋白胆固醇（HDL-C）	1.74	0.91～1.55	mmol/L
总胆红素（TBIL）	375.2	5～21	μmol/L	低密度脂蛋白胆固醇（LDL-C）	9.47	<3.12	mmol/L
结合胆红素（DBIL）	181.9	0～3.4	μmol/L	载脂蛋白A1（ApoA1）	0.59	1.05～2.05	g/L
非结合胆红素（IBIL）	193.3		μmol/L	载脂蛋白B（ApoB）	2.35	0.55～1.30	g/L
总胆汁酸（TBA）	75.28	0.14～9.66	μmol/L	血糖（GLU）	5.86	3.89～6.11	mmol/L
甲型肝炎抗体、乙型肝炎五项及戊型肝炎、丙型肝炎抗体	阴性	阴性		自身抗体：ANA、ASMA、抗-LKM1、抗-SLA/LP	阴性	阴性	
尿胆原，尿胆红素	++	阴性		HBV-DNA定量	400×10⁶	<500×10⁶	cps/L

【案例解析】

问题1： 根据病史及辅助检查，你认为该患者可能诊断为什么疾病？

答：（1）急性肝炎：患者无既往病史，多项肝酶、蛋白质、胆红素等指标均明显增高，且起病急、病程短，考虑急性肝炎。

（2）药物性肝炎：其病史为服用中草药1个月后发现全身黄染伴目黄、尿黄，考虑为药物或其代谢产物对肝功能不同程度影响，如药物持续使用时间过长或不规范使用引起的损伤，即药物性肝损伤。

问题2： 针对该案例中肝功能检查指标，该如何进行解读？

答：（1）转氨酶升高：血清AST、ALT均明显升高，提示患者有肝实质细胞损害；AST/ALT正常，总蛋白、白蛋白、胆碱酯酶正常，提示患者肝合成功能正常，排除慢性肝炎。

（2）胆红素、总胆汁酸升高：血清TBIL、DBIL、IBIL均明显升高，提示患者存在重度黄疸（其中TBIL > 342.0μmol/L是判断重度黄疸的重要依据）。鉴于该患者有服用中草药1个月情况，推测为药物原因导致肝细胞损害。其可能机制为：肝细胞对胆红素摄取、结合和排泄障碍，胆红素反流入血，引起黄疸。同时肝脏对TBA的代谢功能下降，导致血清TBA升高明显，考虑为肝细胞性黄疸。

（3）GGT、ALP升高：患者服用中草药导致毛细胆管到胆总管不同水平胆汁流入障碍，使胆汁分泌受阻，肝内阻塞情况下诱使肝细胞产生大量GGT、ALP，考虑存在胆汁淤积。

（4）TG、TC、LDL-C升高：患者服用中草药引起肝对TBA的代谢功能下降。由于TBA是胆固醇的排泄形式，因此，导致胆固醇在肝的形成、酯化、排泄发生障碍，从而引起TG、TC、LDL-C明显升高，考虑存在血脂代谢紊乱。

问题3： 为明确诊断，你认为需进一步开展哪些实验室检查项目？

答：（1）急性病毒性肝炎：可根据感染标志物甲型肝炎抗体、乙型肝炎抗原和抗体、乙型肝炎病毒DNA、丙型肝炎抗体、戊型肝炎抗体等进行鉴别诊断。

（2）自身免疫性肝炎：主要以转氨酶升高、γ-球蛋白升高、自身抗体阳性为主。

（3）原发性胆汁性肝硬化：主要为ALP、GGT明显升高，TC、TG、LDL-C可增高，免疫球蛋白IgM增高，抗线粒体抗体M2阳性。

（4）酒精性脂肪性肝炎：有饮酒史伴免疫球蛋白IgA增高，转氨酶升高，GGT明显升高，TC、TG、LDL-C增高。

（鄢仁晴）

第二节　肾脏疾病的生物化学检验

一、基本理论

肾脏是人体的内分泌和排泄器官，主要参与分泌和排泄机体代谢废物、尿液、毒物等，对维持机体水、电解质、酸碱平衡及内环境稳态方面起着极为重要的作用。通过肾功能检查可明确机体有无肾功能损害、肾损伤的程度和范围（累及肾小球、肾小管或者两者均受损），从而制订治疗方案，观察其动态变化，判断预后。血清尿素氮、肌酐、胱抑素C、尿酸是反映肾功能的常用指标。

1.尿素作为体内蛋白质降解的终产物，其浓度可受蛋白质摄入、代谢速度及肾脏排泄的影响；目前主要通过酶偶联法进行检测。

2.肌酐是肌肉中磷酸肌酸代谢产物，主要从肾小球滤过，不被肾小管重吸收，其浓度取决于肾脏排泄能力；其检测方法主要为酶法，具有特异性高且易于自动化，已成为肌酐检测常用方法。

3.胱抑素C是早期反映肾小球滤过功能较为理想的内源性指标，其特异性和敏感性均优于中晚期指标——肌酐和尿素。目前其检测方法主要是乳胶颗粒增强免疫比浊法。

4.尿酸是体内嘌呤核苷酸的代谢终产物，主要从肾脏排出，血中尿酸浓度主要受肾小球滤过、肾小管重吸收及分泌的影响；目前测定尿酸的方法有磷钨酸法、尿酸氧化酶-过氧化物酶法，后者是当前常用法。

除此之外，采用染料结合法检测尿总蛋白、免疫透射比浊法检测尿微量白蛋白，可以评估肾脏屏障功能；采用免疫透射比浊法检测尿液 β_2 微球蛋白、视黄醇结合蛋白、α_1-微球蛋白，用以评估近端肾小管重吸收功能；采用冰点渗透压法测定血浆、尿渗透压，则可以反映远端肾小管的浓缩稀释功能。

临床实验室肾功能检查的项目较多，应结合实际情况合理选择实验指标，并需结合患者病史、临床表现、实验室检查及肾脏病理检测等结果进行综合评定。

二、案例分析

▶ 案例1

【病历摘要】

1.病史　患者，女，38岁。主因"反复双下肢水肿5年，胸闷、气促、咳嗽1个月"入院。5$^+$年前患者因分娩就诊于我院，查肾功能提示肌酐560μmol/L，伴蛋白尿，予以对症治疗好转后出院。近年来于院外口服药物治疗，仍反复双下肢水肿。1个月前无明显诱因出现颜面部及双下肢水肿，伴尿少、胸闷、气促、咳嗽、恶心、呕吐，肾功能恶化。2d前上述症状加重，为进一步治疗就诊于我院，急诊以"肾功能异常原因待查、肺部感染"收入院。患者近来感到乏力，饮食、睡眠欠佳；粪便正常，现无尿，余无特殊表现；5年前发现血压升高，血压最高达200/125mmHg，现规律服用抗高血压药（具体不详），血压控制不佳。无传染病、家族病病史及药物过敏史。

2.体格检查　T 37.7℃，P 98次/分，R 23次/分，BP 182/115mmHg。急性病容，贫血貌，颜面部及双下肢水肿，腹部明显膨隆，无压痛；全身皮肤黏膜无黄染，淋巴结不大，余检查无特殊症状。

3.实验室检查　见表3-2。

表3-2　实验室检查结果

项目	结果	参考区间	单位	项目	结果	参考区间	单位
血清钾（K^+）	6.61	3.5～5.3	mmol/L	碳酸氢根离子（HCO_3^-）	8.9	21～31	mmol/L
血清钠（Na^+）	130.3	137.0～147.0	mmol/L	尿蛋白定量			

续表

项目	结果	参考区间	单位	项目	结果	参考区间	单位
血清氯（Cl⁻）	119.1	99～110	mmol/L	24h尿蛋白定量	5620.0	0～0.15	g/24h
血清总钙（Ca²⁺）	1.48	2.20～2.65	mmol/L	血常规			
血清镁（Mg）	1.21	0.67～1.04	mmol/L	红细胞总数（RBC）	1.63	3.5～9.5	10^{12}/L
血清磷（Pi）	1.52	0.81～1.45	mmol/L	血红蛋白（Hb）	51.0	115.0～150.0	g/L
尿素（Urea）	42.1	2.8～7.2	mmol/L	血细胞比容（Hct）	0.16	0.35～0.45	L/L
肌酐（Cr）	1526.0	男性：59.0～104.0 女性：45.0～84.0	µmol/L	白细胞总数（WBC）	16.51	3.5～9.5	10^9/L
尿酸（UA）	532.0	155.0～357.0	µmol/L	尿干化学分析			
胱抑素C（Cys-C）	5.53	0.59～1.03	mg/L	尿葡萄糖	＋	阴性	/
				尿蛋白	＋＋＋	阴性	/

【案例解析】

问题1：根据病史及辅助检查，该患者可能诊断为什么疾病？

答：（1）高血压肾病——慢性肾衰竭/尿毒症期：该患者为中年女性，有长期高血压病史，血压182/115mmHg。查体见颜面部水肿、双下肢重度凹陷性水肿，伴尿少；尿常规及24h尿蛋白定量结果提示大量蛋白尿。血尿素、肌酐、尿酸、胱抑素C明显升高，HCO₃⁻明显减低，电解质紊乱，已达到诊断尿毒症期指征，结合病史及辅助检查可以诊断此病。

（2）原发性高血压：患者5年前发现血压升高，血压最高达200/125mmHg，符合高血压治疗指南3级高血压诊断标准；现合并肾衰竭，属于高危组。

（3）肾性贫血：患者感到乏力，贫血貌，血常规RBC、Hb、HCT降低，已达到中度贫血；可进一步检查促红细胞生成素（EPO）以辅助诊断。

（4）电解质和酸碱平衡紊乱：血清K浓度升高达危急值，Pi、Mg浓度升高及Ca离子减低，系肾衰竭时排钾排磷、排酸（H⁺）保碱（HCO₃⁻）功能受损，肾产生1，25-(OH)₂D₃及骨骼对甲状旁腺激素（PTH）的钙离子动员减弱，从而导致高钾、高磷、低钙血症和代谢性酸中毒。

问题2：肾功能检查该如何进行选择？

答：（1）判断患者有无肾功能损害，并协助临床医师对肾功能不全进行分期，以进一步指导临床诊断。该患者长期血压升高，已经出现大量蛋白尿，血尿素42.1mmol/L，肌酐1526µmol/L，已经达到尿毒症期，临床医师需要对其进行透析治疗，而监测透析前后血尿素、肌酐的结果变化是观察透析疗效的有效指标。

（2）根据不同情况选择不同的肾功能检查指标，检验项目的选择应具有经济性、特异性、时效性、组合性，不同肾损害应选择不同的实验室指标。①早期肾功能检测指标：血清Cys-C是低分子蛋白中与肾小球滤过率（GFR）最相关的内源性标志物，与肾功能损害程度高度相关，在肾功能仅轻度减退时其敏感性高于血肌酐，可用于高血压肾病、糖尿病肾病肾功能损害的早期评价指标。尿微量白蛋白可用于判断肾小球滤过功能受损程度，常用尿微量白蛋白与尿肌酐比值作为高血压、糖尿病早期肾损害的筛查。尿液转铁蛋白作为早期肾小球损害的指标之一，相比尿微量白蛋白更能反映肾小球滤过膜屏障受损情况。②中、晚期肾功能检测指标：由于肾脏具有强大储备代偿功能，血肌酐和血尿素水平在早期肾损害时改变不明显，敏感性低，且两者易受诸多因素影响（如饮食、年龄、体重等），故仅对肾衰竭、晚期肾脏疾病和临床透析效果判断有应用价值。尿酸作为机体核苷酸代谢终产物，主要通过肾脏排出。急慢性肾炎时血尿酸明显增高，且较尿素氮、肌酐更显著，出现更早；而其他肾病晚期，如肾结核、肾盂肾炎、肾积水等血尿酸亦增高，但因其肾外因素影响较大，故升高程度并不与肾功能受损程度成正比。

问题3： 影响肾功能检查结果的因素有哪些？

答：（1）生物学变异及患者的影响，如患者年龄、性别、状态；采血前是否服用过药物、特殊饮食、剧烈活动等。

（2）标本采集的质量，血液及尿液标本采集质量的好坏直接影响检查结果的准确性。

（3）标本采集送检时效、保存及检验中检测系统稳定情况、操作人员质量保证等，如标本采集后未及时送检，血尿素结果会明显偏低；检测系统质量（仪器、试剂）未准确控制时会导致结果不准确。

（4）审核报告时要注意各个指标间的逻辑性，在肾功能损害早期，可引起早期指标单独升高；肾功能损害中、晚期指标，如血肌酐、血尿素异常升高，而Cys-C正常，则需要复查排除干扰因素；此外，需要注意肌酐出现负值，或同一患者多次检测肌酐结果不符合临床、异常波动的情况。需要警惕该患者是否服用羟苯磺酸钙和酚磺乙胺药物，据报道，该类药物具有负性干扰酶法检测肌酐的结果，此时需要建议患者服药后3～5d或者服药前空腹采血检测，将干扰降至最低。另外，还需注意严重乳糜血、溶血标本对检查结果的负干扰。

▶ **案例2**

【病历摘要】

1.病史 患者，男，32岁。主因"泡沫尿3$^+$年，发现肾功能损害"入院。3年前患者于当地医院体检时发现尿蛋白高于正常参考区间，肾功能未发现明显异常，伴泡沫尿，无肉眼血尿及尿量异常，无腰痛、尿频、尿急、尿痛等不适，以"尿蛋白原因待查"对症治疗，症状缓解后出院。期间多次复查尿常规提示尿蛋白弱阳性，未予以重视。今患者因尿常规和肾功能异常就诊，门诊以"尿蛋白原因待查"收入院。患者患病以来精神、睡眠尚可，饮食缺乏，粪便正常，余无特殊表现。既往患有急性阑尾炎、丙型病毒性肝炎，已对症治疗处理。无其他传染病及慢性疾病、家族病病史，无药物过敏史。

2.体格检查 T 36.5℃，P 73次/分，R 20次/分，BP 142/95mmHg。发育正常，神志清楚，慢性病容，颜面部轻度水肿；颈部、胸部检查无异常；腹部有急性阑尾炎术后瘢痕，无压痛、反跳痛及肌紧张；余部位检查无特殊表现。

3.实验室检查 见表3-3。

表3-3 实验室检查结果

项目	结果	参考区间	单位	项目	结果	参考区间	单位
Urea	12.1	2.8～7.2	mmol/L	尿沉渣			
Cr	180.0	男性：59.0～104.0 女性：45.0～84.0	μmol/L	尿红细胞	103	0～4	个/μl
UA	572.0	155.0～357.0	μmol/L	尿白细胞	4	0～5	个/μl
Cys-C	2.31	0.59～1.03	mg/L	尿红细胞相差镜检	畸形红细胞90%，正常红细胞10%	肾小球性血尿，畸形红细胞≥80%；非肾小球性血尿，畸形红细胞<50%	/
尿蛋白定量				肾穿刺病理活检	系膜增生性肾小球肾炎，免疫荧光可见系膜区以IgA为主的免疫复合物沉积	/	/
24h尿蛋白定量	4.82	0～0.15	g/24h	免疫球蛋白测定			
尿液干化学分析				免疫球蛋白A（IgA）	7.5	0.82～4.53	g/L
尿隐血	+++	阴性	/				
尿蛋白	+++	阴性	/	补体C3	0.85	0.79～1.52	g/L
尿白细胞	+-	阴性	/				

【案例解析】

问题1: 该患者可能诊断为什么疾病？

答：该患者可诊断为IgA肾病，诊断依据如下。

（1）该患者为青年男性，轻度水肿、高血压，尿液检查显示蛋白尿、尿畸形红细胞占90%，提示肾小球源性血尿。

（2）血IgA升高，肾穿刺活检病理提示轻度系膜增生性肾小球肾炎，免疫荧光可见系膜区以IgA为主的免疫复合物沉积。

问题2： 怎样解读实验室检查结果？

答：该病系 IgA 沉积于系膜区，诱导系膜细胞分泌炎性因子进而活化补体，导致肾小球系膜细胞和系膜基质增生所致，病变早期以单纯血尿为主，该患者尿红细胞位相结果提示畸形红细胞比例达 90%，符合 IgA 肾病的典型血尿临床表现。患病 3$^+$ 年间，患者肾功能从正常逐渐转变成失代偿，随着肾脏病变程度加重，继而出现大量蛋白尿、轻度水肿及高血压等急性肾炎综合征的表现。该案例中尿液检查及血生化结果均与病变进程相符，但肾穿刺活检病理结果及血清补体 C3 和 IgA 水平的检查才是确诊该病的金标准。

问题3： 还需开展哪些实验室检查项目以进行鉴别诊断？

答：（1）链球菌感染后急性肾小球肾炎：潜伏期长，病情有自愈倾向，血清补体 C3 水平降低，ASO 滴度升高。

（2）继发性 IgA 沉积为主的肾小球病：①过敏性紫癜肾炎，肾脏病理及免疫病理与 IgA 相同，但其有典型的肾外表现，如皮肤紫癜、关节肿痛、腹痛和黑便等；②慢性酒精性肝硬化：50% ～ 90% 慢性酒精性肝硬化患者肾组织可显示以 IgA 为主的免疫球蛋白沉积，但少数患者有肾脏受累的表现及肝硬化特征性变化。

（3）其他：定期检查尿微量白蛋白/肌酐比、肾小球滤过率及是否存在血尿，监测血压、检测血脂，以指导临床合理治疗，改善预后。

（骆诗露）

第三节　心血管疾病的生物化学检验

一、基本理论

心血管系统由心脏和血管及调节血液循环的神经体液物质组成，其主要功能是为全身组织器官运输血液并运走组织代谢产生的废物，以保证正常新陈代谢的进行。在全世界范围内，各种病因导致的心血管事件具有较高的发病率和致死率。心血管疾病的生物化学检验在该类疾病的诊断、治疗及预后判断中具有重要的作用。心肌梗死是临床常见的急性冠脉综合征，是由于冠状动脉闭塞，血流中断，使得血流支配区域心肌细胞因严重持久缺血而发生局部坏死。急性心肌梗死的急救时间是降低病死率的关键，患者常因不能早期诊断治疗导致死亡。因此，迫切需要临床检验提供高灵敏、高特异性的早期指标以提高急性心肌梗死的诊断及疗效，降低病死率。

心肌损伤的标志物主要包括心肌酶、心肌蛋白，以及其他心肌损伤标志物，如脂肪酸结合蛋白、糖原磷酸化酶同工酶等。理想的标志物应满足高度心肌特异性、能早期检测，可估计梗死范围、判断预后及评估溶栓效果。因此，需要合理地组合检测标志物，充分发挥临床应用价值。

二、案例分析

▶ 案例

【病历摘要】

1.病史　患者，男，49 岁。2h 前因饮酒后突发咽部疼痛，伴全身乏力、站立不稳就诊。患者有胸闷、心悸，但无胸痛，无肩部放射痛，无恶心、呕吐及呼吸困难。体格检查未见阳性体征。无传染病、慢性疾病及家族病病史，无药物过敏史，有长期吸烟及饮酒史（20$^+$年）。急诊心电图提示：急性下壁、后壁、右心室心肌梗死，前间壁、前壁、高侧壁心肌缺血。立即给予阿司匹林300mg及替格瑞洛180mg负荷剂量口服，并启动急诊经皮冠状动脉介入治疗（PCI）绿色通道到达导管室，经冠状动脉造影（结果显示：左冠状动脉主干和左回旋支未见狭窄病变，前降支中断，弥漫狭长，狭窄达50%～60%；右冠状动脉近段完全闭塞）后行PCI治疗。

2. 实验室检查 见表3-4。

表3-4 实验室检查结果

项目	检查时间及结果					参考区间	单位
心肌梗死两项	＜2h	8h	1.5d	3d	7d		
肌红蛋白（Mb）	277.4	286.2	73.48	31.8	＜21.0	25.0～58.0	μg/L
肌钙蛋白T（cTnT）	42.1	9359.0	8041.0	6312.0	1727.0	＜14.0	ng/L
心肌酶							
AST	32.0	420.0	223.0	130.0	33.0	15.0～40.0	U/L
CK	241.0	4164.0	1642.0	731.0	143.0	38.0～174.0	U/L
CK-MB	22.0	420.0	105.0	49.0	19.0	0～24.0	U/L
LDH	240.0	1401.0	1072.0	925.0	321.0	140.0～271.0	U/L
HBDH	134.0	1159.0	925.0	792.0	223.0	90.0～180.0	U/L
其他指标							
超敏C反应蛋白	52.3	81.4	100.7	76.2	13.2	0.068～8.2	mg/L
B型脑钠肽前体	39.26	231.9	774.1	434.2	175.5	＜125.0	ng/L

【案例解析】

问题1：根据病史及辅助检查，该患者可能诊断为什么疾病？

答：根据病史及检查结果可诊断为冠状动脉粥样硬化性心脏病急性下壁心肌梗死。

（1）心血管危险因素：49岁男性，有长期吸烟及饮酒史。

（2）临床症状：突发咽部疼痛2h，伴全身乏力站立不稳，有胸闷及心悸；无呼吸困难及胸痛。

（3）辅助检查

①心电图：急性下壁心肌梗死；冠状动脉造影示：前降支中断，弥漫狭长，狭窄达50%～60%；右冠状动脉近段完全闭塞。

②实验室检查：入院时查肌红蛋白、超敏C反应蛋白明显升高，肌钙蛋白轻度升高；随着病情发展，肌钙蛋白明显升高，肌红蛋白降至正常水平；心肌酶谱中各个指标在发病后8h明显升高，持续1周后逐渐恢复至正常水平，指标变化水平与典型急性心肌梗死一致。

问题2：怎样解读该患者的实验室检查结果？

答：（1）肌红蛋白及超敏C反应蛋白发病早期明显升高：该案例中患者刚入院时，

发病时间短，心肌缺血坏死面积小、程度轻，位于心肌细胞线粒体和胞质内分子量大的物质还未能释放入血，而分子量较小的肌红蛋白位于心肌细胞质，则能早期大量释放入血，此时血清中心肌酶类指标基本处于正常范围，肌红蛋白则明显升高。超敏C反应蛋白是肝脏合成的非特异性蛋白，在机体组织急性损伤及炎症感染、组织坏死、炎性疾病、手术创伤等发生早期即可急剧升高，超过正常水平的10～1000倍，12～24h达峰值，刺激消除后其浓度随之减低至正常水平。该患者在心肌梗死早期即出现超敏C反应蛋白水平升高，其水平变化与病情发展呈现相关性，超敏C反应蛋白作为心肌梗死早期诊断、治疗及预后的观测指标具有重要的临床价值。

（2）心肌酶类指标和蛋白类升高：随着病程进展，发病后8h检测各项指标，可以发现心肌酶类和蛋白类指标均明显升高，其值已达峰值附近。PCI术后，患者病情得到控制，分子量较小的肌红蛋白可迅速从肾脏滤过排除，若无再梗死，其在1.5～3d恢复至正常水平。病后1周，除了肌钙蛋白半衰期较长浓度水平较高外，其他心肌损伤标志物已经基本接近正常水平。该案例中患者血心肌酶和心肌梗死两项结果变化较为典型，有助于临床对疗效观察。

问题3： 心肌梗死的常用实验室指标及临床意义。

答：（1）心肌酶类：血清CK是心肌重要的能量调节酶，在AMI发病后4～8h血清开始升高，12～48h达峰值，2～4d降至正常水平，用于较早期AMI诊断，也可用于评估梗死范围大小或再梗死；但CK特异性差，需与病毒性心肌炎、骨骼肌损伤等疾病相鉴别。CK同工酶CK-MB敏感性和特异性明显高于CK，可以替代CK作为心肌损伤的常规项目，但由于CK-MB峰值出现较早，下降较快，不适用于诊断发病时间较长的AMI。AMI时，AST、LDH和HBDH均升高，但由于这些指标存在组织广、特异性不高、时效性不佳，容易受标本溶血干扰，目前已不推荐用于AMI诊断。临床心肌酶检测时常会遇到CK-MB活性高于总CK的情况，存在该现象的主要原因是由于CK-MB为免疫抑制法检测，其检测原理是通过抑制M亚基以测定B亚基，测定残留CK活性，结果乘以2作为CK-MB的活性。该方法简单，但是不能排除肌酸肌酶脑型同工酶（CK-BB）活性增高性疾病（如脑外伤、神经系统疾病、肿瘤）的影响。因此，在报告审核中要注意CK-MB活性一般不会大于总CK活性的1/4，若出现CK-MB/总CK＞30%或者结果倒置时，且无标本溶血需警惕有无CK-BB或者巨CK的存在；也可通过单克隆抗体法检测CK-MB质量，以除外方法学的局限性。

（2）心肌蛋白类：心肌肌钙蛋白是心肌损伤、坏死的标志物，其由结构和功能不同的3个亚单位（cTnT、cTnI、cTnC）组成，发病后2h就能在血清中测出，10～24h达峰值，峰值可达参考值的30～40倍，肌钙蛋白T持续14d，肌钙蛋白I持续5～8d；对判断微小心肌损伤、心肌梗死面积大小和评估溶栓效果方面具有重要价值，但由于其窗口期长，诊断近期发生的再梗死效果不佳。肌红蛋白（Mb）分子量小，位于胞质，是急性心肌梗死发生后出现最早的标志物之一，其峰值的高低与心肌损伤坏死的范围、预后成正比；心肌损伤后1～4h即可升高，6～9h达峰值，24～36h恢复正常。胸痛发作2～12h，Mb阴性即可排除AMI，其具有较高的阴性预测价值；此外，Mb消除很快，窗口期比较短，可以作为判断再梗死的良好指标。但是，Mb升高不一定见于AMI，多发性心肌炎、缺血性心肌病、药物所致的肌病、肾功能不全等也可以引起不同程度的升高，其特异性差。

总之，无论是传统的心肌酶谱还是目前作为金标准、高特异、高敏感的心肌肌钙蛋白，都各有其优劣，合理的心肌损伤标志物组合检测有助于疾病的诊断、疗效观察、预后及病情进展分析。

（骆诗露）

第四节　糖代谢紊乱的生物化学检验

一、基本理论

血中的葡萄糖称为血糖（GLU）。葡萄糖是人体的重要组成成分，也是主要能量来源。正常人体每日需要很多的糖来提供能量，为各种组织、脏器的正常运作提供动力。所以，血糖必须保持一定水平才能维持体内各器官和组织的需要。血糖的来源包括：①食物消化、吸收；②肝内储存的糖原分解；③糖异生：空腹时，体内一些非糖物质可经肝脏糖异生作用生成葡萄糖，同时也参与维持血糖的恒定。血糖的去路是体现机体利用葡糖糖的能力，包括：①由氧化转变为能量（ATP），是血糖去路的主要途径；②合成糖原储存于肝、肾和肌肉中；③转变为脂肪和蛋白质等其他营养成分加以储存；④血糖浓度高于肾糖阈时从尿中排出。正常人血糖的产生和利用处于动态平衡的状态，维持在一个相对稳定的水平，这是由于体内激素等因素对血糖调节作用的结果。调节体内血糖平衡的激素主要包括胰岛素、胰高血糖素、肾上腺素、皮质醇和生长激素，当这些激素发生异常时就会导致体内血糖浓度过高（高血糖症）或过低（低血糖症），出现糖代谢紊乱现象。血糖测定常用葡糖糖氧化酶法和己糖激酶法。血糖测定的临床意义如下。

1. 生理性增高　见于饭后 1～2h、注射葡萄糖后、情绪紧张时肾上腺素分泌增加；注射肾上腺素后，会使得血糖暂时性增高。

2. 病理性增高　见于各种糖尿病、慢性胰腺炎、心肌梗死、甲状腺功能亢进、肾上腺功能亢进、颅内出血等。

3. 生理性降低　常见于饥饿、剧烈运动、注射胰岛素后、妊娠、哺乳和服用降血糖药后。

4. 病理性降低　常见于胰岛细胞瘤、糖代谢异常、严重肝脏疾病、垂体功能减退、肾上腺功能减退、甲状腺功能减退、长期营养不良、注射胰岛素过量等。

糖化血红蛋白（GHb）是血红蛋白与血糖进行非酶促反应结合的产物，它们的糖基化位点是血红蛋白 β 链 N 末端的缬氨酸残基，其生成是一个缓慢的、不可逆的过程，其浓度与红细胞寿命（平均 120d）以及该时期内血糖的平均浓度有关。糖化血红蛋白常用的检测方法有亲和层析、高效液相色谱分析、酶法和等电聚焦电泳等方法。目前临床使用的糖化血红蛋白自动分析仪多采用离子交换柱高效液相色谱法。

此外，糖代谢紊乱诊断相关检测项目还包括临床诊断项目，如血糖、尿糖、糖耐量试验（OGTT）等；用于病程及疗效评估的项目有糖化血红蛋白（GHb）、胰岛素、胰岛素抗体、C 肽、葡萄糖-6-磷酸脱氢酶（G-6-PD）、酮体、乳酸等。

二、案例分析

▶ 案例1

【病历摘要】

1. **病史** 患者，男，32岁。主因"多饮、多食、多尿10$^+$年，大小便失禁2$^+$月"入院。10$^+$年前无明显诱因出现口渴、多饮、多食、多尿、腹泻（具体饮水量及尿量不详），为黄色稀样便，体重未见明显下降，查随机静脉血糖（具体不详）后诊断为"糖尿病"，给予阿卡波糖50mg（每日2次，嚼服）及3餐前胰岛素（具体不详）8U皮下注射治疗，未予以监测血糖。3$^+$月前自行停用胰岛素，改用阿卡波糖100mg（每日2次）嚼服控制血糖，仍未监测血糖。1d前感到上述症状加重，于当地医院测随机血糖为31.2mmol/L。为进一步诊治，就诊于我院门诊，以"糖尿病、腹泻原因待查"收入院。入院时精神、睡眠欠佳，多食，大小便如上述，近1年体重减轻约3.5kg。饮酒6$^+$年，每日约0.5kg，已戒酒1年；吸烟10$^+$年，每日约20支，已戒烟1年。

2. **体格检查** T 36.3℃，P 97次/分，R 20次/分，BP 107/77mmHg，体重45kg，身高169cm，体重指数15.8kg/m^2，心率97次/分。四肢末端冰凉，关节无红肿、畸形，双下肢无水肿，双足背动脉搏动稍减弱；四肢肌力、肌张力正常，生理反射存在，病理反射未引出。

3. **实验室检查** 见表3-5。

表3-5 实验室检查结果

项目	结果	参考区间	单位	项目	结果	参考区间	单位
血红蛋白	122	130～175	g/L	PaO$_2$	75	83～108	mmHg
尿糖	4+	–	/	PaCO$_2$	31.5	35～45	mmHg
尿酮体	1+	–	/	pH	7.276	7.35～7.45	/
随机血糖	57.65	3.9～6.1	mmol/L	HCO$_3^-$	14.3	21.3～24.8	mmol/L
Na$^+$	127	137～147	mmol/L	剩余碱（BE）	-5.2	-3～3	mmol/L
Ca^{2+}	2.12	2.20～2.65	mmol/L	ALB	38.6	40～55	g/L
ALT	215	9～50	U/L	C-肽	91.1	370～1470	pmol/L
AST	158	15～40	U/L	GHb	17.6	4～6	%
ALP	282	45～125	U/L	MALB/尿肌酐	11.7	<2.5	

【案例解析】

问题1： 你认为该患者可能患什么疾病？

答：该患者有糖尿病"三多一少"的症状，既往明确诊断"糖尿病"，入院前随机血糖为31.2mmol/L，入院随机静脉血糖57.65mmol/L、糖化血红蛋白17.6%，达到了糖尿病诊断标准。

问题2： 该患者可能是哪种类型糖尿病？

答：该患者年轻，有典型症状，体型消瘦，经询问既往史，于18$^+$岁出现糖尿病症状，降血糖药控制无效，长期依靠胰岛素维持血糖水平，停用胰岛素后症状加重并发生糖尿病酮症酸中毒，动脉血气分析呈酸中毒表现。需要进一步查空腹、餐后C-肽及糖尿病自身抗体协助诊断，该患者可能为1型糖尿病。

问题3：如何评估该患者有无并发症？

答：（1）急性并发症

①糖尿病酮症酸中毒：该患者糖尿病原有症状短期加重，有停用胰岛素等糖尿病酮症酸中毒发生诱因，入院查血气分析为代谢性酸中毒。糖尿病酮症酸中毒是胰岛素缺乏导致酮体异常增多，酮体为酸性代谢产物，血pH下降，进一步发展出现酸中毒昏迷。1型糖尿病患者有自发倾向，最常见诱因为感染，主要病理表现为酸中毒、严重失水、电解质平衡紊乱、组织缺氧、周围循环衰竭和肾功能障碍、中枢神经功能障碍。临床表现为恶心、呕吐、疲乏、口干、头痛、嗜睡、呼吸深快，呼气中有烂苹果味，后期严重失水、意识障碍、昏迷。实验室检查可见血、尿糖极度增高，血气分析呈失代偿代谢性酸中毒。

②糖尿病高血糖高渗综合征：该患者随机静脉血糖为57.65 mmol/L、钠离子为127.06 mmol/L、血浆渗透压为350mOsm/L。高血糖高渗综合征是糖尿病急性代谢紊乱的一类并发症，表现为严重高血糖、高渗透压和脱水，主要见于老年人2型糖尿病，本症病情危重，病死率高于酮症酸中毒。

该患者生活习惯未进行有效控制，吸烟、酗酒皆可加重病情，导致严重并发症。

（2）慢性并发症

①糖尿病肠道自主神经病变：有糖尿病基础，长期血糖控制差，有反复腹泻表现，未发现其他肠道器质性病变因素存在。有待进一步查粪便常规，必要时行肠镜等检查协助诊断。

②糖尿病肾病：有糖尿病基础且考虑1型糖尿病可能性大，长期血糖控制差，易发生糖尿病肾病。入院查MALB/尿肌酐升高，待病情平稳，应激因素解除后做24h尿微量白蛋白定量检查协助诊断。

问题4：该患者的治疗目标是什么？

答：（1）短期目标：消除糖尿病症状，积极纠正急性代谢并发症，治疗过程中反复监测尿常规、血糖、血气分析、电解质、血渗透压。

（2）远期目标：提高生活质量、防治慢性并发症、降低致残致死率。各代谢指标控制范围：空腹血糖4.4～7.0mmol/L，餐后血糖4.4～8.0mmol/L，糖化血红蛋白＜7%，甘油三酯＜1.7mmol/L，总胆固醇＜4.5mmol/L，低密度脂蛋白胆固醇＜2.6mmol/L，血压在130/80mmHg以下，体重指数达18～24kg/m²。

▶ 案例2

【病历摘要】

1.病史 患者，女，30岁。主因"发现血糖升高3⁺月，妊娠8⁺²周"入院。患者3个月前因备孕于重庆市某医院检查发现血糖升高，空腹静脉血糖6.5mmol/L，葡萄糖耐量试验2h血糖11.78mmol/L，诊断考虑"糖耐量异常"，嘱饮食控制，同时予以二甲双胍0.85g口服，每日2次降血糖治疗，后多次院外查血糖升高，仍给予口服二甲双胍治疗。8⁺周前发现宫内妊娠，自诉胚胎发育良好（未见妇科检查单），病程中无多饮、多食、多尿、体重减轻，无视物模糊，无心悸、胸闷，无头晕、头痛，无四肢肢端麻木、冰凉，无腹泻及便秘交替，无活动后气促，门诊以"妊娠期糖尿病"收入院。发病以来血糖控制不理想，考虑口服二甲双胍对胎儿有副作用，故入院后换用胰岛素控制血糖。患者精神、睡眠、饮食可，大小便正常。

2.体格检查 T 36.5℃，P 120次/分，R 20次/分，BP 130/74mmHg，体重49kg，身高160cm，体重指数19kg/m²，心率120次/分；生理反射存在，病理反射未引出。

3.实验室检查 见表3-6。

表3-6 实验室检查结果

项目	结果	参考区间	单位	项目	结果	参考区间	单位
血糖（GLU）	4.9	3.9～6.1	mmol/L	C-肽（C-P）	425.4	370～1470	pmol/L
糖化血红蛋白（GHb）	5.10	4.0～6.0	%	胰岛素（ins）（餐后）	30.0	空腹值5～10倍	μIU/L
胰岛素（ins）	3.6	2.6～24.9	mU/L	C-肽（C-P）（餐后）	2101	空腹值5～10倍	pmol/L

【案例解析】

问题1：患者最有可能患有什么疾病？诊断依据是什么？如需确诊还要检查什么项目？

答：（1）糖耐量减低：孕前查血糖明确存在糖耐量减低并给予二甲双胍治疗，进一步查空腹及餐后2h静脉血糖、糖化血红蛋白协助诊断。

（2）糖尿病合并妊娠：孕前已经存在糖耐量减低，怀孕有进展为糖尿病可能，可进一步行口服葡萄糖耐量试验（OGTT），如2h血糖≥11.1mmol/L即可诊断（诊断明确后进一步按案例1的思路处理）。

（3）妊娠糖尿病：妊娠糖尿病是指孕前血糖正常，怀孕后出现的任何程度糖代谢异常。OGTT试验：空腹5.6mmol/L，1h为10.3mmol/L，2h为8.6mmol/L，其中有2项或2项以上达到或超过上述值则可诊断妊娠糖尿病。该患者孕前有多囊卵巢综合征、糖耐量减低病史，故不考虑该病。

问题2：患者血糖正常后，是否还需要监测血糖？如果需要，应该如何监测？

答：该患者血糖正常后，需要每日测空腹及三餐后2h血糖值，如血糖一直稳定达标，可每周随机一天抽查1次空腹及餐后2h血糖，3个月检测1次糖化血红蛋白。

▶ 案例3

【病历摘要】

1.病史 患者，男，58岁。10⁺年前无明显诱因出现夜尿增多，恶心、呕吐，已确诊为糖尿病；4⁺年来发现肾功能异常，院外多次查肌酐高。因"腹胀、腹痛2⁺个月，近3d发现全身水肿"就诊。患病以来感到乏力、视物模糊，饮食、睡眠尚可，粪便正常，余无特殊表现；无传染病病史、家族病史及药物过敏史。

2.体格检查 T 37.7℃，P 112次/分，R 28次/分，BP162/108mmHg。急性病容，贫血貌，眼睑水肿，腹部明显膨隆，无压痛；双下肢水肿伴皮肤感觉减退，远端血运尚可；全身皮肤黏膜无黄染，淋巴结不大，余检查无特殊。

3.实验室检查 见表3-7。

表3-7　实验室检查结果

项目	结果	参考区间	单位	项目	结果	参考区间	单位
GHb	8.0	4.0～6.0	%	Urea	42.1	2.8～7.2	mmol/L
K$^+$	6.61	3.5～5.3	mmol/L	UA	532	155～357	μmol/L
Na$^+$	130.3	137～147	mmol/L	Cys-C	5.53	0.59～1.03	mg/L
Cl	119.1	99～110	mmol/L	HCO$_3^-$	8.9	21～31	mmol/L
Ca	1.48	2.20～2.65	mmol/L	24h尿蛋白定量	20.015	0～0.15	g/24h
Mg	1.21	0.67～1.04	mmol/L	RBC	1.63	3.5～9.5	10^9/L
Pi	1.52	0.81～1.45	mmol/L	Hb	51.0	115～150	g/L
Cr	1005	30～90	μmol/L	Hct	0.16	0.35～0.45	L/L

【案例解析】

问题1：根据病史及辅助检查，该患者可能诊断为什么疾病？

答：(1)糖尿病：该患者为中年男性，有长期糖尿病病史，GHb为8.0%。

(2)糖尿病并发症

①糖尿病肾病尿毒症期：查体全身水肿，血压高，尿量减少，尿检提示大量蛋白尿；血尿素、肌酐、尿酸、胱抑素C均明显升高，HCO$_3^-$明显减低，电解质紊乱，已达到诊断尿毒症指征，肾损害达90%以上，结合病史及辅助检查可以诊断此病。

②血管神经病变：患者双下肢皮肤感觉减退，视物模糊，有糖尿病性周围神经及眼底并发症。

(3)肾性高血压：该患者肾脏疾病之后发现血压升高，BP162/108mmHg，无高血压家族史。

(4)肾性贫血：患者感觉乏力，贫血貌，血常规RBC、HGb、Hct降低，已达到中度贫血；可进一步查促红细胞生成素辅助诊断。

(5)电解质和酸碱平衡紊乱：血电解质结果示K$^+$浓度升高达危急值，Pi、Mg浓度升高及钙离子减低，系肾衰竭时排钾、排磷、排酸（H$^+$）、保碱（HCO$_3^-$）功能受损，肾产生1,25-二羟维生素D$_3$〔1,25-（OH）$_2$D$_3$〕及骨骼对甲状旁腺激素（PTH）的钙离子动员减弱，从而导致高钾、高磷、低钙血症和代谢性酸中毒。

问题2：糖尿病常见并发症有哪些？

答：(1)糖尿病酮症酸中毒和高渗高糖综合征：糖尿病酮症酸中毒为最常见糖尿病急症，以高血糖、酮症和酸中毒为表现。高渗高糖综合征通常伴随DKA出现（可参考案例1）。

(2)感染性疾病：糖尿病容易并发各种感染，肾盂肾炎和膀胱炎多见于女性患者；疖、痈等皮肤化脓性感染可反复发生；糖尿病合并肺结核的发生率显著升高。

(3)慢性并发症

1)微血管病变：①糖尿病肾病，是慢性肾脏病变的重要类型，常见于病史超过10年的患者。主要由微血管病变引起肾小球病变，可伴有水肿和高血压，肾功能逐渐减退；也常合并血脂异常、动脉粥样硬化和其他肾脏疾病，这些疾病又会促进糖尿病肾病的发生发展。②糖尿病视网膜病变，病程超过10年的患者会程度不同的合并视网膜病变，是失明的主要原因之一。

2）动脉粥样硬化性心血管疾病：是2型糖尿病的主要死因，高血压、血脂异常导致糖尿病患者动脉粥样硬化的患病率较高，引起冠心病、缺血或出血性脑血管疾病。

3）神经系统并发症：①中枢神经系统并发症，包括神志改变、缺血性脑卒中、老年痴呆症等。②周围神经病变，最常见的是远端对称性多发性神经病变，以手足远端感觉、运动神经受累最常见，下肢较上肢严重，感觉异常先出现，可伴运动神经受累。局灶性单神经病变，一般急性起病，表现为神经分布区域疼痛，多为自限性。多发神经根病变即为糖尿病性肌萎缩，最常见为腰端多发性神经根病变。

4）糖尿病足：为下肢远端神经异常和不同程度周围血管神经病变相关的足部溃疡、感染、深层组织破坏，是糖尿病截肢的主要病因。

5）其他：视网膜黄斑、白内障、口腔溃疡等，癌症的患病率也会升高。

问题3：该案例中存在的糖尿病并发症有哪些？

答：在该案例中，糖尿病诊断已明确；在并发症中，糖尿病肾病较为突出，已达到尿毒症诊断标准，同时伴发肾性高血压和肾性贫血。在患者长达10余年的糖尿病病史中，外周神经血管病变、视网膜病变等均出现，应及时有效控制疾病发展，预防更加严重的并发症出现。

（向加林）

第五节　血脂代谢紊乱的生物化学检验

一、基本理论

血浆中的脂类包括甘油三酯（TG）、胆固醇酯、磷脂，由脂蛋白结合成复合物在血液中运输。经过外源性、内源性和高密度脂蛋白（HDL）的逆转运3种代谢过程，使得血浆脂类在血浆和组织中得以利用。外源性脂质的代谢过程是从食物中摄取甘油三酯并在肠内合成乳糜微粒的过程，TG的主要功能是产生和储存能量，过多的TG会使纤溶活性下降，凝血倾向增高，促使血栓形成。内源性脂质的代谢过程是胆固醇酯在肝被合成为极低密度脂蛋白（VLDL），VLDL继而转变为中间密度脂蛋白（IDL）、低密度脂蛋白（LDL），LDL被肝或其他器官代谢的过程。胆固醇是合成脂溶性维生素、激素的原料，也是胆酸、细胞膜的成分。HDL的逆向转运代谢是HDL在肝和小肠合成未成形的HDL颗粒，从末梢组织获得游离胆固醇，形成成熟型HDL2，而后变成富含胆固醇酯的球形HDL3，一部分经肝受体摄取，从而实现胆固醇从外周逆转运到肝，是冠心病的保护途径。如果在脂代谢途径中参与代谢的脂质、酶、蛋白、受体、器官等发生异常，就会出现血脂异常的代谢紊乱。

血脂代谢紊乱在临床通常称为高脂蛋白血症，1970年世界卫生组织（WHO）以临床表型为基础分为6型，主要依据血清外观、脂蛋白电泳、血脂检测结果、家族史等，根据发病原因分类可以分为原发性和继发性的脂蛋白代谢紊乱。血脂检测主要用于高脂血症、低脂血症、代谢综合征的生物化学诊断，以及健康体检筛查、高脂血症的疗效评估和动脉粥样硬化性心血管疾病风险评估。中国成人血脂异常防治指南修订联合委员会制订《中国成人血脂异常防治指南（2016年修订版）》，规定了我国动脉粥样硬化性心血管疾病（atherosclerotic cardiovascular disease，ASCVD）一级预防人群血脂合适水平和异常分层标准、高脂血症患者开始治疗标准值及治疗目标值、冠心病不同类别中治疗性生活方式改变及药物治疗的LDL-C目标值，不同ASCVD危险人群LDL-C和非HDL-C治疗达标值等，以利于血脂检测项目的临床应用。

临床生物化学检验的血脂项目通常包括甘油三酯（TG）、总胆固醇（TC）、高密度脂蛋白胆固醇（HDL-C）、低密度脂蛋白胆固醇（LDL-C）、载脂蛋白A1（ApoA1）及载脂蛋白B100（ApoB）。临床检测TG、TC常采用酶法，HDL-C常采用匀相法中的抗体遮蔽法，LDL-C常采用增溶法，ApoA1、ApoB、Lp（a）常采用免疫透射比浊法。血脂检测需空腹12h以上，TG、Lp（a）个体差异大。血脂测定标准化不强求测定方法的统一，而是要求各地区实验室之间对同一样品的测定值取得基本一致。可在临床工作中采用参考物质和参考方法以保证测定值的可比性，如应用参考物质：美国心肺血液研究所的血脂标准化计划和EQA计划（CAP的PT计划/我国血脂室间质评计划），但会受参考物质基质效应、性质（如浓度、成分）的影响。如应用参考方法：用参考方法和常规方法同时分析有代表性的、足够数量的、分别取自不同个体的新鲜样品，是最有效的标准化方式，如胆固醇参考方法实验室网络血脂标准化计划。

二、案例分析

▶ 案例1

【病历摘要】

1.病史 患者，男，15岁，学生。反复颜面及眼睑水肿3^+年，加重伴双下肢水肿1周入院，被诊断为肾病综合征，服用泼尼松（强的松）等治疗。门诊复查尿蛋白均为阴性，自行将药物减量，1周前因剧烈运动出现双下肢对称性中度水肿，偶感腹部不适，无恶心、呕吐，无便血及黑便，发病以来精神尚可。既往无高血压、糖尿病、冠心病、伤寒、结核等疾病，无外伤及重大手术史，无烟、酒嗜好。

2.体格检查 全身皮肤无瘀斑、瘀点，颜面及眼睑轻度水肿；T 36.5℃，P 101次/分，R 20次/分，BP 130/80mmHg；心前区异常搏动，律齐，各瓣膜听诊区未闻及明显杂音。剑突下轻压痛，双肾区无叩击痛，双下肢轻度对称性水肿。

3.实验室检查 见表3-8。

表3-8 实验室检查结果

项目	结果	参考区间	单位	项目	结果	参考区间	单位
甘油三酯（TG）	3.41	＜1.7	mmol/L	24h尿蛋白定量	2.849	＜0.15	g/24h
总胆固醇（TC）	10.23	＜5.2	mmol/L	尿素（Urea）	4.92	2.8～7.2	mmol/L
高密度脂蛋白胆固醇（HDL-C）	2.48	0.91～1.55	mmol/L	肌酐（Cr）	58	30～90	μmol/L

续表

项目	结果	参考区间	单位	项目	结果	参考区间	单位
低密度脂蛋白胆固醇（LDL-C）	5.8	<3.12	mmol/L	尿酸（UA）	299	155～357	μmol/L
总蛋白（TP）	37.3	56～85	g/L	血清胱抑素C（Cys-C）	0.86	0.59～1.03	mg/L
白蛋白（ALB）	16.4	40～55	g/L	二氧化碳（CO_2）	27.6	21～31	mmol/L

【案例解析】

问题1：依据病史，可能的诊断是什么？

答：（1）慢性肾功能衰竭：该案例患者反复颜面及眼睑水肿3^+年，加重伴双下肢水肿1周入院，考虑肾脏疾病，需检查肾功能、泌尿系B超、尿常规、尿蛋白以排除肾病。3年前被诊断为肾病综合征，1周前因剧烈运动病情加重，可能为慢性肾功能衰竭。

（2）肾病综合征：患者拟诊断为肾病综合征。结合其为青少年，血清总胆固醇升高明显，白蛋白明显降低，甘油三酯增高幅度不如总胆固醇，24h尿蛋白明显升高，结合B超显示，还需做肾穿刺活检以确诊肾病综合征。

问题2：血脂检查结果与该案例发病的关系？

答：（1）TC和TG显著升高：大量蛋白尿和低蛋白血症刺激肝脏代偿合成蛋白，在增加白蛋白合成同时，也增加脂蛋白合成，如ApoB合成亢进，从而使VLDL合成增加，VLDL是富含TG的脂蛋白，又是LDL-C的前体。脂蛋白相对分子量大，不容易从尿中丢失而蓄积体内，脂蛋白降解酶的辅因子相对分子质量小从尿中丢失，脂蛋白降解减少。治疗用糖皮质激素能激活皮下脂肪中的脂酶，增加皮下脂肪分解，使血浆胆固醇、甘油三酯升高，这些因素导致高脂血症。TC和LDL-C显著升高可能有肾小球内脂蛋白沉积、肾小管间质脂蛋白沉积、LDL氧化、单核细胞浸润、脂蛋白导致的细胞毒性致使内皮细胞损伤、泡沫细胞形成、系膜细胞增殖和系膜外基质聚集。因此，该案例考虑为肾病综合征继发的高脂血症Ⅱa型。

（2）尿蛋白显著增高：肾小球毛细血管壁对蛋白质的通透性增加，肾小球滤膜屏障异常所致。

（3）白蛋白显著降低：尿中白蛋白大量丢失，原尿中部分蛋白在近端肾小管上皮中被降解，即刺激肝脏代偿增加白蛋白合成，这一代偿合成仍不能补充丢失及降解，就会出现低白蛋白血症。

问题3：怎样与其他疾病进行鉴别？

答：（1）慢性肾功能衰竭：肾功能指标血清肌酐、尿素、胱抑素C均显著升高；内生肌酐清除率降低。因脂蛋白脂肪酶（LPL）活性降低，VLDL升高，TG升高明显，表现为Ⅳ型高脂血症。

（2）动脉粥样硬化性心血管疾病：TC、TG可能增高。高血压肾病时，尿微量蛋白、尿蛋白升高，血清肌酐、尿素、胱抑素C可能升高或不高，但无低蛋白血症，发病年龄为50岁以上中老年人。

（3）紫癜性肾病：好发于少年儿童。有紫癜性皮疹，常在皮疹后1～4周出现血尿及蛋白尿。

▶ **案例2**

【病历摘要】

1. 病史　患者，男，40岁。既往身体健康，到某三甲医院体检中心做健康体检。自诉较为挑食（喜欢吃肉、甜食，不喜欢吃蔬菜水果），平时疏于运动，有长期吸烟史（每日1～2包）。无冠心病、糖尿病、高血脂、高血压家族史。

2. 体格检查　体重82kg，身高170cm，血压收缩压90mmHg，舒张压70mmHg，BMI为28.3kg/m²。

3. 实验室检查　见表3-9。

表3-9　实验室检查结果

项目	结果	参考区间	单位	项目	结果	参考区间	单位
TG	2.7	＜1.7	mmol/L	Urea	4.53	2.8～7.2	mmol/L
TC	6.28	＜5.2	mmol/L	Cr	74	30～90	μmol/L
HDL-C	0.88	0.91～1.55	mmol/L	UA	306	155～357	μmol/L
LDL-C	4.1	＜3.12	mmol/L	Cys-C	0.79	0.59～1.03	mg/L

【案例解析】

问题1：我国血脂水平异常划分标准是什么？

答：血脂水平异常划分标准：近年来，国内、国外多主张以显著增高冠心病危险的水平作为血脂水平异常划分标准，并根据危险水平进行干预及制订治疗目标。我国血脂参考范围基本依据《中国成人血脂异常防治指南》血脂合适水平制订（目前采用2016年修订版的标准），具体见表3-10。该指南规定了我国人群血脂成分合适水平及异常切点主要适用于ASCVD一级预防的目标人群、一级预防人群血脂合适水平和异常分层标准，并采用ASCVD总体发病危险分层评估流程彩图评估发病风险。不同ASCVD危险人群LDL-C/非-HDL-C治疗达标值参照表3-11。

表3-10　中国ASCVD一级预防人群血脂合适水平和异常分层标准［mmol/L（mg/dl）］

分层	TC	LDL-C	HDL-C	非-HDL-C	TG
理想水平		＜2.6（100）		＜3.4（130）	
合适水平	＜5.2（200）	＜3.4（130）		＜4.1（160）	＜1.7（150）
边缘升高	≥5.2（200）且 ＜6.2（240）	≥3.4（130）且 ＜4.1（160）		≥4.1（160）且 ＜4.9（190）	≥1.7（150）且 ＜2.3（200）
升高	≥6.2（240）	≥4.1（160）		≥4.9（190）	≥2.3（200）
降低			＜1.0（40）		

表3-11　不同ASCVD危险人群LDL-C/非-HDL-C治疗达标值

危险等级	LDL-C	非-HDL-C
低危、中危	＜3.4mmol/L（130 mg/dl）	＜4.1mmol/L（160 mg/dl）
高危	＜2.6 mmol/L（100 mg/dl）	＜3.4 mmol/L（130 mg/dl）
极高危	＜1.8mmol/L（70 mg/dl）	＜2.6 mmol/L（100 mg/dl）

问题2：如何解读该体检报告？

答：（1）根据该患者病史及体格检查，结合BMI＞28kg/m^2，临床综合判定为肥胖症。

（2）参照表3-10的分层标准，该患者TC 6.28mmol/L、TG 2.70mmol/L、LDL-C 4.1mmol/L，均达到升高层次。

（3）按胆固醇水平和危险因素的严重程度及其数目多少，评估其10年ASCVD发病风险：该患者无高血压但存在2个危险因素，即TC 6.28mmol/L、LDL-C 4.1mmol/L，将其判定中危组。

（4）结合该患者无高血压史，具有2个危险因素（HDL-C＜1.0mmol/L，有吸烟史），采用ASCVD危险评估流程图，判定为中危等级ASCVD（发病风险在5%～9%）。

问题3：简述个体生物学变异、生活方式和血脂异常的关系。

答：（1）生物学变异：由于性别、年龄、种族等原因，血脂项目在个体间存在平均生物学变异，即TC 6.1%～11%，TG 23%～40%，HDL-C 7%～12%，LDL-C 9.5%，ApoA I 7%～8%，ApoB 6.5%～10%，Lp（a）8.6%。

（2）饮食：摄入富含单不饱和或多不饱和脂肪酸的食物可以使TC、LDL-C、ApoB和TG降低，而饱和脂肪酸（主要是棕榈酸）可使TC、LDL-C升高。水溶性纤维素可降低TC。严格素食者的LDL-C、Lp（a）分别比非素食者低37%、35%，而HDL-C高12%。

（3）肥胖：与正常人相比，其TG、TC、LDL-C都增高，而HDL-C降低。减肥后TG下降40%，TC、LDL-C下降10%，HDL-C升高10%。

（4）吸烟：与非吸烟者相比，TG、LDL-C、Lp（a）明显偏高，而ApoA I 和HDL-C明显偏低。HDL-C降低与吸烟的量相关。中度饮酒（34g/d）的人，HDL-C、ApoA I、ApoA II高于不饮酒者。原发性高TG血症患者，中度饮酒可引起TG水平进一步上升。酒精对Lp（a）的影响与其他脂类不同，开始饮酒Lp（a）约下降33%，6周后回到原水平，适度饮红酒可降低Lp（a）水平。

（5）运动：锻炼可降低TG、LDL-C、ApoB，升高HDL-C和ApoA I，变化程度与运动的类型和强度有关，急剧运动使HDL-C显著升高。有规律的中等强度的锻炼对降脂较理想，如成人每周有规律行走2.5～4h者血清TC水平低，而HDL-C高。正常量运动对Lp（a）无影响，剧烈体育活动可使Lp（a）上升10%～15%。

问题4：您认为该患者是否需要药物治疗？

答：（1）血脂异常的危害：主要是增加ASCVD的发病危险。

（2）血脂异常的治疗：宗旨是防控ASCVD，降低心肌梗死、缺血性卒中或冠心病死亡等心血管病临床事件发生危险。由于遗传背景和生活环境不同，个体罹患ASCVD危险程度显著不同，调脂治疗能使ASCVD患者或高危人群获益。

（3）该患者治疗：血清TG≥1.7 mmol/L（150 mg/dl），首先应用非药物干预措施，包括治疗性饮食、减轻体重、减少饮酒、戒烈性酒等。对于HDL-C＜1.0 mmol/L（40 mg/dl）者，主张控制饮食和改善生活方式，目前无药物干预的足够证据。此外，饮食与非药物治疗者，需对治疗过程进行监测，开始3～6个月应复查血脂；如血脂控制达到建议目标，则继续非药物治疗，但仍须6个月至1年复查血脂1次；长期达标者可每年复查1次。

（4）根据表3-11不同ASCVD危险人群LDL-C/非-HDL-C治疗达标值，该患者应控制TC≤4.6mmol/L、LDL-C≤3.4mmol/L。

（鄢仁晴）

第六节　电解质与酸碱平衡紊乱的生物化学检验

一、基本理论

体液中电解质具有维持体液渗透压、保持体内液体正常分布的作用。钠离子（Na^+）是细胞外液中的主要阳离子，主要生理功能是参与酸碱平衡的调节、维持体液容量和细胞外渗透压、维持肌肉神经的应激性。高钠血症多见于水排出过多，如尿崩症、大汗等，会导致细胞内水外移，造成细胞内脱水。低钠血症见于慢性肾衰竭、渗透性利尿等导致的肾排钠过多，循环血量减少，继发抗利尿激素大量分泌导致水钠潴留。

人体中的钾离子（K^+）98%存在于细胞内，细胞内外浓度相差约40倍，主要生理功能是维持细胞内外渗透压、维持神经肌肉应激性、参与细胞内物质和合成代谢。钾在消化道主要以离子形式吸收，经肾从尿中排出。高钾血症常见于钾输入过多、排泄障碍和由细胞内向细胞外转移。酸中毒时，肾小管H^+-Na^+交换增强，Na^+-K^+交换减少，钾排泄减少。低钾血症见于长期禁食或钾摄入不足、排出过多，以及使用胰岛素促进葡萄糖进入细胞合成糖原时，会导致钾进入细胞内，而细胞外液水潴留时，造成稀释性低钾血症。慢性肾衰竭时，低钾血症可见于肾小管间质疾病。高钾可导致心内传导阻滞，低钾肌无力表现最为突出。

氯离子（Cl^-）是细胞外主要阴离子，主要生理功能是调节渗透压和酸碱平衡，并参与胃酸生成。血清氯水平多与碳酸氢盐水平呈相反关系，酸碱平衡紊乱时，机体为了重吸收更多的碳酸氢盐，就会从尿中排出较多的氯。

正常人细胞外液pH变动范围很小，血液pH在7.35～7.45。血液中的气体主要是O_2和CO_2，物理溶解形式是动脉血气分析的检测对象。HCO_3^-是CO_2存在于血液中的化学形式，占比为总量的77.8%。血液pH主要取决于［HCO_3^-］/［H_2CO_3］缓冲对。

酸碱平衡的调节主要包括血液缓冲体系、呼吸和肾调节。血液中［HCO_3^-］/［H_2CO_3］缓冲体系最为重要，［HCO_3^-］/［H_2CO_3］比值为20：1，缓冲能力较大，并易于通过肾和肺调节。肺的调节主要通过颈动脉窦、主动脉弓等感受器刺激呼吸中枢，调节呼吸频率和深度，H_2CO_3能通过肺以CO_2气体形式排出，称为挥发酸。肾的主要作用是调节

HCO_3^- 及排泄固定酸,通过肾小管主动分泌 H^+,回收 Na^+;分泌 NH_3,结合尿液中 H^+ 形成 NH_4^+;主动重吸收或排出 HCO_3^-。

判断酸碱平衡紊乱类型首先应结合 pH 判断始发病因。代谢性酸碱紊乱时,原发变化指标为 [HCO_3^-],PCO_2 出现代偿性变化。呼吸性酸碱紊乱时,原发变化指标为 PCO_2,[HCO_3^-] 出现代偿性变化。预计值公式是根据原发指标计算出代偿指标变化的范围,一般情况下两者变化趋势一致(同升或同降)。有以下两种情况:①测定值在代偿预计值范围内,单纯性酸碱紊乱。②测定值在代偿预计值范围以外,测定值(在代偿变化方向上)未能达到代偿预计值,可诊断为单纯性酸碱紊乱,部分代偿;测定值(在代偿变化方向上)超过代偿预计值,可诊断为混合性酸碱紊乱。由于呼吸性酸中毒和呼吸性碱中毒不可能同时存在,判断三重酸碱失衡的关键是代谢性酸中毒与代谢性碱中毒共存时的鉴别。

二、案例分析

▶ 案例1

【病历摘要】

1.病史 患者,女,54岁。主因"全身乏力3+年,加重4d入院"。3年前患者无明显诱因出现全身乏力,以四肢较为明显,出现行走困难,当地医院行相关检查后,以低钾血症收入院,经补钾治疗好转后出院。以后多次出现类似症状,于我院就诊,本次以"低钾血症"收入院。患病以来精神、饮食尚可,常述口干,夜尿增多,无明显体重增减。无糖尿病、高血压等家族遗传病病史。

2.体格检查 体温、血压、脉搏正常,神志清楚,心肺及腹部查体未见明显异常;四肢肌力、肌张力正常,生理反射存在,病理反射未引出。

3.实验室检查

(1)入院时行各项指标检查,结果见表3-12。

表3-12 入院时实验室检查结果

项目	结果	参考区间	单位	项目	结果	参考区间	单位
K^+	2.15	$3.5 \sim 5.3$	mmol/L	PaO_2	81.8	$83 \sim 108$	mmHg
Na^+	142.75	$137 \sim 147$	mmol/L	$PaCO_2$	30.3	$35 \sim 45$	mmHg
Cl^-	121.9	$99 \sim 110$	mmol/L	pH	7.205	$7.35 \sim 7.45$	/
Cr	113	$30 \sim 90$	μmol/L	HCO_3^-	11.7	$21.3 \sim 24.8$	mmol/L
Urea	9.78	$2.8 \sim 7.2$	mmol/L	BE	-15.0	$-3 \sim +3$	mmol/L
Cys-c	2.07 ↑	$0.59 \sim 1.03$	mg/L	$PaCO_2$ 代酸预计值		$23.5 \sim 27.5$	mmHg
ANA	强阳性	阴性	/	$PaCO_2$ 代碱预计值		$23.9 \sim 33.9$	mmHg
				HCO_3^- 呼酸预计值		$15.0 \sim 26.2$	mmol/L
				HCO_3^- 呼碱预计值		$16.6 \sim 21.6$	mmol/L
尿pH	5.8	$3.5 \sim 5.5$	/				

（2）治疗2d后各项指标检查结果见表3-13。

表3-13　治疗2d后实验室检查结果

项目	结果	参考区间	单位	项目	结果	参考区间	单位
K^+	2.34	3.5～5.3	mmol/L	PaO_2	103.9	83～108	mmHg
Na^+	146.35	137～147	mmol/L	$PaCO_2$	23.7	35～45	mmHg
Cl^-	119.3	99～110	mmol/L	pH	7.357	7.35～7.45	/
醛固酮（ADS）	292.00	100～500	ng/L	HCO_3^-	13.0	21.3～24.8	mmol/L
皮质醇（cortisol）	174.6	172～497	nmol/L	BE	-11.0	-3～+3	mmol/L
尿钾排泄量	125	25～100	mmol/24h	$PaCO_2$代酸预计值		25.5～29.5	mmHg
抗核抗体谱	抗SSA抗体阳性	阴性	/	$PaCO_2$代碱预计值		25.1～35.1	mmHg
（ANA谱）				HCO_3^-呼酸预计值		12.7～23.9	mmol/L
				HCO_3^-呼碱预计值		13.4～18.4	mmol/L

【案例解析】

问题1：根据上述实验室检查结果分析，并结合患者临床表现，您认为最可能的诊断是什么？

答：初步诊断为肾小管酸中毒。

（1）低血钾合并高血压：首先考虑醛固酮增多症。醛固酮增多症大多由功能性肾上腺肿瘤引起，临床主要表现为高血钠、低血钾及高血压，占住院高血压病例的1%～2%，且出现较早，病史时间长，常引起心脏扩大甚至心力衰竭。长期失钾，会导致肾小管近端病变，水分重吸收功能下降，尿液不能浓缩，尿比密多在1.015以下，因而出现烦渴，并易诱发上升性尿路感染和代谢性碱中毒。该患者全身乏力长达3年，在当地医院反复就诊后补钾好转出院，整个病程中未出现高血压临床表现，且患者否定高血压病史，体格检查血压正常，大小便正常，醛固酮、皮质醇检查结果在正常范围内，可初步排除醛固酮增多症。

（2）低血钾同时血压正常：需检查是否有外源性钾摄入不足或排钾过多。该患者饮食正常，无偏食少食现象，尿钾24h排泄量异常增高，符合肾小管酸中毒表现。患者无钾摄入不足或排出过多，应进一步观察体内pH变化。该患者低血钾无高血压，夜尿增多，并有代谢性酸中毒倾向，因此，初步怀疑病因为肾小管酸中毒。

问题2：从实验室检查中能得到什么有用的信息？

答：（1）电解质紊乱

①钾离子偏低符合低钾血症的诊断。知识要点：离子选择电极法（ISE）是目前临床最常用的方法，其原理是利用电极电位和离子活性的关系来测定离子活度的一种电化学方法，其核心是利用电极对被测离子选择性的敏感性。钾电极采用含有缬氨霉素的中性载体，对K^+具有很高的选择性。钾离子低于2.5mmol/L为医学决定水平，应作为危急值报告临床。

②钠离子正常不符合醛固酮增多症时血钠升高表现。钠电极离子交换膜的主要成分是硅酸锂，对Na^+的选择性高出K^+数千倍。醛固酮增多保钠排钾，可检测到Na^+增高，

可初步推测无醛固酮增多症。

（2）酸中毒表现

①动脉血气分析持续表现为代谢性酸中毒，pH低于7.35，HCO_3^-为原发性下降，$PaCO_2$呈代偿性下降，且未达到代偿预计值上限，为单纯性代谢性酸中毒。

②结合持续性低钾血症、尿钾增多和高氯血症，进一步证实肾小管酸中毒的临床诊断。远端肾小管酸中毒始发病因为H^+排泌障碍，实验室检查常具备的条件是高氯代谢性酸中毒；可伴有低钾血症及尿钾增多；尿总酸降低，尿pH＞5.5。

（3）肾功能检查中尿素、肌酐、胱抑素C均有轻度增高，说明肾小球滤过功能障碍并处于代偿期。抗核抗体阳性提示患者有自身免疫病可能，结合病史常述口干，进一步行抗核抗体谱检查，抗SSA抗体阳性，可确诊患有"干燥综合征合并肾小管酸中毒"。干燥综合征主要累及外分泌腺，以唾液腺和泪腺为代表。近80%的患者主诉口干并伴有关节痛，30%～50%的患者有肾损伤，主要累及远端肾小管，表现为肾小管酸中毒引起的周期性低钾麻痹。80%以上的患者抗核抗体（ANA）阳性，抗SSA抗体、抗SSB抗体阳性分别为70%和40%。

问题3：如何结合病史进行相关实验室检查结果分析，以查找病因？

答：该患者有低血钾无高血压，首先排除醛固酮增多症，需检查外源性钾摄入不足或排钾过多的原因。患者有口干病史，其肾功能下降，动脉血气分析持续表现为代谢性酸中毒，有高氯血症；进一步检查抗核抗体，相关抗核抗体谱指标呈阳性，确定原发病因为干燥综合征。干燥综合征常合并远端肾小管酸中毒、肾小管间质受损，表现为代谢性酸中毒并低血钾。因此，该患者诊断为"干燥综合征、肾小管酸中毒"。

▶ 案例2

【病历摘要】

1. 病史　患儿，女，11岁。主因"多饮、多尿4^+月"入院。4^+月前无明显诱因出现多饮，夜尿增多，伴乏力、精神差，查体无显著异常。患儿平素消瘦，喜食甜食，无糖尿病家族史。

2. 体格检查　神志清楚，精神萎靡，体型消瘦，全身皮肤黏膜干燥、弹性差，颜面潮红，口唇干燥，体温、血压正常，心率较快。B超显示肝、脾、肾正常。

3. 实验室检查　见表3-14及表3-15。

表3-14　实验室检查结果

项目	结果	参考区间	单位	项目	结果	参考区间	单位
K^+	5.83	3.5～5.3	mmol/L	尿蛋白（UTP）	＋－	阴性	/
Na^+	134.05	137～147	mmol/L	尿酮体（KET）	＋＋＋	阴性	/
Cl^-	107.8	99～110	mmol/L	胰岛素	3.4	2.6～24.9	mU/L
血糖（GLU）	31.50	3.9～6.1	mmol/L	C-肽	225.6	370～1470	pmol/L
尿微量白蛋白（mALB）	50.49	＜30	mg/24h	胰岛素（餐后）	3.4	空腹值的5～10倍	
糖化血红蛋白（GHb）	15.4	4.0～6.0	%	C-肽（餐后）	228.6	空腹值的5～10倍	
尿糖（UGLU）	＋＋＋＋	阴性	/				

表3-15　两次动脉血气分析结果

项目	结果	参考区间	单位	项目	结果	参考区间	单位
	第1次				第2次		
PaO_2	56.6	83 ～ 108	mmHg	PaO_2	92	83 ～ 108	mmHg
$PaCO_2$	12	35 ～ 45	mmHg	$PaCO_2$	18	35 ～ 45	mmHg
pH	7.191	7.35 ～ 7.45	/	pH	7.295	7.35 ～ 7.45	/
HCO_3^-	4.5	21.3 ～ 24.8	mmol/L	HCO_3^-	8.5	21.3 ～ 24.8	mmol/L
BE	-21.7	-3 ～ +3	mmol/L	BE	-16.0	-3 ～ +3	mmol/L
$PaCO_2$代酸预计值		12.8 ～ 16.8	mmHg	$PaCO_2$代酸预计值		18.8 ～ 22.8	mmHg
$PaCO_2$代碱预计值		17.5 ～ 27.5	mmHg	$PaCO_2$代碱预计值		21.0 ～ 31.0	mmHg
HCO_3^-呼酸预计值		8.6 ～ 19.8	mmol/L	HCO_3^-呼酸预计值		10.7 ～ 21.9	mmol/L
HCO_3^-呼碱预计值		7.5 ～ 12.5	mmol/L	HCO_3^-呼碱预计值		10.5 ～ 15.5	mmol/L

【案例解析】

问题1：根据病史，您认为该患者应初步诊断何种疾病？

答：病史表现符合糖尿病"三多一少"，有短期消瘦、乏力、多饮、多尿、多食，早期出现夜尿增多，且该患儿年幼，初步诊断为1型糖尿病。1型糖尿病的自然病程在不同个体发展不同，儿童、青少年起病者往往进展较快。

1型糖尿病绝大多数是自身免疫病，遗传和环境因素参与发病。某些外界因素作用于遗传个体，激活一系列自身免疫反应，引起选择性的胰岛细胞破坏和功能衰竭。2型糖尿病也是由遗传和环境因素共同作用引起的多基因遗传性复杂病，对病因和发病机制仍然认识不足。

问题2：除血糖、糖化血红蛋白等检测指标外，还有哪些指标协助进行诊断糖尿病？

答：（1）糖代谢紊乱指标

①空腹血糖高达31.50mmol/L，糖化血红蛋白高达15.4%，尿糖严重升高，说明高血糖情况已持续至少2月余，与患儿病史时长相符。

②检测空腹和餐后2h胰岛素和C肽，餐后均无显著增高，空腹C肽结果下降，说明患儿自身胰岛素分泌障碍。

（2）酸碱平衡紊乱指标

①该患儿入院时尿常规提示尿酮体严重升高，并伴有尿微量蛋白升高，推测该患儿有肾小球损伤、酮症酸中毒倾向。

②动脉血气分析结果，首次检测pH严重降低，HCO_3^-原发性降低，$PaCO_2$代偿性降低，且低于代谢性酸中毒预计值下限，说明此时酸中毒为失代偿阶段，同时PaO_2下降呈轻度缺氧表现，可进一步加重酸中毒。经临床抢救治疗后再次复查动脉血气分析，可见代谢性酸中毒依旧存在并呈失代偿，但各项指标结果有所好转，并纠正缺氧现象。

糖尿病患者三大代谢紊乱，酮体产生增多，脂肪酸及蛋白质分解产生的有机酸增加，循环衰竭、肾脏排出酸性物质减少导致酸中毒。有自发性酮症酸中毒倾向，2型糖尿病患者在一定诱因作用下也可发生酮症酸中毒,最常见的诱因是感染。严重时pH可低至7.2以下,抑制呼吸和神经中枢功能,诱发心律失常。

③在失代偿代谢性酸中毒情况下,电解质出现紊乱。钾离子增高,钠离子降低,说明肾脏在代偿过程中,肾小管H^+-Na^+交换增强,Na^+-K^+交换减少。

结合病史和实验室检查,可以初步确诊为"1型糖尿病并酮症酸中毒"。

问题3: 如何进行治疗和实时监测?

答:该患儿为1型糖尿病,需终身依靠胰岛素治疗,并按时监测血糖变化。从实验室检查、监测角度给出以下建议。

(1)即时检验(POCT),便携式末梢血糖仪每日按时监测,胰岛素治疗,严格控制饮食。

(2)定期监测肾功能和尿白蛋白水平,控制糖尿病肾病,主要指标为血、尿肌酐和24h尿微量白蛋白定量。

(3)关注电解质和渗透压变化,预防酸中毒发生。

▶ **案例3**

【病历摘要】

1.病史 患者,男,73岁。主因"反复咳嗽、咳痰10^+年,气促4年,加重1个月"入院。该患者吸烟史长达50年,10^+年前受凉后出现阵发性咳嗽,咳白色黏痰,活动后气促明显,常于冬春季节发作。1个月前受凉后气促加重,于我院就诊,以"肺部感染、慢性心力衰竭"收入院。

2.体格检查 神志清楚,检查合作,体温、血压、脉搏无异常;胸廓呈桶状,双肺叩诊呈过清音,少许湿啰音。肺部CT提示慢性支气管炎、肺气肿。其他体检无异常。

3.实验室检查 见表3-16。

表3-16 动脉血气检查结果

项目	入院当天	入院第2天	入院第5天	参考区间	单位
PaO_2	75.7	74.2	58.5	83～108	mmHg
$PaCO_2$	49.1	48.2	47.4	35～45	mmHg
pH	7.236	7.288	7.301	7.35～7.45	/
HCO_3^-	27.7	26.3	24.2	21.3～24.8	mmol/L
BE	2.8	0	2.3	-3～+3	mmol/L
$PaCO_2$代酸预计值	42.5～46.5	40.8～44.8	41.1～45.1		mmHg
$PaCO_2$代碱预计值	38.3～48.3	37.07～47.07	37.0～47.0		mmHg
HCO_3^-呼酸预计值	24.64～30.64	24.28～30.28	23.08～31.08		mmol/L
HCO_3^-呼碱预计值	26.05～31.05	25.6～30.6	25.2～30.2		mmol/L

【案例解析】

问题1: 根据病史,您认为该患者初步诊断何种疾病?

答:该患者病史清楚,符合"肺气肿、慢性心力衰竭"诊断标准,且吸烟史长达

50年，影像检查支持诊断。慢性肺心病诊断标准：患者有慢阻肺或慢性支气管炎、肺气肿病史，或其他胸肺疾病病史，并出现肺动脉压增高、右心室增大或右心功能不全的征象，如下肢水肿及心电图、超声心动图有肺动脉增宽和右心增大、肥厚的征象等。

问题2： 怎样解读该患者动脉血气检测结果？

（1）pH：持续低于7.35，酸碱平衡紊乱，呈酸性。pH表示血液的酸碱度，即血液中H^+浓度的负对数。pH的检测系统包括玻璃电极和参比电极，玻璃电极对H^+十分敏感，电极浸入血标本时，玻璃膜内外侧产生跨膜电位差，与H^+浓度成正比。

（2）氧分压（PaO_2）：反映患者是否缺氧，从检测数据看，该患者入院后持续存在缺氧现象，符合肺心病临床表现，通气障碍导致缺氧。PaO_2检测采用电极法，由铂（Pt）丝阴极和Ag/AgCl参比阳极组成，对O_2敏感电极，阴阳极之间有磷酸盐缓冲液，缓冲液外包裹聚丙烯膜，阻止除O_2外的血液中其他各种离子透入。氧的还原反应导致阴阳极之间产生电流，其强度与O_2扩散量成正比。

（3）二氧化碳分压（$PaCO_2$）：由于患者肺通气障碍，导致体内CO_2潴留，pH下降，因此，判定该患者酸碱紊乱原发病因为$PaCO_2$过高，导致呼吸性酸中毒。$PaCO_2$电极属于气敏电极，由特殊玻璃电极（玻璃膜放置在碳酸氢钠溶液中）和Ag/AgCl参比电极及电极缓冲液组成，外侧再包裹聚四氟乙烯或硅橡胶膜，只允许CO_2选择性透过。标本与膜接触时，CO_2扩散到碳酸氢钠中与H_2O发生反应。

（4）碳酸氢根离子（HCO_3^-）：该患者病史较长，属慢性呼吸性酸中毒，根据呼吸性酸中毒的代偿方式，血液缓冲作用、呼吸调节和肾脏调节，HCO_3^-为代偿性升高。结合慢性呼酸预计值范围，均未在代偿方向上达到或超过预计值范围，因此，属于单纯呼吸性酸中毒，无失代偿或合并碱中毒。HCO_3^-为计算指标，计算公式为实际碳酸氢盐（actual bicarbonate，AB）$= 10^{[pH+\log(PaCO_2)-7.608]}$

（5）其他指标计算公式

①氧饱和度（SO_2）$=（HbO_2/HHb+HbO_2）\times 100$

②碱剩余（base excess，BE）是指在37℃和$PaCO_2$为40mmHg时，将1L全血的pH调整到7.4时所需加入的酸量或碱量。BE为正值，表示碱过量，为代谢性碱中毒；BE为负值，表示酸过量，为代谢性酸中毒。

$$BE = HCO_3^- - 24.8 + 16.2 \times (pH - 7.4)$$

③阴离子间隙（anion gap，AG）为未测定阴离子与未测定阳离子之差。

$$AG = Na^+ - (Cl^- + HCO_3^-)$$

④渗透压是指支配生物膜两侧水穿过膜，使其达到一定平衡的一种压力。通过测定溶液冰点下降率来计算渗透压。

$$mOsm/kg（水）= 1.86[Na^+] + 葡萄糖 + 尿素 + 9$$

问题3： 请结合病史判断该患者血气分析结果。

答：①患者病史清楚，符合"肺气肿、慢性心力衰竭"诊断标准。②根据病情判定为呼吸性酸中毒,与患者病情相符,根据HCO_3^-代偿升高情况判断是否存在失代偿。
③血气分析结果的解读应逐一分析各项指标,确保分清原发指标和代偿指标;是否存在
失代偿应根据预计值公式范围判断,需注意变化代偿方向。代偿分为部分代偿、完全代
偿和失代偿或合并其他酸碱平衡紊乱。

(袁 瑾)

参 考 文 献

府伟灵. 2012. 临床生物化学检验. 北京:人民卫生出版社.

付玉华,菅建国. 2017. 血尿素氮、血肌酐与血清胱抑素C联合检测对肾功能损害程度的诊断价值
研究. 中国疗养医学,26(5):466-468.

葛均波. 2018. 内科学. 9版. 北京:人民卫生出版社.

倪莉,王晓欧,林应宝,等. 2017. 酚磺乙胺对酶法测定血清肌酐的干扰及其纠正方法. 中国卫生
检验杂志,27(14):2009-2011.

宋亚男,朱蓓,高飞,等. 2019. 羟苯磺酸钙对肌氨酸氧化酶法评估肾功能的影响. 中南医学科学
杂志,47(3):250-254.

蔚晓晖. 2019. 肝功能相关指标在中药肝毒性损伤中作用与毒性相关程度分析,中医临床研究,
11(13):10-12.

谢幸,苟文丽. 2013. 妇产科学. 北京:人民卫生出版社.

叶宗伟,刘芬,赵倩,等. 2018. 高敏C-反应蛋白与白蛋白比值对急性STEMI患者预后的预测价值.
临床心血管病杂志,34(8):760-764.

臧红,游绍莉,柳芳芳,等. 2013. 中药药物性肝损害的临床特征及预防. 实用预防医学,20(9):
1025-1027.

中国成人血脂异常防治指南修订联合委员会. 2016. 中国成人血脂异常防治指南(2016年修订版)
中国循环杂志,31(10):937-953.

第4章

临床免疫学检验典型案例分析

随着检验医学的不断发展，免疫学检测技术也得到了较快的发展，从经典的免疫凝集试验、免疫沉淀试验和补体结合试验发展到现代的免疫学检验技术，如荧光免疫技术、放射免疫技术、酶免疫技术、化学发光免疫技术等。由于新技术的应用，大量自动化程度高的免疫分析仪代替了烦琐的手工操作，不仅提高了免疫检验分析结果的灵敏度和准确性，而且减轻了实验室人员的工作强度，提升了工作效率。为了临床免疫检验项目得到更好的应用，让更多的检验工作者对部分免疫检验项目有一个更深的认识，本章将从自身抗体检验、艾滋病与梅毒的实验室检验、体液免疫检验、肝炎病毒标志物检验、肿瘤标志物检验应用方面提供一些临床典型案例，以供参考。

第一节　自身抗体的实验室检验

一、基本理论

自身抗体（autoantibody）是指机体免疫系统产生了针对自身组织、器官、细胞或细胞内成分的抗体。人体的生长、发育和生存有完整的自身免疫耐受机制的维持，正常的免疫反应有保护性防御作用，即对自身组织、成分不发生反应。一旦自身耐受的完整性遭到破坏，则机体视自身组织、成分为"异物"，而发生自身免疫反应，产生自身抗体。自身抗体分为生理性自身抗体和病理性自身抗体。生理性自身抗体普遍存在，可以对机体提供早期的先天性免疫保护，清除体内死亡或凋亡的细胞碎片而去除可能的自身抗原。正常人体中自然产生的生理性自身抗体，多为低滴度、低亲和力的IgM型自身抗体；病理性自身免疫应答中产生的自身抗体，会以各种方式介导或参与对自身组织的损伤，引发自身免疫病（autoimmune diseases，AID）。

自身抗体的分类有多种方法，根据自身抗原在体内的不同分布，分为器官/组织特异性自身抗体和非器官/组织特异性自身抗体；根据自身免疫病累及的组织和器官的不同，分为抗核抗体谱（结缔组织病）、抗中性粒细胞胞质抗体谱（ANCA相关性血管炎）、抗磷脂抗体谱（抗磷脂综合征）、自身免疫性肝病抗体谱（自身免疫性肝病）、神经系统疾病抗体谱（自身免疫性脑病）及自身免疫性肾脏疾病抗体谱等。自身抗体还可以按照检测基质的不同，分为细胞抗体（以细胞为检测基质）及组织抗体（以动物组织切片为检测基质），细胞抗体还可分为细胞非特异性自身抗体（如抗核抗体）和细胞特异性自身抗体（如抗中性粒细胞胞质抗体、抗红细胞抗体及抗淋巴细胞抗体等）。

　　自身抗体是自身免疫病的重要标志。患者血清或其他体液中检测到高滴度的自身抗体，是自身免疫病的重要依据。自身抗体在自身免疫病的诊断、鉴别诊断、病情监测、疗效观察及预后判断方面具有重要的临床意义。目前，常用的自身抗体检验项目有抗核抗体、抗双链DNA抗体、抗核小体抗体、抗可提取性核抗原抗体谱、血管炎相关的自身抗体、自身免疫性肝病相关自身抗体、抗心磷脂抗体、类风湿关节炎相关自身抗体、内分泌疾病相关自身抗体、神经系统自身免疫病相关自身抗体、胃肠道疾病相关自身抗体等。

二、案例分析

▶ 案例1

【病历摘要】

　　1.病史　患儿，女，9岁。主因"面部、手足红斑伴痛痒20d，加重2d"入院。20d前无明显诱因手掌、足底出现少量红斑，伴瘙痒，曾就诊当地医院给予外用药物治疗（具体不详），自觉效果不佳，上述皮损逐渐增多，延及颜面部，伴间断瘙痒、针刺样疼痛，不能忍受。2d前上述病情加重，发作时疼痛及瘙痒均剧烈。为进一步系统治疗就诊于我院，儿科门诊以"多行红斑？过敏性皮炎？"收入院。患儿发病以来精神、饮食可，夜间休息欠佳，大小便正常，体重无下降。2年前因颈部淋巴结肿大，于浙江大学医学院附属儿童医院住院治疗（具体不详）。

　　2.体格检查　T 36.5℃，P 90次/分，R 18次/分，体重26kg。发育正常，营养良好，神清配合，全身皮肤黏膜无黄染及出血点；头颅无畸形，眼睑水肿，巩膜无黄染，双侧瞳孔对光反射灵敏，双侧耳廓正常，外耳道无分泌物；心前区无隆起，波动范围正常，心率90次/分，心律齐，各瓣膜听诊区无明显杂音；胸廓对称无畸形，双肺呼吸运动对称，胸壁和肋骨无压痛，双肺叩诊音清，听诊肺呼吸音清，无干、湿啰音；腹平软，无腹壁静脉曲张，未触及肿块，肝、脾肋下未触及，Murphy征阴性，腹部无压痛、反跳痛，肠鸣音正常；生理反射存在，病理征未引出，肛门、外生殖器未查。皮肤科情况：面部、手掌、足底散在红斑，无水疱，无糜烂、渗出。

　　3.实验室检查　见表4-1及表4-2。

表4-1　抗核抗体检查结果

项目	结果	参考区间
抗核抗体（ANA）（1:100）	强阳性（核均质型＋胞质颗粒型）	阴性
抗核抗体（ANA）（1:320）	强阳性（核均质型＋胞质颗粒型）	阴性
抗核抗体（ANA）（1:1000）	阳性（核均质型＋胞质颗粒型）	阴性

表4-2　抗核抗体谱检查结果

项目	结果	参考区间	项目	结果	参考区间
抗RNP抗体	阴性	阴性	抗Jo-1抗体	阴性	阴性
抗Sm抗体	阴性	阴性	抗CENP B抗体	阴性	阴性
抗SSA抗体	阴性	阴性	抗ds-DNA抗体	++	阴性
抗SSB抗体	阴性	阴性	抗核小体抗体	+	阴性
抗Ro-52抗体	阴性	阴性	抗组蛋白抗体	++	阴性
抗Scl-70抗体	阴性	阴性	抗核糖体P蛋白抗体	+++	阴性

【案例解析】

问题1：该患者可能的诊断及依据是什么？

答：（1）系统性红斑狼疮（systemic lupus erythematosus，SLE）。依据：9岁女患儿，有反复发热、皮疹病史，有脱发、关节疼痛病史，有可疑"谵语"病史。查体：颜面部及四肢可见皮疹，不高出皮面，颈部、腋下、腹股沟处可扪及黄豆大小淋巴结；膝关节疼痛。辅助检查：①抗核抗体谱检测抗ds-DNA抗体（++）、抗核小体抗体（+）、抗组蛋白抗体（++）、抗核糖体P蛋白抗体（+++）；②抗核抗体（ANA）检测结果为1∶100强阳性（核均质型＋胞质颗粒型）、1∶320强阳性（核均质型＋胞质颗粒型）、1∶1000阳性（核均质型＋胞质颗粒型）；③红细胞沉降率快，血常规提示红系及粒系下降。

（2）传染性单核细胞增多样综合征。依据：9岁女患儿，有反复发热病史，伴皮疹，伴咽痛。查体：眼睑水肿，颈部、腋下、腹股沟处可扪及肿大淋巴结，活动度可，与周围组织无粘连；咽充血，双侧扁桃体Ⅰ度肿大，无白膜及脓点。辅助检查：巨细胞病毒IgM抗体为阳性，外周血淋巴细胞高。

（3）支原体感染。依据：9岁女患儿，有咳嗽病史。辅助检查：肺炎支原体抗体1∶160阳性，故诊断支原体感染。

（4）鉴别诊断：接触性皮炎，有明确的接触史，发生于接触部位，皮损单一，边缘清楚，病程较短，去除病因较快痊愈，这些与该患者病情不符，故除外。

问题2：实验检查结果解读及报告审核要点。

答：（1）实验检查结果解读

1）抗核抗体（antinuclear antibody，ANA）：是一组以自身真核细胞的各种细胞核成分作为靶抗原的自身抗体的总称。ANA主要为IgG型，无器官和种属特异性，主要存在于血清中，其次存在于胸腔积液、关节滑膜液和尿液中。ANA可见于多种疾病，特别是结缔组织病，常作为结缔组织病的诊断、病情判断和疗效观察的指标，在非结缔组织病中也可出现阳性。正常人中（特别是老年人）也可出现阳性，但滴度低，并且常表现为IgM型。高滴度ANA则高度提示自身免疫病。而该患者ANA检测结果为1∶100强阳性（核均质型＋胞质颗粒型）、1∶320强阳性（核均质型＋胞质颗粒型）、1∶1000阳性（核均质型＋胞质颗粒型）；高滴度的核均质型主要见于SLE患者，低滴度可见于类风湿关节炎（rheumatoid arthritis，RA）、慢性肝脏疾病、传染性单核细胞增多症或药物诱发的狼疮患者。根据 ANA 检测结果，提示该患者可能为 SLE，如需明确诊断，应进一步进行特异性抗体的检测。

2）抗核抗体谱检测结果的临床意义：①抗 U1-rRNP 抗体，高滴度的抗 U1-rRNP 抗体是混合性结缔组织病（MCTD，夏普综合征）的标志，阳性率为 95%～100%，抗体滴度与疾病活动性相关。在 30%～40% 的系统性红斑狼疮患者中也可检出抗 U1-rRNP 抗体，但几乎总伴有抗 Sm 抗体。②抗 Sm 抗体，为系统性红斑狼疮的特异性抗体，与抗 dsDNA 抗体一起，是系统性红斑狼疮的诊断性指标，但阳性率仅为 5%～10%。③抗 SSA 抗体，与各类自身免疫病相关，最常见于干燥综合征（40%～80%），也见于系统性红斑狼疮（30%～40%）和原发性胆汁性肝硬化（PBC）（20%），偶见于慢性活动性肝炎。此外，在 100% 的新生儿红斑狼疮中抗 SSA 抗体阳性。该抗体可经胎盘传给胎儿引起炎症反应和新生儿先天性心脏传导阻滞。④抗 Ro-52 抗体，SSA 抗原是一种小核糖核蛋白，由一个 RNA 分子和两种不同的蛋白质（分子量分别为 52kDa 和 60kDa）组成，抗 SSA60kDa 蛋白的抗体对于干燥综合征和系统性红斑狼疮的特异性更高，而单独抗 SSA52kDa 的抗体不具有疾病的特异性，并且容易与其他抗体发生交叉反应。⑤抗 SSB 抗体，几乎仅见于干燥综合征（40%～80%）和系统性红斑狼疮（10%～20%）的女性患者中，男女比例为 1∶29。在干燥综合征中抗 SSA 抗体和抗 SSB 抗体常同时出现。⑥抗 Scl-70 抗体，见于 25%～75% 的进行性系统性硬化症（弥散型）患者，因实验方法和疾病活动性而异（Scl-硬化症）。在局限型硬化症中不出现。⑦抗 Jo-1 抗体，见于多肌炎，阳性率为 25%～35%。常与合并肺间质纤维化相关。⑧抗 CEBP B 抗体，抗着丝点抗体与局限性系统性硬化症相关，见于 80%～95% 的患者，仅见于 8% 的进行性系统性硬化症患者，亦可见于原发性胆汁性肝硬化（PBC）。⑨抗 dsDNA 抗体，对系统性红斑狼疮具有很高的特异性。除抗 Sm 抗体外，抗 dsDNA 抗体也可作为该病的一个血清学标志，阳性率为 40%～90%，并且抗 dsDNA 抗体滴度与疾病的活动度相关，可用于疗效监控。⑩抗核小体抗体，在系统性红斑狼疮患者血清中的阳性率为 50%～95%，特异性几乎为 100%。核小体是细胞染色体的功能亚单位，由 DNA 和组蛋白以特殊的方式组成。抗核小体抗体比抗 dsDNA 抗体、抗组蛋白抗体更早出现于系统性红斑狼疮的早期，在系统性红斑狼疮的诱导和致病中起重要作用。临床资料显示，有 15%～19% 的抗 dsDNA 抗体阴性的 SLE 患者中抗核小体抗体阳性。因此，联合检测抗 dsDNA 及抗核小体抗体可提高 SLE 血清学检出率。⑪抗组蛋白抗体，抗一种或几种组蛋白抗体或抗 H2A-H2B 复合物抗体在药物［普鲁卡因胺、肼屈嗪（肼酞嗪），以及其他药物］诱导的红斑狼疮中比较常见（阳性率为 95%）。另外，在 30%～70% 的系统性红斑狼疮和 15%～50% 的类风湿关节炎患者中也可检出抗组蛋白抗体。⑫抗核糖体 P 蛋白抗体，是系统性红斑狼疮的特异性标志，阳性率为 5%～15%。普遍认为抗核糖体 P 蛋白抗体的滴度与 SLE 的活动性相关，还与 SLE 合并中枢神经系统症状、肾或肝受累相关。

3）该患者抗核抗体谱检测结果：抗 dsDNA 抗体（＋＋）、抗核小体抗体（＋）、抗组蛋白抗体（＋＋）、抗核糖体 P 蛋白抗体（＋＋＋），从以上结果显示，结合病史该患者可以诊断为系统性红斑狼疮。

（2）报告审核要点：ANA 采用的是免疫荧光抗体技术，检测的是总抗体，是自身抗体检测的重要筛查试验。抗核抗体谱检测采用的方法是免疫印迹法，检测的是特异性抗体。不同方法学对不同自身抗体指标的检测有各自的灵敏度和特异性，一般情况下，当抗核抗体谱检测结果为阳性时，ANA检测结果应为阳性，相反，当ANA检测结果为阳性时，抗核抗体谱检测结果不一定为阳性。不同的ANA荧光核型对应着不同的自身抗体，核均质型相关的自身抗体主要有抗dsDNA抗体、抗ssDNA抗体、抗核小体抗体和抗组蛋白抗体；胞质颗粒型相关的自身抗体主要有抗线粒体抗体、抗Jo-1抗体、抗核糖体P蛋白抗体、抗溶酶体抗体、抗高尔基体抗体和抗过氧化物酶抗体。该患者ANA检测结果的荧光核型为核均质型和胞质颗粒型，抗核抗体谱检测结果为抗dsDNA抗体（＋＋）、抗核小体抗体（＋）、抗组蛋白抗体（＋＋）、抗核糖体P蛋白抗体（＋＋＋），报告所报荧光核型与所检测到的特异性抗体是一致的。

问题3： 进一步检查的建议有哪些？

答：建议该患者进一步检测免疫球蛋白、补体。AID血清中的免疫球蛋白会高于正常值，其中IgG比IgM、IgA升高较明显。免疫球蛋白含量变化与疾病活动相关，通过动态观察免疫球蛋白含量，可辅助分析疾病病情。在SLE活动期时，C3、C4含量均明显降低；当处于疾病缓解期时，补体含量可恢复正常。通过检测补体含量变化来了解疾病的进展和治疗效果，具有重要的临床价值。

▶ **案例2**

【病历摘要】

1. 病史 患者，女，61岁。主因"发现血小板减少2年，腹泻2周"入院。2年前因头晕于我院门诊发现血小板减少，无腹痛、腹胀及全身紫癜样皮疹等不适，未予以特殊诊治，未定期监测血常规。2周前无明显诱因出现腹泻，每日约10次，为水样便，伴恶心，背部及双侧小腿瘙痒伴红色小丘疹，右膝及左足偶有疼痛，无呕吐、腹痛、腹胀，无颜面部及其他部位水肿，无脱发、光过敏，无小关节痛，无发热、畏寒等不适，自行服用"氯霉素"，症状未见好转，遂于当地卫生院就诊。查血常规发现血小板减少，予以"双歧杆菌、蒙脱石散"治疗腹泻好转，针对血小板减少建议于我院就诊。门诊查血常规：白细胞总数$1.51×10^9$/L，红细胞总数$2.85×10^{12}$/L，血小板总数$40×10^9$/L；ANA测定：1∶100强阳性（胞质颗粒型）、1∶320强阳性（胞质颗粒型）、1∶1000阳性（胞质颗粒型），门诊以"结缔组织病？"收入院。发病以来精神、饮食尚可，睡眠欠佳，粪便如上述，小便如常，近期体重无明显增减。

2. 体格检查 T 36.6℃，P 85次/分，R 20次/分，BP 153/66mmHg。发育正常，神志清楚，双瞳等大正圆，直径3mm，对光反射灵敏，集合反射存在；颈软，无颈静脉怒张、颈动脉异常搏动，气管居中，甲状腺无肿大；胸廓对称无畸形，胸骨无压痛，双肺呼吸音粗，未闻及干、湿啰音及胸膜摩擦音，双侧语音共振无增强或减弱；心前区无隆起及异常搏动，心脏浊音界不大，心率85次/分，心律齐，各瓣膜听诊区未闻及明显杂音；腹平软，腹部无压痛、反跳痛及肌紧张，Murphy征阴性，双肾区无叩击痛，肠鸣音正常；移动性浊音阴性，未闻及血管杂音；双下肢无水肿，四肢关节无变形，无活动受限，生理反射存在，病理征未引出；肛门、外生殖器未查。

3. 实验室检查 见表4-3至表4-5。

表4-3 抗核抗体检查结果

项目	结果	参考区间
抗核抗体（ANA）（1∶100）	强阳性（胞质颗粒型）	阴性
抗核抗体（ANA）（1∶320）	强阳性（胞质颗粒型）	阴性
抗核抗体（ANA）（1∶1000）	阳性（胞质颗粒型）	阴性

表4-4 自身抗体IgG检查结果

项目	结果	参考区间
抗核抗体（ANA）（1∶100）	强阳性（胞质颗粒型）	阴性
抗平滑肌抗体（ASMA）（1∶100）	阴性	阴性
抗线粒体抗体（AMA）（1∶100）	阳性	阴性

表4-5 肝抗原谱检查结果

项目	结果	参考区间
抗线粒体抗体M2型	＋＋＋	阴性
抗肝肾微粒体1抗体	阴性	阴性
抗细胞质肝抗原1抗体	阴性	阴性
抗可溶性肝抗原/肝胰抗原抗体	阴性	阴性

【案例解析】

问题1：该患者可能的诊断及依据是什么？

答：（1）原发性胆汁性肝硬化。依据：①肝功能异常，ALT 68U/L、AST 101U/L、ALP 249U/L；②自身抗体IgG检测抗核抗体（ANA）1∶100强阳性（胞质颗粒型）、抗线粒体抗体1∶100阳性；③肝抗原谱检测抗线粒体抗体M2型（＋＋＋）；④上腹部CT显示肝硬化，肝脏强化不均匀，考虑合并肝硬化结节。

（2）脾功能亢进。依据：患者有肝硬化病史，血常规检测白细胞总数$1.51×10^9$/L、红细胞总数$2.85×10^{12}$/L、血小板总数$40×10^9$/L；CT提示脾大、门静脉高压。

（3）鉴别诊断：系统性红斑狼疮，61岁女患者，目前考虑为结缔组织病，有关节疼痛、皮肤瘙痒及三系减少，但患者无光过敏及面部蝶形红斑，进一步完善抗核抗体谱等检查以明确诊断。

问题2：实验检查结果解读及报告审核要点。

答：（1）实验检查结果解读

①"自身免疫性肝病"包括3种，即自身免疫性肝炎（AIH，以前又称类狼疮肝炎或慢性活动性肝炎）、原发性胆汁性肝硬化（PBC）及原发性硬化性胆管炎（PSC）。AIH的患者多发于女性，临床表现为胆红素、肝酶和免疫球蛋白水平的增高、典型的组织学变化（肝活检可见实质细胞坏死及淋巴细胞和浆细胞浸润）和出现各种自身抗体。PBC为非炎症性肝内胆管破坏而导致的肝硬化，临床最显著的特点是胆汁淤积，多发生

于女性，男女比例为1:10。在欧洲，PBC每年的发病率为0.13‰。由于不是每个病例都会出现肝硬化，而且多数患者在疾病晚期也没有出现肝硬化，为此，将该病描述为"慢性非炎症性破坏性胆管炎"更为合适。血清学的特征为出现线粒体抗体M2（AMA-M2）和抗核点抗体（酸性蛋白SP100）。PSC的发病率为每年0.04‰，临床表现为胆汁淤积，多发于男性，且50%的患者并发溃疡性结肠炎（相反，溃疡性结肠炎患者并发PSC仅为4%）。疾病的诊断依据为相关实验室、组织学和ERCP（逆行胰胆管造影）检查。

②抗线粒体抗体（AMA）可在许多疾病中检测到，并通常和其他自身抗体（如ANA）同时存在。检测AMA（M1～M9型）对自身免疫性疾病有诊断价值，尤其是对诊断PBC有着特殊的意义。在其他疾病中，AMA的阳性率也可达100%。抗平滑肌抗体（ASMA）可在多种肝脏疾病（AIH、肝硬化）中出现，ASMA的检测对AIH有诊断价值。高浓度的ASMA提示患有AIH，发生率为70%。IgG、IgM型ASMA抗体滴度和疾病的活动度相关。AIH患者多为女性，其中有50%的病例发生在30岁以前；40%的患者起病表现为急性肝炎，肝组织活检显示伴随着淋巴细胞和浆细胞浸润，肝细胞坏死。10%～20%的慢性病毒性肝炎和其他疾病患者中也可呈现ASMA阳性。仅约1%的成年人AIH患者血清中抗肝肾微粒体1（LKM-1）抗体为阳性，但在儿童患者中抗LKM-1抗体的阳性率更高。在1%～2%丙型肝炎患者血清中也可检出抗LKM-1抗体。与所有其他自身抗体相反，抗可溶性肝抗原/肝胰抗原（SLA/LP）抗体对AIH具有很高的特异性，所有病毒性肝炎患者抗SLA/LP抗体为阴性。抗细胞质肝抗原Ⅰ型（LC-1）抗体对AIH的诊断也具有很高的特异性，几乎达到了100%。

③患者自身抗体IgG检测结果为抗核抗体（ANA）1:100强阳性（胞质颗粒型）、抗线粒体抗体1:100阳性；肝抗原谱检测结果为抗线粒体抗体M2型（＋＋＋），结合该患者ALP升高和有肝硬化病史，故诊断PBC。

（2）报告审核要点：自身抗体IgG抗体检测项目采用的是间接免疫荧光法，检测基质为鼠肾、鼠胃、鼠肝、HEp-2细胞。鼠肾检测的是AMA，鼠胃检测的是ASMA，鼠肝和HEp-2细胞检测的是ANA。AMA共有9种亚型（M1～M9），其中对PBC最具诊断意义的是AMA-M2。AMA对应的ANA荧光核型为胞质颗粒型中的线粒体抗体型，该患者自身抗体IgG抗体AMA检测为阳性，ANA荧光核型为胞质颗粒型，结果具有一致性。肝抗原谱检测项目采用的是免疫印迹法，项目包括AMA-M2、抗LKM-1抗体、抗LC-1抗体、抗SLA/LP抗体。患者间接免疫荧光法检测的AMA为阳性，免疫印迹法检测的AMA-M2也为阳性，两种方法检测的结果具有一致性。

问题3：进一步检查的建议有哪些？

答：建议该患者进一步检测免疫球蛋白，PBC患者免疫球蛋白以IgM升高为主。

▶ 案例3

【病历摘要】

1.病史　患者，男，72岁。主因"反复颜面部及双下肢水肿、腹胀20多天，加重2d"入院。20多天前患者无明显诱因出现双下肢及颜面部水肿，伴腹胀、劳累、气促，无腹痛、恶心、呕吐，无咳嗽、咳痰，无发热、畏寒，无盗汗、乏力、食欲缺乏，无心悸、胸闷等不适，就诊于当地县医院。完善相关检查提示肌酐456 μmol/L，考虑"慢性肾衰竭"，予以输液保肾治疗1d（具体药物，剂量不详），建议转上级医院进一步诊治。遂转诊于省第一人民医院，完善相关检查后考虑"ANCA相关性血管炎并肾损害、双侧肺炎、慢性胃炎"，给予血浆置换3次，血液透析4次；甲泼尼龙琥珀酸钠200mg、300mg冲击治疗，后改为80mg维持；环磷酰胺0.8g免疫抑制；抗感染、保肾、护胃、控制血压等治疗13d。肌酐值由456 μmol/L降至239 μmol/L后出院，嘱患者院外规律服用醋酸泼尼松等相关药物，但患者因自身原因未服用激素。2d前患者感到上述症状加重，且腹胀、劳累，气促较前明显，伴咳嗽，为进一步诊治就诊于我院，门诊以"ANCA相关性血管炎"收入院。患病以来精神、饮食、睡眠一般，粪便4d未排，小便正常；体重及体力较前明显下降。

2.体格检查　T 36.9℃，P 68次/分，R 20次/分，BP 165/64mmHg。发育正常，神志清楚，正力体型，步入病房；颜面部见红血丝，其余皮肤、黏膜无黄染及出血点，全身淋巴结不大；头颅五官无畸形，双瞳等大正圆，直径约2.5mm，对光反射灵敏，球结膜无水肿，口唇无发绀，咽无充血，扁桃体不大；颈软，气管居中，甲状腺不大，无颈静脉怒张；胸廓对称无畸形，双肺触觉语颤对称正常，双肺叩诊呈清音，呼吸音稍粗，双肺未闻及明显干、湿啰音；心率68次/分，节律齐，心界无增大；腹软，无压痛及反跳痛，肝、脾未触及，双肾区无叩痛，移动性浊音阴性；双下肢中度水肿，生理反射存在，病理反射未引出。

3.实验室检查　见表4-6。

表4-6　中性粒细胞胞质抗体检查结果

项目	结果	参考区间
cANCA	阴性	阴性
pANCA	阳性	阴性
抗肾小球基底膜（GBM）抗体	1.02	<20 Ru/ml
抗蛋白酶3（PR3）抗体	2.38	<20 Ru/ml
抗MPO抗体	38.78	<20 Ru/ml

【案例解析】

问题1：该患者可能的诊断及依据是什么？

答：（1）ANCA相关性血管炎。依据：①该患者为老年男性，起病急，以全身水肿、血尿、蛋白尿、肌酐急剧升高为主要表现。半个月前于外院诊断为"ANCA相关性血管炎"，并予以血浆置换3次，血液透析4次；甲泼尼龙琥珀酸钠200mg、300mg冲击治疗，后改为80mg维持；环磷酰胺0.8g免疫抑制。②查体：双肺呼吸音减低，双下肢轻度水肿。③辅助检查：实验室检查为pANCA阳性，抗MPO抗体阳性；胸部X线片提示左下肺间质性肺炎、少许肺纤维化，两侧少量胸腔积液；胸部CT提示双肺少许渗出性病变。

（2）ANCA相关性血管炎并肾损害。依据：①该患者为老年男性，反复颜面部及双下肢水肿、腹胀20多天，加重2d入院；半个月前于外院诊断为"ANCA相关性血管炎"，既往否认肾功能异常病史；20d前出现血尿、蛋白尿、血压升高、肌酐升高。②查体：入院测血压为165/64mmHg；双肺呼吸音减低，双下肢轻度水肿。③辅助检查：胸部X线片提示左下肺间质性肺炎、少许肺纤维化，两侧少量胸腔积液；肾功能：尿素19.57mmol/L，肌酐270μmol/L；C反应蛋白54.6mg/L；尿常规：白细胞（＋-），尿隐血（＋＋＋），尿蛋白（＋＋），红细胞（1022个/μl）。

（3）慢性胃炎。依据：①该患者为老年男性，有服用激素病史，现有腹胀、反酸等表现；②查体：剑突下轻压痛；③辅助检查：必要时可进一步行胃镜明确诊断。

（4）鉴别诊断

①狼疮性肾炎：该患者为老年男性，现尿液检查异常，肌酐升高，应警惕。但患者无光过敏、口腔溃疡，可进一步查抗核抗体、抗核抗体谱除外该病。

②肾病综合征：该患者为老年男性，现尿液检查、肾功能表现异常，且有双下肢中度水肿病史。肝功能检查白蛋白为30.7g/L，但患者目前无高血脂，已明确诊断ANCA相关性血管炎，故暂不考虑此病。

问题2： 实验检查结果解读及报告审核要点。

答：（1）实验检查结果解读：血清学检测抗中性粒细胞质抗体（ANCA）有助于一些自身免疫病（如韦格纳肉芽肿病、急性进行性肾小球肾炎、多动脉炎、溃疡性结肠炎、原发性硬化性胆管炎）的诊断，检测ANCA的方法有多种，其中以乙醇固定的中性粒细胞为基质的间接免疫荧光法是检测ANCA的标准方法。用间接免疫荧光法检测时，至少可区分出两种荧光模型，即粒细胞胞质颗粒型荧光（cANCA：胞质型）和围绕核周的平滑或细颗粒型荧光（pANCA：核周型）。抗蛋白酶3抗体产生cANCA（胞质荧光型）荧光模式。已知的pANCA（核周型荧光）靶抗原有乳铁蛋白、髓过氧化物酶（MPO）、弹性蛋白酶、组织蛋白酶G、溶菌酶和β葡糖醛酸糖苷酶。抗杀菌性/通透性增强蛋白（BPI）抗体既可产生cANCA的荧光模式，也可产生pANCA的荧光模式。抗MPO抗体pANCA主要与微动脉炎相关。此外，MPO-ANCA也可见于结节性多动脉炎、Churg-Strauss综合征和肺出血-肾炎综合征中，在系统性红斑狼疮和类风湿关节炎中偶见。在Henoch-Schoenlein紫癜患者血清中还可检出IgA类抗MPO抗体。cANCA是诊断多发性肉芽肿（Weaner's granulomatosis，WG）非常敏感的指标，也少见于微小多动脉炎（microscopic polyarteritis，MPA）、Churg-Strauss综合征、经典的结节性多发性动脉炎。pANCA见于肾性血管炎、急性进行性肾小球肾炎（rapidly progressive glomerulonephritis，PRGN）及风湿性和胶原性血管疾病。抗肾小球基底膜（GBM）抗体是包括肺出血肾炎综合征在内的所有抗肾小球基底膜型肾小球肾炎的血清标志物，在未累及肺的病例中抗肾小球基底膜抗体的阳性率为60%，而在累及肺的病例中抗肾小球基底膜抗体阳性率为80%～90%。患者实验室检查pANCA、抗MPO抗体阳性，结合病史可诊断为ANCA相关性血管炎。

（2）报告审核要点：ANCA检测分为总ANCA和特异性ANCA检测。总ANCA检测采用的间接免疫荧光法，可区分出两种荧光核型，即cANCA和pANCA。特异性ANCA检测采用的是酶联免疫吸附试验（ELISA），主要检测抗PR3抗体、抗MPO抗体，cANCA靶抗原主要是PR3，pANCA靶抗原主要是MPO。如果总ANCA检测阳性，而抗PR3抗体、抗MPO抗体阴性，说明其特异性ANCA非抗PR3抗体、抗MPO抗体，而是其他的靶抗原。我们在审核结果时，一定要注意ANCA荧光核型与特异性ANCA的对应关系，如果不一致，一定要查找原因。

问题3： 检验项目检查的影响因素有哪些？

答：ANCA的检测应注意ANA的干扰，ANA干扰可能会造成ANCA的假阳性，会造成ANCA核型判断错误，如乙醇固定的人中性粒细胞上面出现的pANCA与胞质型的ANA重叠，给实验人员造成一种误判，将pANCA看成是cANCA，或者是cANCA和pANCA的复合核型。在实际工作中，如出现ANCA荧光核型与特异性ANCA不一致的情况，建议将标本进行进一步稀释，以排除这方面引起的干扰，保证检验结果的可靠性。

（杜文胜）

第二节 艾滋病和梅毒的实验室检验

一、基本理论

艾滋病又称获得性免疫缺陷综合征（AIDS），是由人类免疫缺陷病毒（human immunodeficiency virus，HIV）感染后引起的慢性传染病，HIV属于逆转录RNA病毒，分为HIV-1和HIV-2两个型，临床以HIV-1型最为常见，约占95%。HIV主要经性接触、血液和母婴传播，其主要侵犯、破坏辅助性CD4$^+$T淋巴细胞，导致机体细胞免疫功能严重缺陷，最终并发各种严重机会性感染、伴发恶性肿瘤及中枢神经系统退行性病变等。本病传播迅速、发病缓慢、病死率高，但HIV对外界抵抗力较弱，离开人体后不易存活；对热敏感，60℃以上可迅速杀灭，56℃ 30min可灭活。

HIV感染后，外周血中首先出现病毒RNA和P24抗原，2周左右出现HIV抗体。抗体检测是HIV感染诊断的金标准，HIV RNA和P24抗原检测可发现窗口期（2～4周）感染者。其传染源是艾滋病患者及HIV携带者，人群普遍易感，通过检测CD4$^+$和CD8$^+$T淋巴细胞可用于感染者免疫状况评估及辅助临床进行疾病分期。根据中国艾滋病诊疗指南（2018版）将艾滋病分为3个阶段：①急性感染期，HIV感染后4～6周即可出现发热、全身不适、皮疹、头痛、恶心、咽痛、关节痛、肌痛，以及颈部、枕部淋巴结肿大、血小板减少等，一般持续1～2周后症状消失。此期血清中可检出HIV RNA和P24抗原，还会因CD4$^+$淋巴细胞进行性减少，使CD4/CD8比值降低，常低于0.5。②无症状期，临床常无症状及体征，可持续数月至数年，血中可检测出HIV RNA、HIV核心抗体及包膜蛋白抗体，但T淋巴细胞数可正常，此期又称为AIDS的潜伏期。③艾滋病期，此期可分为5种表现，即全身症状，如厌食、体重减轻、发热、盗汗、缓慢性腹泻及易感冒等，并且全身淋巴结肿大，并发肝、脾大等；严重机会性感染，如肺孢子菌肺炎等；神经系统症状，如头痛、癫痫、智力下降、反应迟钝等；并发疾病，如肺部感染；继发肿瘤，如卡波西肉瘤，提示病情接近晚期。

HIV实验室常用检测项目有HIV抗体、HIVP24抗原及HIV RNA核酸检测等。抗体初筛试验有酶联免疫吸附试验（ELISA）、化学发光免疫试验（CLIA）、胶体金免疫试验、明胶颗粒凝集试验及胶乳凝集试验等，以ELISA法最为常用。抗体确认试验有免疫印迹试验、荧光免疫试验等，以免疫印迹试验最为常用。初筛试验为阴性反应时，报抗-HIV阴性（-），但不能排除窗口期感染，必要时可检测HIV RNA。初筛试验为阳性反应时，需送艾滋病确诊实验室进行确诊试验，如确诊为阴性反应时报抗 -HIV 阴性（-）；阳性反应时报告抗 -HIV 阳性（＋）；如果出现不是阴性反应，但又不满足阳性判断标准时报告抗 -HIV 不确定（±），建议 1 个月后随访检测，仍然不能确定时，需继续随访 1 个月，随访期间可做核酸检测。对于疑难标本送国家艾滋病参比实验室做进一步分析。

梅毒是由苍白密螺旋体苍白亚种又称梅毒螺旋体（treponema pallidum，TP）引起，主要通过血液、性接触和母婴传播。TP 感染后机体产生特异性和非特异性两种抗体，特异性抗体有 IgM 和 IgG 两种。TP 感染后 2 周产生 IgM 抗体，且持续时间短；4 周后产生 IgG 型抗体，IgG 抗体可终身存在，因此，不能区分现症感染与既往感染。非特异性抗体主要是抗心磷脂抗体（反应素），于感染后 5 ～ 7 周产生反应素，适用于有梅毒临床症状的早期筛查、疗效观察、预后判断、再次感染监测等，但阴性反应不能排除 TP 感染。在多种自身免疫病中均可出现抗心磷脂抗体，因此，检测结果易出现假阳性反应，需要与特异性抗体结果联合分析。特异性抗体检测方法有 ELISA、CLIA、明胶颗粒凝集试验（TPPA）、荧光密螺旋体抗体吸附试验、免疫印迹试验、胶体金免疫试验，其确诊试验是荧光密螺旋体抗体吸附试验。非特异性抗体检测方法有甲苯胺红不加热血清试验（TRUST）、快速血浆反应素试验（RPR）、加热血清反应素试验（USR）、性病研究实验室试验（VDRL）等。

二、案例分析

▶ **案例 1**

【病历摘要】

1. 病史　患者，男，70 岁。主因"反复咳嗽、咳痰伴气促 10 余年，加重伴间断发热 1 个月"入院。1 个月前上述症状再发加重，稍事活动后即感气促，伴发热，体温最高 39℃，就诊于"某区人民医院"输液治疗 13d，考虑"慢性阻塞性肺疾病（简称慢阻肺）急性加重期、肺炎、冠状动脉粥样硬化性心脏病（冠心病）PCI 术后、急性肠炎、慢性胃炎、中毒疹、粒细胞减少症"，给予抗感染、糖皮质激素等治疗后好转出院。出院后 2d 再次出现发热，最高体温达 38.0℃，伴气促，无畏寒、寒战，无胸闷、胸痛，无夜间盗汗等不适，偶有咳嗽、咳痰，遂就症于我院门诊，以"慢性阻塞性肺疾病急性加重期"收入我院呼吸与危重症医学科（PCCM）呼吸二病区。发病以来精神、饮食、睡眠欠佳，大小便正常，体重减轻 4kg。既往慢性胃炎 10 余年，脑梗死病史 4 年，冠心病病史 2 余年，植入支架 1 枚，规律服药至今。吸烟 40 余年，已戒烟 10 年；偶有饮酒，已戒酒 10 余年。

2. 体格检查　T 38.7℃，P 108 次 / 分，R 20 次 / 分，BP 107/70mmHg，身高 170cm，体重 46kg。神志清楚，体型消瘦，皮肤、黏膜无黄染及出血点，浅表淋巴结不大，颈静脉无充盈；桶状胸，肋间隙增宽，叩诊呈过清音，双肺闻及少许哮鸣音。

3. 辅助检查

（1）胸部 CT：肺气肿，双肺散在局限性肺大疱，双肺散在纤维、增殖灶；左侧冠状动脉硬化或术后改变；双侧胸膜增厚，胸椎退行性改变；肝囊性灶。

（2）浅表淋巴结彩超：双侧颈部、腋窝及腹股沟区探及淋巴结。

（3）实验室检查：见表4-7及表4-8。

表4-7　2019年9月10日实验室检查结果

项目	结果	参考区间	单位	项目	结果	参考区间	单位
pH	7.43	7.35 ~ 7.45		前白蛋白	98	200 ~ 400	mg/L
PaO_2	73	83 ~ 108	mmHg	血清钠	131.44	137 ~ 147	mmol/L
$PaCO_2$	30.8	35 ~ 45	mmHg	红细胞总数	3.58	4.3 ~ 5.8	10^{12}/L
HCO_3^-	20.3	21.3 ~ 24.8	mmol/L	血红蛋白	114.0	130 ~ 175	g/L
白蛋白	30.3	40 ~ 55	g/L	白细胞总数	4.52	3.5 ~ 9.5	10^9/L
C反应蛋白	70.7	0.068 ~ 8.2	mg/L	中性粒细胞绝对值	1.81	1.8 ~ 6.3	10^9/L

表4-8　HIV检查结果

项目	检测时间	检测实验室	结果	临界值	单位
抗-HIV	2019-09-10	初筛实验室	0.081	0.092	OD值
抗-HIV	2019-09-19	初筛实验室	0.703	0.094	OD值
抗-HIV	2019-09-30	确诊实验室	HIV-1抗体阳性	阴性	/

【案例解析】

问题1：根据上述资料，该患者的初步诊断是什么？

答：（1）慢性阻塞性肺疾病急性加重期并肺大疱。依据：①患者，男，70岁，吸烟史40余年，反复咳嗽、咳痰伴气促10余年，再发加重伴发热1个月；②查体：桶状胸，肋间隙增宽，叩诊呈过清音，双肺闻及少许哮鸣音；③辅助检查：胸部CT显示肺气肿，双肺散在局限性肺大疱。

（2）低氧血症。依据：①该患者为老年男性，反复咳嗽、咳痰伴气促10余年；②辅助检查：血气分析为PaO_2 73mmHg、$PaCO_2$ 30.8mmHg。

（3）冠状动脉粥样硬化性心脏病PCI术后。依据：2年前明确诊断冠心病，并植入支架1枚。

（4）最终诊断为HIV感染。依据：2019年9月30日艾滋病确诊实验室HIV抗体确诊结果为HIV-1抗体阳性。

问题2：实验检查结果解读及报告审核要点。

答：（1）实验检查结果解读：患者入院第1次抗-HIV检测OD值为0.081，小于参考区间（临界值）0.092，未达到阳性反应。该患者于2019年9月19日复查抗-HIV OD值为0.703（临界值0.094），判定为阳性反应，实验室工作人员按照HIV初筛阳性处理程序，通知临床重新采血复查，并记录患者相关资料（如姓名、身份证号、籍贯地址、电话等），于2019年9月25日送艾滋病确诊实验室进行抗体补充试验。2019年9月30日经艾滋病确诊实验室确诊，该患者为HIV-1抗体阳性。根据患者入院第1次HIV初筛结果到后面HIV抗体补充试验为阳性情况来看，该患者系HIV早期感染。在HIV感染的窗口期，由于未产生抗体或产生的抗体量极少，无法使用抗体检测进行诊断，此时进行HIV RNA检测可缩短窗口期。

（2）报告审核要点：该患者第1次抗-HIV检测OD值是0.081，小于参考区间（临界值）0.092，未达到阳性反应，但处于灰区值，应引起实验室人员的重视，如出现此种情况时，首先要对此标本进行复查，如果复查结果一致，则报告抗-HIV阴性反应，但需提醒患者2～4周随访。出现此种结果应注意以下两点：①实验误差，如加样量不足或温育时间不够及温育温度不够都可能导致结果偏低；②HIV感染早期，在HIV感染的窗口期，由于患者体内产生的抗体量极少。

问题3：进一步需要做哪些检查？

答：（1）CD4细胞计数检查：因为HIV进入人体后，在24～48h到达局部淋巴结，5d左右在外周血中可以检测到病毒成分，继而产生病毒血症，导致急性感染，以CD4$^+$T淋巴细胞数量短期内一过性迅速减少为特点。该患者于2019年9月16日进行CD4$^+$T细胞绝对计数检测CD4为84.0个/μl，CD4/CD8＝0.1，细胞免疫严重低下，考虑是否存在免疫受损。

（2）支气管刷检物真菌培养：为白念珠菌，属于机会性感染。

▶ 案例2

【病历摘要】

1.病史　患儿，男，6岁。1d前患儿出现全身散在瘀斑及出血点伴发热，无呕血及黑便，无鼻衄及牙龈出血等明显活动性出血倾向，无头晕、头痛及意识障碍，无视物模糊及一过性黑矇，无咳嗽及口唇发绀，无鼻塞、流涕及打喷嚏，无尖叫及抽搐，无吐泻。发病以来精神、饮食欠佳，未排便，尿量及循环尚可。2019年1月27日患儿于我院诊断再生障碍性贫血（极重性），曾输注血小板治疗。否认"结核、肝炎、伤寒"等传染病及接触史；否认手术、外伤史；否认食物、药物过敏史。父母体健，非近亲结婚，无传染病病史，否认"高血压、糖尿病、血液系统恶性疾病"等遗传倾向病史。

2.体格检查　T 37.8℃，P 120次/分，R 30次/分，BP 114/72mmHg，体重20kg。神志清楚，精神萎靡，反应尚可；眼睑、甲床、耳廓苍白，呈中度贫血貌，全身皮肤见散在瘀斑及出血点，无溃疡、渗血及渗液；颈部可扪及散在黄豆大小淋巴结，质韧，活动可，无粘连及无触痛；口周皲裂，无发绀，咽充血，未见杨梅舌，扁桃体Ⅰ度肿大，未见疱疹及脓点附着，口腔黏膜见散在出血点。

3.实验室检查　见表4-9及表4-10。

表4-9　2019年2月14日实验室检查结果

项目	结果	参考区间	单位	项目	结果	参考区间	单位
红细胞总数	1.9	4.3～5.8	10^{12}/L	凝血酶原时间活动度	150	70～150	％
血红蛋白	58	120～140	g/L	活化部分凝血酶时间	22.3	20～40	s
白细胞总数	1.78	4.0～10.0	10^9/L	纤维蛋白原	2.81	2.0～4.0	g/L
中性粒细胞绝对值	0.09	1.8～6.3	10^9/L	凝血酶时间	16.1	14～26	s
血小板	34	100～300	10^9/L	凝血酶原时间比值	0.77	0.82～1.15	/
国际标准化比值	0.76	0.85～1.5	/	凝血酶原时间	9.10	9～14	s

表4-10　HIV检查结果

项目	检测时间	检测实验室	结果	临界值	单位
抗-HIV	2019-02-14	初筛实验室	1.170	0.100	OD值
抗-HIV	2019-02-22	确诊实验室	不确定	阴性	/
抗-HIV	2019-12-05	初筛实验室	0.008	0.094	OD值
抗-HIV	2019-12-06	初筛实验室	0.005	0.092	OD值

【案例解析】

问题1：根据上述资料，该患者的初步诊断是什么？

答：（1）再生障碍性贫血。依据：有再生障碍性贫血（极重性）病史，1d前患儿出现全身散在瘀斑及出血点伴发热。

（2）艾滋病？依据：抗-HIV检测OD值为1.170（临界值为0.1），临床表现有发热史，颈部可扪及散在黄豆大小淋巴结，质韧，活动可，无粘连及无触痛，2019年2月22日市疾病预防控制中心抗体补充试验报告为HIV-1抗体"不确定"。

问题2：实验检查结果解读及报告审核要点。

答：（1）实验检查结果解读：HIV的传染源是HIV感染者或艾滋病患者，HIV主要存在于传染源的血液、阴道分泌物、精液、胸腔积液、腹水、脑脊液、羊水、乳汁等体液中，经性接触（包括不安全的同性、异性和双性性接触）或血液及血液制品（包括共用针具等静脉注射毒品、不安全规范的介入性医疗操作、文身等），以及母婴传播（包括宫内感染、分娩和哺乳时）。其高风险人群包括有男男同性性行为者、静脉注射毒品者、与HIV或AIDS患者有性接触者、多性伴人群、性传播感染群体。鉴于血液及血液制品需通过严格的筛选后才用于临床，该患儿经输注血小板感染HIV可能性不大，其HIV检查结果阳性原因待查。

（2）报告审核要点：患儿入院时抗-HIV检测OD值为1.170（临界值为0.1），并于2019年2月18日送市疾病预防控制中心做抗体补充试验，2019年2月22日抗体补充试验报告为HIV-1抗体"不确定"。患儿2019年12月5日再次住院，其抗-HIV检测OD值为0.008（临界值为0.094），即为阴性反应。该患儿抗-HIV检测结果从初筛阳性变为阴性，出现这种情况可能是一些干扰因素导致第1次检测结果为假阳性。在审核报告时，如出现前后结果不一致时，应注意分析原因。

问题3：抗-HIV检测假阳性的干扰因素有哪些？

答：抗-HIV检测假阳性干扰因素有：①标本溶血会干扰检测结果，因为红细胞破坏后释放过氧化物酶活性物质，可造成假阳性；②抗凝不完全的标本因纤维蛋白原的干扰也会出现假阳性；③非特异性反应，如某些病毒性疾病和自身免疫病、高丙种球蛋白血症、肿瘤、血液病、妊娠，以及结核病等可使患者体内含有某些治疗性抗体、类脂嗜异性抗体、类风湿因子、甲胎蛋白等，这些物质会与试剂中的抗原成分非特异结合，从而导致假阳性的发生。

▶ 案例3

【病历摘要】

1.病史　患者，叶某，男，25岁，销售人员。自述经常出入于娱乐场所，近2年有多个性伙伴及多次不安全性行为史，要求做梅毒检查。

2.实验室检查　见表4-11。

表4-11　实验室检查结果

项目	检测时间	检测方法	结果	参考区间	单位
梅毒	2016-07-28	TPPA	阳性反应	阴性反应	
梅毒	2016-07-28	TRUST（半定量）	1：8	阴性反应	
梅毒	2016-10-24	TPPA	阴性反应	阴性反应	
梅毒	2016-10-24	TRUST	阴性反应	阴性反应	
抗-HIV	2016-10-25	ELISA	2.643	0.094	OD值
抗-HIV	2016-10-28	免疫印迹试验	HIV-1抗体阳性	阴性反应	

【案例解析】

问题1：该患者的初步诊断及依据是什么？

答：隐性梅毒。梅毒的诊断需根据病史、临床症状、实验室检测三者结合起来综合判断。根据临床症状可将梅毒分为一期梅毒、二期梅毒、三期梅毒、隐性（潜伏）梅毒。

（1）一期梅毒诊断标准：①有性接触史/性伴感染史；②临床表现有硬下疳（潜伏期2～4周）、腹股沟淋巴结肿大；③实验室检测中梅毒暗视野检测见梅毒螺旋体或特异性与非特异性抗体均阳性或梅毒螺旋体核酸检测阳性。

（2）二期梅毒诊断标准：①有性接触史/性伴感染史；②临床表现为病期2年内皮损呈多形性，包括斑疹、斑丘疹、丘疹等；③实验室检测中梅毒暗视野检测见梅毒螺旋体或特异性与非特异性抗体均阳性或梅毒螺旋体核酸检测阳性。

（3）三期梅毒诊断标准：①有性接触史/性伴感染史；②临床表现为病期2年以上，皮肤黏膜损害、结节梅毒疹、鼻中隔等穿孔性损害；③实验室检测中特异性与非特异性抗体均阳性或三期梅毒的组织病理学检测阳性。

（4）隐性（潜伏）梅毒诊断标准：①有性接触史/性伴感染史；②无任何临床症状及体征；③实验室检测中特异性与非特异性抗体均阳性。

问题2：实验检查结果解读及TPPA与TRUS联合检测的临床意义。

答：（1）实验检查结果解读：梅毒感染2周后可产生特异性的IgM型梅毒螺旋体抗体，对于早期梅毒抗梅治疗3～9个月或晚期梅毒抗梅治疗2年后，大部分患者特异性IgM型抗体可转阴，但再感染时又会出现阳性，所以，特异性IgM型抗体的存在是活动性梅毒的表现；4周左右产生特异性IgG型梅毒螺旋体抗体，即使经足量抗梅治疗，梅毒螺旋体抗原消失后很长时间，特异性IgG型抗体仍可通过记忆细胞的作用继续产生，甚至终身存在血清中；感染后5～7周（下疳出现后2～3周）产生非特异性抗体主要是抗心磷脂抗体（反应素），经正规治疗后可逐渐消失，故作为疗效观测指标。

患者于2016年7月28日用梅毒螺旋体颗粒凝集试验（TPPA）检测梅毒螺旋体抗体呈阳性，甲苯胺红不加热血清试验（TRUST）滴度为1：8。2016年10月24日患者再次检测梅毒螺旋体抗体，结果呈阴性，甲苯胺红不加热血清试验也为阴性。在不到3个月时间里TPPA和TRUST转为阴性的可能性非常小，那为什么会导致这种结果呢？实验室工作人员建议患者进一步进行HIV抗体筛查，结果呈阳性反应，并于2016年10月28日经抗体补充试验确诊为HIV-1抗体阳性。该案例导致TPPA和TRUST检测结果为阴性的原因是该患者在这期间感染了HIV，HIV感染后导致免疫功能低下，使T淋巴细胞功能紊乱，通过抑制B细胞或通过激活多克隆B细胞而使梅毒血清反应呈假阴性。

（2）TPPA与TRUST联合检测的临床意义：见表4-12。

表4-12　TPPA与TRUST的临床意义

TRUST	TPPA	临床意义
−	−	①排除梅毒感染；②一期梅毒的早期；③梅毒潜伏期阶段；④艾滋病患者合并梅毒
＋	＋	①现症梅毒（梅毒孕妇所生的婴儿除外）；②治疗后随访中的患者；③假阳性（自身免疫病）
＋	−	生物学假阳性（急性病毒性感染、自身免疫病、结缔组织病、静脉吸毒者，以及妊娠妇女等）
−	＋	①早期梅毒经治疗后；②一期梅毒的早期；③部分晚期潜伏梅毒；④部分晚期梅毒；⑤梅毒治愈后；⑥假阳性（自身免疫病、肿瘤、老年人等）

问题3：TPPA和TRUST检测的影响因素有哪些？

答：（1）TPPA检测的影响因素：①试剂过期及保存不当，以及在使用时是否恢复室温；②标本被交叉污染；③稀释液、标本、试剂加样是否准确及混匀；④静置的时间是否达到标准，静置时候是否被振荡；⑤U型板是否被污染或存在划痕；⑥患者有其他疾病（如自身免疫病、肿瘤等）或生理状态（如老年人等）发生改变时，梅毒血清学试验会出现假阳性。

（2）TRUST检测的影响因素：①水平旋转仪的转速与时间，以及结果观测时，时间控制的准确性；②血清与血浆抗体浓度不一致，同一患者不能直接进行结果比较，标本被污染或溶血会导致结果假阳性；③试剂过期或保存不当，专用抗原试剂滴针的加样量是否准确；④反应板是否被污染；⑤部分早期患者会出现前带现象；⑥患者有其他疾病（如急性病毒性感染或自身免疫病）或生理状态（如孕妇）发生改变时，梅毒血清学试验会出现假阳性。

（黎　兵）

第三节　体液免疫的实验室检验

一、基本理论

存在于血浆、淋巴和组织液等体液中的抗体与相应的抗原特异性结合，在补体参与下发挥免疫效应，称为体液免疫。免疫球蛋白（immunoglobulin，Ig）是一类具有抗体活性或抗体样结构的球蛋白,是体液免疫的重要组成部分。根据重链恒定区结构不同将免疫球蛋白分为IgG、IgM、IgD、IgE、IgA 5类,是机体免疫系统的重要组成部分。IgG是唯一能通过胎盘的抗体,在新生儿抗感染中起重要作用,是机体再次免疫应答的主要抗体。IgM是相对分子量最大的免疫球蛋白,是初次免疫应答的主要抗体。IgD的功能尚不是很清楚。在寄生虫和超敏反应发生时,血清中IgE水平显著增高。免疫球蛋白测定对体液免疫功能的评估、自身免疫病、免疫增殖病和免疫缺陷病等诊断和治疗非常重要。

补体(complement,C)是广泛存在于人和脊椎动物血清、组织液和细胞膜表面的一组经活化后具有酶活性的蛋白质。补体由30多种可溶性蛋白和膜结合蛋白组成,故称补体系统。补体的激活有3条途径,即经典途径、补体旁路和凝集素激活途径。补体旁路和凝集素激活途径不依赖抗体,因此,在机体感染早期即可发挥作用,对原发感染具有重要抗感染作用。经典激活途径则依赖抗体,主要在中、晚期发挥抗感染作用。补体系统激活后,形成攻膜复合物,可溶解细菌、溶解细胞和抗病毒作用;同时活化过程中产生的活性片段可与细胞膜表面相应受体结合发挥调理作用,对发挥抗感染有重要意义。因此,检测血清补体的含量和活性,对疾病的诊断、鉴别诊断、疗效观察,以及发病机制的研究等具有重要的临床应用价值。

除了总的免疫球蛋白与补体定量测定外,临床上还对一些特定抗体进行检测,如类风湿因子(RF)、抗链球菌溶血素O(ASO)、抗环瓜氨酸肽抗体(ACCP)等。RF是一种以变性IgG为靶抗原的自身抗体,主要为IgM,其主要用于类风湿关节炎(RA)的辅助诊断,但其特异性较差。RF阳性可见于其他自身免疫病,如系统性红斑狼疮(SLE)等,当RF阴性时,不能排除RA的诊断。ACCP是以环瓜氨酸多肽为靶抗原的自身抗体,对RA的诊断有高度的特异性,但其灵敏度不如RF。因此,RF与ACCP的联合检测对RA的诊断有较高的灵敏度和特异性,有重要临床应用价值。A族溶血性链球菌的感染与风湿热、肾小球肾炎等变态反应性疾病的发生有关,溶血素O是A族溶血性链球菌产生的具有溶血活性的代谢产物,相应的抗体称抗链球菌溶血素O(ASO),ASO的测定对链球菌感染后疾病(如扁桃体炎、风湿性心肌炎和急性肾小球肾炎等)的诊断和治疗有重要的临床意义。

二、案例分析

▶ **案例1**

【病历摘要】

1.病史　患儿,男,9岁。主因"咳嗽、气促伴发热、头痛、腹痛2d,加重超过10h"入院。患儿2d前无明显诱因出现咳嗽,为干咳,呈阵发性,伴发热,于外院测体温升高(具体不详)伴畏寒、寒战、头痛、腹痛,就诊于当地县医院。完善检查提示"肺部感染",给予输液治疗(具体不详)。10h前咳嗽、气促加重并伴颜面部水肿。发病以来精神、饮食及睡眠欠佳,尿量少(具体不详),粪便如常,余无特殊;无传染病、家族病病史及药物过敏史。

2.体格检查　T 37.7℃,P 122次/分,R 33次/分,BP 133/78mmHg。神志清楚,急性病容,平车推入病房,颜面部水肿,全身皮肤见散在陈旧性结痂皮疹及新增红色斑丘疹，无渗出及渗液，其余检查无特殊表现。

3.实验室检查 见表4-13。

表4-13 实验室检查结果

项目	结果	参考区间	单位	项目	结果	参考区间	单位
WBC	13.58	4～10	10^9/L	IgE	312.0	＜165	kU/L
尿隐血	＋＋＋	阴性	/	补体C3	0.10	0.79～1.52	g/L
尿蛋白	＋＋	阴性	/	补体C4	0.08	0.16～0.38	g/L
尿RBC	122	0～4	个/μl	ASO	977.0	＜116	kU/L

【案例解析】

问题1： 根据病史及辅助检查，该患者可能诊断为什么疾病？

答：（1）链球菌感染后急性肾小球肾炎：患者有水肿、尿少表现。查体BP133/78mmHg，双肺呼吸音粗，双下肺可闻及散在啰音。实验室检查：尿常规检测隐血（＋＋＋），尿蛋白（＋＋），尿红细胞122个/μl；补体C3 0.10 g/L，补体C4 0.08 g/L；ASO 977.0 kU/L。

（2）重度肺炎：患者出现咳嗽、发热，伴畏寒、寒战不适，就诊于当地医院，完善检查提示肺部感染，10余小时前咳嗽、气促加重。查体双肺呼吸音粗，可闻及散在啰音。实验室检查：血常规WBC 13.58×10^9/L。

（3）疥疮：2个月前在校读书期间出现皮疹伴皮肤瘙痒，曾治愈，但易反复，同学中有相同类似病情。查体见全身皮肤散在陈旧性结痂皮疹及新增红色斑丘疹，无渗出及渗液。实验室检查IgE为312.0 kU/L。

问题2： 实验检查结果解读及报告审核要点。

答：（1）实验检查结果解读

①A族溶血性链球菌是机会致病菌，由于儿童呼吸系统的生理构造及机体的免疫系统尚未发育完整，因此，很容易遭受该菌的严重感染以及出现并发症。患儿感染A族溶血性链球菌后会产生ASO，该抗体的检测有助于链球菌感染后疾病（如扁桃体炎、风湿性心肌炎和急性肾小球肾炎等）的诊断和治疗。

②补体C3增高见于类风湿关节炎和SLE等自身免疫病，以及肿瘤、慢性肾炎、急性感染及移植排斥反应时。补体C3降低见于慢性活动性肝炎、肝硬化等。70%以上的急性肾小球肾炎早期C3下降，链球菌感染后的肾炎患者85%以上C3下降，而病毒性肾炎则85%以上补体C3含量正常，借此有助于肾炎的诊断。对于狼疮性肾炎，C3测定有助于判断疗效（一般患者均有所下降，而病变完全控制后，C3含量恢复正常）。

③补体C4含量升高常见于风湿热的急性期、结节性动脉周围炎、皮肌炎、心肌梗死、Reiter综合征和各种类型的多关节炎等。C4含量降低则常见于自身免疫性慢性活动性肝炎、SLE、多发性硬化症、类风湿关节炎、IgA肾病、亚急性硬化性全脑炎等。在SLE患者中，C4的降低常早于其他补体成分，且缓解时较其他成分回升迟。狼疮性肾炎较非狼疮性肾炎C4值显著低下。

④IgE是亲细胞抗体,诱导急性和晚期皮肤反应,血清中总IgE升高与变态性疾病、寄生虫感染、类风湿关节炎和间质性肺炎等疾病有关。

(2)报告审核要点:该患儿有水肿、尿少表现,尿常规提示隐血(+++)、尿蛋白(++)、尿红细胞122个/μl,血压增高,高度怀疑链球菌感染后急性肾小球肾炎,检测ASO升高,提示链球菌感染后引起肾脏的变态反应。在此过程中会大量消耗补体,与C3和C4的检测结果一致。同时该患者IgE增高与疖疮的诊断相符。

问题3:该患者后续治疗当中应进一步监测哪些主要指标?

答:感染链球菌后1～3周发生血尿、蛋白尿、水肿和高血压,甚至少尿等急性肾炎综合征表现,同时血清C3及总补体下降,8周内逐渐恢复正常,对该病的诊断意义最大。同时有研究表明,补体水平趋于正常是疾病稳定和恢复的标志。因此,C3、C4的监测对急性肾小球肾炎的诊断和预后意义重大。

► 案例2

【病历摘要】

1.病史 患者,男,69岁。主因"肾功能异常4⁺年,气促、乏力4⁺月,加重1d"入院。4年前患者因感冒就诊于当地县医院,检测肌酐700μmol/L,后被明确诊断"慢性肾衰竭",并行"动静脉造瘘术",后于当地医院每周3次血液透析。4个月前患者感到气促,活动后较明显,伴全身乏力,1d前再发加重。发病以来精神、睡眠欠佳,饮食尚可,无尿,粪便正常,体重无明显增减。

2.体格检查 T 36.7℃,P 100次/分,R 20次/分,BP 120/73mmHg。其余检查无特殊表现。

3.实验室检查 见表4-14。

表4-14 实验室检查结果

项目	结果	参考区间	单位	项目	结果	参考区间	单位
RBC	2.07	4.3～5.8	10^{12}/L	IgM	0.09	0.46～3.04	g/L
血红蛋白	64.0	130～175	g/L	IgE	7.48	＜165	kU/L
肌酐	711	41～109	μmol/L	血清钙	3.20	2.20～2.70	mmol/L
尿素	20.90	2.8～7.2	mmol/L	骨髓细胞形态学检查		浆细胞比例占22.5%	
IgG	3.82	7.51～15.6	g/L	免疫固定电泳		发现异常单克隆条带	
IgA	0.09	0.82～4.53	g/L				

【案例解析】

问题1:根据病史及辅助检查,该患者可能诊断为什么疾病?

答:(1)多发性骨髓瘤:该患者有乏力、气促等贫血症状。查体见睑结膜苍白。实验室检测红细胞总数2.07×10^{12}/L、血红蛋白64.0 g/L、肌酐711μmol/L,骨髓细胞形态学检查不除外浆细胞疾病。免疫球蛋白定量:IgG 3.82g/L,IgA 0.09g/L,IgM 0.09g/L,C3 0.62g/L。免疫固定电泳发现异常单克隆条带(不排除IgD和IgE)。

(2)慢性肾衰竭尿毒症期/CKD5期:患者有骨髓瘤肾病并发症——肾性贫血,已于某医学院明确诊断。查体见贫血貌，睑结膜苍白。实验室检查红细胞总数$2.07×10^{12}$/L、血红蛋白64.0g/L、肌酐711μmol/L、尿素20.90 mmol/L。腹部彩超显示双肾弥漫性萎缩性病变。

问题2：实验检查结果解读及报告审核要点。

答：（1）实验检查结果解读

①IgG是人类Ig中最主要的成分，在血清中含量最高。IgG增高见于慢性感染、肝脏疾病、自身免疫病、恶性肿瘤等。IgG减少见于先天性IgG缺乏或减少，如Brouton无丙种球蛋白血症，以及蛋白损失性胃肠病、肾病综合征、营养不良、内毒素免疫抑制、使用免疫抑制剂、轻链病、恶性肿瘤晚期等。

②IgA分为血清型和分泌型两种类型，前者主要由肠系膜淋巴组织中的浆细胞产生，包括IgA1（80%）和IgA2（20%）两个亚型；后者由呼吸道、消化道、泌尿生殖道等处的黏膜固有层中的浆细胞产生。在大部分的外分泌液中，IgA占有绝对优势，IgA具有抗菌、抗毒素、抗病毒等作用；分泌型IgA（SIgA）对保护呼吸道、消化道黏膜等机体局部具有重要意义。

③IgM是5类免疫球蛋白中相对分子质量最大的Ig（相当于IgG的5倍），又称巨球蛋白，也是个体发育过程中出现最早和初次免疫反应产生的主要Ig。IgM可中和毒素，亦可激活补体（经典途径），还可引起超敏反应。含量增高见于慢性感染、慢性肝病、SLE、类风湿关节炎（RA）或淋巴瘤、巨球蛋白血症。

（2）报告审核要点：多发性骨髓瘤（MM）是一组恶性浆细胞克隆性疾病，骨髓中存在超过10%克隆浆细胞。MM多见于中老年男性，常伴有高钙血症、肾功能损害、贫血或溶骨性改变，与患者的体格检查及相关实验室检查项符合。MM患者恶性浆细胞异常增生，合成和分泌大量异常和没有功能的蛋白，称为M蛋白；同时，因为正常的浆细胞比例减少导致有功能的免疫球蛋白合成减少。临床中免疫球蛋白的检测最常用的是散射比浊法，该方法检测的都是有功能的免疫球蛋白，所以，该患者的免疫球蛋白有不同程度的降低，与MM病情相一致。免疫球蛋白的降低也可见于其他疾病，如免疫功能不全、免疫缺陷病等。因此，免疫球蛋白的检测对MM主要起辅助诊断作用，还必须结合骨髓检查、X线，以及其他检查方能诊断MM。

问题3：该患者慢性肾衰竭的可能发病机制是什么，为了评估多发性骨髓瘤的严重程度和预后应进一步检查哪些指标？

答：（1）慢性肾衰竭的发病机制：①游离轻链（本周蛋白）被近曲小管吸收后沉积在上皮细胞胞质内，使肾小管细胞变性，功能受损；②尿酸过多，沉积在肾小管细胞；③高血钙引起多尿，以至少尿。

（2）为了评估多发性骨髓瘤的严重程度和预后可检测血清$β_2$微球蛋白、C反应蛋白和血清乳酸脱氢酶。血清$β_2$微球蛋白和血清白蛋白均可用于评估肿瘤负荷及预后，C反应蛋白和血清乳酸脱氢酶可反映疾病的严重程度。

▶ **案例3**

【病历摘要】

1.病史　患者，女，66岁。主因"关节疼痛20年，气促伴双下肢乏力3^+月，面部水肿1周"入院。患者20年前无明显诱因出现全身多关节疼痛，主要累及双侧肩关节、肘关节、膝关节、踝关节，呈对称性持续疼痛，伴晨僵。有咳嗽、咳痰，为白色泡沫痰，量多；无发热，无胸痛，咯血，无盗汗、乏力等不适。发病以来精神、饮食，以及睡眠欠佳，粪便正常，体重无增减。

2.体格检查　T 36.5℃，P 118次/分，R 20次/分，BP140/89mmHg。发育正常，神志清楚，颜面部水肿，近端指间关节梭形肿胀，其余检查无特殊表现。

3.实验室检查　见表4-15。

表4-15　实验室检查结果

项目	结果	参考区间	单位	项目	结果	参考区间	单位
ACCP	＞500.0	＜116	kU/L	ANA	阳性	阴性	/
RF	93.20	＜20	kU/L	抗RNP抗体	阳性	阴性	/
IgG	29.40	7.51～15.6	g/L	抗Ro-52抗体	阳性	阴性	/
补体C3	0.48	0.79～1.52	g/L	抗核小体抗体	阳性	阴性	/
补体C4	0.109	0.16～0.38	g/L	抗SSA抗体	阳性	阴性	/
ESR	55	＜38	mm/h				

【案例解析】

问题1：根据病史及辅助检查，该患者可能诊断为什么疾病？

答：（1）系统性红斑狼疮：该患者为老年女性，有全身多关节疼痛表现，主要累及双侧肩关节、肘关节、膝关节、踝关节。实验室检查中免疫球蛋白定量IgG 29.40 g/L、C3 0.48 g/L、C4 0.109 g/L，RF 93.20 kU/L；ANA阳性，抗RNP抗体阳性，抗Ro-52抗体阳性，抗核小体抗体阳性，抗SSA抗体阳性。

（2）类风湿关节炎：该患者为老年女性，间断全身多关节疼痛20年，主要累及双侧肩关节、肘关节、膝关节、踝关节，呈对称性持续疼痛，伴晨僵。既往于外院明确诊断该病。查体近端指间关节梭形肿胀。实验室检查：RF 93.20 kU/L，ACCP＞500 kU/L；ANA阳性，抗RNP抗体阳性，抗Ro-52抗体阳性，抗核小体抗体阳性，抗SSA抗体阳性；ESR 55mm/h。

问题2：实验检查结果解读及报告审核要点。

答：（1）实验检查结果解读

①RF是一种主要发生于RA患者体内的抗人变性IgG，可与IgG的Fc段结合。类风湿关节炎患者和约50%的健康人体内都存在有产生RF的B细胞克隆，在变性IgG（与抗原结合的IgG）或EB病毒直接作用下，可大量合成RF。健康人产生RF的细胞克隆较少，且单核细胞分泌的可溶性因子可抑制RF的产生，故一般不易测出。在类风湿关节炎患者，高效价的RF存在并伴有严重的关节功能受限时，常提示预后不良。在非RA患者中，RF的阳性检出率随年龄的增长而增加，这些人中以后发生RA的机会极少。虽然RF主要见于RA患者，但其他疾病也常见到，因而联合检测其他指标有助于诊断和鉴别诊断。

②抗CCP抗体的检测对RA的诊断有高度的特异性，并可用于RA的早期诊断。目前认为抗CCP抗体对RA诊断敏感性为50%～78%，特异性为96%，早期患者阳性率可达

80%。抗CCP抗体阳性患者比抗体阴性的患者易发展成为影像学能检测到的骨关节损害。

（2）报告审核要点：系统性红斑狼疮属于自身免疫病，可出现相关的自身免疫性抗体，与自身抗体阳性结果一致。由于自身免疫反应，导致补体的不断消耗，补体处于低水平状态，所以C3和C4下降。同时由于自身抗体的产生，相应的免疫球蛋白升高，与免疫球蛋白检测结果一致。免疫球蛋白、C3和C4可监测系统性红斑狼疮的病情，当病情稳定时其结果趋于正常，但免疫球蛋白、C3和C4的检测不能作为系统性红斑狼疮诊断的主要依据。系统性红斑狼疮的诊断主要根据临床表现和自身抗体检测。类风湿关节炎是一种系统性及炎症性自身免疫病，以关节滑膜炎为主要特征，如未能及时诊治可出现关节僵硬、畸形、功能障碍，以及不同程度的残疾。该患者出现双侧肩关节、肘关节、膝关节、踝关节呈对称性持续疼痛伴晨僵，在外院明确诊断类风湿关节炎，故RF与ACCP的检测都是阳性。类风湿关节炎属于自身免疫病，所以IgG、C3和C4结果都是阳性。而该患者红细胞沉降率明显升高，说明系统性红斑狼疮和类风湿关节炎处于疾病的进展期。

问题3： 系统性红斑狼疮的确诊还可以进一步做哪些检验？

答：在外周血和骨髓找狼疮细胞，可对系统性红斑狼疮进行诊断。当怀疑有狼疮肾炎时可进行肾病理活检，对指导狼疮肾炎治疗有重要意义。

（杨建儒）

第四节　肝炎病毒标志物的实验室检验

一、基本理论

肝炎病毒是导致肝脏病变的主要原因，目前主要的肝炎病毒有5种，它们分别是甲型肝炎病毒（hepatitis A virus，HAV）、乙型肝炎病毒（hepatitis B virus，HBV）、丙型肝炎病毒（hepatitis C virus，HCV）、丁型肝炎病毒（hepatitis D virus，HDV）和戊型肝炎病毒（hepatitis E virus，HEV），其他病毒感染（巨细胞病毒、疱疹病毒、柯萨奇病毒、腺病毒等）也可累及肝脏。HAV和HEV可通过污染的水和食物进行传播；HBV和HCV可通过血液、共用注射器、共用透析管道、性途径、母婴传播及破损的皮肤和黏膜进行传播；HDV主要在HBV感染人群中传播。实验室可通过生化指标（AST、ALT、GGT、ALP、TBIL、DBIL、TBA、TP、ALB等）、免疫指标检测血清/粪便中相关肝炎病毒的抗原和抗体及检测血液中相关的肝炎病毒DNA/RNA，对病毒性肝炎进行确诊。核酸检测主要用于HBV、HCV和HDV的确诊，以及病毒载量的监测，也可用于分析病毒基因型及分析耐药突变情况。肝炎病毒抗原和抗体检测方法常用定量检测方法ELISA、CLIA、RIA、TRFIA及定性检测方法反向间接血凝试验、免疫渗滤层析试验等。

二、案例分析

▶ **案例1**

【病历摘要】

1.病史　患者，男，39岁。半年前患者刷牙出现牙龈出血，于当地医院就诊发现乙型肝炎标志物阳性，提示"小三阳"，但未进行抗病毒治疗。4d前因"发现乙型肝炎标志物半年，肝功能异常半个月，上腹部胀痛，双下肢水肿"入院。母亲因肝硬化去世，否认其他家族遗传病病史。否认"高血压、糖尿病、冠心病"病史，否认"水痘、麻疹、疟疾、结核"传染病病史。无食物、药物过敏史，无手术、重大外伤及输血史。

2.体格检查　全身皮肤及巩膜轻度黄染，胸背部皮肤可见散在蜘蛛痣，无肝掌，全身浅表淋巴结未扪及肿大；肝、脾未触及，移动性浊音阳性。

3.辅助检查

（1）实验室检查：见表4-16及表4-17。

（2）B超：显示肝脏弥漫性病变，脾大，腹水。

表4-16　患者外院主要生化检查结果

项目	结果	参考区间	单位
ALT	326	9～50	U/L
AST	791	15～40	U/L
TBIL	137.5	5～21	μmol/L
DBIL	75.3	0～3.4	μmol/L
TBA	146.24	0.14～9.66	μmol/L
TP	60.6	56～85	g/L
ALB	27.8	40～55	g/L
PA	55	200～400	mg/L
GGT	223	10～60	U/L
ALP	230	45～125	U/L

表4-17　入院后主要检查结果

项目	结果	参考区间	单位	项目	结果	参考区间	单位
白细胞总数	3.20	3.52～9.5	10^9/L	乙型肝炎表面抗原	＞250.0	＜0.05	kU/L
红细胞总数	3.47	4.3～5.8	10^{12}/L	乙型肝炎表面抗体	2.240	＜10	U/L
血红蛋白	114	130～175	g/L	乙型肝炎e抗原	0.523	＜1.0	COI
血小板总数	36	100～300	10^9/L	乙型肝炎e抗体	0.170	＞1.0	COI
凝血酶原时间	17.2	9～14	s	乙型肝炎核心抗体	10.640	＜1.0	COI
活化部分凝血活酶时间	45.9	20～40	s	甲型肝炎抗体IgM	阴性	阴性	/
纤维蛋白原	1.23	2.00～4.00	g/L	戊型肝炎抗体IgM	阴性	阴性	/
乙肝病毒DNA	$2.83×10^6$	＜30	kU/L	丙型肝炎抗体	阴性	阴性	/
甲胎蛋白	19.61	＜9.0	μg/L				

【案例解析】

问题1：患者病史特点是什么？体格检查的主要发现是什么？根据患者情况，临床初步诊断是什么？

答：（1）病史特点：①患者为青壮年男性，起病隐匿，病情逐渐进展，慢性病程；②半年前发现乙型肝炎标志物"小三阳"，未进行治疗；③肝功能异常半个月，上腹部胀痛，双下肢水肿，外院检测转氨酶增高，胆红素升高，白蛋白降低，B超提示肝弥漫性病变，脾大，腹水。

（2）体格检查主要发现全身皮肤及巩膜轻度黄染，胸背部皮肤可见散在蜘蛛痣。

（3）根据患者有乙型肝炎家族史（其母亲因肝硬化去世）推测，乙肝病毒感染史长，可能为母婴传播，发现慢性乙型肝炎病史半年，逐渐出现脾大、脾功能亢进，腹水白蛋白及前白蛋白降低的肝功能失代偿表现，故初步可诊断乙型肝炎肝硬化失代偿期，脾大、脾功能亢进，腹水、低蛋白血症。

问题2：为明确诊断应进一步做哪些检查项目？如何对这些检查项目进行解读？

答：（1）应进一步检测的项目有血常规检测、凝血功能检测、乙肝五项检测、其他肝炎病毒感染血清血检测，以及腹部B超检查、AFP检测。

（2）综合上述检查结果可见，患者肝炎病毒检测结果为典型的乙型肝炎"小三阳"，且HBV DNA结果阳性，同时排除了甲、丙、戊型肝炎病毒引起肝损害的可能。肝炎病毒在肝细胞内大量复制是导致肝细胞免疫损伤的启动因素，血清HBV DNA含量高低与肝病的损害程度相关。HBV DNA水平越高，肝组织炎症反应越重，HBV DNA定量检测主要用于慢性HBV感染的判断、治疗的选择及抗病毒疗效的判断。HBV DNA检测的单位可为kU/L或copy/ml，1kU/L大致相当于 $5 \sim 6$ copy/ml。目前临床实验室多采用化学发光的方法对乙型肝炎相关免疫学指标进行检测，区别于定性的表达方式，其结果单位呈现多样性：COI，即cut off index的缩写，是由化学发光免疫法半定量检测时化学发光值与临界值比值的结果。U（IU）是international unit的缩写，即国际标准单位。U/ml是一个国际标准化的定量单位，mU/ml和kU/L都是由U/ml衍生出的单位，换算关系为U/ml＝kU/L＝1000 mU/ml。即乙型肝炎表面抗原和乙型肝炎表面抗体结果的表示是定量结果，而乙型肝炎e抗原、乙型肝炎e抗体和乙型肝炎核心抗体结果的表示是定性结果。

（3）反映患者肝细胞受损的血清谷丙转氨酶和谷草转氨酶均升高，且AST/ALT比值（DeRitis比值）＞2，提示肝细胞细胞器受到不可逆的损伤。由于血清中所有的白蛋白均为肝合成，当肝病变到达一定程度和病程时，肝合成能力下降，白蛋白降低，血清白蛋白的量减少至27.8g/L；患者机体的前白蛋白结果为55mg/L，可判断出患者处于中度营养缺乏（ $50 \sim 100$ mg/L）的状态，同时凝血酶原时间PT延长，超过对照血浆（ $11 \sim 14$ s）3s以上。受损的肝细胞不能充分摄取胆汁酸，使患者血清中胆汁酸含量高达146.24μmol/L，胆红素代谢紊乱，从实验室的诊断角度而言，TBIL的检测结果为137.5μmol/L可判断黄疸程度为轻度黄疸（ $34.2 \sim 171$ μmol/L），DBIL/TBIL的值为0.55，可初步推断黄疸类型为肝细胞性黄疸（ $0.4 \sim 0.6$ ）；此外，反映胆汁淤积的酶类指标γ-谷氨酰转移酶可高达正常参考上线的10倍以上，当GGT＞150U/L时，提示存在肝胆疾病，碱性磷酸酶在梗阻性黄疸时可升高10倍以上，在肝炎或肝硬化时可轻度升高，由ALP的结果为230U/L也可印证由DBIL/TBIL的比值初步推断黄疸类型为肝细胞性黄疸的可能。

患者病程长于6个月，肝功能中的转氨酶不能恢复正常或反复升高，临床上可出现慢性肝病面容和蜘蛛痣、腹水、水肿等特殊体征，红细胞、白细胞和血小板三系都较低，均与患者消化吸收下降、胃肠道静脉曲张导致慢性失血及门静脉高压导致的脾功能亢进有关。

问题3：慢性乙型肝炎的诊断依据是什么？该患者诊断应与哪些疾病进行鉴别诊断？

答：（1）慢性乙型肝炎的诊断依据包括：①既往有乙型病毒性肝炎病史或HBsAg阳性超过6个月，现HBsAg和（或）HBV-DNA仍为阳性；②血清HBeAg阳性、HBV-DNA阳性或HBeAg持续阴性；③ALT持续或反复升高，或肝脏组织学检查有肝炎病变。

（2）鉴别诊断：①原发性肝癌，该患者有长期乙型肝炎病史，未系统治疗，AFP结果轻度增高，目前有腹胀表现，彩超提示腹水，叩诊移动性浊音阳性，需警惕，应进一步完善上腹部影像学等相关检查加以鉴别；②药物性肝损害，患者有肝功能损害表现，院外有药物使用史需警惕，但患者有明确乙型肝炎病史，故暂不考虑；③自发性腹膜炎，患者有明确肝硬化病史，有腹水需警惕，但患者无明显腹痛，腹水量少，必要时完善诊断性腹腔穿刺术，可送常规生化协助鉴别。

▶ 案例2

【病历摘要】

1.病史 患者，男，47岁。20d前无明显原因出现腹胀伴头痛，伴厌油、食欲缺乏，自服镇痛药后头痛症状缓解，后进食油腻食物后出现恶心、呕吐症状，呕吐物为胃内容物，未治疗；17d前出现全身皮肤、巩膜黄染伴尿黄症状就诊于当地医院治疗，予以保肝降酶治疗，具体用药不详，住院期间出现白陶土样便，后转至黄色软便，现患者全身皮肤及巩膜黄染及腹胀症状未减轻，为进一步诊治就诊于我院感染科门诊，以"黄疸原因待查"收入院。外院实验室检测ALT 670.0U/L、AST 950.0U/L、TBIL 219.9μmol/L、DBIL 113.4μmol/L、ALB 32.5g/L。腹部彩超显示肝损害图像改变，胆囊壁及门静脉及其分支水肿。既往患者经常出差在外就餐。否认"高血压、糖尿病、冠心病"等慢性疾病病史，否认"伤寒、水痘、结核"等传染性疾病病史，无外伤史，否认输血史，无药物及食物过敏史，饮酒6年，近10个月饮酒频繁，每日100g，无吸烟嗜好。

2.实验室检查 见表4-18及表4-19。

表4-18 入院时其他项目指标检查结果

项目	结果	参考区间	项目	结果	参考区间	单位
尿胆红素	++	阴性	乙型肝炎表面抗原	<0.001	<0.05	kU/L
人类免疫缺陷病毒抗体	阴性	阴性	乙型肝炎表面抗体	302.13	<10	U/L
梅毒螺旋体抗体（定性）	阴性	阴性	乙型肝炎e抗原	0.358	<1.0	COI
丙型肝炎病毒抗体	阴性	阴性	乙型肝炎e抗体	1.570	>1.0	COI
甲型肝炎IgM抗体	阴性	阴性	乙型肝炎核心抗体	4.690	<1.0	COI
戊型肝炎IgM抗体	阳性	阴性	甲胎蛋白	75.80	<7.4	μg/L

表4-19　生化指标检查结果

项目	结果1	结果2	结果3	参考区间	单位
ALT	670	480	145	9～50	U/L
AST	950	300	245	15～40	U/L
TBIL	219.9	269	293.8	5～21	μmol/L
DBIL	113.4	140.2	147.1	0～3.4	μmol/L
TBA	138.147	122.3	85.31	0.14～9.66	μmol/L
TP	63.3	60	70.4	56～85	g/L
ALB	32.5	28.4	24.8	40～55	g/L
PA	155	142	134	200～400	mg/L
GGT	152	157	212	10～60	U/L
ALP	181	170	193	45～125	U/L

结果1为外院检查结果，结果2和结果3分别为入院当日和入院后第4天生化检查结果

【案例解析】

问题1: 患者病史特点是什么？体格检查的主要发现是什么？

答：患者急性起病，厌油、食欲缺乏、腹胀20d，全身皮肤、巩膜黄染，尿黄17d，有不洁饮食后呕吐现象；外院实验室查ALT 670.0U/L、AST 950.0U/L、AST/ALT＞1、TBIL 219.9μmol/L、DBIL 113.4μmol/L，DBIL/TBIL比值为0.51，ALB 32.5g/L。住院期间出现白陶土样便，后转至黄色软便，提示患者曾出现过肝内阻塞性黄疸的症状。腹部彩超显示肝损害图像改变，胆囊壁、门静脉及其分支水肿，提示肝细胞损伤，胆汁淤积严重。

问题2: 实验室检测结果的分析要点是什么？初步诊断是什么？

答：实验室进一步检测项目结果显示肝硬度为14.3kPa，血常规及凝血功能未见明显异常；其他项目检测结果见表4-18。综合上述实验室检测结果，患者病毒性肝炎检测提示戊型肝炎IgM抗体阳性，动态观察患者AST、ALT均高于正常参考上限，且AST/ALT的比值大于1，但在入院后第4天开始出现快速下降，而胆红素结果不断升高，出现了典型的"胆酶分离"现象。血清总胆红素高于正常上限值的10倍以上，DIBL/TIBL的值在0.4～0.6，可由此推断患者属于肝细胞性黄疸可能性高；血清白蛋白持续降低，低于50mg/L时提示严重营养缺乏；同时ALP轻度增高，γ-GGT显著增高，与患者常年频繁饮酒导致的肝活动性病变相关。在病程的进展过程中，往往需要我们对各项指标进行动态观察，综合分析，才容易发现其变化的趋势。患者甲胎蛋白75.80μg/L，升高至约正常上限的10倍，肝硬度14.3kPa，结果大于12.5kPa，提示患者有纤维化、肝硬化的可能，这也与患者长期饮酒、长期服药或病毒性肝炎在病毒复制期导致肝功能损害形成的长期胆汁淤积相关。

问题3: 甲型病毒性肝炎和戊型病毒性肝炎的区别是什么？如何进行预防？

答：（1）两者区别：①从病毒核酸类型来说，两者均属于RNA病毒。②传播途径，两者均经过粪口途径传播。③季节性，均可散发或暴发流行。甲型病毒性肝炎多发生

于秋、冬、春季，戊型病毒性肝炎多发生在雨季或洪水后。④发病年龄，甲型病毒性肝炎一般儿童高发，罹患后获得的免疫力通常持续终身；戊型病毒性肝炎在各个年龄阶段均可发病，免疫力仅持续1年左右，可反复感染。⑤孕妇罹患后预后不同，孕妇罹患甲型病毒性肝炎后预后较好，罹患戊型病毒性肝炎后较易发展为重症肝炎，病死率可达10%以上；妊娠晚期患者易并发重型肝炎和弥散性血管内凝血（DIC），病死率高（5%～25%），可见流产与死胎。

（2）日常生活中做到以下几点可预防甲型及戊型病毒性肝炎：①必须把握住"病从口入"，注意饮食卫生，不喝生水，生吃蔬菜、水果时要洗干净，贝壳类海产品应煮熟烧透，不吃不熟的牛羊肉等食品，不在不卫生的摊点吃饭；②做好个人卫生，饭前便后要洗手，餐具和生活用具要经常消毒；③聚餐时要提倡使用公筷，最好实行分餐制；④严格把控，避免使用可能出现肝损害的药物等。

▶ 案例3

【病历摘要】

1.病史　患者，男，34岁。主因"发现丙型肝炎标志物阳性1$^+$年，再发腹胀15d"入院。1$^+$年前体检时发现丙型肝炎标志物阳性，出现明显腹胀，进食后明显，伴食欲缺乏、乏力，无畏寒、发热；15d前无明显诱因再次出现腹胀，进行性加重，尿黄，尿量减少，就诊于当地医院治疗。外院实验室检查 ALT 67U/L、AST 71U/L、GGT 416U/L、CHE 6.38U/L、TBA 8.04μmol/L、TBIL 17.2μmol/L、DBIL 5.6μmol/L、PA 297mg/L；腹部彩超考虑肝硬化伴腹水，胆囊壁增厚，脾增大。既往身体健康，否认"高血压、心脏病、肾炎"等病史，否认"伤寒、水痘、结核"等传染性疾病病史；无外伤史，否认输血史，无药物及食物过敏史。饮酒10$^+$年，每日饮白酒约500ml；吸烟10$^+$年，每日约20支。

2.体格检查　全身皮肤未见明显黄染，无蜘蛛痣、瘀点、瘀斑，无肝掌，巩膜轻度黄染，腹部稍膨隆，肝大，有轻度压痛，移动性浊音阳性。

3.实验室检查　见表4-20及表4-21。

表4-20　入院后其他相关生化指标检查结果

项目	结果	参考区间	单位	项目	结果	参考区间	单位
白细胞总数	2.11	3.52～9.5	10^9/L	乙型肝炎表面抗原	＜0.01	＜0.05	kU/L
中性粒细胞绝对值	1.43	1.8～6.3	10^9/L	乙型肝炎表面抗体	0.68	＜10	U/L
红细胞总数	2.44	4.3～5.8	10^{12}/L	乙型肝炎e抗原	0.403	＜1.0	COI
血红蛋白	103	130～175	g/L	乙型肝炎e抗体	0.601	＞1.0	COI
血小板总数	47	100～300	10^9/L	乙型肝炎核心抗体	8.057	＜1.0	COI
丙型肝炎病毒RNA	＜50	＜50	kU/L	甲胎蛋白	30	＜9.0	μg/L
丙型肝炎病毒抗体	阳性	阴性	/	尿胆红素	++	阴性	/
甲型肝炎IgM抗体	阴性	阴性	/	尿胆原	++	阴性	/
戊型肝炎IgM抗体	阴性	阴性	/				

表4-21　入院后生化指标检查结果

项目	结果1	结果2	参考区间	单位
ALT	385	168	9～50	U/L
AST	783	476	15～40	U/L
TBIL	62.3	59.3	5～21	μmol/L
DBIL	28.1	24.6	0～3.4	μmol/L
TBA	120.52	102.40	0.14～9.66	μmol/L
PA	200	209	200～400	mg/L
GGT	1210	620	10～60	U/L
ALP	108	107	45～125	U/L

结果1和结果2分别为入院当日和入院后第5天生化检查结果

【案例解析】

问题1: 患者病史特点是什么？体格检查的主要发现是什么？初步诊断是什么？需要进一步做哪些检查？

答：该患者为男性，有饮酒史10$^+$年，每日饮白酒约500ml，1$^+$年前体检发现丙型肝炎标志物阳性，出现明显腹胀，进食后明显，伴食欲缺乏、乏力，ALT、AST轻度增高，腹部彩超考虑肝硬化伴腹水，胆囊壁增厚，脾大。入院后体格检查巩膜轻度黄染，腹部稍膨隆，肝大，有轻度压痛，移动性浊音阳性。结合病史和体查结果，可大致确定患者为丙型肝炎后酒精性肝硬化。需要进一步做的检查：有实验室检查，如血常规、尿常规、肝功能、肿瘤标志物、病毒标志物、腹水常规，以及B超和胃镜。

问题2: 实验室检测结果分析的要点是什么？

答：实验室检测项目结果显示：凝血功能未见明显异常，其他项目检测结果见表4-20。综合上述实验室检测结果，HCV肝炎病毒抗体阳性，丙型肝炎病毒RNA＜50kU/L，AST/ALT＞2，GGT升高远远超过正常值上限，1$^+$年前体检时发现丙型肝炎标志物阳性，出现明显腹胀，进食后明显，伴食欲缺乏、乏力，支持丙型肝炎后酒精性肝病的可能，而ALP基本正常，提示GGT升高与阻塞关系不大，可能为乙醇在体内代谢过程中肝细胞受损所致。血清TBIL 62.3μmol/L、DBIL 28.1μmol/L、DBIL/TBIL比值为0.45，提示轻度黄疸、胆汁淤积，其可能与肝硬化胆汁排泄不畅相关。尿胆原和尿胆红素都为阳性，则不符合一般的胆汁淤积性黄疸的表现，其可能与患者同时存在脾大、红细胞破坏增多导致血管外溶血有关。

患者血常规表现为红细胞、白细胞和血小板都有偏低，分析可能与患者消化道吸收下降、胃肠道静脉曲张导致慢性失血，以及门静脉高压导致脾功能亢进相关。

问题3: 该患者的诊断应与哪些疾病进行鉴别诊断？

答：鉴别诊断：①慢性乙型病毒性肝炎，临床上可表现为乏力、恶心、食欲减退等，不易与酒精性或代偿性酒精性肝硬化相鉴别。肝活检可将两者分开，病毒标志物检查和病史也有助于确定。②原发性肝癌，表现为乏力、食欲缺乏、黄疸、肝大等，应想到有肝癌的可能，但原发性肝癌AFP常＞500mg/L，且呈持续增高，与ALT增高不成比例，B超或CT检查可发现肝内占位。③慢性胆囊炎，患者右上腹胀痛、恶心等，应排除慢性胆囊炎，但慢性胆囊炎有多次急性发作史，B超可探出增大或缩小的胆囊，胆囊壁厚度增加。

▶ **案例4**

【病历摘要】

1.病史　患者，男，61岁。主因"发现皮肤巩膜黄染4$^+$d"入院。1周前因感冒发热就诊于当地诊所行输液治疗（具体药物不详），后出现全身皮肤、巩膜黄染，伴恶心、乏力、食欲缺乏、尿黄及皮肤瘙痒，近4d黄疸症状逐渐加重。于我院急诊时实验室检查ALT 22 800U/L、AST 2101U/L、ALP 220U/L、TBA 243.43μmol/L、TBIL 351.7μmol/L、DBIL 190.9μmol/L；腹部CT增强提示肝增大、肝多发小囊肿，最大者长约11.9mm；门静脉高压并胃周围侧支循序形成，脾增大。既往身体健康，否认"高血压、心脏病、肾炎"等病史，否认"伤寒、水痘、结核"等传染性疾病病史；无外伤史，否认输血史，无药物及食物过敏史。饮酒30$^+$年，每日饮白酒约100ml；吸烟30余年，每日约20支。

2.实验室检查　见表4-22及表4-23。

表4-22　入院后其他相关指标检查结果

项目	结果	参考区间	单位	项目	结果	参考区间	单位
甲胎蛋白	60.29	＜9.0	μg/L	乙型肝炎表面抗原	＜0.001	＜0.05	kU/L
糖类抗原19-9	341.9	＜35	kU/L	乙型肝炎表面抗体	0.680	＜10	U/L
铁蛋白	＞1500	23.9～336.2	mg/L	乙型肝炎e抗原	0.403	＜1.0	COI
尿胆红素	＋	阴性	/	乙型肝炎e抗体	0.601	＞1.0	COI
丙型肝炎病毒抗体	阴性	阴性	/	乙型肝炎核心抗体	8.057	＜1.0	COI
甲型肝炎IgM抗体	阴性	阴性	/	巨细胞病毒IgM抗体（原倍）	阳性	阴性	/
戊型肝炎IgM抗体	阴性	阴性	/	巨细胞病毒IgM抗体（1∶100）	弱阳性	阴性	/

表4-23　入院后生化指标检查结果

项目	结果1	结果2	结果3	参考区间	单位
ALT	740	370	95	9～50	U/L
AST	920	253	65	15～40	U/L
TBIL	336.1	193.2	69.9	5～21	μmol/L
DBIL	175.2	101.2	32.9	0～3.4	μmol/L
TBA	178.49	251.0	21.37	0.14～9.66	μmol/L
PA	34	37	127	200～400	mg/L
GGT	71	40	43	10～60	U/L
ALP	233	226	176	45～125	U/L

结果1、结果2和结果3分别为入院当日和入院后第7天、第22天生化检查结果

【案例解析】

问题1: 患者病史特点是什么？体格检查的主要发现是什么？初步诊断是什么？需要进一步做哪些检查？

答：该患者为男性，饮酒30[+]年，每日饮白酒量约100ml；吸烟30余年，每日约20支。1周前因感冒就诊于当地诊所行输液治疗后出现全身皮肤、巩膜黄染，伴恶心、乏力、食欲缺乏、尿黄及皮肤瘙痒，近4d黄疸症状逐渐加重。ALT、AST急剧增高明显，升高程度达正常上限的20～50倍，TBIL 351.7μmol/L，DBIL/TBIL比值为0.54，支持重度肝细胞黄疸的临床表现；腹部CT增强提示肝增大，肝多发小囊肿，最大者长约11.9mm；门静脉高压并胃周围侧支循序形成，脾增大。入院后体查，剑突下轻压痛，双下肢对称性凹陷性水肿，结合患者1[+]周前有输液治疗的经历，初步考虑患者是否为药源性急性肝功能损害、胆汁淤积。需要进一步的实验室检查有血常规、尿常规、肝功能、肿瘤标志物、病毒标志物、自身免疫性肝炎抗体。

问题2: 实验室检测结果的分析要点是什么？

答：（1）实验室检测结果显示：尿胆红素（＋），乙型肝炎核心抗体8.057COI，甲胎蛋白（AFP）60.29μg/L，糖类抗原（CA19-9）341.9kU/L，铁蛋白＞1500mg/L，甲型肝炎IgM抗体阴性，戊型肝炎IgM抗体阴性，HCV肝炎病毒抗体阴性，巨细胞病毒IgM抗体阳性，自身免疫性肝相关抗体阴性。

（2）实验室进一步检测项目结果显示：实验室检测排除甲、乙、丙、戊4种肝炎病毒导致肝损伤的可能。患者出现全身皮肤、巩膜黄染，伴恶心、乏力、食欲缺乏、尿黄及皮肤瘙痒，ALT、AST增高，DBIL/TBIL比值在0.47～0.52，支持肝细胞性黄疸临床表现；体格检查剑突下轻压痛，双下肢对称性凹陷性水肿，提示患者急性肝功能损害。除肝炎病毒外，一些非嗜肝病毒，如巨细胞病毒、单纯疱疹病毒、带状疱疹病毒、EB病毒、柯萨奇病毒、埃可病毒及出血热病毒等也可引起急性或慢性肝损害，它们常有其他特定的临床症候群，容易鉴别，但个别情况下，以肝损害为主要表现时应引起警惕。巨细胞病毒肝炎既可发生于婴幼儿，也可发生于成年人。查该患者巨细胞病毒IgM阳性，腹部CT增强提示肝大，肝多发小囊肿，最大者长约11.9mm；门静脉高压并胃周围侧支循序形成，脾大。其原因可能是巨细胞病毒复制，受累肝细胞巨细胞改变，严重者肝小叶结构紊乱、肝细胞再生，进而造成肝细胞及小胆管内胆汁淤积，胆栓形成。非嗜肝病毒肝炎患者病原体以CMV感染为多，其次分别为EBV和轮状病毒感染。患者可出现发热，黄疸可持续2～3周，甚至长达3个月，ALT和ALP增高，消化道症状和血清转氨酶增高都不及病毒性肝炎明显，血象中可有不典型淋巴细胞，偶尔发生致死性的大块肝细胞坏死，有时引起肉芽肿性肝炎。

问题3: 该患者的诊断应与哪些疾病进行鉴别？

答：需鉴别诊断的疾病有：①自身免疫性肝病，老年患者，有肝功能异常及皮肤、巩膜黄染，需警惕此病，但该患者为男性，需进一步行自身免疫性抗体检测排除诊断；②肝癌，老年患者，有肝功能异常及皮肤、巩膜黄染，上腹部CT提示肝大，但未见病灶，AFP不高，可暂时排除；③胰腺癌，老年患者，肝功能异常及皮肤、巩膜黄染，肿瘤标志物CA19-9增高，但无腹痛，需结合影像学检查进一步排除。

（韩昵薇）

第五节　肿瘤标志物的实验室检验

一、基本理论

肿瘤（tumor）是人体器官组织细胞在外在和内在有害因素长期作用下所产生的一种以细胞过度增殖为主要特点的新生物。肿瘤可以分为良性肿瘤和恶性肿瘤（通常所说癌症）两大类，其发生及发展是一个多因素、多步骤、多基因共同作用的综合病变过程。肿瘤发生一般包含化学、物理及生物因素，化学因素是最主要的危险因素，主要包括烷化剂类、多环芳烃类、芳香胺类、偶氮染料、亚硝基化合物等几类化学致癌物；物理因素包括各种电离辐射、紫外线、热辐射、强电磁场、机械刺激、石棉等；生物因素包括细菌、病毒等。

肿瘤标志物（tumor marker，TM）是指在肿瘤发生和增殖过程中，由肿瘤细胞生物合成、释放或机体对肿瘤细胞反应而产生的一类物质，这些物质可存在于肿瘤细胞和组织中，也可进入血液和其他体液。它们的存在或量变可以提示肿瘤的性质，借以了解肿瘤的组织发生、细胞分化、细胞功能，以帮助肿瘤的诊断、分类、预后判断，以及治疗指导。TM主要有以下几类：①癌胚抗原类，在机体成长发育中，如甲胎蛋白、癌胚抗原只在胎儿期表达，但成年细胞发生癌变时，出现去分化现象，一些关闭的基因被激活而重新分泌胚胎时期这些特有的蛋白。②糖蛋白抗原类是利用各种肿瘤细胞株和各单克隆抗体来识别肿瘤相关的大分子糖蛋白抗原（carbohydrate antigen，CA），如CA19-9（胰腺、肠癌相关抗原）、CA15-3（乳腺癌相关抗原）、CA125（卵巢癌相关抗原）等。③酶类，机体出现肿瘤时，存在某些酶活力或同工酶谱改变，是肿瘤诊断的重要途径之一，如神经元特异性烯醇化酶可辅助诊断小细胞肺癌、前列腺酸性磷酸酶辅助诊断前列腺癌等。④特殊蛋白类，如铁蛋白辅助诊断肝癌、本周蛋白辅助诊断多发性骨髓瘤等。⑤激素类，如女性葡萄胎、绒毛膜癌患者绒毛膜促性腺激素（HCG）异常升高、甲状腺髓样癌患者血清降钙素明显升高等。⑥肿瘤来源的外泌体（tumor-derived exosomes，TDEs），是细胞分泌或者脱落的囊泡状小体，直径只有几十纳米，它之所以能够作为癌症的诊断工具，是因为外泌体中携带着癌细胞的DNA、RNA和蛋白质等信息，通过分析外泌体可以直接获得癌细胞的基本信息。⑦原癌基因、抑癌基因及其产物也被越来越广泛地用作肿瘤标志物，如双果胶样激酶1（DCLK1）是一种新推测的癌症干细胞（CSC）基因，其表达增加与膀胱癌患者的肿瘤侵袭性和更差的疾病特异性生存率相关。⑧循环肿瘤细胞（circulating tumor cell，CTC），存在于外周血中的各类肿瘤细胞的统称。循环肿瘤细胞的检测可有效地应用于体外早期诊断、化疗药物的快速评估，个体化治疗包括临床筛药、耐药性的检测、肿瘤复发的监测，以及肿瘤新药物的开发等。⑨循环肿瘤DNA（ctDNA），是人体血液循环系统中存在的来自于肿瘤细胞基因组的DNA片段，来源于坏死的肿瘤细胞、凋亡的肿瘤细胞，以及肿瘤细胞分泌的外排体。ctDNA比循环肿瘤细胞还要灵敏，数量也更多，更适合成为癌症的生物学指标，它的最大优势在于能够对肿瘤的演化和适应性改变进行监控。⑩非编码RNA（non-coding RNA，ncRNA），是不具备编码蛋白质功能的基因组转录产物，研究逐步发现，ncRNA的表达失调与人类疾病的发生密切相关。由于ncRNA表达失调具有组织特异性，同时在人类组织和体液中可被便捷、稳定地检测，许多研究开始关注ncRNA作为临床疾病诊断标志物的应用潜能。总之，随着医学研究的不断深入，更多诊断肿瘤的标志物会相继被发现。

理想的肿瘤标志物要符合高敏感性、高特异性，具有器官特异性；肿瘤标志物的浓度与肿瘤大小、肿瘤转移、恶性程度有关，易于检测。

肿瘤标志物的检测方法从生物化学法发展到标记免疫分析法，如放射免疫分析（RIA）、酶免疫分析（EIA）、荧光免疫分析（FIA）、时间分辨荧光免疫分析（TRFIA）到化学发光免疫分析（CLIA）等免疫分析技术，灵敏度也从以前的mg/L到μg/L再到现在的10^{-12}g/L，检测灵敏度的提高，可以使人们能检测到以前由于方法学限制所不能检测到的新的肿瘤标志物，多种免疫分析方法相互结合，可大大提高分析方法的灵敏度，增大检测范围。CLIA和TRFIA是非放射免疫分析的两大主流，其中，CLIA更具有竞争力。但是，目前还没有一种免疫分析技术是完美无缺的，更新、更理想的免疫分析技术需要研究者不断努力。此外，聚合酶链反应（PCR）、生物芯片技术、新一代高通量基因测序技术正在运用于临床，非编码RNA（ncRNA）检测技术研究差异表达筛选、生物信息分析、细胞分子水平研究、高通量测序平台等。肿瘤标志物的研究已从蛋白质水平扩展到DNA、mRNA及miRNA、ncRNA水平，将基因组学、转录组学、蛋白质组学、代谢组学、表观基因组学、微生物生态组学等技术应用于肿瘤的研究，MALDI-TOF质谱平台、数字PCR等从外周循环血浆DNA检出肿瘤体细胞突变，开创"液体活检"，实现对肿瘤的精准医学将指日可待，为肿瘤的诊断和治疗提供新的思路。

二、案例分析

▶ 案例1：胰腺恶性肿瘤

【病历摘要】

1. 病史 患者，男，68岁。主诉"间断性右上腹部疼痛2个月"。2个月前无明显诱因出现右上腹部疼痛，多为胀痛，为间断性发作。无腰背部放射痛，可自行缓解，无头痛、头晕、发热、寒战，无恶心、呕吐、呕血；无厌油、反酸、食欲缺乏；无全身皮肤、巩膜黄染，无腹泻、便秘、黑便等不适，就诊于当地医院，给予消炎对症治疗（具体不详）后症状未见明显缓解。患者发现血压升高10年，最高血压不详，口服"苯磺酸左旋氨氯地平片2.5mg，每日1次"控制血压，自述血压控制可。6年前在外院诊断为"脑梗死"，现有言语不清表现。否认"糖尿病、肾脏疾病、心脏病"等慢性病史；否认"肝炎、结核、伤寒、疟疾"等病史；否认家族性、遗传性疾病病史；否认重大外伤史；否认输血史，否认药物及食物过敏史；预防接种史不详。出生并生长于原籍，无疫水疫源接触史及疫区生活史，无化学性、放射性物质接触史。吸烟40年，每日2～3支；偶饮酒，戒酒2年。

2. 体格检查 T 36.7℃，P100次/分，R19次/分，BP170/100mmHg。神志清楚，全身皮肤黏膜及巩膜未见明显黄染，未见皮下出血点，浅表淋巴结未扪及肿大；胸部叩诊呈清音，双肺呼吸音稍粗，未闻及明显干、湿啰音；心前区无隆起，心界无扩大，各瓣膜听诊区未闻及病理性杂音；腹平软，未见肠型、蠕动波及腹壁静脉曲张，右上腹及剑突下压痛，无反跳痛及肌紧张，未扪及肿块；双下肢无水肿，生理反射存在，病理征未引出。

3.实验室检查 见表4-24。

表4-24 实验室检查结果

项目	结果	参考区间	单位
AFP	3.15	0～5.8	μg/L
CA125	223.34	0～35	kU/L
CA19-9	＞1000	0～27	kU/L
CEA	145.30	0～3.4	μg/L
ALT	25	9～50	U/L
AST	38	15～40	U/L
ALP	96	45～125	U/L
GGT	47	10～60	U/L
TBIL	10.50	3.4～20.5	μmol/L
DBIL	3.90	0～7	μmol/L
TP	76.50	65～85	g/L
ALB	43.00	40～55	g/L
AMY	81	35～135	U/L

【案例解析】

问题1: 如何评价该患者的检验结果,应如何继续监测控制?

答:(1)该患者为老年男性,因"反复上腹疼痛2个月"。2个月前患者无明显诱因出现右上腹疼痛,多为胀痛,为间断性发作,无腰背部放射痛,可自行缓解,当地医院给予抗感染对症治疗(具体不详)后症状未见明显缓解。根据病史、症状、实验室检查指标,高度怀疑消化系统恶性肿瘤。

(2)应进一步做腹部B超、全腹CT、MRI等影响学检查确认有无消化系统占位性病变。经全腹CT增强扫描:①主胰管扩张,肝内多发转移,胰腺周围及腹膜后淋巴结转移;胰腺肿块包绕脾动脉,右侧缘与腹腔干分界不清楚,前缘与胃小弯侧及部分胃窦部紧邻;考虑胰腺体部Ca伴胰尾部萎缩。②右下肺条索影,考虑慢性炎性改变。③腰椎退行性变。

问题2: 实验室如何正确分析和审核肿瘤标志物检验报告?

答: 与胰腺癌相关的肿瘤标志物包括癌胚抗原(CEA)、糖类抗原(CA19-9、CA242、CA125、CA50)、胰腺肿瘤胎儿抗原(POA)、胰腺癌相关抗原(PCAA、Span-1)、胰腺特异抗原(PaA)及 *K-ras* 基因等,临床常用的指标为CA19-9、CA242、CEA及 *K-ras*。各种标志物对胰腺癌虽有一定的阳性率,但均不具备高特异性,仅能供临床参考。

(1)CA19-9是目前临床上胰腺癌最有诊断价值也是应用最多的一种肿瘤相关抗原,

大部分胰腺癌患者血清CA19-9水平显著升高。有研究报道，CA19-9诊断胰腺癌的敏感性与特异性分别为81%和90%。尽管CA19-9敏感性高能监测病情和反映预后，但由于其特异性欠佳，尤其是与胆系疾病的鉴别诊断困难，且在胰腺癌早期有时正常，因而单独应用CA19-9不能对胰腺癌进行诊断，但仍可作为胰腺癌的筛选检测指标。CA19-9明显升高时，首先应考虑为胰腺的恶性肿瘤，但应注意除外胆、胰的良性病变。

（2）CA242也是一种肿瘤相关性糖链抗原，血清CA242升高主要见于胰腺癌，其敏感性与CA19-9相似或略低。Kawa等系统地比较了CA242与CA19-9对消化系统恶性肿瘤的诊断意义，以CA242＞30kU/L，CA19-9＞37kU/L作为诊断标准，两者对胰腺癌的敏感性分别为79%和82%。对消化系统其他恶性肿瘤除外结肠癌，均以CA19-9的阳性率高，特别是肝癌CA19-9阳性率高达35%，而CA242仅9%。在慢性胰腺炎、慢性肝炎，以及肝硬化和慢性阻塞性黄疸CA242的阳性率也低于CA19-9，而且CA242的含量很少超过100kU/L，尤其是对慢性阻塞性黄疸，两者的阳性率差别非常显著，提示血清CA242水平几乎不受胆汁淤积的影响。良性疾病引起的高胆红素血症其平均血清CA19-9含量显著高于胆红素水平正常者，而CA242不存在这种现象，可见CA242特异性要高于CA19-9。按照TMN肿瘤分期，属于Ⅰ期的胰腺癌患者CA242的阳性率为41%、CA19-9为47%，具有一定的早期诊断价值。总之CA242对胰腺癌诊断的特异性，尤其是在良性阻塞性黄疸鉴别方面优于CA19-9，而敏感性并无差异，可作为诊断胰腺癌的又一有用指标。

（3）CEA是具有人类胚胎抗原特异性决定簇的酸性糖蛋白，作为广谱肿瘤指标特异性欠佳，阳性率报告差异甚大。综合文献报道，CEA对胰腺癌诊断的敏感性为30%～68%，缺乏特异性。但CEA水平与肿瘤大小、扩散及转移有一定相关性，肿瘤复发时CEA可升高，对随访监测有一定意义。多数报道认为，胰腺癌胰液中CEA水平显著高于胰腺良性疾病，对胰腺癌有诊断价值，但少数报道认为并无诊断价值。

（4）K-ras基因突变是胰腺癌演变过程中的"早期事件"，而且胰腺癌中K-ras基因突变率达90%以上，突变位点较固定（主要集中在第12密码子），因而检测方便，可应用于胰腺癌诊断。目前K-ras基因的临床诊断应用包括以下几个方面：①经皮细针穿刺活组织检测K-ras基因突变；②收集纯胰液检测K-ras基因突变；③收集十二指肠液检测K-ras基因突变；④外周血及血浆中K-ras基因检测突变；⑤粪便中检测K-ras基因突变；⑥ERCP刷检物中检测K-ras基因突变。采用PCR-RFLP方法检测胰腺癌患者血清中K-ras基因突变，73.7%的患者为突变阳性；胰液中检测K-ras基因突变率为70%～80%。但在胰腺良性病变（慢性胰腺炎、胰腺胆管内病变等）的部分患者中也检测到K-ras基因突变，难以与胰腺癌相鉴别。

因此，CA19-9、CA242、CEA及K-ras单项检测都难以有确定的临床价值，仅作为线索提供。但CA19-9、CA242、CEA及K-ras检测在临床上还是具备其各自的价值，联合检测上述指标在一定程度上可弥补单一检测的不足，提高检出率与特异性。

问题3：胰腺癌的鉴别诊断有哪些？

答：（1）胆囊癌：该病一般以右上腹疼痛、消化不良、黄疸为表现，黄疸一般出现在病程晚期，右上腹肿块，结合该患者病史，故暂不考虑。

（2）胃十二指肠球部溃疡：该病主要以腹痛为主，时有腹胀，表型为节律性、周期性，伴黑便、恶心、反酸等，一般不出现黄疸，故暂不考虑。

▶ **案例2：肝癌**

【病历摘要】

1. 病史　患者，男，43岁。主诉"腹胀10d，腹痛3d"。10d前患者无明显诱因出现腹胀，反复发作，症状未缓解，遂就诊于当地医院，行腹部超声检查提示肝点位性病变待排，并于当地医院行甲胎蛋白检查后提示明显升高；3d前患者突然出现上腹部疼痛，呈间断性隐痛，疼痛集中在剑突下，伴恶心、呕吐，呕吐物为胃内容物，再次于当地医院行腹部CT，提示肝占位性变化。患者无畏寒、发热，无心悸、胸闷，无黑便、腹泻，无呃逆，无放射痛及牵扯痛，无黏液脓血便及里急后重感等不适。患者为进一步治疗，就诊于我院，门诊以"肝占位性病变"收入我科。患者患病以来精神、饮食、睡眠可，大小便如常，体重较发病前无明显变化。17年前发现"慢性乙型病毒性肝炎"，给予口服药物治疗，具体治疗不详；否认"高血压、冠心病、糖尿病"等慢性病病史，否认"结核、伤寒、疟疾"等传染病病史，否认家族遗传性疾病史及相似病史；否认手术、外伤史、输血史，否认药物及食物过敏史。预防接种不详。出生并生长于原籍，否认疫水疫源接触史及疫区生活史；否认粉尘及化学性、放射性物质接触史。吸烟5$^+$年，每日7～8支，偶有饮酒20年，已戒烟3d。

2. 体格检查　左下肺呼吸音稍低，双肺未闻及明显干、湿啰音。心律齐，各瓣膜听诊区未闻及病理性杂音。腹稍膨隆，未见肠型、蠕动波及腹壁静脉曲张；腹软，上腹部轻压痛，无反跳痛、肌紧张，肝、脾肋下未扪及肿大，Murphy征阴性，肝、肾区无明显叩击痛，移动性浊音（＋），肠鸣音4～5次/分，未闻及气过水声及血管杂音。双下肢无水肿，双侧足背动脉搏动良好。四肢肌力肌张力正常，生理反射正常存在，病理征未引出。

3. 实验室检查　见表4-25。

表4-25　实验室检查结果

项目	结果	参考范围	单位
AFP	＞1210	0～5.8	μg/L
CA125	559.55	0～35	kU/L
CA19-9	101.5	0～27	kU/L
CEA	3.97	0～3.4	μg/L
ALT	118	9～50	U/L
AST	117	15～40	U/L
ALP	361	45～125	U/L
GGT	478	10～60	U/L
TBIL	108.00	3.4～20.5	μmol/L
DBIL	52.50	0～7	μmol/L
TP	76.00	65～85	g/L

续表

项目	结果	参考范围	单位
ALB	34.40	40 ～ 55	g/L
TC	5.80	< 5.17	mmol/L
TG	0.65	< 2.3	mmol/L
HDL-C	1.34	1.04 ～ 1.66	mmol/L
LDL-C	3.99	< 3.36	mmol/L
HBsAg	5968.69（阳性）	< 1	S/CO
HBsAb	4.27	0 ～ 10	U/L
HBeAg	0.09	< 1	S/CO
HBeAb	0.00（阳性）	> 1	S/CO
HBcAb	0.00（阳性）	> 1	S/CO

【案例解析】

问题1：如何评价该患者的检验结果？应如何继续监测控制？

答：患者，43 岁，中年男性，主诉右上腹疼痛。既往有乙型肝炎病史多年，查体右上腹饱满、有压痛。实验室检查 TBIL、GGT 均上升，B 超显示肝占位性病变，初步考虑原发性肝癌。

肝癌相关的肿瘤标志物检查发现，AFP > 400μg/L，CEA、糖类抗原均升高，符合肝癌的血清学标志物改变。可进一步行 CT、MRI 等影响学检查及穿刺组织活检，帮助鉴别诊断原发性肝癌和其他肝脏良、恶性肿瘤或病变。

问题2：实验室如何正确分析和审核检验报告？

答：AFP 是目前诊断原发性肝癌的最佳标志物，其诊断阳性率可达 67.8% ～ 74.4%，a-L-岩藻糖苷酶（AFU）诊断原发性肝癌的敏感性可达 80.9%，特异性可达 88.3%，AFU 与 AFP 联合检查，阳性率在 93.1% 以上。对于 AFP 阴性的原发性肝癌，AFU 阳性率可达 76.0%。异常凝血酶原（DCP）可用于肝硬化和肝细胞癌的鉴别诊断，其敏感性和特异性均高于 AFP。DCP 联合 AFP 能显著提高肝癌尤其是小细胞肝癌患者诊断的敏感性。

问题3：肝癌的鉴别诊断有哪些？

答：仍需要与转移性肝癌、肝硬化、病毒性肝炎、肝脓肿等其他肝脏良、恶性肿瘤或病变相鉴别。①转移性肝癌：一般原发于呼吸道、胃肠道、泌尿生殖道、乳腺等处的癌灶转移至肝，转移性肝癌的血清 AFP 检测一般为阴性。②原发性肝癌：常发生在肝硬化的基础上，两者的鉴别常有困难，反复检测血清 AFP，密切随访病情最终可以鉴别。③病毒性肝炎：活动时血清 AFP 往往呈短期低度升高，应定期多次随访测定血清 AFP 和 ALT，若 AFP 和 ALT 动态曲线平行或同步升高，或 ALT 持续增高至正常的倍数，则肝炎的可能性大；若两者曲线分离，AFP 持续升高往往超过 400μg/L，而 ALT 正常或下降，则多考虑原发性肝癌。④肝脓肿：临床表现为发热及肝区疼痛、压痛明显、肿大，肝表面平滑无结节，白细胞计数升高，多次超声检查可发现脓肿的液性暗区。

► **案例3：肺癌**

【病历摘要】

1.**病史** 患者，女，45岁。主诉"咳嗽、咳痰1个月，加重10d"。1个月前患者因受凉后出现咳嗽、咳痰，阵发性咳嗽，咳少量白色黏痰，易咳出，活动后胸闷、气促明显，休息后好转，无痰中带血；无发热、畏寒、寒战，无胸痛、心悸、呼吸困难，无恶心、呕吐、腹痛，无消瘦、乏力等不适，于当地诊所输液治疗（具体不详）后上述症状稍改善，未引起重视及正规诊治。10d前患者咳嗽、咳痰较前加重，咳嗽频繁，痰量较前增多，剧烈咳嗽时胸痛，轻微活动后有明显胸闷、气促、呼吸困难，休息后可缓解，夜间不能平卧，伴乏力；无发热、寒战，无头晕、头痛，无饮水呛咳、吞咽困难，无痰中带血，无腹痛、腹胀、腹泻，无恶心、呕吐等不适。否认"高血压、糖尿病、心脏病、肾脏疾病"等慢性病病史，否认"肝炎、结核、伤寒、疟疾"等传染病病史，否认家族遗传性疾病及类似传染病病史；否认输血、重大外伤及手术史，否认药物、食物过敏史。预防接种史不详。出生并生长于原籍，否认疫水、疫源接触史及疫区生活史，否认粉尘及化学性、放射性物质接触史；否认吸烟、饮酒史。

2.**体格检查** T 36.5℃，P 96次/分，R 20次/分，BP 106/62mmHg。发育正常，营养中等，神志清楚，全身皮肤黏膜无黄染、出血点，无肝掌、蜘蛛痣，浅表淋巴结未扪及肿大，咽无充血，双侧扁桃体无肿大；胸腔引流管固定在位，局部皮肤无红肿，敷料干燥无渗血、渗液，引流管通畅，可见淡黄色胸腔积液引出；胸骨无压痛，右肺呼吸音减低，左肺呼吸稍粗，未闻及明显干、湿啰音及胸膜摩擦音；心前区无隆起，心界不大，心率96次/分，律齐，各瓣膜听诊区未闻及病理性杂音；腹软，未见肠型、蠕动波及腹壁静脉曲张，无压痛、反跳痛及肌紧张，肝、脾肋下未触及肿大，Murphy阴性，双肾区无叩击痛，移动性浊音阴性，肠鸣音3～4次/分，未闻及气过水声及血管杂音；双下肢无水肿，双侧足背动脉搏动可；四肢肌力肌张力正常，生理反射存在，病理反射未引出。

3.**实验室检查** 见表4-26。

表4-26 实验室检查结果

项目	结果	参考范围	单位
AFP	2.07	0～5.8	μg/L
CA125	340.76 ↑	0～35	kU/L
CA19-9	40.27 ↑	0～27	kU/L
CEA	21.71 ↑	0～3.4	μg/L

【案例解析】

问题1： 如何评价该患者的检验结果？应如何继续监测控制？

答：该患者为中年女性，因"咳嗽、咳痰1个月，加重10d"，1个月前患者因受凉后出现咳嗽、咳痰，阵发性咳嗽，活动后胸闷、气促明显，于当地诊所输液治疗（具体不详）后上述症状稍改善，未引起重视及正规诊治。10d前患者咳嗽、咳痰较前加重，咳嗽频繁，痰量较前增多，剧烈咳嗽时胸痛；轻微活动后有明显胸闷、气促、呼吸困难，伴乏力。

行胸部CT显示：右肺奇食隐窝（跨上、下叶生长）周围型肺癌伴隆突下、下段食管前方、右肺门、右侧膈脚后间隙、右侧心膈角区多发淋巴结转移及右侧胸膜腔多发转移可能性大，右侧胸腔少量积液，行胸腔积液细胞学检查可见大量异型细胞。

问题2：实验室如何正确分析和审核检验报告？

答：非小细胞肺癌（NSCLC）的生物标志物主要分为肿瘤相关性抗原、酶类、分子生物学标志物。癌胚抗原（CEA）是最具特异性的癌胚蛋白之一，也是目前应用最广的肿瘤标志物之一，40%～80%的肺癌患者可出现CEA升高，对腺癌有较高的敏感性。鳞状细胞癌相关抗原（SCC）在肺鳞癌中阳性率为46%～90%。SCC与肿瘤的分期呈正相关，其血清浓度随病情的加重而升高。细胞角质蛋白21-1片段（CYFRA21-1）在肺癌患者中阳性率为50%～60%，对肺鳞癌的敏感性最高，阳性率为60%～80%，其次是腺癌。癌抗原125（CA125）在非小细胞肺癌中可见升高，阳性率为44%，尤其是晚期患者升高者预后差，阳性者分化差，易发生浸润和转移。若联合检测CYFRA21-1、CEA、SCC、NSE、CA125，肺癌诊断阳性率更高。神经元特异性烯醇化酶（NSE）在小细胞肺癌患者中阳性率为60%～80%，非小细胞肺癌患者阳性率<20%；NSE也是肺癌化疗效果观察随访的有效指标，对化疗产生反应者NSE会下降，完全缓解者NSE可达正常水平。

问题3：肺癌的鉴别诊断有哪些？

答：肺炎患者也会出现剧烈咳嗽，偶有痰中带血的临床表现。肺结节、肺脓肿患者也有影像学占位改变，同时淋巴结也可增大。肺结核患者会出现体重减轻、乏力、咳嗽及影像学肺部占位、肺门淋巴结增大等改变。因此，该患者仍需与肺炎、肺结节、肺结核及肺脓肿等良性疾病进行鉴别诊断。

思路1：肺部病灶的穿刺活检在肺癌的临床辅助诊断中应用广泛，病灶的病理活检有助于肿瘤的确诊与肿瘤的分型、分级。可以考虑对患者进一步行肺穿刺活检。

思路2：此外，血清肿瘤标志物的检查也有助于进一步辅助诊断，不同的肺癌组织学类型都有着较为特异的肿瘤相关标志物，联合使用可提高其在临床应用中的敏感性和特异性，因此，需要对患者进行肺癌血清相关标志物检查。

▶ 案例4：卵巢恶性肿瘤

【病历摘要】

1.病史　患者，女，47岁。主诉"尿频、尿急7个月"。7个月前患者无明显诱因出现尿频、尿急，伴有月经紊乱，主要表现为行经时间变长，月经周期不规则，无尿道口烧灼感，无肉眼血尿、排尿困难、尿痛，无痛经；无发热，无下腹坠胀，无恶心、呕吐，无腰痛，无颜面及下肢水肿等不适，患者未引起重视，未进行诊治。1个月前，患者体检时发现卵巢占位，发病以来精神、饮食、睡眠可，粪便如常，排尿如上述，体重变化不详。既往体健无特殊，否认"高血压、糖尿病、肾脏疾病、心脏病"等慢性病病史，否认"肝炎、结核、伤寒"等传染病病史，否认家族性、遗传性及传染性疾病病史；否认重大外伤史及输血史，否认药物、食物过敏史。预防接种史不详。出生并生长于原籍，无疫水、疫源接触史及疫区生活史；无粉尘、化学性、放射性物质接触史；否认吸烟史、饮酒史。

2.体格检查　T36.9℃，P97次/分，R20次/分，BP 149/98mmHg，体重68kg。发育正常，营养良好，神志清楚，言语流利，对答切题，自动体位，查体合作，心肺无特殊；腹软，未见肠型、蠕动波及腹壁静脉曲张，全腹无压痛、反跳痛及肌紧张，肝、脾肋下未触及，肝区叩击痛阴性，移动性浊音阴性，肠鸣音3～5次/分，未闻及气过水声及血管杂音。肛门及外生殖器未查。生理反射存在，病理反射未引出。

3.实验室检查　见表4-27。

表4-27　实验室检查结果

项目	结果	参考范围	单位
AFP	1.17	0～5.8	μg/L
CA125	＞5000	0～35	kU/L
CA19-9	16.66	0～27	kU/L
CEA	2.00	0～3.4	μg/L
ALT	15	7～40	U/L
AST	16	13～35	U/L
ALP	85	35～100	U/L
GGT	44	7～45	U/L
TBIL	19.4	3.4～20.5	μmol/L
DBIL	4	0～7	μmol/L
TP	74.5	65～85	g/L
ALB	45.1	40～55	g/L

【案例解析】

问题1：如何评价该患者的检验结果？应如何继续监测控制？

答：该患者为中年女性，起病隐匿，病程短，7个月前患者无明显诱因出现尿频、尿急，伴有月经紊乱，主要表现为行经时间变长，月经周期不规则；1个月前，患者体检时发现卵巢占位。据患者的主诉、性别、症状和病史特点，以及实验室检查高度怀疑卵巢恶性肿瘤。

大部分的卵巢癌早期临床症状不明显，大多表现为腹部肿块。可根据患者典型的实验检查特点协助诊断。定期监测肿瘤标志物CA125、人附睾蛋白4（HE4）、CEA、CA15-3，并行B超及全腹CT。

问题2：实验室如何正确分析和审核检验报告？

答：（1）卵巢癌的临床表现主要为①疼痛，卵巢恶性肿瘤可能由于瘤内的变化，如出血、坏死、迅速增长而引起相当程度的持续性胀痛，在检查时发现其局部有压痛；②月经不调，偶见不规则子宫出血、绝经后出血；③消瘦，晚期呈进行性消瘦；④下腹肿块，恶性卵巢瘤双侧生长者占75%，而良性卵巢瘤双侧者仅占15%；⑤腹水，虽然良性卵巢纤维瘤或乳头状囊腺瘤亦可并发腹水，但卵巢恶性肿瘤合并腹水者较多；⑥恶病质，病程拖延较久者，由于长期消耗、食欲缺乏而表现有进行性消瘦，乏力，倦怠等恶病质症状。

（2）卵巢癌的常用肿瘤标志物是CA125，但CA125在早期卵巢癌的敏感度低，而且CA125在许多妇科良性疾病和其他系统恶性疾病中升高（特异性低），因此，需要其他标志物联合检测CA125鉴别诊断卵巢癌，如肿瘤相关胰蛋白酶抑制剂（TATI）、CA19-9、CA72-4和CA15-3等，这些辅助肿瘤标志物的使用增加了卵巢癌诊断的敏感性，却降低了特异性。现在最被认可的卵巢癌标志物是HE4，HE4单独检测的特异度和阳性预测值较高，与单一使用CA125相比，HE4可以使卵巢癌的检出率提高约10%；HE4和CA125联合检测可显著提高阴性预测值和诊断准确率。经阴道超声检测的诊断效率较高，但不能对肿块的良恶性做出准确的判断，全腹CT检查或MRI检查可了解肿瘤与肠道的关系，并排除胃肠道肿瘤，同时了解肿瘤侵犯腹盆腔的范围。

问题3：卵巢癌的鉴别诊断有哪些？

答：CA125主要用于卵巢癌的诊断和疗效监测，可能导致CA125假阳性的疾病包括妇科疾病，如子宫内膜异位症、子宫肌瘤、卵巢囊肿、附件炎或盆腔炎，所以需要进行鉴别诊断。HE4在生殖系统和呼吸系统表达，是卵巢癌最常见升高的标志物。肺和乳腺的腺癌也存在HE4的低表达，胃肠道和泌尿系统的肿瘤通常不表达。HE4和CA125联合检测是诊断卵巢癌的最佳组合。目前以HE4 ≥ 75pmol/L、CA125 ≥ 35kU/L作为诊断卵巢癌的标准。

▶ 案例5：直肠恶性肿瘤

【病历摘要】

1. 病史　患者，男，77岁。主诉"腹痛、腹胀4个月，粪便性状改变1周"。4个月前患者无明显诱因出现腹痛、腹胀，进食后明显，伴排便困难，无便血、黏液脓血便、无肛门坠胀感、排便不尽、里急后重；无恶心、呕吐，无畏寒、发热，无胸闷、心悸、呼吸困难，无尿急、尿频、尿痛等不适。就诊于当地医院，行肠镜检查显示：距肛门齿状现约3cm处见一约2.0cm×2.0cm大小的息肉，表面黏膜充血、水肿，易出血，考虑占位性病变、结肠息肉。考虑患者年龄大，建议保守治疗，家中口服中药后病情稍改善。1周前患者出现粪便性状改变，表现为排便不规律、次数增多，呈纤细样稀便，伴腹痛，出现消瘦，无腹胀、便血，无肛门坠胀感、里急后重，无发热，无尿频、尿急等不适，现患者为进一步诊治就诊于我院。患者近期精神、睡眠、饮食尚可，小便如常，粪便如上诉所示，近期体重较前明显下降。否认"高血压、糖尿病、冠心病、肾脏疾病"等慢性病病史，否认"肝炎、结核、伤寒"等传染病病史，否认家族性、遗传性疾病病史；否认外伤、输血史、手术史，无药物、食物过敏史。预防接种史不详。出生并生长于原籍，无疫水、疫源接触史及疫区生活史，无化学性、放射性物质接触史；否认吸烟史，偶有饮酒史。

2. 体格检查　T36.3℃，P79次/分，R19次/分，BP125/86mmHg。神志清楚，浅表淋巴结未扪及肿大；双肺呼吸音稍粗，未闻及明显干、湿啰音及胸膜摩擦音；心前区无隆起，心界无扩大，律齐，各瓣膜听诊区未闻及病理性杂音；腹部平坦，未见肠型、蠕动波及腹壁静脉曲张，下腹部压痛，无反跳痛及肌紧张，移动性浊音阴性，肠鸣音3～5次/分；双下肢无水肿，双侧足背动脉搏动良好；生理反射存在，病理征未引出。

3. 实验室检查　见表4-28。

表4-28　实验室检查结果

项目	结果	参考范围	单位
AFP	3.41	0～5.8	μg/L
CA125	531.00	0～35	kU/L
CA19-9	＞1000	0～27	kU/L
CEA	32.52	0～3.4	μg/L
ALT	110	9～50	U/L
AST	133	15～40	U/L
ALP	738	45～125	U/L
GGT	755	10～60	U/L
TBIL	75.90	3.4～20.5	μmol/L
DBIL	33.00	0～7	μmol/L
TP	60.80	65～85	g/L
ALB	28.90	40～55	g/L

【案例解析】

问题1：如何评价该患者的检验结果？应如何继续监测控制？

答：患者，77岁，腹痛、腹胀，腹泻与便秘交替，食欲缺乏，乏力、体重减轻，左下腹明显压痛，肠指检发现占位性病变，轻度贫血，根据患者的主诉、年龄、症状和病史特点，高度怀疑结直肠肿瘤。应进一步行全腹CT、内镜检查取直肠肿块对可疑病变行病理学活组织检查。

结直肠癌治疗中可监测血清CEA、CA19-9和CA242浓度水平。结直肠癌治疗后一律推荐规律随访：①体检，每3～6个月1次，共2年，然后每6个月1次，总共5年，5年后每年1次；②监测CEA、CA19-9和CA242，每3～6个月1次，共2年，然后每6个月1次，总共5年，5年后每年1次；③腹部/盆腔超声、胸部X线片，每3～6个月1次，共2年，然后每6个月1次，总共5年，5年后每年1次；④胸、腹部/盆腔CT或MRI每年1次；⑤术后1年内行肠镜检查，如有异常，1年内复查；如未见息肉，3年内复查，然后5年1次；随诊检查出现的大肠腺瘤均推荐切除。如术前肠镜未完成全结肠检查，建议术后3～6个月行肠镜检查。

问题2：实验室如何正确分析和审核检验报告？

答：早期结直肠癌可无明显症状，病情发展到一定程度可出现下列症状：①排便习惯改变；②大便性状改变（变细、血便、黏液便等）；③腹痛或腹部不适；④腹部肿块；⑤肠梗阻相关症状；⑥贫血及全身症状，如消瘦、乏力、低热等。根据患者症状，结合患者典型的实验室检查特点帮助诊断。血清肿瘤标志物CEA是一种广谱肿瘤标志物，其升高主要见于胃肠道恶性肿瘤，CEA升高常见于结直肠癌中、晚期，但其他恶性肿瘤也可见升高。CA19-9存在于胎儿胃、肠道和胰腺上皮细胞中，在成人肝、肺和胰腺组织中含量很低，健康成人血清CA19-9浓度＜37kU/L，它是一种与胰腺癌、胆囊癌、结肠癌和胃癌相关的肿瘤标志物，又称胃肠癌相关抗原。CA242在临床上主要用于消化道肿瘤的辅助诊断，55%～85%的直肠癌患者可出现CA242水平的升高。此外，CA242可联合CEA用于结直肠癌患者的治疗监测。该案例中患者CA19-9、CA125均不同程度升高，结直肠恶性肿瘤可能性极大。

问题3：结直肠癌疗效判断、预后、复发与转移监测指标是什么？

答：CEA可用于肿瘤的疗效判断、预后及复发与转移监测等。肿瘤治疗有效，CEA应在6周内或1～4个月恢复正常，仍持高不下者可能有残留。若CEA水平较为缓慢地升高，常提示局限性复发；若CEA水平快速升高则往往提示远处转移，Ⅱ期或Ⅲ期的结直肠癌患者接受手术治疗或转移灶的全身治疗后，应于术后每3个月或6个月进行CEA检测，持续2年，如果出现CEA水平异常，则考虑远端转移的可能。CA242可联合CEA用于结直肠癌患者的治疗监测。CA19-9可用于患者转移复发监测，若术后2～4周仍未降至正常，则提示手术失败；若术后降低后又升高，则提示复发。

另外，影像学检查可了解患者有无复发转移，具有方便快捷、无创的优越性。

（何　军　田洪伦）

参 考 文 献

陈灏珠，林果为．2009．实用内科学．13版．北京：人民卫生出版社，310-324.

陈小炎，刘也夫．2019．血清肿瘤标志物在原发性肝癌诊断中的研究进展．现代肿瘤医学，27（9）：1625-1629.

邓超超．2018．戊型肝炎病毒感染慢性化机制及临床诊治进展．重庆医学，47（7）：966-968.

李佳，齐军．2015．小细胞肺癌相关肿瘤标志物的研究进展．标志免疫分析与临床，22（12）：1293-1296.

李金明，刘辉．2016．临床免疫学检验技术．北京：人民卫生出版社．

李清．2019．探讨血清类风湿因子（RF）与抗-CCP浓度检测在类风湿性关节炎诊断中的临床意义．中国医药指南，3（17）：162.

李太生．2018．中国艾滋病诊疗指南（2018版）．协和医学杂志．

李玮珊，王丹波．2019．肿瘤标志物HE4在卵巢癌中的应用研究进展．现代肿瘤医学，27（6）：1095-1098.

李志娟，包瑛，黄惠梅，等．2018．肾病水平蛋白尿的急性链球菌感染后肾小球肾炎患儿临床特点及预后分析．中国全科医学，21（33）：4134-4137.

刘红，吴疆．2018．国内外慢性乙型肝炎防治指南比较：抗病毒治疗诊断标准和治疗方案．中国肝脏病杂志（电子版），10（1）：10-17.

刘洪璐，王熙才．2018．外周血miRNA应用于肿瘤早期诊断的研究进展．中国肿瘤生物治疗杂志，25（2）：109-117.

马雪峰．2017．自动化在临床免疫检验中的应用进展．临床医药文献杂志，4（11）：2046-2048.

毛莉，陶夏叶，冷赟．2019．血清补体及免疫球蛋白检测对系统性红斑狼疮患者的临床意义．全科口腔医学电子杂志，6（33）：192.

［英］霍华德（Howard Thomas）.［美］斯坦利·莱蒙（Stanley lemon）.［英］阿利·朱克曼（Arie Zukerman）著.

牛俊奇译．2013．病毒性肝炎．天津：天津科技翻译出版有限公司．

欧蒙学院. 2016. 自身免疫性疾病及其实验室诊断免疫荧光分册. 北京：北京科学技术出版社.

彭彰婧，杨亦彬. 2020. 多发性骨髓瘤肾病的诊治进展. 医学综述，2（26）：291-295.

瑞红，马科，胡静. 2018. 大型综合性医院感染科住院肝病患者病因近20年流行病学现状. 中华肝脏病杂志，26（2）：136-141.

王传新. 2018. 外泌体生物标志物与肿瘤发生发展的研究进展. 山东大学学报（医学版），56（10）：18-23.

王宁，刘硕，杨雷，等. 2019. 2018全球癌症统计报告解读. 肿瘤综合治疗电子杂志，5（1）：87-97.

王书奎. 2016. 精准检测之肿瘤标志物研究进展. 标志免疫分析与临床，23（10）：1113-1118.

王艳斌，谢雯. 2015. 丙型肝炎防治指南（2015年更新版）解读. 中华实验和临床感染病杂志，9（6）：1-4.

武永康，张乃丹. 2019. 自身抗体检测现状及展望. 国际检验杂志，40（11）：1368-1373.

张诗超，陈之遥，糜怡珺. 2018. 循环肿瘤DNA突变检测方法研究进展. 现代生物医学进展，18（23）：4571-4578.

中国医师协会感染科医师分会. 2009. 戊型病毒性肝炎诊疗规范. 中华临床感染病杂志，2（5）：260-263.

中国医师协会检验医师分会. 2017. 乙型病毒性肝炎检验诊断报告模式专家共识. 中华医学杂志，97（18）：1363-1368.

中华医学会肝病学分会脂肪肝和酒精性肝病学组，中国医师协会脂肪性肝病专家委员会. 2018. 酒精性肝病防治指南（2018更新版）. 现代医药卫生，34（6）：959-964.

中华医学会感染病学分会，中华医学会肝病学分会. 2019. 慢性乙型肝炎临床治愈（功能性治愈）专家共识. 中华肝脏病杂志，27（8）：594-603.

朱娜，彭建美，冯婷，等. 2017. 肾小球肾炎患者血清补体C3、C4水平检测及其临床意义. 陕西医学杂志，12（46）：1706-1707.

Erin F Cobain, Costanza Paoletti, Jeffrey B Smerage, et al. 2020. Clinical Applications of Circulating Tumor Cells in Breast Cancer. Recent Results Cancer Res, 215：147-160.

Higginson J. 2014. International Agency for Research on concer. Encyclopedia of Toxicology, 133（12）：1067-1069.

Jacques Thomas, Léa Leufflen, Virginie Chesnaisetal. 2020. Identification of Specific Tumor Markers in Vulvar Carcinoma Through Extensive Human Papillomavirus DNA Characterization Using Next Generation Sequencing Method. Journal of lower genital tract disease, 24（1）：53-60.

ShafieiS, KalantariE, Saeednejad ZanjaniL, et al. 2019. Increased expression of DCLK1, a novel putative CSC makeris associated with tumor aggressiveness and worse disease-specific survival in patients with bladder carcinomas. Experimental and Molecular Pathology, 108：164-172.

第 5 章

临床微生物学检验典型案例分析

　　临床微生物学检验是检验医学专业的一门重要的专业课程，是利用微生物学的基础理论与技能，研究感染性疾病的病原体特征，并通过系统的检查方法，及时、准确地对临床标本做出病原学诊断和抗菌药物敏感性报告，为临床诊断、治疗和预防提供科学的依据。本章节选择临床微生物检验工作中遇到的典型案例，通过图片的采集、案例撰写，让读者熟练掌握常见病原微生物的生物学特性、临床意义、检验流程，了解病原检验对诊断感染性疾病的重要价值，并正确分析检验结果，做出正确的检验报告。

第一节　球菌检验

一、概述

　　球菌形态呈球形或近似球形的细菌，对人类有致病性的病原性球菌（pathogenic coccus）主要引起化脓性炎症，其中常见的革兰阳性球菌包括葡萄球菌、链球菌、肠球菌等；常见的革兰阴性球菌包括脑膜炎球菌和淋病奈瑟球菌等。

二、案例分析

▶ 案例1：金黄色葡萄球菌

　　金黄色葡萄球菌隶属于葡萄球菌科葡萄球菌属（staphylococcus）。目前属内有39个种、21个亚种，引起人类疾病的重要菌有金黄色葡萄球菌（S.aureus）、表皮葡萄球菌（S.epidermidis）、头状葡萄球菌（S.capitis）、人葡萄球菌（S.hominis）等。葡萄球菌属广泛分布于自然界、人体表面及与外界相通的腔道中，多数不致病，为人类皮肤和黏膜上的正常菌群。金黄色葡萄球菌是人类的一种重要病原菌，主要定植于鼻前庭黏膜、腹股沟、会阴部和新生儿脐带残端等部位，偶尔也寄生于口咽部、皮肤、肠道及阴道口等，是医院感染常见的病原体之一。

【病历摘要】

　　1.病史　患者，男，27岁。2年前无意中发现左侧耳后肿块，约花生大小，质韧，其间患者发现肿块反复发红、破溃，多次在当地县医院使用氨基糖苷类、头孢菌素治疗，但未见好转。5d前肿块破损后患者出现发热，病情加重。2019年10月16日就诊于我院，神经外科收入院。

　　2.体格检查　患者烦躁、腹痛、四肢冰冷，脉搏细微而扪不清；左侧耳后见大小约2.5cm皮下肿块，边界清楚，肿块表面破溃，周围皮肤发红，触痛明显；血压

55/35mmHg，体温38.8℃。

3.辅助检查　血常规：白细胞总数12.05×10⁹/L，中性粒细胞比例0.88、淋巴细胞比例0.06，C反应蛋白0.70mg/L，肝肾功能等未见异常。行脓肿穿刺＋切开引流术，见黄色脓液约3ml，取脓液标本送培养＋药敏检查，结果提示耐甲氧西林金黄色葡萄球菌（MRSA）生长，药敏结果除万古霉素、达托霉素敏感外，其余均耐药。

4.治疗　选用万古霉素治疗后较前明显好转，体温降至37.2℃，但患者耳后肿块仍有少量白色分泌物，于21日出院，告知患者出院后继续换药治疗。

【案例解析】　患者左侧耳后肿块2年多，多次在当地县医院使用头孢菌素治疗，但未见好转，病情加重后就诊于我院。经脓液标本培养和药敏检测后，明确系耐甲氧西林金黄色葡萄球菌感染所致，选用敏感药物万古霉素治疗后病情明显好转。根据案例回答以下问题。

问题1:　金黄色葡萄球菌有哪些临床意义？

答：金黄色葡萄球菌是葡萄球菌属中致病力最强的细菌，也是人类化脓感染中最常见的病原菌。致病物质主要是侵袭性酶类（如血浆凝固酶、耐热核酸酶、脂酶等）和毒素（如葡萄球菌溶素、杀白细胞素、溶血毒素、毒性休克综合征毒素、表皮剥脱毒素），可引起皮肤软组织局部化脓感染（如毛囊炎、疖、痈、蜂窝织炎、伤口化脓及骨、关节的感染），也可引起肺炎、鼻窦炎、心内膜炎、心包炎、脓胸、中耳炎、假膜性小肠结肠炎、烫伤样皮肤综合征、中毒性休克综合征等。任何部位的金黄色葡萄球菌感染都可以侵入血流，导致败血症。随着β-内酰胺类抗菌药物的广泛应用，耐甲氧西林金黄色葡萄球菌（MRSA）逐年增加，该菌是引起患者院内感染和病死率的常见病原菌。长期住院、反复使用各种广谱抗菌药物、烧伤或有伤口的患者及与MRSA定植或感染的患者接触都是造成院内MRSA流行的危险因素。

问题2:　简述金黄色葡萄球菌有哪些生物学特性？

答：金黄色葡萄球菌是革兰阳性球菌，呈葡萄串状排列（图5-1）；无动力、无鞭毛、无芽孢；需氧或兼性厌氧，最适生长温度35～37℃，最适pH7.4。营养要求不高，在普通琼脂平板上培养18～24h，形成直径1～3mm的菌落（图5-2）。在血平板表面上形成光滑、凸起、边缘整齐、湿润有β溶血环的浅黄色或黄色菌落（图5-3）。该菌有高度的耐盐性，可在10%～15%NaCl肉汤中生长，分解甘露醇，在高盐甘露醇平板上生长形成淡黄色菌落。生化反应活泼，可分解葡萄糖、麦芽糖、乳糖、蔗糖，产酸不产气。甲基红试验阳性，伏-波（VP）试验弱阳性。金黄色葡萄球菌具有较强的抵抗力，在干燥环境中存活数月，耐热性强，加热70℃1h，80℃30min不被杀死；耐低温，在冷冻食品中不易死亡；对磺胺类药物敏感性低，但对青霉素、红霉素等高度敏感。但随着抗菌药物大量使用，MRSA比例不断增加，且表现出多重耐药性，临床首选万古霉素治疗，但有敏感性降低的趋势。

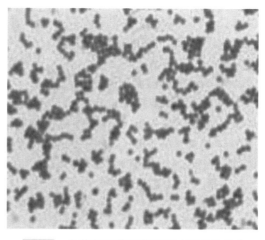

图5-1　金黄色葡萄球菌形态（革兰染色）

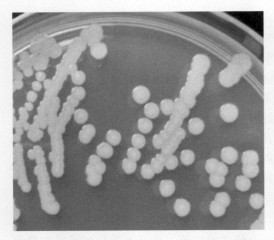

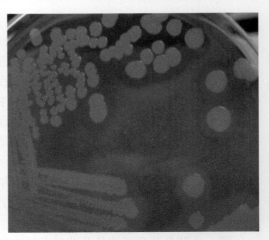

图5-2　金黄色葡萄球菌菌落（普通琼脂平板）　　图5-3　金黄色葡萄球菌菌落及β溶血现象（血平板）

问题3：该患者为何在当地医院使用氨基糖苷类、头孢菌素治疗无临床效果？

　　答：该患者患病2年多，在当地医院多次使用氨基糖苷类、β-内酰胺类药物头孢菌素治疗，均无临床疗效。分析原因可能是该患者在当地医院未进行微生物标本的培养和药敏试验，临床仅仅是经验用药，而该患者是由MRSA感染所致。MRSA通过以下耐药机制对不同抗菌药物产生耐药：①MRSA的获得外源性染色体mecA基因编码的青霉素结合蛋白（PBP2a），PBP2a与β-内酰胺类药物的亲和力很低，从而不能干扰β-内酰胺类药物对细菌细胞壁的合成作用，表现出对甲氧西林等β-内酰胺类药物耐药；②MRSA还可以通过改变抗菌药物作用靶位、产生修饰酶、减低膜通透性等对氨基糖苷类、大环内酯类、四环素类、喹诺酮类、利福平等抗菌药物产生不同程度耐药。由此可见微生物室对细菌的鉴定和药敏试验至关重要，一旦检测感染菌为MRSA，不论其体外对β-内酰胺类药物药敏试验结果如何，均报告为对所有的β-内酰胺类药物和β-内酰胺/β-内酰胺酶抑制药耐药；同时MRSA绝大多数为多重耐药菌，包括对氨基糖苷类、大环内酯类、四环素类、喹诺酮类、利福平等耐药。因此，临床上对MRSA的治疗常选用一些具有很强抗菌活性的新型β-内酰胺类、糖肽类、链阳菌素及唑烷酮类药物。万古霉素是临床治疗MRSA感染疗效肯定的首选糖肽类抗生素，它可与磷霉素、氨基糖苷类等联合用药，提高疗效。

（陈泽慧）

▶ 案例2：河流漫游球菌

　　河流漫游球菌（Vagococcus fluvialis）为一类革兰氏阳性球菌，其多以单个、成双或链状排列为主。该菌具有鞭毛、兼性厌氧，在5% CO_2血琼脂平板上环境生长良好。漫游球菌属是在1989年首次报道的一个全新菌属，截至2016年，该菌属仅发现了6个菌种。当前，有关河流漫游球菌致病性的报道多源于鲑鱼、虹鳟鱼、海豹与海豚等海洋水生动物，也有部分关于病死种猪、牛、猫和鸡等家养动物感染的相关报道。

　　有关漫游球菌引发人类感染的病例与研究都鲜见报道。此属细菌中，河流漫游球菌可引起人类和动物感染，如伤口感染时会出现边缘皮肤红肿，患肢肿胀，周围皮肤张力及皮温高，压痛及触痛存在，临床若不及时给予抗感染治疗或治疗不合理，可引发血流感染，重者可危及生命。国内至今尚无任何人体感染河流漫游球菌的研究。下面通过临床案例分析全面了解该菌的生物学特征。

【病历摘要】

1.病史　患者，女，19岁，既往身体健康。2017年10月其因突发车祸外伤致左大腿下段骨折到我院骨科就诊，初步诊断为"左大腿下段开放性骨折"；专科医师为其实行左大腿感染扩创＋有限内固定＋外固定支架固定手术，术后患者骨折长期未愈合，且原创面及钉旁流脓增加。2018年8月该患者再次返院就诊，临床触诊发现其左大腿中段形成窦道，分别引流出136.0 ml、48.0 ml的脓性分泌物。患者自诉术区疼痛，偶感恶心、呕吐，无畏寒及发热，无胸闷、气促及呼吸困难，精神、饮食及睡眠可，大小便正常。

2.实验室检查　血常规检查为白细胞总数$10.85×10^9$/L、中性粒细胞比例0.83、淋巴细胞比例0.12、单核细胞比例0.05、血红蛋白86 g/L；白介素6（IL-6）112.6 ng/L，降钙素原（PCT）0.07 μg/L，C反应蛋白（CRP）97.85 mg/L，以上结果均提示该患者可能并发术后感染。进而取感染部位2份穿刺液标本送至我院临床微生物实验室检查，其检测结果均为纯培养的革兰氏阳性球菌，初步确定该细菌为术后感染菌，随后进行了进一步细菌鉴定及药物敏感试验。

【案例解析】　患者经实验室对其伤口分泌物进行培养，送检2次，均培养出河流漫游球菌。最初经验治疗无效，后分泌物培养均检出河流漫游球菌，临床及时调整用药方案，经抗感染治疗，患者治愈出院。根据案例回答以下问题。

问题1：河流漫游球菌的研究现状如何？

答：漫游球菌属是动植物演化史上一类独特的革兰氏阳性菌，该菌运动能力非常强，呈球形，可与乳酸链球菌抗血清反应。有关河流漫游球菌致病性的报道多源于水生动物方面，如Eldar A曾研究在水温低于12℃条件下漫游球菌对鲑鱼类有致病作用，可感染亚成年和成年虹鳟鱼，死亡率高达20.0%～50.0%，而亲鱼产卵后疫情暴发的可能性最高；Lesley Hoyles等报道了首次从伤病的海豹与海豚体内分离得到河流漫游球菌；Hua Changa等则在生病鲫鱼体内分离鉴定到河流漫游球菌等。随后科研人员逐渐对病亡哺乳动物体内的河流漫游球菌进行研究，Aravind Sundararaman等报道了从腐烂的猪尸体下的土壤中分离得到该细菌；而我国的杨苗等从进口病死种猪体内分离鉴定出河流漫游球菌。

问题2：河流漫游球菌有哪些生物学特性？

答：河流漫游球菌为革兰氏阳性短杆菌，较小，成对排列或成链状（图5-4），触酶试验阴性，纯培养24h后待测细菌长成针尖状、灰白色、光滑、凸起的小菌落，轻微α溶血（图5-5）；培养48h后，α溶血环逐渐增大（图5-6）。

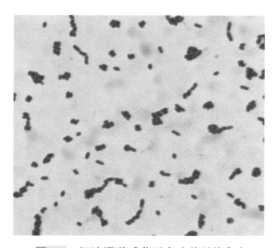

图5-4　河流漫游球菌形态（革兰染色）

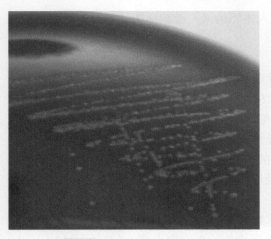

图5-5 培养24h菌落形态

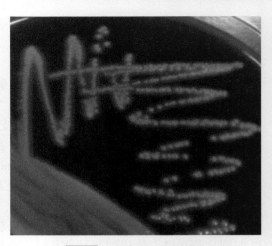

图5-6 培养48h菌落形态

问题3：临床对该患者抗河流漫游球菌感染治疗如何选择药物？

答：河流漫游球菌K-B法药敏试验结果显示：其对利奈唑胺、红霉素、四环素、氨苄西林、氯霉素5种抗生素的敏感性为最强（其抑菌环均＞20.0 mm），其次为头孢唑林、青霉素、左氧氟沙星、万古霉素、环丙沙星、庆大霉素、头孢曲松7种抗菌药物（其抑菌环均在10.0～20.0 mm）；但其对克林霉素、苯唑西林、复方磺胺甲噁唑（复方新诺明）的抑菌效果最差（其抑菌环均为6.0 mm），结果见表5-1。

表5-1 河流漫游球菌对常用抗菌药物的敏感性

抗菌药物	抑菌环大小（mm）	抗菌药物	抑菌环大小（mm）	抗菌药物	抑菌环大小（mm）
氨苄西林	23	头孢曲松	11	万古霉素	15
头孢唑林	18	氯霉素	22	复方磺胺甲噁唑	6
青霉素	18	克林霉素	6	四环素	25
左氧氟沙星	16	红霉素	25	苯唑西林	6
利奈唑胺	28	环丙沙星	14	庆大霉素	11

（陈泽慧　周　婷）

▶ 案例3：B群链球菌

B群链球菌（group B streptococcus，GBS）属链球菌属，于1877年首次发现，因Lancefield抗原血清分型为B群而得名。根据表面抗原的不同，B链球菌群可分为9个亚型，即：Ⅰa、Ⅰb、Ⅱ、Ⅲ、Ⅳ、Ⅴ、Ⅵ、Ⅶ和Ⅷ。该群细菌在血平板上呈甲型、乙型或丙型溶血反应，其溶血菌株所产生的链球菌溶血素与A群链球菌的O抗原与S抗原均不同（无抗原性）。根据其系列生化试验鉴定，B群链球菌为无乳链球菌（*S.agalactiae*）。

【病历摘要】

1.病史　患儿，男。于2019年11月3日在我院产科病房自然分娩出院。在出生8 d

后，因"高热"到我院儿科急诊就诊，随后以"不明原因发热待查"收入院。

2.入院时体格检查　T 39.3℃，P 217次/分，R 81次/分，BP 67/34 mmHg，体重3280g。

3.辅助检查　脑脊液常规：外观有凝块，黄色浑浊，潘氏试验（＋＋），细胞总数$6385×10^6/L$，有核细胞数$5850×10^6/L$。脑脊液生化检查：葡萄糖0.18 mmol/L，氯118.0 mmol/L，LDH 1126 U/L，蛋白3502.9 mg/L。并分别取患儿静脉血液、母亲阴道分泌物做细菌培养与鉴定，于48h后均鉴定为B群链球菌。

4.临床诊断　①新生儿败血症；②新生儿感染性休克；③新生儿化脓性脑膜炎。

经给予抗感染和营养支持等对症治疗，4^+周后该患儿脑脊液培养正常，出院。

【案例解析】　结合该患儿出生后高热症状、脑脊液常规及生化试验结果均提示为化脓性细菌感染，其静脉血及患儿母亲阴道分泌物培养均提示为GBS生长。以上结果提示该患儿为分娩时经母体产道感染GBS所致。根据案例，请回答以下问题。

问题1：GBS有哪些临床意义？

答：GBS是一种人畜及水产共患病原体，可寄殖于妊娠期妇女的阴道、肠道和尿道。新生儿可直接自母体，或分娩时由母体生殖道寄殖菌上行感染。该菌是造成孕妇产褥期脓毒血症和新生儿脑膜炎的一个重要原因。临床可在妇女妊娠期间采集宫颈分泌物或阴道分泌物进行GBS检测。GBS感染多见于产妇，少数情况亦可见于伴发免疫功能低下者，如糖尿病、慢性肝功能不全、HIV感染、恶性肿瘤接受免疫抑制剂治疗等患者；主要引起产后感染、菌血症、心内膜炎、皮肤和软组织感染，以及骨髓炎等疾病。

问题2：GBS有哪些生物学特性？

答：GBS对营养要求较高，培养基中需具备血液或血清、葡萄糖、氨基酸、维生素等营养物质；多数为兼性厌氧，少数为专性厌氧；最适生长温度为35℃。涂片镜检为革兰氏阳性球菌、长链或长链状排列（图5-7）。在营养肉汤中生长初期呈均匀浑浊，后期上清逐渐透明，管底可见絮状沉淀（不稳定）。血琼脂平板上见针尖大小、直径0.5～1.0 mm，以及呈无色、灰色透明或半透明、圆润的小菌落，可见透明的β溶血（图5-8）、α溶血、γ溶血或不溶血。触酶试验呈阴性，CAMP试验阳性（图5-9）。按其型特异性，GBS至少有10个血清型，即Ⅰa、Ⅰb、Ⅱ、Ⅲ、Ⅳ、Ⅴ、Ⅵ、Ⅶ、Ⅷ和Ⅸ。GBS毒力主要与脂磷壁酸、荚膜多糖抗原及神经氨酸酶等有关，Ⅲ型含神经氨酸酶与脂磷壁酸最多，故其毒力最强。

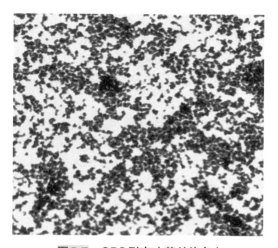

图5-7　GBS形态（革兰染色）

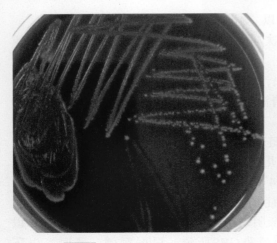

图 5-8　GBS 菌落（血平板）

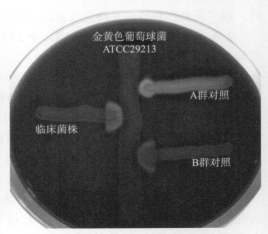

图 5-9　CAMP 试验

问题3: 孕妇何时取样检测 GBS 感染？

答：新生儿 GBS 感染分为早发型和晚发型。早发型（新生儿在出生后第1周内发生 GBS 感染）多为母婴垂直传播，最常见表现为败血症、肺炎、脑膜炎，病死率高。晚发型（发生于产后7 d 至3周）可通过水平传播或垂直传播，发病率较早发型低，可表现为脑膜炎和菌血症。1996年，美国疾病控制与预防中心（CDC）制定了"围生期 B 群链球菌感染筛查及防治指南"，该指南得到了美国妇产科学会和儿科学会的支持，并分别于2002年和2010年进行了修订。2010年美国 CDC 指南推荐，无论早发型 GBS 危险因素是否存在，应对所有孕妇进行 GBS 筛查，该指南发布后，很大程度上减少了围生期 GBS 感染的危害，尤其是早产型 GBS 感染，早发型新生儿感染率可以降低80%左右。建议妊娠35 ～ 37周时从阴道下 1/3 部和（或）肛门取拭子标本。由于 GBS 检测方法和试剂、诊断标准的不统一，国内有关围生期 GBS 感染率差异较大。我国目前没有筛查及防治 GBS 的统一方法。

GBS 感染以抗生素治疗为主，阳性患者于分娩期预防性使用抗生素，优选青霉素（盘尼西林）、氨苄西林或头孢唑林进行治疗，可以极大地降低产妇分娩时新生儿感染的风险。此外，目前已有 Ⅰ a、Ⅱ 及 Ⅲ 型菌抗原疫苗，通过孕妇接种能够产生的特异性 IgG 抗体，其主要通过胎盘保护胎儿，明显降低新生儿的早期发病。

（董泽令）

▶ **案例4：肺炎链球菌**

肺炎链球菌为革兰氏阳性双球菌，其菌体为矛头状、成双或成短链状排列。1881年首次由 Louis Pasteur 及 G.M.Sternberg 从患者痰液中分离出，箭头所指（图5-10）。该菌归属于链球菌属，5% ～ 10% 的正常人上呼吸道中可携带此菌。有毒株是引起人类疾病的重要病原菌，其菌体外化学成分为荚膜多糖。

【病历摘要】

1.病史　患儿，男，7⁺月。主因咳嗽6⁺d 且病情逐渐加重于2019年12月23日入院。其家属诉患儿无明显诱因出现阵发性咳嗽，无喘息、气促及发绀，无鼻塞、流涕，无声音嘶哑、刺激性呛咳及犬吠样咳嗽；3d 前患儿出现发热、寒战等症状，最高体温达

39.2℃；1d前患儿出现烦躁不安、活动后稍喘息，无气促、发绀，伴精神差。为进一步明确治疗，就诊于我院急诊儿科。

2.辅助检查 血常规：WBC 16.83×10^9/L，N% 为 80%，L% 为 17%，RBC 4.94×10^{12}/L，Hb 100 g/L，PLT 574×10^9/L；痰液涂片：结果提示革兰氏阳性双球菌，成双或成短链状排列；血液培养分离出肺炎链球菌。胸部 X 线检查：呈典型的气腔肺炎，有侵犯到胸膜的实变影，常见空气支气管征，双肺大小未见明显异常。生化检查：电解质、肝功能、肾功能、心肌酶、CRP 等均未见异常。

3.临床诊断 小儿急性细菌性肺炎？

【案例解析】 该患儿 7$^+$ 月，有咳嗽伴发热病史。痰液涂片结果提示 G$^+$ 双球菌、成双或成短链状排列，血液培养鉴定为肺炎链球菌，临床确诊为肺炎链球菌肺炎。结合药物敏感试验选用青霉素治疗 3$^+$ d 后，患者咳嗽明显好转，体温恢复正常。根据案例回答以下问题。

问题1: 血液中鉴定出肺炎链球菌有何临床意义？

答：肺炎链球菌在人体口腔及鼻咽部正常生长，其一般条件下不致病，仅形成带菌状态。肺炎链球菌不仅可经呼吸道进行自体转移，也可经飞沫、分泌物传播，在临床上主要引起大叶性肺炎、支气管炎、菌血症、鼻窦炎、脑膜炎、中耳炎等多种疾病。其主要侵犯免疫力低下患者，尤其是婴幼儿及老年患者。肺炎链球菌溶血素及荚膜是其主要的致病物质。此外，荚膜是肺炎链球菌分型的重要依据。目前，共有 90 多种血清型，其中 1 ～ 3 型致病力强，主要引起人类大叶性肺炎。

问题2: 肺炎链球菌有哪些生物学特性及鉴定方法？

答：镜下形态：革兰染色阳性，菌体呈矛头状，成双排列（图 5-10）。培养特性和生化反应：需氧或兼性厌氧。其最适生长温度 35℃，在 5% ～ 10% CO$_2$ 条件下可促进其生长。在固体培养基上形成小圆形、隆起、表面光滑、湿润的菌落。培养初期，菌落隆起呈穹窿形，随着培养时间延长，细菌产生的自溶酶裂解细菌使菌落中央凹陷，边缘隆起成"脐窝状"（图 5-11）。在血清肉汤中培养稍久可因细菌自溶而使浑浊的培养液渐变澄清；鉴于其自溶酶可被胆汁或胆盐等物质活化，加速细菌溶解，因此可用胆汁溶菌试验与甲型链球菌相鉴别；奥普托欣（Optochin）试验本菌为阳性（可抑制肺炎链球菌生长，见图 5-12），可与其他草绿色链球菌相鉴别。此外，肺炎链球菌能分解菊糖，故菊糖发酵试验在鉴别肺炎链球菌与甲型溶血性链球菌时有一定的参考价值。而针对细菌型别鉴定主要采用荚膜肿胀试验（capsule swelling test）及凝集试验（agglutination test）。

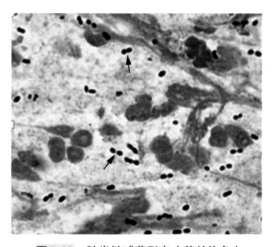

图 5-10 肺炎链球菌形态（革兰染色）

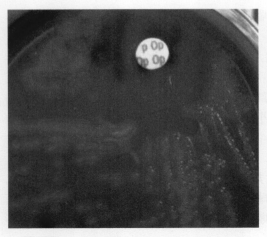

图5-11 肺炎链球菌脐窝状菌落（血平板）

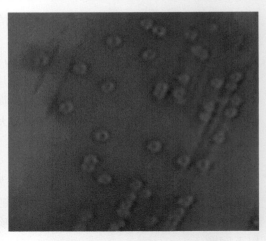

图5-12 肺炎链球菌Optochin试验

问题3：如何根据肺炎链球菌药物敏感试验进行药物选择？

答：在致病性球菌中，肺炎链球菌的致病力仅次于金黄色葡萄球菌。由于肺炎链球菌对多种抗生素敏感，早期治疗患者可很快恢复。青霉素G为首选治疗药物（表5-2）。由于抗生素的滥用，近年来，已发现对青霉素、红霉素、四环素等的耐药菌株，甚至对万古霉素耐药菌株的报道。

表5-2 肺炎链球菌药物敏感试验药物分类

药物分组	药物名称
A组	克林霉素、红霉素、青霉素或氨苄西林
B组	头孢吡肟、头孢噻肟、头孢曲松、克林霉素、多西环素、吉米沙星、左氧氟沙星、莫西沙星、氧氟沙星、美罗培南、泰利霉素、四环素、万古霉素
C组	阿莫西林、阿莫西林-克拉维酸、头孢呋辛、头孢洛林、氯霉素、厄他培南、亚胺培南、利奈唑胺、利福平

利福平不能单独用于抗菌治疗。此外，如从脑脊液中分离出肺炎链球菌，需采用MIC法测试并常规报告青霉素、头孢噻肟、头孢曲松、美罗培南、万古霉素药敏试验

（董泽令）

第二节 肠杆菌科细菌检验

一、概述

肠杆菌科（Enterobacterriaceae）细菌是一大群生物学性状相似的中等大小革兰氏阴性杆菌，种类繁多，至少包括44个菌属、170余个菌种。常寄居于人与动物的肠道中，与宿主共生。其共同特点主要是兼性厌氧或需氧菌；多数细菌有周鞭毛及菌毛，少

数有荚膜，无芽孢；营养要求不高，普通培养基和麦康凯培养基上生长良好；发酵葡萄糖（产酸或产酸产气），触酶及氧化酶试验为阳性，硝酸盐还原试验阳性；主要有菌体 O 抗原、鞭毛 H 抗原和荚膜（表面）抗原；对化学消毒剂敏感，对理化因素抵抗力不强，60℃、30min 即被杀死，不耐干燥。肠杆菌科的埃希菌属（Escherichia）包含 6 个菌种，分别为大肠埃希菌（E.coil）、弗格森埃希菌（E.fergusonill）、赫尔曼埃希菌（E.hermannill）、伤口埃希菌（E.vulneris）、蜂螂埃希菌（E.blattae）、艾伯特埃希菌（E.albertii），其中代表菌种为大肠埃希菌。

二、案例分析

▶ 案例1：大肠埃希菌

大肠埃希菌（Escherichia coli, E.coli）是革兰氏阴性短杆菌，大小 0.5μm×（1~3）μm；周身鞭毛，能运动，无芽孢；能发酵多种糖类，产酸、产气，是人和动物肠道中的正常栖居菌。一般多不致病，为人和动物肠道中的常居菌，在一定条件下可引起肠道外感染。某些血清型菌株的致病性强，引起腹泻，统称肠致病性大肠埃希菌。该菌对热的抵抗力较其他肠道杆菌强，55℃经 60min 或 60℃加热 15min 仍有部分细菌存活。在自然界的水中可存活数周至数月，在温度较低的粪便中存活更久。

【病历摘要】 患者，男，78 岁。主因发热、头晕、头痛 1 个月，尿频、尿急、尿痛 2 周，收入我院神经科治疗，经检查头颅磁共振无异常，T 40.2℃。血常规 WBC 16.0×10⁹/L、N% 为 90%；尿常规 WBC 10~15 个 /HP。临床用左氧氟沙星抗感染治疗 5d，患者体温仍在 39.5~40.3℃。尿液涂片结果为革兰氏阴性杆菌，改用哌拉西林/他唑巴坦进行治疗，用药 48h 后，患者体温下降到 38.5℃左右，72h 后体温正常，36.5℃。尿培养和血培养鉴定结果均为产超广谱 β-内酰胺酶（ESBL）大肠埃希菌，药敏结果除哌拉西林/他唑巴坦、亚胺培南敏感外，其余均耐药。临床继续使用哌拉西林/他唑巴坦抗感染治疗，5d 后痊愈，出院。

【案例解析】 该患者尿频、尿急、尿痛 2 周，结合发热症状和血常规结果，提示可能存在尿路感染。最初经验治疗无效，后血培养和尿液培养均检出大肠埃希菌，临床及时调整用药方案，经抗感染治疗，患者治愈出院。根据案例回答以下问题。

问题1: 大肠埃希菌有哪些临床意义？

答：大肠埃希菌是临床感染中最常见的革兰氏阴性杆菌，也是医院感染常见病原菌，存在于人体和动物的肠道，一般不致病，当人体免疫力低下的时候，可侵入到肠外组织器官，引发一系列的感染。该菌致病物质包括侵袭力和毒素，侵袭力与表面（K）抗原和菌毛密切相关，K 抗原有抗吞噬及抵抗宿主抗体和补体的作用；内毒素能引起宿主的发热、休克、弥散性血管内凝血（DIC）等病理生理反应。肠产毒性大肠埃希菌还能产生不耐热肠毒素（LT）和耐热肠毒素（ST），两者均可引起肠道细胞中 CAMP 水平升高，肠液分泌增加而导致腹泻。根据感染部位可引起肠道外感染和肠道感染，肠道外感染常引起泌尿系统、呼吸道、腹腔、肺部、中枢神经系统、烧伤创面、败血症等感染。肠道感染常因食入肠产毒素性大肠埃希菌污染的各种肉类制品、牛奶、乳酪及蔬菜、水果、饮料、蛋及蛋制品等食品引起中毒。常见的肠产毒素性大肠埃希菌主要类型有 5 种，分别是：①肠产毒素性大肠埃希菌（ETEC）是旅游者腹泻和婴幼儿腹泻的常见病因，导致恶心、腹痛、低热和类似轻型霍乱的急性水样腹泻；②肠致病性大肠埃希菌（EPEC）是流行性婴儿腹泻的重要病原菌，在世界范围均有发病，具有高度传染性，可导致婴儿发热、呕吐、严重水泻，粪便中含有黏液但无血液，常引起脱水、酸中毒，病死率高；③肠侵袭性大肠埃希菌（EIEC）与志贺菌有共同抗原，其发病机制也与细菌性痢疾相似，常侵犯成人或较大儿童，引起类似志贺菌肠炎的症状，如发热、腹痛、水泻或典型菌痢的里急后重症状，并伴脓血黏液便；④肠出血性大肠埃希菌（EHEC）主要引起出血性结肠炎，主要血清型为O157：H7，多发于5岁及以下婴幼儿，以暴发性流行为主，表现为腹痛、水泻、血便，多无发热；⑤肠集聚性大肠埃希菌（EAEC）引起婴儿持续性腹泻，脱水，偶有血便。

问题2：大肠埃希菌有哪些生物学特性？

答：大肠埃希菌为革兰氏阴性杆菌（图5-13），大小为$1.1 \sim 1.5 \mu m$，多数有周身鞭毛，能运动，有菌毛，无芽孢；能发酵多种糖类产酸、产气，兼性厌氧，营养要求不高。在血平板和普通平板上生长良好，35℃培养18～24h，可形成圆形、湿润、灰白色菌落（图5-14）。某些菌株在血平板可形成β溶血（图5-15），部分菌株菌落可呈黏液型或粗糙型。在肠道选择培养基上发酵乳糖产酸，形成有色菌落。如在麦康凯培养基上菌落为红色或粉红色，多数菌落周围有胆盐沉淀，使培养基变浑浊（图5-16）。大肠埃希菌有4种抗原结构，分别是菌体（O）抗原、鞭毛（H）抗原、表面（K）抗原和菌毛（F）抗原。O抗原共171种，是分型的基础，其中162种与腹泻有关；K抗原有103种，根据不同的耐热性，K抗原分为L、A、B 3种，其中不耐热的L、B有60种；F抗原至少有5种，与大肠埃希菌的黏附作用有关。大肠埃希菌的血清型按O：K：H的顺序排列，以数字表示，如O111：K58：H2、O157：H7等。

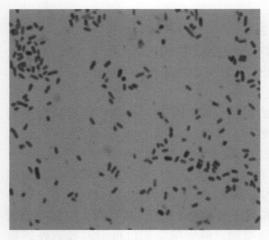

图5-13 大肠埃希菌形态（革兰染色）

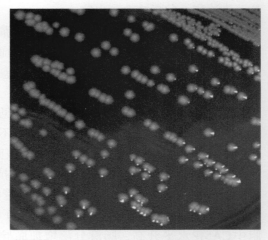

图5-14 大肠埃希菌不溶血菌落形态（血平板）

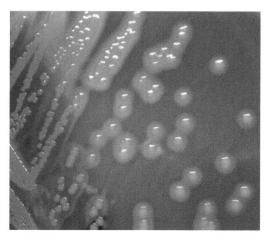

图5-15　大肠埃希菌β溶血菌落（血平板）

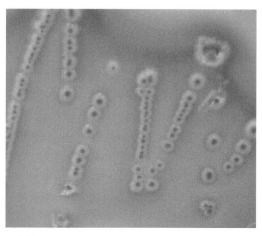

图5-16　大肠埃希菌菌落形态（麦氏培养基）

<u>问题3：</u>该患者入院后用喹诺酮类药物左氧氟沙星抗感染治疗效果不佳，为什么改用哌拉西林/他唑巴坦治疗后效果较好？

　　答：患者入院时发热、头晕、头痛、尿频、尿急、尿痛，结合临床症状和实验室检查（血常规WBC $16.0×10^9$/L，中性粒细胞百分比90%，尿常规WBC 10～15个/HP），提示患者可能存在尿路感染。临床医师使用喹诺酮类药物左氧氟沙星治疗5d后，病情无好转。经与临床微生物室工作人员沟通后送检血培养、尿液培养及尿液涂片，尿液涂片结果为革兰氏阴性杆菌。根据资料显示，引起尿路感染的最常见病原菌为来自肠道的细菌，以革兰氏阴性杆菌为主，其中60%～80%为大肠埃希菌。其中产超广谱β内酰胺酶（ESBL），即水解β-内酰胺环的丝氨酸蛋白酶大肠埃希菌，约占70%。ESBL对左氧氟沙星的耐药性高达45%～75%，据此建议临床改用耐药率较低的哌拉西林/他唑巴坦治疗，用药72h后体温正常，治疗有效。后尿培养和血培养鉴定结果均证实此处尿路感染确为ESBL大肠埃希菌引起的感染；药敏结果显示哌拉西林/他唑巴坦敏感，左氧氟沙星耐药。故临床继续使用哌拉西林/他唑巴坦抗感染治疗，5d后患者痊愈。

（陈泽慧）

▶ 案例2：奇异变形杆菌

　　奇异变形杆菌隶属于变形杆菌属（*Proteus*），目前属内有奇异变形杆菌（*P.mirabilis*）、普通变形杆菌（*P.vulgaris*）、潘氏变形杆菌（*P.penneri*）、产黏变形杆菌（*P.myxofaciens*）4个菌种。本属细菌中尤以奇异变形杆菌引起的感染最为常见，其次是普通变形杆菌。下面通过临床案例分析全面了解该菌生物学特征。

　　【病历摘要】　患者，男，50岁。主因"双足趾感染坏死1⁺月"入院，1个月前患者无明显诱因出现双足足趾溃烂，未予以重视，于当地诊所行输液抗炎治疗（具体不详）。入院查体：T 38.6℃，P 82次/分，R 20次/分，BP 131/68mmHg。辅助检查：足部X线平片显示右侧踇趾远节趾骨及第5趾大部分骨质缺损，右侧第4趾远节趾骨部分骨质缺损，左侧跖趾骨未见明显异常。血常规检测白细胞总数$13.55×10^9$/L、中性粒细胞百分比78%、淋巴细胞百分比11%、红细胞总数$3.07×10^{12}$/L、血红蛋白95.0 g/L、血小板总数$427×10^9$/L。送坏死处标本培养，结果为奇异变形杆菌，临床给予拉氧头孢治疗。在抗感染期间，患者经3次清创扩创＋切开引流术治疗，于2020年1月18日康复出院。

【案例解析】

问题1：奇异变形杆菌有哪些临床意义？

答：奇异变形菌属于腐败菌，在自然界分布广泛，土壤、污水和动植物中都可检出，肉制品、水产品和豆制品极易受其感染。一般情况下，被污染食物的感官、性状无明显改变，易被人误食。在夏秋季食品的带菌率为11.3%～60.0%，该菌生长繁殖的营养要求不苛刻，一般条件即可在食物上繁殖，当食入大量活菌污染的食物会引起中毒，因变形杆菌引起的中毒次数仅少于沙门菌属。

问题2：奇异变形杆菌有哪些生物学特性？

答：奇异变形杆菌为革兰氏阴性杆菌，两端钝圆，菌体大小为（0.4～0.8）μm×（1.0～3.0）μm，形态呈明显的多形性，可为杆状、球杆状、球形、丝状等（图5-17）；无荚膜，不形成芽孢，有周身鞭毛，运动活泼；兼性厌氧，营养要求不高，生长温度为10～43℃。在营养琼脂和血平板上均可生长，培养24 h形成以接种部位为中心的厚薄交替的波纹状菌苔，称为迁徙生长现象（图5-18），为本属细菌的特征。此现象可被苯酚或胆盐等抑制，如在麦氏培养基上生长（图5-19）。在SS琼脂上产生硫化氢，菌落中心呈现出黑色（图5-20）。

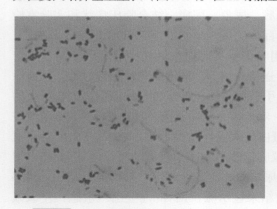

图5-17　奇异变形杆菌形态（革兰染色）

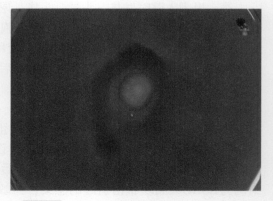

图5-18　奇异变形杆菌菌落形态（血平板）

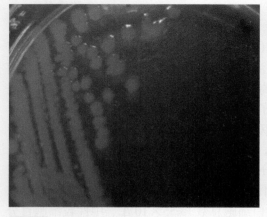

图5-19　奇异变形杆菌菌落形态（麦氏培养基）

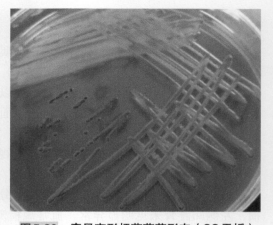

图5-20　奇异变形杆菌菌落形态（SS平板）

（陈安林）

第三节　非发酵菌检验

一、概述

非发酵菌（non-fermentation bacteria）是一大群不发酵葡萄糖或仅以氧化形式利用葡萄糖的需氧或兼性厌氧、无芽孢的革兰氏阴性杆菌或球杆菌。除不动杆菌属和嗜麦芽窄食单胞菌等少数菌种外，其他菌种氧化酶均为阳性。分类学上，非发酵菌分别属于不同的科、属和种，但生化特性相似，多为条件致病菌。

与人类疾病相关的非发酵菌主要包括以下菌属：假单胞菌属（*Pseudomonas*）、窄食单胞菌属（*Stenotrophomonas*）、不动杆菌属（*Acinetobacter*）、伯克霍尔德菌属（*Burkholderia*）、产碱杆菌属（*Alcaligenes*）、无色杆菌属（*Achromobacter*）、伊丽莎白菌属（*Elizabethkingia*）、金黄杆菌属（*Chryseobacterium*）、莫拉菌属（*Moraxella*）、金氏杆菌属（*Kingella*）、黄杆菌属（*Flavobacterium*）、艾肯菌属（*Eikenella*）、土壤杆菌属（*Agrobacterium*）、黄单胞菌属（*Xanthomonas*）、丛毛单胞菌属（*Comamonas*）。

铜绿假单胞菌（*P.aeruginosa*）、鲍曼不动杆菌（*A.baumannii*）和嗜麦芽窄食单胞菌（*S.maltophilia*）是临床最常见的分离菌。

二、案例分析

▶ 案例 1：铜绿假单胞菌

【病历摘要】　患者，男，29 岁。9 个月前因车祸伤就诊于我院烧伤整形科，行右大腿清创缝合、负压封闭引流（VSD）、石膏外固定术＋右上肢清创、无菌生物护创膜（得膜腱）覆盖、VSD＋肌腱探查吻合＋关节囊修复，以及负压吸引治疗创面扩创植皮＋负压吸引＋石膏外固定术等一系列手术。上肢植皮术后瘢痕、肌腱粘连，而右下肢植皮术后膝关节僵硬，瘢痕形成致屈曲功能受限，为改善外观及功能障碍，再行自体脂肪填充＋瘢痕松解术，患者术后第 2 天开始间断高热，最高体温达 40.6℃，予以哌拉西林钠舒巴坦钠治疗，但治疗效果欠佳。血培养提示铜绿假单胞菌，药敏试验提示对哌拉西林/他唑巴坦耐药，对亚胺培南敏感，给予注射用亚胺培南西司他丁钠治疗。治疗 2d 后患者无特殊不适，无发热、寒战、咽痛、咳嗽、咳痰，以及无胸闷、气促及呼吸困难等；精神、睡眠及饮食好。再过 3d 拆线后出院。

【案例解析】

问题 1：　铜绿假单胞菌有哪些临床意义？

答：在非发酵菌感染中，假单胞菌属细菌所占比例高达 70% ～ 80%，其中又以铜绿假单胞菌感染最为常见。临床上，铜绿假单胞菌可引起伤口和创面感染、呼吸道感染、泌尿道感染、败血症等。重度感染可发生在局部组织损伤或免疫力下降人群，如烧伤、长期卧床者、呼吸机使用者及应用广谱抗生素、激素、抗肿瘤药、免疫抑制剂等药物的患者，以及早产儿、囊性纤维化患者、艾滋病和老年患者等。对于烧伤患者的伤口感染，应特别注意防范脓毒症的发生，以降低感染后的死亡率。

问题2：铜绿假单胞菌有哪些生物学特性？

答：铜绿假单胞菌为革兰氏阴性、直或微弯曲杆菌，菌体大小为（0.5～1.0）μm×（1.5～5.0）μm，末端多呈圆形，散在排列（图5-21）；无芽孢，无荚膜，有端鞭毛或丛鞭毛，黏液型细菌有藻酸盐组成的类似于荚膜的外膜结构，绝大多数细菌为严格需氧代谢；生长温度范围广，最适生长温度30～37℃，少数细菌能在4℃或42℃生长，其中在4℃不生长而在42℃生长是铜绿假单胞菌的一个特点。在血琼脂平板上不同的菌株可形成灰白色至灰绿色、大小不一、扁平或凸起、光滑或粗糙、边缘规则或不规则的多种形态的菌落，常有β溶血环（图5-22）。在普通营养琼脂平板和麦康凯琼脂平板均能生长，其中在麦康凯琼脂平板上为乳糖不发酵菌落。生长中可产生各种水溶性色素，如铜绿假单胞菌产生大量水溶性绿脓菌荧光素和绿脓菌素，两者结合后会产生一种亮绿色，弥散于整个培养基中，除此，两种色素外还可产生水溶性的红脓素或褐色至黑褐色的黑脓素。铜绿假单胞菌对营养要求不高，能在血琼脂平板和普通营养琼脂平板上生长良好。铜绿假单胞菌含有多种毒力因子，包括黏附素、内毒素、外毒素、多糖荚膜样物质、绿脓菌素（pyocyanin）及侵袭性酶类等，在细菌的侵入、扩散和感染中发挥重要作用。

其鉴定特征是：革兰氏阴性杆菌，动力阳性，氧化酶阳性，触酶阳性，葡萄糖氧化发酵（O-F）试验为氧化型，可将硝酸盐转化为亚硝酸盐或氮气。典型的铜绿假单胞菌具有特殊气味（生姜味）和菌落特征，如金属或珍珠般光泽、粗糙、产色、有时极其黏稠（图5-23），临床可结合革兰染色和氧化酶实验进行初步鉴定。

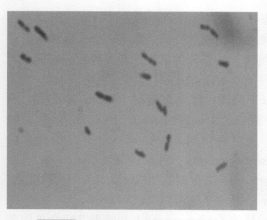

图5-21　铜绿假单胞菌（革兰染色）

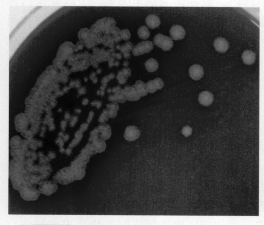

图5-22　铜绿假单胞菌菌落（血平板）

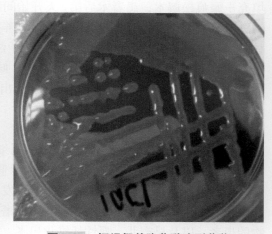

图5-23　铜绿假单胞菌黏液型菌落

（刘　凤）

▶ **案例2：鲍曼不动杆菌**

根据DNA-DNA杂交的同源性，不动杆菌属可分为25个基因种（genomospecies）。临床常见菌种有醋酸钙不动杆菌（A.calcoaceticus）、鲍曼不动杆菌（A.baumannii）、洛菲不动杆菌（A.lwoffi）、溶血不动杆菌（A.haemolyticus）、琼氏不动杆菌（A.junii）和约翰逊不动杆菌（A.johnsonii）。

【病历摘要】　患者，男，29岁。主因"车祸伤后意识障碍1d"入院。查体：T 38℃，P 98次/分，R 15次/分，昏迷。诊断：呼吸心搏骤停、心肺复苏术后、心肺复苏术后综合征；多发伤，即颅脑外伤、闭合性胸外伤肋骨骨折、腰2～4右侧横突骨折；双肺肺炎、吸入性肺炎；脑梗死。两次痰培养和血培养均培养出多重耐药菌的鲍曼不动杆菌。

【案例解析】

问题1：鲍曼不动杆菌有哪些临床意义？

答：鲍曼不动杆菌广泛存在于自然界和医院环境，并能够在人体皮肤表面、潮湿的环境中、甚至干燥的物体表面上生存。该菌可分离于血液、尿液、脓液、呼吸道分泌物及脑脊液等标本中，其临床分离率仅次于假单胞菌属。近年来，鲍曼不动杆菌感染呈上升趋势，并不断出现多重耐药和泛耐药菌株。

问题2：鲍曼不动杆菌有哪些生物学特性？

答：鲍曼不动杆菌为革兰氏阴性杆菌（图5-24），多为球杆状，常成双排列，菌体大小2.0μm×1.2μm，无鞭毛，无动力，无芽孢；专性需氧菌，对营养要求一般，在普通营养琼脂平板上生长良好，最适宜生长温度为35℃，部分菌株可在42℃生长。在普通培养基、麦康凯培养基、血平板均生长，但在SS琼脂平板上只有部分菌株生长。在血琼脂平板上（图5-25）经35℃培养18～24h，大多数可形成灰白色、圆形、光滑、边缘整齐、直径2～3mm的菌落。临床可结合革兰染色和氧化酶实验进行初步鉴定。氧化酶阴性，动力阴性。

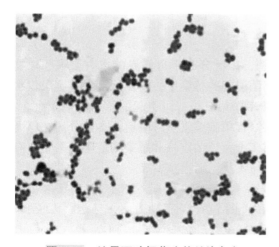

图5-24　鲍曼不动杆菌（革兰染色）

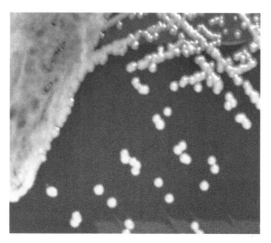

图5-25　鲍曼不动杆菌菌落（血平板）

问题3：鲍曼不动杆菌的耐药性如何？

答：鲍曼不动杆菌的耐药情况日趋严重，国外研究发现鲍曼不动杆菌对碳青霉烯耐药率由1995年的4%增长至2004年的40%。在我国，根据CHINET监测数据显示，多重耐药鲍曼不动杆菌（multidrug-resistant A.baumannii，MDRAB）及广泛耐药鲍曼不动杆菌（extensively drug-resistant A.baumannii，XDRAB）的临床分离率总体呈上升趋势，其中MDRAB从2009的44.4%上升至2012年的45%，XDRAB从2009的17%上升至2015年的19.7%。鲍曼不动杆菌耐药性存在地区差异，临床医师应了解当地尤其是所在医院的耐药监测结果，指导临床用药。鲍曼不动杆菌的主要耐药机制包括：①产生抗菌药物灭活酶；②药物作用靶位改变；③耐药基因介导的耐药机制；④外膜通透屏障改变；⑤多重药物主动外排泵介导的耐药机制。

（刘　凤）

▶ 案例3：嗜麦芽窄食单胞菌

嗜麦芽窄食单胞菌（S.maltophilia）隶属于窄食单胞菌属（*Stenotrophomonas*），最初分类为假单胞菌属rRNA V群，现为黄单胞菌科（Xanthomonadaceae）。

【病历摘要】 患者，女，39岁。主因"宫颈癌第3次放化疗后1⁺月"，为行下一程化疗入院。入院时查白细胞总数$3.09\times10^9/L$；入院第3天患者突发寒战、乏力，并出现高热，急查血细菌培养＋药敏及血常规，给予阿尼利定、柴胡肌内注射及钠钾镁钙葡萄糖注射液补液支持治疗后好转。血常规回报白细胞总数$2.23\times10^9/L$。第4天血培养报告为革兰氏阴性杆菌生长，提示患者合并血细菌感染，临床予以头孢孟多酯钠0.2g（静脉滴注，q8h）抗感染治疗。第5天患者仍有间断发热，复查血常规白细胞总数$8.8\times10^9/L$，血小板总数$79\times10^9/L$，给予升血小板胶囊口服促进血小板生成。血培养及药敏结果提示：嗜麦芽窄食单胞菌，对头孢天然耐药。故更换为敏感抗生素左氧氟沙星注射液（左克）静脉输注。第6天，患者诉从第5天开始未再出现高热，精神、饮食、睡眠可。第9天，患者一般情况可，未诉特殊不适，未再出现发热症状，考虑抗感染治疗有效，继续观察患者，抗生素使用持续3d以上未再发热可予以停止。入院第11天，全身化疗。入院第17天，本次治疗结束，准予出院。

【案例解析】

问题1：嗜麦芽窄食单胞菌有哪些临床意义？

答：嗜麦芽窄食单胞菌是一种条件致病菌，广泛分布于自然界的水、土壤和植物中，也是医院环境中的常见微生物。在非发酵菌引起的感染中，嗜麦芽窄食单胞菌仅次于铜绿假单胞菌和鲍曼不动杆菌，居临床分离率的第三位，可引起的感染包括菌血症、脑膜炎、附睾炎、尿道炎、关节炎等。嗜麦芽窄食单胞菌常从呼吸道标本中分离，但通常为定植，其感染引起的肺炎并不多见。在临床上，该菌定植和感染的危险因素主要有广谱抗生素治疗、化疗、机械辅助呼吸、导管插入及粒细胞减少等。

问题2：嗜麦芽窄食单胞菌有哪些生物学特性？

答：嗜麦芽窄食单胞菌为革兰氏阴性杆菌（图5-26），有动力、无芽孢、无荚膜，有端鞭毛1～8根；专性需氧，对营养要求不高；菌落中等大小，呈圆形，光滑、湿润，产生黄色色素；培养48h菌落增大，可呈黄色、绿色或灰白色，菌落中心可有变透明的趋势，称为"猫眼"现象（图5-27）；最适宜生长温度为30～37℃，4℃不生长，血琼脂、普通培养基生长；氧化酶阴性，液化明胶，赖氨酸脱羧酶阳性，氧化分解麦芽糖较为迅速。

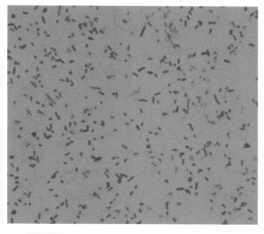

图5-26　嗜麦芽窄食单胞菌（革兰染色）

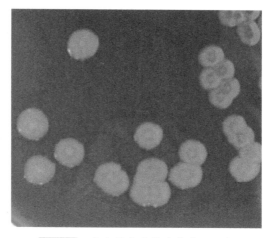

图5-27　嗜麦芽窄食单胞菌猫眼现象

（刘　凤）

第四节　其他革兰氏阴性杆菌检验

一、嗜血杆菌

（一）概述

嗜血杆菌属是一群没有动力、不形成芽孢、菌体呈球杆状的革兰氏阴性小杆菌，生长需求较高，在人工培养时需添加新鲜血液才能生长，故称嗜血杆菌。

该菌属与临床有关的有9个种，分别为流感嗜血杆菌（*H.influenzae*）、副流感嗜血杆菌（*H.parainfluenzae*）、溶血性嗜血杆菌（*H.haemolyticus*）、副溶血性嗜血杆菌（*H.parahaemolyticus*）、杜克雷嗜血杆菌（*H.ducreyi*）、埃及嗜血杆菌（*H.aegyptius*）、嗜沫嗜血杆菌（*H.aphrophilus*）、副嗜沫嗜血杆菌（*H.paraphrophilus*）、迟缓嗜血杆菌（*H.segnis*）。

（二）案例分析

▶ **案例：流感嗜血杆菌**

【病历摘要】　患儿，男，5个月5天。主因"咳嗽10$^+$d，加重伴喘息6$^+$d"入院。10$^+$d前患儿无明显诱因出现咳嗽，呈单声咳嗽，无发热、气促及喘息，于当地私人诊所给予穴位贴（具体不详）治疗2d后，咳嗽好转。间隔1d，患儿因受凉出现咳嗽加重，呈阵发性连续咳嗽，以夜间为主，喉部可闻及痰鸣，且不易咳出，稍流涕、鼻塞，无发热、寒战，无呛咳、气促，无犬吠样咳嗽、痉挛性咳嗽，无发绀、惊跳及抽搐，无呕吐、腹胀及腹泻，再次于当地私人诊所就诊，给予口服药物（具体不详）治疗2d，病情无好转，且出现喘息，以晨起、活动后明显，无气促、发绀，故就诊于某县中医院。完善相关检查后，诊断为支气管肺炎，给予"布地奈德混悬液、沙丁胺醇"雾化吸入、"阿莫西林克拉维酸钾、炎琥宁"输液治疗4d，患儿咳喘较前无好转，期间出现排黄色稀便，每日平均2～3次，无黏液脓血便。为进一步治疗，到我院急诊科，以"支气管肺炎（喘息型）"收入我院儿科。入院查体：T 36.6℃，P 122次/分，R 36次/分，SpO_2 96%，体重7kg，神志清楚，精神、反应可，呼吸规则，未见鼻翼扇动。儿科护理常规，保持呼吸道通畅，合理喂养；一级护理，吸氧；抗感染：头孢噻肟钠＋阿奇霉素；清热解毒：热毒宁；止咳化痰：溴己新；解痉平喘：硫酸镁、沙丁胺醇；减轻全身、气道高反应：甲泼尼龙（甲强龙）、令舒。经头孢噻肟钠＋阿奇霉素联合抗感染治疗3d，患儿仍有咳嗽、喘息，肺部闻及啰音，精神欠佳；痰培养提示流感嗜血杆菌，对头孢曲松、亚胺培南、左旋氧氟沙星、美洛培南、头孢他啶敏感，停用头孢噻肟钠，改为头孢曲松钠他唑巴坦钠＋阿奇霉素联合抗感染。改药治疗7d，患儿无咳嗽，偶有阵发性喘息，无发热、声嘶及发绀，无阵发性哭闹，无呕吐、腹胀，精神、吃奶可，大小便正常，患儿病情稳定，准予出院。

【案例解析】

问题1：流感嗜血杆菌有哪些临床意义？

答：流感嗜血杆菌是上呼吸道菌群，在人群上呼吸道的定植率为50%，可引起继发感染，如在流感、麻疹、百日咳及结核病后期可致慢性支气管炎、鼻窦炎、中耳炎等，常伴有菌血症。

问题2：流感嗜血杆菌有哪些生物学特性？

答：流感嗜血杆菌为革兰阴性小杆菌（图5-28），呈多形性，可呈球杆状、长杆状、丝状状，无芽孢、无鞭毛，多数有菌毛，毒力株有荚膜；最适宜生长温度为35℃，营养要求高，需要X、V因子；最佳培养基是巧克力琼脂，菌落特征（图5-29）：小、灰白色、透明菌落（巧克力琼脂培养基）；本菌不耐干燥，不易存活。在取鼻咽拭子标本时，以肉汤湿润棉拭子，防止干燥；对心内膜炎患者取血液标本；痰液标本应洗涤、消化，再接种。标本采集需在疾病早期采取，立即送检；不能立即送检的标本应室温保存，不要冷藏。分离培养：血液、骨髓增菌后接种于巧克力琼脂平板。含有杂菌的标本接种选择培养基：巧克力琼脂中加入抗生素（万古霉素、杆菌肽、克林霉素）。

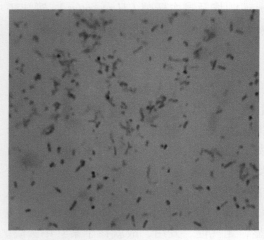

图5-28　流感嗜血杆菌形态（革兰染色）

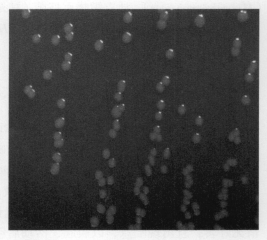

图5-29　流感嗜血杆菌菌落（巧克力平板）

（刘　凤）

二、布鲁氏菌

（一）概述

布鲁氏菌属只有一个种，包括6个生物变种，即马耳他布鲁氏菌（*B.melitensis*，又称羊种布鲁氏菌）、牛种布鲁氏菌（*B.abortus*，又称流产布鲁氏菌）、猪种布鲁氏菌（*B.suis*）、绵羊布鲁氏菌（*B.ovis*）、犬种布鲁氏菌（*B.canis*）、森林鼠布鲁氏菌（*B.neotomae*）。该属细菌易感染家畜和动物，人类接触带菌动物或食用病畜及其制品而感染，为人畜共患病原菌。

（二）案例分析

▶ 案例：马耳他布鲁氏菌

【病历摘要】 患者，男，47岁。主因"反复发热20d，加重伴畏寒、寒战2$^+$d"入院。20d前无明显诱因出现发热，并大汗淋漓，自觉膝关节疼痛明显，测体温为39.7℃。无皮疹、瘀斑，无畏寒、惊厥，无咳嗽、咳痰，无恶心、呕吐，就诊于当地诊所，考虑普通感冒并给予感冒药（具体不详）治疗，症状控制不佳。上述症状持续存在，为求进一步治疗前往当地镇医院，具体诊治经过不详，给予中药煎服治疗，服药期间仍有发热，发热出现在夜间，且体温均在39℃以上，给予"布洛芬混悬液（美林）、解热贴"对症处理后体温均可下降。3d前就诊于某县人民医院，行胸部CT、采血检查（未见单），医师告之肝功能异常，未予以住院治疗；2d前症状加重，全天均有发热，最高体温达40℃，并伴畏寒、寒战及大汗淋漓，发热时膝关节疼痛明显，院外自行购买"复方对乙酰氨基酚片、头孢克肟分散片"口服后体温下降，为明确诊治来我院就诊，门诊以"发热原因待查"收入我院感染科。入院查体：T 36.4℃，P 78次/分，R 20次/分，BP 108/77mmHg。7d后血培养结果提示马耳他布鲁氏菌。

【案例解析】

问题1: 马耳他布鲁氏菌有哪些临床意义？

答：马耳他布鲁氏菌可引起母畜死胎和流产、乳腺炎、附睾炎等。可引起人类多汗、关节痛、全身乏力、疼痛及长期发热，热型为波浪热，即体温逐日上升，达到高热程度后，持续若干时日，再逐渐降至正常，经过数日后又重新发作，如此互相交替。

问题2: 马耳他布鲁氏菌有哪些生物学特性？

答：马耳他布鲁氏菌为革兰氏阴性短小球杆菌（图5-30），两端钝圆，偶见两极浓染；无动力、无芽孢、无荚膜；营养要求较高，需5%～10%的CO_2，生长温度为35℃，最适pH 6.7；生长缓慢，血培养报阳性一般需要5～7d，血平板上接种第2天可见明显菌落（图5-31）。抵抗力较弱，对日光、热、常用消毒剂均敏感，湿热60℃ 20min死亡，日光直射下20min死亡，在常用浓度的甲酚皂（来苏水）溶液中数分钟死亡。在自然环境中存活能力强，土壤、皮毛、肉和乳制品中可生存数周至数月，在水中可存活4个月。可用试管凝集、补体结合试验检测患者血清中IgM抗体和IgG抗体，检测血清中的布鲁氏菌IgG抗体效价对诊断慢性布鲁氏菌意义较大。

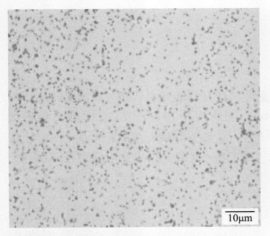

图5-30　马耳他布鲁氏菌形态（革兰染色）

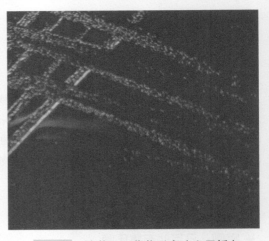

图5-31　培养48h菌落形态（血平板）

（刘　凤）

第五节　临床常见真菌检验

一、概述

真菌属于真核细胞型微生物，其细胞壁含有几丁质和β-葡聚糖，在自然界中分布广泛，大多对人无害，少数可导致人类致病，对人类致病的真菌分为4类，即病原性真菌、条件致病性真菌、产毒真菌及致癌真菌。近年来，真菌感染发病率呈上升趋势，尤其是条件致病性真菌的感染更为常见，这与临床上滥用抗生素、经常应用激素及免疫抑制剂、抗癌药物导致机体免疫功能下降有关。

二、案例分析

▶ 案例1：曲霉

曲霉在自然界中无处不在，是环境中最常见的分离菌。曲霉病最常见的致病曲霉有烟曲霉、黄曲霉、黑曲霉、土曲霉等，烟曲霉在深部真菌感染中最多见。近年来，由曲霉所致条件致病性感染发病率呈上升趋势，现已成为仅次于念珠菌感染的深部真菌病。

【病历摘要】　患者，男，43岁。主因"咯血半月余，左肺上叶占位"入院。半个月前患者于当地医院行胸部X线片检查，提示左肺上叶占位；胸部CT提示左肺上叶片状高密度影，PET-CT提示左肺上叶尖段结节影，轻度放射性摄取，考虑良性结节可能性大（图5-32）。入院后行

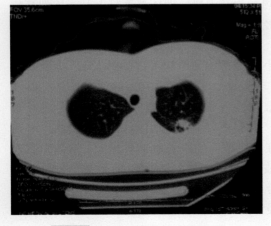

图5-32　左肺上叶片状高密度影

实验室检查，血常规、生化全套及凝血功能未见异常，痰找抗酸杆菌阴性，结核分枝杆菌培养阴性，支气管分泌物真菌培养阴性，PPD 试验及 T-SPOT.TB 试验阴性，β-D- 葡聚糖试验（G 试验）及半乳甘露聚糖抗原试验（GM 试验）阴性。胸部增强 CT 显示左肺上叶尖后段可见不规则软组织密度灶，增强扫描见边缘少许强化，其内可见新月形气体密度。肺泡灌洗液超薄细胞涂片，未见肿瘤细胞。因患者咯血明显，行左肺上叶切除术。术后组织病理显示支气管扩张，腔内可见真菌菌团，苏木精 – 伊红（HE）染色、过碘酸希夫（PAS）染色、六胺银（GMS）染色阳性（图 5-33）；组织真菌荧光染色阳性，镜下见真菌菌团，亮蓝色有隔菌丝，呈锐角分支，形态倾向为曲霉（图 5-34）。最终诊断：肺真菌球，曲霉感染可能性大。

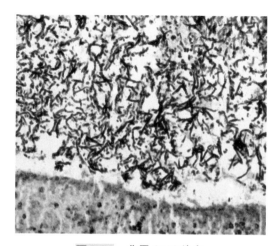 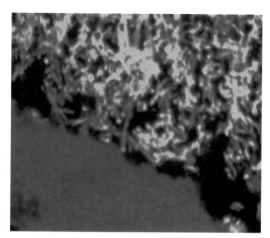

图 5-33　曲霉 GMS 染色　　　　　　图 5-34　曲霉荧光染色法

【案例解析】

问题 1：该病的诊断依据是什么？

答：肺曲霉球为肺曲霉病的常见类型，表现为肺部出现球形霉菌体，多继发于肺部慢性空腔性疾病，如肺结核、支气管肺囊肿、慢性肺脓肿、支气管扩张症等。该患者为中年男性，主要症状为咯血，胸部增强 CT 显示"左肺上叶尖段不规则软组织密度灶，其内可见新月形气体密度"，33% ～ 60% 的侵袭性真菌病患者可出现月晕征，且术后组织病理显示支气管扩张，腔内可见真菌菌团，HE、PAS 及 GMS 染色阳性，组织真菌荧光染色阳性，镜下见真菌菌团，亮蓝色有隔菌丝，呈锐角分支，形态倾向为曲霉，故诊断为肺真菌球，曲霉感染可能性大。

问题 2：为什么 G 试验和 GM 试验阴性？

答：G 试验和 GM 试验是目前临床常用的早期诊断侵袭性真菌感染的方法。G 实验检测的是真菌细胞壁成分（1,3）-β-D- 葡聚糖，当真菌进入人体血液或深部组织后，经吞噬细胞吞噬、消化等处理，从胞壁释放入血液等体液中。GM 试验检测的是半乳甘露聚糖（galactomannan，简写 GM）抗原。半乳甘露聚糖是广泛存在于曲霉菌细胞壁的一种多糖，当机体感染曲霉菌后，随着菌丝生长，半乳甘露聚糖从薄弱的菌丝顶端释放，是最早释放的抗原，被认为是一种可靠的侵袭性曲霉菌感染早期诊断的生物标志物。而曲霉球常发生于已经存在的空洞内，生长在空洞内的曲霉球血供较差，霉菌被厚壁的纤维组织包绕，很少侵犯组织或经血扩散，葡聚糖和GM抗原就很难进入血液中，故很难被检测到。

问题3：实验室如何诊断曲霉感染？

答：目前对于曲霉感染诊断的实验室金标准依然是组织病理阳性。手术或穿刺组织培养、痰液及肺支气管灌洗液等标本曲霉培养阳性，可以考虑临床诊断。非培养诊断方法，如GM实验、G实验及聚合酶链反应（PCR）诊断等也可作为临床诊断的指标。培养菌种可以通过形态学及分子生物学进行菌种鉴定，DNA测序技术可以帮助准确鉴定菌种，但是DNA测序步骤相对复杂，大部分临床实验室难以自行开展。基质辅助激光解吸电离飞行时间质谱（MALDI-TOF MS）是近年来新兴的菌种鉴定技术，能快速鉴定病原微生物。MALDI-TOF MS在真菌领域最先用于酵母菌鉴定，之后一些研究者进行了丝状真菌的研究，包括曲霉、皮肤癣菌、毛霉等，其在种水平的鉴定效果均较好。尤其是曲霉鉴定，其准确率可高达90%以上。

（陈先恋）

▶ 案例2：红色毛癣菌

红色毛癣菌是毛癣菌属的一种，一般侵袭皮肤角质层，引起人类浅部真菌病，如甲癣、手足癣、体股癣等。其侵入真皮及皮下组织的感染称为皮肤癣菌肉芽肿，即Majocchi肉芽肿或结节性肉芽肿性毛囊周围炎，病原菌以红色毛癣菌最为多见，须毛癣菌、紫色毛癣菌、疣状毛癣菌、断发毛癣菌及小孢子菌属亦可引起。

【病历摘要】 患者，女，73岁。主因"左小腿斑块结节伴溃疡1个月，双足趾背皮疹1周"就诊。1个月前，左小腿中部胫前出现黄豆大皮下红色结节，无自觉症状，皮损渐增大增多，呈环状排列，部分结节斑块表面破溃，有疼痛。先后于外院疑诊为皮肤感染、感染性肉芽肿、皮肤肿瘤等，给予抗生素药膏外用，无效。6年前因慢性肾炎恶化为尿毒症行左肾移植手术，术后一直口服普乐可复（他克莫司）和硫唑嘌呤。患者双足部足癣、甲真菌病10年余，半年来，病甲数目增多。无其他系统疾病史，无异地久居史、无接触及饲养宠物史，否认结核及其他传染病史。体格检查：左侧腹股沟可触及约蚕豆大小的斑块、结节，斑块表面破溃结痂，周围红晕，挤压后有黄色渗液；双足趾背侧可见数粒黄豆大小红色结节、斑块。第2、3、4趾间发黄、增厚、脱屑。实验室检查：血常规显示白细胞$3.6×10^9$/L、红细胞$2.32×10^{12}$/L、血红蛋白87g/dl。尿、便常规及胸部X线、心电图均正常。乙肝表面抗体阴性，肝肾功能均正常。真菌学检查肉芽肿组织，足踝部皮损和甲屑真菌镜检可见分隔菌丝（图5-35）。皮损、足背皮屑及甲碎屑真菌培养：SDA平皿培养14d显示菌落直径为4～6cm，表面呈白色绒毛状，中央隆起可见放射状皱襞，

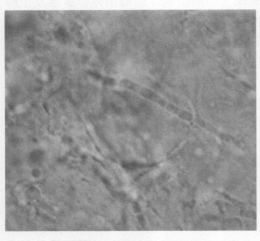

图5-35　直接镜检见分隔菌丝

边缘红棕色，背景黄棕色（图5-36）。PDA平皿培养14d：菌落直径为3～4cm，表面呈淡红色绒毛状，中央隆起，边缘白色细颗粒状，背部暗红色。小培养可见较多侧生圆形或梨形小分生孢子和大分生孢子（图5-37）。BCP-MSG培养2周显示：菌落生长受限，培养基颜色无变化。尿素酶试验7d内均阴性。切除结节皮损组织病理检查显示：HE染色可见表皮不规则增生，真皮内混合炎症细胞弥漫分布，以中性粒细胞、大量浆细胞、组织细胞和多核巨细胞为主，考虑炎性肉芽肿；PAS染色可见真皮浅中层散在红染短棒状菌丝结构和圆形孢子。药敏试验结果：伊曲康唑MIC 0.03mg/L；特比萘芬MIC 0.95µg/L。对受试菌株的ITS区测序结果：在基因库（Gen Bank）中通过Blast进行同源性比对，皮损组织和浅表皮肤及趾甲来源者序列完全一致，与红色毛癣菌的同源性均为100%。TRS-1区PCR扩增结果显示受试菌株基因型完全一致。最终诊断：红色毛癣菌肉芽肿。

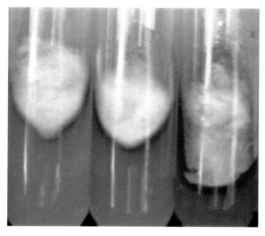

图5-36 SDA培养14d菌落形态

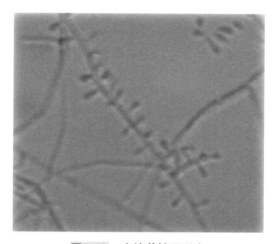

图5-37 小培养镜下形态

【案例解析】

问题1：红色毛癣菌的临床意义及形态学鉴别要点是什么？

答：红色毛癣菌是毛癣菌属的一个种，是一种最常见的亲人性皮肤癣菌，主要侵犯机体皮肤、毛发、指（趾）甲，引起浅部真菌病，如手癣、足癣、头癣、甲真菌病等。红色毛癣菌生长较慢，SDA培养基上菌落呈粉末状或短绒毛状，表面白色、黄色或红色，背面呈暗红色、葡萄酒色、黄色甚至无色。镜下大分生孢子多分隔，呈棒状或香烟状，常缺乏。小分生孢子侧生，呈棒状或梨形，可见球拍状、结节状菌丝。皮肤癣菌的形态学鉴定主要依据菌落特征及镜下孢子形态和特殊菌丝形态来鉴定。近期核糖体基因测序技术已用于该菌的分子鉴定。

问题2：该病的诊断依据是什么？

答：皮肤癣菌一般仅侵犯表皮角质层，引起手癣、足癣及甲真菌病等。其侵入真皮及皮下组织的感染称为皮肤癣菌肉芽肿，病原菌以红色毛癣菌最为常见，由须毛癣菌、紫色毛癣菌、疣状毛癣菌、断发毛癣菌及小孢子菌引起的病例也有报道。该患者长期患足癣、甲真菌病,未给予治疗,肾移植术后口服抗排斥药物,导致骨髓移植,免疫功能下降,甲癣加重,并出现深在性肉芽肿表现,推测致病菌由趾甲传播至其他部位,并经过分子生物学的验证,证明病变的趾甲、足背皮肤和组织的菌株来源相同,即来源于病变已久的趾甲。临床需注意即将接受免疫抑制剂治疗的患者应详细检查是否伴有浅部真菌病,若存在感染,免疫抑制治疗前应充分抗真菌治疗。

问题3: 对于该患者临床该如何选择抗真菌药物治疗?

答:国内治疗红色毛癣菌肉芽肿应选用抗真菌药口服治疗,本例菌株的药敏试验结果表明其对伊曲康唑和特比萘芬均敏感,临床可以联合用药或者单药治疗。但是考虑到伊曲康唑和他克莫司等免疫抑制剂同时口服产生药物相互作用可能性增大,加重肝脏负担,故单独选用特比萘芬治疗。特比萘芬属于丙烯胺类杀真菌药,临床广泛用于治疗严重的皮肤癣菌病和甲真菌病等。

(陈先恋)

▶ 案例3:光滑念珠菌

念珠菌属是临床常见的条件致病菌,常引起人类感染的主要有白念珠菌、光滑念珠菌、热带念珠菌、近平滑念珠菌、克柔念珠菌等10余种。目前,引起侵袭性念珠菌感染的病原体仍以白念珠菌为主,而光滑念珠菌的感染率呈上升趋势,已成为全球第二大引起侵袭性念珠菌感染的病原菌。

【病历摘要】 患者,女,58岁。主因"左侧经皮肾镜取石术(PCNL)术后4d,发热2d"入院。4d前于当地医院行左侧PCNL+右侧输尿管结石输尿管镜碎石术+双J管内引流术,术后2d出现发热,最高体温39.8℃,偶感双侧腰部胀痛,以左侧为主,抗感染治疗效果不佳,故转入我院,以"尿路感染、左肾PCNL术后"收入泌尿外科。既往无糖尿病、肝炎、结核病史。体格检查:T 39.4℃,P 114次/分,R 22次/分;心肺未见明显异常,触之左腰部疼痛,左肾区叩击痛(+)。实验室检查:白细胞6.93×10^9/L,中性粒细胞百分比92%;总蛋白54.5g/L,白蛋白33g/L,肌酐119μmol/L,二氧化碳12.4mmol/L,血清胱抑素C 1.99mg/L。全腹CT显示:左肾萎缩,双肾结石,双侧尿路走行区双J管术后,左肾造瘘术后;胸部X线片、心电图均未提示异常。入院后予以头孢哌酮他唑巴坦抗感染治疗,患者仍持续高热不退。尿液一般细菌培养结果:细菌计数<1.03×10^5/L;粪便、尿液真菌涂片均见大量真菌孢子(图5-38)。尿液、粪便及血液真菌培养,在沙保罗培养基(SDA)培养48h见白色奶酪样菌落生长(图5-39),经科马嘉显色培养基培养48h菌落呈紫红色,提示光滑念珠菌生长(图5-40)。G实验结果:285.1ng/L。考虑为左肾PCNL术后、右侧输尿管镜碎石术后尿路细菌、真菌双重感染,调整抗感染治疗方案,联合使用头孢哌酮他唑巴坦+阿米卡星+伏立康唑治疗后,患者明显好转。

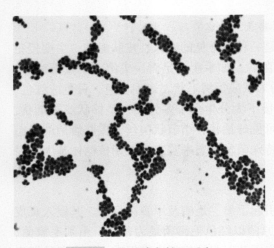

图5-38 革兰染色镜下形态

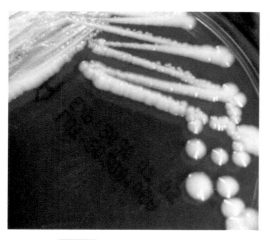

图 5-39　SDA平板菌落形态

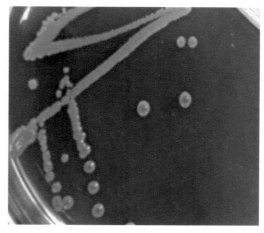

图 5-40　科马嘉显色平板菌落颜色

【案例解析】

问题1：该患者诊断依据是什么？

答：经皮肾镜取石术（PCNL）是临床治疗肾结石、输尿管上段结石伴尿路梗阻等常用的方法，具有很高的安全性和有效性，但作为一种有创操作，仍然存在发生感染的风险。感染是PCNL常见的并发症，主要以发热为主，大多由尿路感染引起，发生率为1%～32.1%，进一步发展成为败血症、感染性休克的发生率为0.25%。该患者术后2d出现发热，且中性粒细胞比例增高，多次尿液培养和涂片、粪便常规均提示有酵母样真菌。血培养、尿液真菌培养、粪便真菌培养均提示光滑念珠菌生长，且G试验增高。故诊断有真菌感染，同时不能排除细菌感染，因为PCNL术后感染常见于细菌，而真菌较少见。该患者长期使用抗生素，细菌培养结果可能会出现假阴性，故不能排除。

问题2：侵袭性光滑念珠菌感染的治疗策略是什么？

答：流行病学调查显示，近年来，光滑念珠菌已成为全球第二大引起侵袭性念珠菌感染的病原体，血流感染病死率近50%。抗真菌药物的广泛使用，导致真菌的耐药性也越来越高，临床治疗容易导致失败。光滑念珠菌对唑类药物不敏感或耐药比例较高且耐药机制尚不清楚。棘白菌素类（如米卡芬净和卡泊芬净等）是临床常用的且对人体副作用较小的一线抗真菌药，对光滑念珠菌治疗效果较好。但光滑念珠菌耐药仍呈上升趋势，故提示对临床分离的光滑念珠菌应常规进行药敏试验，根据药敏结果选择敏感药物治疗，也可联合使用抗真菌药治疗。

（陈先恋）

第六节　需氧革兰氏阳性杆菌检验

一、概述

需氧革兰氏阳性杆菌种类繁多，广泛分布于自然界，常栖息于水和土壤中，其中多数为人和动物的正常菌群。致病性因菌种而异，多为条件致病菌，有的为人兽共患病原菌，少数细菌具有高度致病性。形态学观察是鉴别需氧革兰氏阳性杆菌的关键，临床标本或经培养后（24～48h）的菌落涂片革兰染色，在镜下观察菌体的形态和染色可做初步鉴定。根据细菌形态及是否产生芽孢可将革兰氏阳性杆菌分为4群：①规则的无芽孢需氧革兰氏阳性杆菌，如李斯特菌属、丹毒丝菌属等；②规则的可形成芽孢的需氧革兰氏阳性杆菌，如芽孢杆菌属等；③不规则的或棒状的需氧无芽孢杆菌，如棒状杆菌属、加德纳菌属等；④需氧放线菌，如诺卡菌属、放线菌属、分枝杆菌属等。规则的革兰氏阳性杆菌为菌体两侧平行不弯曲，不规则革兰氏阳性杆菌为菌体两侧弯曲不平行。

二、案例分析

▶ 案例1：产单核细胞李斯特菌

产单核细胞李斯特菌隶属于李斯特菌属（*Listerria*），目前属内有产单核细胞李斯特菌（*L.monocytogenesgerees*）、无害李斯特菌（*L.inmocua*）、伊氏李斯特菌（*L.ivanov ii*）、斯氏李斯特菌（*L.seeligery*）、威氏李斯特菌（*L.welshmeri*）和*L.marthi* 6个菌种，其中伊氏李斯特菌又含有2个亚种。本属细菌仅产单核李斯特菌和伊氏李斯特菌对人及动物致病，代表菌种为产单核细胞李斯特菌，下面通过临床案例分析全面了解该菌。

【病历摘要】 患儿，女，2h。系足月儿、母亲胎龄晚期，外院行剖宫产分娩。生后不久出现气促、呻吟、全身发绀，当地医院予以复苏治疗，Apgar评分1min评7分，5min评8分，10min 8分。2019年07月04日就诊于我院急诊科，收入我院新生儿科。入院体查：T 36.0℃，心率158次/分，R 62次/分，体重3000g。实验室检查：血糖1.9 mmol/L，血气分析提示代谢性酸中毒存在，IL-6＞5000 ng/L，PCT 17.88 µg/L，超敏C反应蛋白55.00 mg/L；血常规结果白细胞总数$19.40×10^9$/L、中性粒细胞百分比85%。脑脊液常规、生化：潘氏试验强阳性（＋＋＋），总细胞计数13 500×10^6/L，白细胞计数10 800×10^6/L。胸部X线片提示：双肺野见多发小片状密度增高影，双肺肺炎。当日临床送检脑脊液培养、血细菌培养。入院时临床用头孢噻肟钠＋氟氯西林抗感染治疗，但症状未见好转，病情进行性加重，其间反复出现发热（体温38.5℃左右），多次查血常规白细胞总数在$40.0×10^9$/L左右；脑脊液培养、血细菌培养均培养出"产单核细胞李斯特菌"。故更换美罗培南加强抗感染治疗，20d后患儿康复出院。

【案例解析】 患儿系足月儿，多项实验室感染指标提示感染严重。最初经验治疗无效，后血培养和脑脊液培养均检出产单核细胞李斯特菌，临床及时调整用药方案，经抗感染治疗，患儿治愈出院。根据案例回答以下问题。

问题1：产单核细胞李斯特菌有哪些临床意义？

答：产单核细胞李斯特菌分布广泛，存在于水、土壤、食产品、乳制品和蔬菜等环境或物质中。所导致的疾病属于人畜共患疾病，至少有37种哺乳动物和17种鸟类科感染该菌。多数产单核细胞李斯特菌感染途径为食源性，可以是散发或暴发流行。人体主要通过污染食物经消化道传播，摄入污染食物后，至发病平均31（11～70）d。易感人群为新生儿、孕妇、免疫缺陷和免疫力低下者。该菌抵抗力强，耐干燥、耐盐、耐冷，在0～45℃均能存活，因其在冰箱冷藏条件下仍能存活而被誉为"冰箱杀手"，导致人类菌血症、脑膜炎、胎儿宫内感染、妊娠感染。婴儿可通过母婴垂直传染，母亲血流感染后病原菌经胎盘感染胎儿，也有新生儿在娩出过程中受产道的病原菌感染，产房内婴儿间交叉感染或受产房环境的感染。

问题2： 简述产单核细胞李斯特菌有哪些生物学特性？

答：产单核细胞李斯特菌是胞内寄生菌，为革兰氏阳性短杆菌，有的呈八字形栅栏形排列（图5-41），无芽孢，一般不形成荚膜。兼性厌氧，营养要求不高；普通琼脂生长良好，最适宜生长温度30～37℃，在血平板上35℃培养18～24h，呈1～2mm灰白色、半透明的菌落（图5-42），有狭窄β溶血环（图5-43）。触酶阳性、氧化酶阴性、VP与甲基红阳性、七叶苷阳性、CAMP试验阳

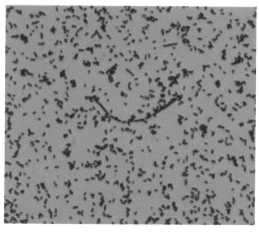

图5-41　产单核细胞李斯特菌（革兰染色）

性；25℃有动力，37℃无动力或动力缓慢，穿刺培养2～5d可见倒立伞状生长，肉汤培养物在显微镜下可见翻跟斗运动；在低温条件下（4～10℃）也可以生长，可进行冷增菌。

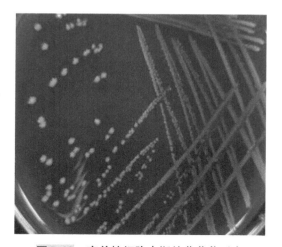

图5-42　产单核细胞李斯特菌菌落形态

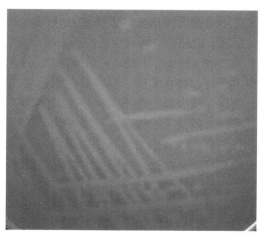

图5-43　生长24h后血平皿背面β溶血

问题3： 为什么临床对该患者产单核细胞李斯特菌感染治疗由"头孢噻肟钠＋氟氯西林"更换为"美罗培南"？

答：患儿系外院剖宫产分娩，出生后病情重且生后不久出现气促、发绀。查体：呼吸促，双肺呼吸音粗，未闻及明显干、湿啰音。感染性指标（白介素6＞5000.0ng/L、降钙素原17.88 μg/L、CRP 55.00 mg/L）均增高，血常规、脑脊液常规及生化指标均提示感染，且胸部X线片显示双肺肺炎，故新生儿"肺炎"诊断明确。此时不明确感染菌种，故临床选用同时对革兰氏阴性菌和革兰氏阳性菌有效的头孢噻肟钠和氟氯西林对该患者进行联合治疗。但患儿病情未见好转，反而感染中毒症状加重。后因血培养、脑脊液培养均提示"产单核细胞李斯特菌"生长，故选用对产单核细胞李斯特菌敏感且能透

过血脑屏障的美罗培南进行治疗，用药3周后康复出院。头孢噻肟钠治疗失败其原因是产单核细胞李斯特菌对头孢菌素天然耐药。血流感染治疗给药至少2周，并发脑部感染至少给药3周。临床给药后，血培养和脑脊液培养可为阴性，不是停药指征，应保证用药时间以免复发。该案例之所以成功治疗，主要是临床医师对疑是感染患者在未使用抗菌药物前送检血培养和脑脊液培养，对送检指征掌握的好。其次是临床微生物室能及时准确鉴定出该感染菌，并与临床沟通，选用对产单核细胞李斯特菌敏感且能透过血脑屏障的美罗培南进行治疗，避免继续使用头孢噻肟钠，因该抗菌药对产单核细胞李斯特菌天然耐药，从而挽救了该患儿的性命。

（陈泽慧）

▶ 案例2：蜡样芽孢杆菌

蜡样芽孢杆菌（B.cereus）隶属于芽孢杆菌属（Bacillus），可引起食物中毒，是临床标本中可分离的致病菌，DNA中G＋C含量约为35%，下面通过临床案例分析全面了解该菌。

【病历摘要】

1. 病史　患儿，男，3岁8个月。主因"诊断急性髓系白血病10个月，反复发热4d"入院。4d前患儿无明显诱因出现发热，体温最高40.5℃，高热时偶有寒战，无惊跳、抽搐及意识障碍，无皮疹，无烦躁不安及颜面发绀，无咳嗽、咳痰，无鼻塞、流涕及喷嚏，无鼻出血及牙龈出血，无腹胀及吐泻。病初家属自行给予"氨酚麻美干混悬剂、去感热口服液、退热栓"等对症治疗后未见明显好转，病来精神、饮食欠佳，大小便正常。

2. 体格检查　T 40.5℃，P 128次/分，R 30次/分，SpO_2 97%，体重15kg。发热面容，神志清楚、精神萎靡，反应可，面色尚红润；呼吸急促，节律规则，全身皮肤无皮疹及出血点，浅表淋巴结不大；口腔黏膜光滑，咽充血，双侧扁桃体I度大；双肺呼吸音粗，对称，未闻及干、湿啰音；腹平软，无压痛、反跳痛及肌紧张，肝、脾肋下未扪及，肠鸣音正常；四肢肌力及肌张力正常，末梢暖，脉搏有力，神经系统检查未见异常。

3. 实验室检查　外周血中性粒细胞及CRP明显升高，血清钾为3.25mmol/L，外周血培养两次送检均为蜡样芽孢杆菌生长。

4. 诊断　脓毒症，急性髓系白血病。

【案例解析】

问题1：蜡样芽孢杆菌的临床意义有哪些？

答：蜡样芽孢杆菌广泛分布于水，土壤，空气、尘埃中，蜡样芽孢杆菌对生态条件适应性最强，为土壤中优势菌。极易污染食品，如各种暴露于空气中的乳制品、肉制品、淀粉制品、水果，以及各种甜点等。蜡样芽孢杆菌在4℃、pH4.3、盐浓度18%的条件下仍能存活或生长。由于本菌能产生耐热的芽孢，可耐受100℃ 30min，经120℃ 60min干热灭菌方能杀死。引起食物中毒的菌株多为周毛菌，被污染的食品大多无腐败变质现象，可释放多种毒素，从而引起摄食者中毒。其中耐热的呕吐毒素和不耐热的肠毒素是引起呕吐型食物中毒和腹泻型食物中毒的主要原因。我国以呕吐型食物中毒多见，好发于夏秋季，食用冷藏不当而变质的剩饭或淀粉类制品是引起呕吐最主要的原因。被本菌污染的食物即使在高温加热后菌体被杀死，但耐热毒素仍可保持毒性而导致食物中毒。除呕吐及腹泻外，严重者可以引起肝衰竭、电解质紊乱、代谢性酸中毒、心肌或中枢神经系统损害，并可导致败血症、心内膜炎、创伤和肺部感染，甚至死亡。该菌还可引起外伤性全眼球炎，严重可导致失明或眼球摘除，需警惕。

问题2： 蜡样芽孢杆菌的生物学特性及鉴定要点是什么？

答：为革兰氏阳性大杆菌，但有时可呈染色性不定或革兰氏阴性，菌体为（1～1.2）μm×（3～5）μm，两端稍钝圆，多数呈链状排列（图5-44），有鞭毛，无荚膜。多数菌种在有氧条件下培养数小时后可在菌体中央或近端部形成芽孢，多为椭圆形或圆柱形。本菌对营养的要求不高，菌落较大，在普通琼脂培养基上呈乳白色、不透明、表面粗糙、边缘不齐、似融蜡状；在血琼脂培养基上的菌落呈灰白色、有蜡样光泽、可见明显的β溶血环（图5-45）。对热抵抗力强，能耐受100℃ 30min。本菌能产生卵磷脂酶和酪蛋白酶，VP试验和触酶试验阳性，不发酵甘露醇和木糖，液化明胶，多数菌株能利用枸橼酸盐；在厌氧条件下能发酵葡萄糖、产酸不产气。

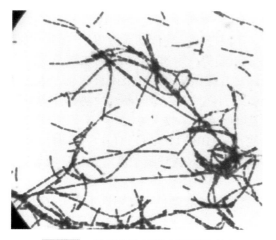

图5-44 蜡样芽孢杆菌（革兰染色）

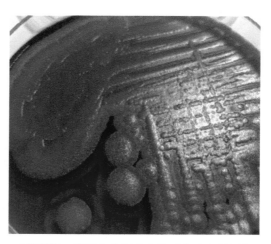

图5-45 蜡样芽孢杆菌菌落形态（血平板）

问题3： 判定蜡样芽孢杆菌性食物中毒的标准是什么？

答：蜡样芽孢杆菌广泛分布于自然界中，为条件致病菌，单次从临床标本分离出该菌没有临床意义。但当从临床标本中分离出纯培养或优势菌，或多次从临床标本检测出同一菌株时，结合临床表现应考虑本菌感染。食品中低浓度污染本菌非常常见，一般认为，要确定是本菌引起的食物中毒应从可疑食物中分离出＞10^5个/g或＞10^5个/ml该菌方有诊断价值。因此，判定需氧芽孢杆菌性食物中毒的标准包括：①从可疑食物中分离出可疑菌株，细菌量＞10^5个/g或＞10^5个/ml，检测到呕吐毒素和（或）肠毒素；②从疑似感染患者标本中分离出大量与疑似污染食品相同的菌株。

问题4： 怎样治疗蜡样芽孢杆菌性食物中毒？

答：绝大多数蜡样芽孢杆菌对氨基糖苷类、糖肽类、喹诺酮类、四环素类、氯霉素类及林可霉素类等抗生素敏感，临床药敏试验首选药物主要有氯霉素、克林霉素、万古霉素、四环素、红霉素、庆大霉素、环丙沙星及亚胺培南等；对青霉素类、头孢类等抗生素耐药，如氨苄西林、青霉素、头孢唑林等；可产生广谱β-内酰胺酶，从而对青霉素、氨苄西林、头孢菌素耐药；对甲氧苄啶也耐药，但对克林霉素、红霉素、氯霉素、万古霉素、氨基糖苷类、四环素、磺胺类抗菌药物敏感。口服环丙沙星对蜡样芽孢杆菌引起的伤口感染有效，早期克林霉素联合庆大霉素对眼部感染效果最佳。对其他芽孢杆菌，可选用青霉素及其衍生物、头孢菌素。应注意在临床标本中已分离出对万古霉素耐药菌株。

（张丽丽）

▶ 案例3：诺卡菌

放线菌（actinomycetes）是一群与细菌类似的原核细胞型微生物，多数不致病。对人致病的主要有放线菌属和诺卡菌属。放线菌属是人体正常菌群的成员，为厌氧或微需氧菌，菌体不含分枝菌酸，常引起内源性感染。诺卡菌为需氧菌，含有分枝菌酸，广泛存在于土壤环境中，是引起人或动物疾病的条件致病菌；主要通过呼吸道引起化脓性肺部感染，可出现类似肺结核的症状，临床容易误诊，下面通过临床案例分析了解该菌。

【病历摘要】

1.病史　患者，男，54岁。主因"咳嗽、咳痰、气促1⁺月，加重10d"入院。1个月前受凉后出现轻度咳嗽，咳黄色脓痰，痰少，不易咳出，伴活动后劳累、气促，以爬坡及活动后气促为主，休息可缓解，呈进行性加重趋势，未重视。10d前咳嗽及气促逐渐加重，痰量明显增多，为黄色脓痰，伴呼吸困难，轻微活动后呼吸困难明显，休息时可出现气促、劳累，伴食欲缺乏、进食后呕吐、乏力、发热，呈间断性发热，并有下肢轻度水肿。门诊以"继发性肺结核、重症肺炎及呼吸衰竭"收入院。

2.体格检查　T 39℃，P 116次/分，R 28次/分，BP 111/59 mmHg，入院时血氧饱和度77%。神志清楚，呼吸节律规整，呼吸频率加快，双侧呼吸动度对称，呼吸音粗，双肺闻及少量湿啰音，双下肢轻度水肿。

3.实验室检查　实验室检查结果见表5-3。痰涂片抗酸染色可疑阳性（±），痰培养疑似诺卡菌生长。

表5-3　实验室检查结果

项目	结果	参考区间	单位	项目	结果	参考区间	单位
RBC	3.86	4.3～5.8	10^{12}/L	CRP	169.4	0.068～8.2	mg/L
WBC	11.9	3.5～9.5	10^9/L	ALT	84	9～50	U/L
PLT	564	100～300	10^9/L	AST	176	15～40	U/L
GLU	6.39	3.9～6.1	mmol/L	ALB	20.5	40～55	g/L
MYO	86.43	25～58	μg/L	PA	39	200～400	mg/L
NT-proBNP	137	＜125	ng/L				

【案例解析】

问题1：诺卡菌的微生物学检验方法有哪些？

答：（1）直接镜检：可将病灶组织和渗出液直接进行涂片革兰染色，镜下革兰染色阳性，呈着色不均的细长分枝状或杆状菌丝。抗酸染色呈弱抗酸性，注意在形态和着色上与结核分枝杆菌区别（图5-46）。

（2）分离培养与鉴定：标本可直接接种于血平板，37℃培养24～48h后出现白色或淡黄色、干燥的小菌落（图5-47），进行涂片镜检若发现呈革兰染色阳性纤细分枝状菌丝，则高度怀疑为诺卡菌。进一步采用质谱鉴定，若质谱不能鉴定可进行16sRNA测序鉴定。

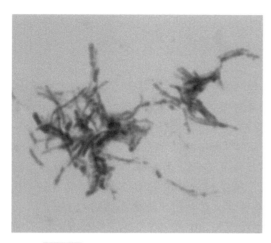

图5-46　诺卡菌（抗酸染色×100）

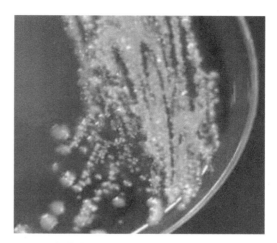

图5-47　诺卡菌菌落（血平板）

问题2：诺卡菌有何临床意义？

答：诺卡菌为条件致病菌，主要通过呼吸道引起人肺部化脓性感染，出现类似结核病的症状。肺部病灶可转移至其他部位，形成脓肿、溃疡和瘘管，也可引起脑脓肿、腹膜炎等。在感染组织及脓液内可有"硫磺样颗粒"。诺卡菌常发生在慢性进行性疾病或免疫力低下疾病的晚期，尤其是糖尿病、艾滋病或长期使用免疫抑制剂的患者。

问题3：诺卡菌的生物学特性是什么？

答：诺卡菌为革兰氏阳性杆菌，呈杆状或有细长的分枝状，形态与放线菌相似，但菌丝末端不膨大，革兰染色时着色不均；为专性需氧菌，在普通培养基上室温或37℃生长缓慢，45℃时也可生长；菌落大小不等，呈黄色颗粒状。星形诺卡菌菌落呈黄色或橙色，表面无白色菌丝；巴西诺卡菌菌落表面有白色菌丝生长。在液体培养基中，在表面生长形成菌膜，下层澄清。

（高　松）

第七节　结核分枝杆菌检验

一、概述

分枝杆菌属（mycobacterium）细菌是一类略弯曲、分枝状的杆菌。本菌属细菌大多具有抗酸性，又称抗酸杆菌。本菌属细菌种类繁多，大致可分为缓慢生长菌、迅速生长菌和不能生长菌，其中可引起人类结核病的结核分枝杆菌属于缓慢生长菌。结核分枝杆菌又可分为人结核分枝杆菌、牛结核分枝杆菌和非洲分枝杆菌。结核分枝杆菌的主要致病物质是荚膜、脂质和蛋白质，主要通过呼吸道、消化道和破损的皮肤等多种途径感染机体，可引起多个部位的结核病，其中以肺结核最为多见，下面通过临床案例分析全面了解结核分枝杆菌。

二、案例分析

▶ **案例**

【病历摘要】

1.病史　患者，男，26岁。3年前受凉后出现咳嗽，咳黄绿色黏痰，量较少，易咳出，无发热、胸闷、胸痛，无畏寒及寒战，无咯血及呼吸困难，无夜间盗汗，食欲减退，就诊当地医院，胸部CT提示肺结核，于当地医院给予抗结核药治疗半年，病情有所好转，自行停药1年。1个月前受凉后上述症状加重，呈阵发性咳嗽，夜间明显，咳黄绿色黏痰，量较少，伴气促，活动后明显，无畏寒、发热及夜间盗汗，无心悸、胸闷，无咯血、呼吸困难，无腹痛、腹胀及腹泻，于当地医院给予抗结核药及输液治疗未见明显好转，为进一步诊治就诊于我院。发病以来精神、睡眠及饮食欠佳，近半年体重减轻约15kg。

2.体格检查　T36.7℃，P123次/分，R 22次/分，BP 98/62mmHg，体重39kg，血氧饱和度89%（面罩吸氧状态下）。慢性病容，体型消瘦，神志清楚，皮肤黏膜无黄染及出血点，浅表淋巴结不大。气管居中，咽部无充血，胸廓对称无畸形，呼吸节律正常，双侧呼吸动度对称，无胸膜摩擦感，语音共振减弱，呼吸音粗，双肺可闻及明显湿啰音，右肺呼吸音较低，未闻及哮鸣音及胸膜摩擦音。

3.实验室检查　实验室检查结果见表5-4。痰涂片抗酸染色找到抗酸杆菌（＋＋＋），痰培养为正常咽喉杂菌生长。

表5-4　实验室检查结果

项目	结果	参考区间	单位	项目	结果	参考区间	单位
RBC	4.53	4.3～5.8	10^{12}/L	CRP	93.10	0.068～8.2	mg/L
WBC	14.53	3.5～9.5	10^9/L	ALT	17	9～50	U/L
PLT	466	100～300	10^9/L	AST	47	15～40	U/L
ESR	65	<21	mm/h	ALB	25.2	40～55	g/L
IL-6	80.120	<7	ng/L	PA	66	200～400	mg/L
PCT	0.25	<0.05	μg/L				

【案例解析】

问题1：结核分枝杆菌的微生物检测方法是什么？

答：主要微生物检测方法如下。

（1）直接涂片检查：取患者标本直接涂片或集菌后涂片，采用抗酸染色法进行染色。油镜下观察，若找到抗酸染色阳性的杆菌，细菌呈红色微弯曲或分枝状的杆菌（图5-48），则可能为结核分枝杆菌。此时报告"找到抗酸杆菌"，但还应做进一步检查或结合临床表现进行确诊，因为抗酸杆菌有多种，还有可能是其他非结核抗酸杆菌。

（2）分离培养：将标本特殊处理去除杂菌后接种于罗氏培养基，置37℃培养箱培养。结核分枝杆菌生长缓慢，需4周左右才能长出肉眼可见的菌落。若呈现干燥样、白色或微黄色的颗粒状或菜花状菌落（图5-49），再经抗酸染色为阳性，即可确定为结核分枝杆菌。由于培养时间较长，在临床较少采用。但对于多耐药结核，通过培养还可以进行药敏试验。

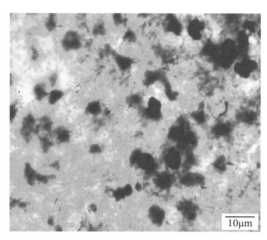

图5-48　结核分枝杆菌（抗酸染色，×1000）

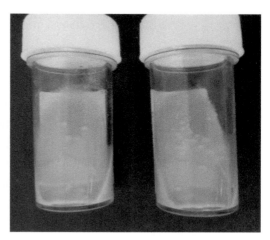

图5-49　结核分枝杆菌菌落

需要注意的是，由于结核微生物检查阳性率不高，且容易漏检。因此，涂片或培养未检出该菌不能排除结核，需要结合临床表现或其他检查进行综合判断。

问题2: 结核分枝杆菌的其他检验项目有哪些？

答：除了微生物检测方法外，还可以通过免疫学、分子生物学等检测进行辅助诊断。

（1）免疫学检测

①抗原检测：采用ELISA法检测血清中结核分枝杆菌分泌的特异性抗原。由于结核分枝杆菌能够分泌各种抗原到体液中，因此，可在血液、痰液、胸腔积液和尿液中检测到特异性抗原。

②抗体检测：ELISA法检测患者血清中特异性IgG抗体，可作为活动性结核感染的快速诊断。

③全血γ-干扰素（IFN-γ）检测：用全血与PPD抗原孵育后，致敏的淋巴细胞则可分泌细胞因子IFN-γ，检测IFN-γ的分泌浓度可辅助诊断结核分枝杆菌感染。

（2）分子生物学检测：针对结核分枝杆菌设计特异性引物，采用PCR法进行扩增，可对结核分枝杆菌快速诊断；还可对结核分枝杆菌16sRNA进行测序分析，获取鉴定结果。

问题3: 如疑为结核分枝杆菌感染，需要进行微生物检测，标本的采集和处理需要注意哪些问题？

答：（1）根据感染部位不同而采集不同部位的标本，该案例疑为肺结核，应采集痰液。患者应留取从气管深部咳出的痰，最好是清晨第一口痰，连续送检3次，每日1次。肾结核或尿路结核应采集24h尿液，取尿沉渣送检。采集脓液或组织应直接从病变部位取脓汁或分泌物。

（2）痰标本涂片应做厚涂片，但不宜过厚，否则不易观察；接种培养则需对标本进行适当的处理，消除杂菌干扰。尿液标本需要离心后取沉淀物进行涂片或接种。脑脊液、胸腔积液、腹水等无菌体液需要采用特殊方法进行集菌处理（如采用细胞涂片离心机），才能提高检出率。

（高　松）

第八节　支原体检验

一、概述

支原体（*mycoplasma*）是一类不具有细胞壁、形态多样、能通过除菌滤器、能在人工培养基上生长繁殖的最小原核微生物，在自然界中分布广泛。支原体科（*Mycoplasmatacese*）分为4个属，与人类有关的常见致病菌主要有隶属于支原体属（*Mycoplasma*）的肺炎支原体（*M.pneumonie*）、人型支原体（*M.hominis*）、生殖支原体（*M.genitalium*）和隶属于脲原体属（*Ureaplasma*）的解脲脲原体（*U.urealyticum*）等。支原体对热的抵抗力较弱，耐冷不耐干燥，耐碱不耐酸，对化学消毒剂敏感。

二、案例分析

▶ 案例1：肺炎支原体

肺炎支原体可导致人类任何年龄的呼吸道感染，是人类支原体肺炎的病原体。随着检出率逐年增加，其已成为社区呼吸道感染的主要致病菌之一，特别是儿童支原体肺炎占儿童社区获得性肺炎的10%～40%，是儿科医师广泛关注的临床问题。

【病历摘要】

1.病史　患儿，女，11岁。主因"咳嗽20⁺d，间断发热10d"入院。

2.体格检查　T 39.2 ℃，P 104次/分，R 24次/分，SpO_2 98%，BP 112/68mmHg。神志清楚，反应尚可，卡瘢（＋），全身皮肤黏膜湿润，无皮疹、出血点及瘢痕，浅表淋巴结未触及；口唇稍干，颜面及口唇未见明显发绀，咽红，未见疱疹及脓点；呼吸规则，未见鼻翼扇动，呼吸动度不大，三凹征（－），双肺呼吸音粗、对称，可闻及少许细湿啰音；心律齐，心音有力，心前区未闻及杂音；腹平软，肝、脾未扪及，肠鸣音正常；四肢末稍暖，脉搏有力，毛细血管充盈时间（CRT）2s；神经系统检查未发现异常。

3.辅助检查　血常规：WBC $4.7×10^9$/L，N 0.78，L 0.17，RBC $4.84×10^{12}$/L，Hb 147g/L，PLT $198×10^9$/L。C反应蛋白2.8mg/L，电解质、心肌酶未见异常。胸部CT显示左肺下叶肺炎。肺炎支原体IgM抗体滴度：1∶40强阳性，1∶80，阳性，1∶160阳性，1∶320弱阳性。

4.诊断　左肺肺炎。

【案例解析】

问题1: 支原体的生物学特性是什么？

答：支原体个体微小，直径200～300nm，可通过除菌滤器。因其无细胞壁，不能维持固定的形态而呈现多形性，如球形、球杆状或呈丝状；革兰染色阴性但不易着色，故常用吉姆萨染色法将其染成淡紫色。细胞膜中胆固醇含量较多，约占36%，对维持细胞膜的完整性起到一定作用。肺炎支原体的一端有一种特殊的末端结构，能使支原体黏附于呼吸道黏膜上皮细胞表面，与致病性有关。营养要求较一般细菌高，对低渗透压敏感，培养时需要加入胆固醇等物质以维持细胞膜的稳定性，并用指示剂来监测不同支原体的最适培养；需氧或兼性厌氧，在95% N_2、5% CO_2 的环境中缓慢生长，多次传代后其菌落特征可呈现与L型细菌相似的"荷包蛋"样典型菌落。

问题2： 肺炎支原体感染后的临床表现有哪些？

答：支原体肺炎的病理改变以间质性肺炎为主，有时并发支气管肺炎，称为原发性非典型肺炎。主要经飞沫和直接接触传播，潜伏期1～3周，发病率以学龄前和学龄期儿童最高。肺炎支原体感染在全球范围内广泛存在，一年四季均可发生，高发季节存在地域差异，我国北方以冬季为多，南方则以夏秋季较多。多数患儿临床表现通常较轻，如发热、咳嗽等一般的呼吸系统症状，或为无症状携带。严重的肺内并发症包括胸腔积液、肺不张、坏死性肺炎、肺脓肿、肺栓塞等。约25%的患儿可发生肺外并发症，导致其他系统受累，包括皮肤黏膜损害、斑丘疹多见，重者表现为史-约综合征（Stevens-Johnson syndrome）；心血管系统受累多为心肌损害，也可引起心内膜炎及心包炎等；消化系统受累可引起肝大和肝功能障碍，少数患儿可表现为胰腺炎；自身免疫性溶血性贫血是血液系统受累的常见表现；神经系统受累表现为吉兰-巴雷综合征（Guillain-Barre syndrome）等。

问题3： 诊断肺炎支原体感染的常用实验室检查及结果解释是什么？

答：肺炎支原体的实验室检测方法有：形态学检查、分离培养、抗原检测、血清学检测和核酸检测。目前实验室诊断肺炎支原体感染主要依靠分离培养和血清学检测。从疑似感染患儿的咽喉、鼻咽部、胸腔积液等标本中分离出肺炎支原体是诊断肺炎支原体感染的可靠标准之一。但培养条件苛刻，生长缓慢，阳性分离培养率不高，因而缺乏早期诊断价值，不适用于临床快速诊断。血清学检测在我国临床诊断肺炎支原体感染的应用最为广泛，包括酶联免疫吸附试验（ELISA）、补体结合（CF）试验、明胶颗粒凝集试验（PA）等特异性试验和非特异性的冷凝集（CA）试验。ELISA方法敏感性和特异性高，快速、经济，可检测IgM和IgG抗体；CF试验主要检测IgM抗体，初次感染阳性，再次感染阴性，一般单份血清抗体滴度≥1∶64～1∶128或双份血清抗体效价升高4倍以上可判断为阳性；PA主要检测IgM和IgG的混合体，单份血清抗体滴度≥1∶160或双份血清抗体效价呈4倍或4倍以上升高或降低时可作为诊断近期感染肺炎支原体的诊断指标。冷凝集试验敏感性和特异性有限，且某些病毒感染亦可诱导血清冷凝集素的产生，故仅作为参考。需要注意的是，血清学检测结果易受病程的影响，IgM抗体须在一般感染1周后才能被检测到，持续1～3个月甚至更长时间。婴幼儿由于免疫功能尚未发育完善、产生抗体的能力较低，可能出现假阴性。抗体检测对于疾病病情和治疗疗程无意义。肺炎支原体的核酸检测敏感度高、特异性强、检测时间短，阳性结果可以反映肺炎支原体在患者体内的存活情况，可用于早期诊断，但需注意区分携带状态。开展血清学和核酸联合检测可提高肺炎支原体的检出率。其他相关检测包括外周血细胞计数、C反应蛋白、乳酸脱氢酶、降钙素原、D-二聚体检测及血氧饱和度测定等。

问题4: 肺炎支原体肺炎的治疗原则是什么?

答: 临床上有肺炎的表现和(或)影像学改变,结合肺炎支原体病原学检测即可诊断为肺炎支原体肺炎,部分肺炎支原体肺炎可与细菌、病毒发生混合感染。儿童抗肺炎支原体治疗首选大环内酯类的阿奇霉素[每日1次,10mg/(kg·d)],轻症3d为一个疗程,重症可连用5～7d;4d后可重复第2个疗程;对婴儿,阿奇霉素的使用尤其是静脉制剂的使用要慎重。若有合并其他病原微生物感染的证据,则参照儿童社区获得性肺炎(CAP)治疗指南选择联合其他抗菌药物。停药依据临床症状、影像学表现,以及炎性指标决定,不宜以肺部实变完全吸收和抗体阴性或核酸转阴为停药指征。对于难治性肺炎支原体肺炎、重症肺炎支原体肺炎或合并肺外感染并发症的治疗策略可考虑使用糖皮质激素、丙种球蛋白、儿科软式支气管镜及肺外并发症的对症治疗等,但需注意用药指征。

► **案例2: 解脲脲原体**

解脲支原体为条件致病菌,可在大多数成人的下生殖道分离出,引起人类泌尿生殖道感染,以非淋菌性尿道炎多见,主要通过性传播和母婴传播。

【病历摘要】

1.病史 患者,女,35岁。主因"剖宫产术后8年,腹痛5年"入院。

2.体格检查 耻骨联合上2指见长约12cm陈旧性手术瘢痕,轻压痛,余腹部无瘢痕,下腹部压痛,以下腹正中明显,无反跳痛及肌紧张,全腹未扪及肿块。妇科检查:外阴发育正常,无溃疡,无赘生物,宫颈光滑,宫体正常大小、前位、质韧、无压痛、表面光滑,活动可。阴道超生检查提示宫颈囊肿。

3.实验室检查 阴道分泌物检查提示:清洁度Ⅱ度,pH4.40,短小杆菌(+),解脲脲原体生长,≥10^4CFU/ml,对阿奇霉素、克拉霉素敏感,HPV阴性。

4.诊断 急性盆腔炎。

【案例解析】

问题1: 解脲脲原体的临床意义有哪些?

答: 解脲脲原体感染人体后,通过黏附于宿主细胞的受体上,引起细胞膜损伤,其代谢产物亦对宿主细胞产生毒性作用。解脲脲原体感染潜伏期通常为1～3周,男性的感染部位在尿道黏膜,表现为不同程度的尿频、尿急、尿痛等典型的急性期症状,与其他非淋病性生殖泌尿系统感染相似。慢性期往往合并前列腺感染,除了表现为阴部坠胀、小腹疼痛、会阴部不适的感觉之外,还有尿无力、尿等待、尿不尽、尿分叉、尿后流白等。女性的感染部位在宫颈,患者多见以宫颈为中心扩散的生殖系统炎症,多无自觉症状,常合并输卵管炎,少数患者可出现子宫内膜炎及盆腔炎,当感染扩及尿道时,尿频、尿急是引起患者注意的主要症状。解脲脲原体感染可影响男性精子和精液的质量,引起不育;造成女性生殖器官病理性改变,引起不孕。孕期感染可经胎盘垂直传播或由孕妇下生殖道感染上行扩散,引起宫内感染而导致流产、早产。胎儿经产道娩出时可被感染,发生新生儿眼结膜炎、新生儿呼吸道感染等。

问题2: 怀疑解脲脲原体感染患者怎样进行标本采集、分离培养及结果解释?

答: 标本采集: 男性用一次性无菌拭子插入尿道约2cm处旋转,静止数秒钟后取材;女性抹去宫颈口黏液,用无菌拭子插入宫颈管1～2cm旋转取材。将患者标本接种至双相支原体培养基或含酚红指示剂的液体培养基后，置于 5% CO_2、35℃培养 24 ～ 48h，观察液体培养基颜色变化。液体培养基由黄色变为红色，清亮透明可初步判断为解脲脲原体（Uu）或人型支原体（Mh）阳性。由于解脲脲原体可在大多数成年男性或女性的下生殖道中定居，只有部分人群引起疾病，当支原体数量超 10^4CFU/ml 才具诊断价值，故菌落计数在诊断上具有意义。图 5-50 为支原体培养基，分为 3 个部分，左上 C 孔为阴性质控，只加入培养基，其他孔均加入混有标本的培养基；中间上部 Uu 代表解脲脲原体和计数 $\geq 10^4$CFU/ml，下部为 Mh 为人型支原体和计数 10^4CFU/ml，只有支原体数量超 10^4CFU/ml 才具有临床意义；右部为药敏结果，下层为低浓度，上层为高浓度。图片中结果为解脲脲原体生长，细菌计数 $\geq 10^4$CFU/ml。

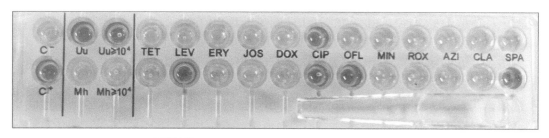

图 5-50　解脲脲原体培养 48h 生长及药敏情况

问题 3： 支原体生化反应的鉴定依据是什么？

答：常以发酵葡萄糖、水解精氨酸和尿素作为初步鉴定支原体的依据。一般能分解葡萄糖的支原体则不能利用精氨酸，能利用精氨酸的则不能分解葡萄糖。肺炎支原体、生殖道支原体可分解葡萄糖、产酸不产气；人型支原体不分解葡萄糖，可精氨酸产生 NH_4。解脲脲原体不能利用葡萄糖或精氨酸，但具有尿素酶活性，在含尿素的培养基中能分解尿素产生氨，使培养基变红。生长抑制试验（GIT）和代谢抑制试验（MIT）利用支原体细胞膜的型抗原特异性作为鉴别的依据。

问题 4： 支原体感染的治疗应如何选用抗菌药物？

答：支原体感染治疗首选大环内酯类的药物，如红霉素、罗红霉素、氟喹诺酮、左氧氟沙星等。因细胞壁的缺失，支原体对所有作用于细胞壁的抗菌药物天然耐药，如青霉素类和头孢菌素类；对抑制细胞膜功能的多黏菌素、两性霉素 B、制霉菌素敏感；对干扰蛋白质合成的氨基糖苷类、四环素类、大环内酯类和氯霉素类敏感；对抑制核酸合成的喹诺酮类等抗菌药物敏感。

（张丽丽）

第九节　产气荚膜梭菌检验

一、概述

产气荚膜梭菌（C.perfringens）广泛存在于自然界及人和动物的肠道中，是气性坏疽主要病原菌，也可引起食物中毒，是临床标本中最常见的厌氧梭状芽孢杆菌。

二、案例分析

【病历摘要】

► 案例1

患者，男，41岁。在2016年10月12日12：25，因10$^+$h前腹痛、恶心、呕吐入我院治疗。患者有3$^+$年糖尿病病史，未规律治疗。半年前因腹痛行腹部彩超：提示脂肪肝、胆囊结石。入院后，测体温40.5℃；腹部CT提示急性胰腺炎、胆囊结石并少量积气。实验室检查：血常规结果WBC 27.74×10^9/L、N 0.81；肝功能检查ALT 420U/L、AST 699U/L、GGT 552U/L；血淀粉酶2136U/L，血糖16.07mmol/L。临床给予头孢哌酮/他唑巴坦、左氧氟沙星抗感染治疗，同时进行血培养（入院后11h），血培养提示产气荚膜梭菌生长。患者于次日1：40死亡，从入院到死亡共13h15min。

► 案例2

患者，女，38岁。在2018年4月26日，因妊娠39^{+2}周、腹痛7$^+$h入我院产科。辅助检查无异常，27日00：42自然分娩一活男婴，体重4200g。于5月1日辅查B超明确有胎盘残留，当日10：35行清宫术；16：53患者出现体温升高达39.7℃，临床给予头孢呋辛钠、甲硝唑抗感染治疗，同时进行血培养。血培养提示产气荚膜梭菌生长，给予抗厌氧菌治疗3d后体温降至36.7℃，5月4日康复出院。

2个案例血培养情况见表5-5。

表5-5   2个案例血培养情况对比

案例	采血指征	申请时间	接收时间	报阳时间	报告时间	病原菌	治疗过程	恢复情况
案例1	WBC 27.74	入院11h后（22：38）	第2天 08：56	7h	4d	产气荚膜梭菌	未使用抗厌氧的药物	死亡
案例2	术后体温 39.7	术后立即（16：36）	第2天 09：08	1.5h	2d	产气荚膜梭菌	甲硝唑+头孢呋辛	恢复良好

【案例解析】

问题1：产气荚膜梭菌有哪些临床意义？

答：（1）产气荚膜梭菌广泛存在于土壤、人和动物的肠道及粪便中，常因深部创伤而引起感染。部分菌株可产生肠毒素，可引起食物中毒，是引起食源性胃肠炎的常见病原菌之一。临床特征是患者出现剧烈腹绞痛和腹泻，一般在食入该菌污染食物8～22h开始发病。

（2）产气荚膜梭菌能产生强烈毒性的外毒素，又有多种侵袭性酶，并有荚膜，构成其强大的侵袭力，是气性坏疽的主要病原菌，其外毒素有α、β、γ、δ、ε、η、θ、ι、κ、λ、μ、ν 12种，其中主要的致死毒素有α、β、ε、ι 4种，尤以α毒素最为重要，各型产气荚膜梭菌均可产生，在气性坏疽的形成中起主要作用。

（3）根据本菌产生外毒素种类之不同，可将产气夹膜梭菌分成A、B、C、D、E 5个毒素型。其中对人致病的主要是A型和C型，A型最常见，引起气性坏疽和胃肠炎型食物中毒；C型能引起坏死性肠炎。气性坏疽潜伏期短，一般仅为8～48h，病菌通过产生多种毒素和侵袭性酶破坏组织细胞、发酵肌肉和组织中的糖类，产生大量气体，造成气肿；同时血管通透性增加，水分渗出，局部水肿，进而挤压软组织和血管，影响血液供应，造成组织坏死。严重病例表现为组织胀痛剧烈，水气夹杂，触摸有捻发感，最后产生大量组织坏死，并有恶臭。病菌产生的毒素和组织坏死的毒性产物被吸收入血，引起毒血症、休克，病死率高达40%～100%。

问题2： 产气荚膜梭菌有哪些生物学特性？

答：为革兰氏阳性菌粗短大杆菌，大小（1～1.5）μm×（3～5）μm，两端钝圆，单个或成双排列，偶见链状；芽孢椭圆形，位于菌体中央或次极端，芽孢直径不大于菌体，在一般培养时不易形成芽孢，在无糖培养基中有利于形成芽孢。在机体内可产生明显的荚膜，无鞭毛，不能运动（图5-51）；在血平板上35℃培养18～24h，多数菌株有双层溶血环，内环完全溶血，是由于θ毒素的作用；外环不完全溶血，则是由α毒素所致（图5-52）。

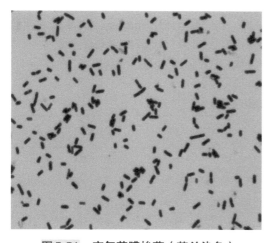

图5-51　产气荚膜梭菌（革兰染色）

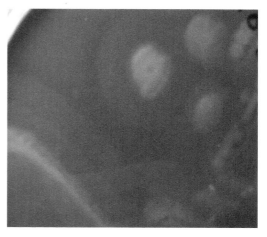

图5-52　产气荚膜梭菌双层溶血环

问题3： 同为产气荚膜梭菌感染，为什么2个案例治疗结果大不相同？

答：首先，采集血培养时间不同：产气荚膜梭菌能在短时间内产生强烈的毒素而导致患者死亡率高，案例1入院11h后才采集血培养而案例2手术后立即采集，早送检，早发现，早诊断，这都为案例2的治疗赢得大量时间。其次，案例2应用了甲硝唑可治疗厌氧菌感染而案例1在治疗中未使用任何的抗厌氧菌感染的药物，这也是2个案例预后不同的根本原因。

（陈安林）

第十节　霍乱弧菌检验

一、概述

弧菌属（vibrio）是一群菌体弯曲或弧形的革兰氏阴性杆菌，兼性厌氧，发酵葡萄糖，对弧菌抑制剂O/129敏感；氧化酶阳性，多数菌株需要2%～3%的氯化钠促进其生长；在血平板可出现溶血或不溶血菌落，在选择性培养基TCBS上形成蔗糖发酵或不发酵的菌落。弧菌属细菌种类繁多，但其中只有12种与人类感染有关，其中以霍乱弧菌和副溶血性弧菌最为重要，霍乱弧菌O1群和O139群是烈性传染病霍乱的病原菌，其他血清群可引起腹泻和肠道外感染，副溶血性弧菌主要引起胃肠炎。

二、案例分析

▶ 案例

【病历摘要】

1. 病史　患者，男，30岁。主因"因发现乙肝标志物阳性6年，腹胀、食欲缺乏8d"入院。6年前患者体检时发现乙肝标志物阳性，无特殊不适，未给予正规治疗。近1个月来食欲缺乏、口苦，尿液色黄，尿量减少。8d前出现腹胀、食欲缺乏、恶心和干呕，为诊治而来我院。

2. 体格检查　T 38.5℃，P 68次/分，R 20次/分，BP 115/72mmHg。发育正常，营养中等，慢性病容，面色晦暗，神志清晰；全身皮肤及巩膜轻度黄染，余无异常。

3. 实验室检查　实验室检查结果见表5-6。血培养见非O1群霍乱弧菌。

表5-6　实验室检查结果

项目	结果	参考区间	单位	项目	结果	参考区间	单位
RBC	2.96	4.3～5.8	10^{12}/L	CRP	96.7	0.068～8.2	mg/L
WBC	3.24	3.5～9.5	10^9/L	ALT	119	9～50	U/L
PLT	45	100～300	10^9/L	AST	304	15～40	U/L
GLU	5.23	3.9～6.1	mmol/L	ALB	29.5	40～55	g/L
MYO	29	25～58	μg/L	PA	127	200～400	mg/L
NT-proBNP	65	<125	ng/L				

【案例解析】　该案例中，患者在住院2d后突然出现寒战、发热，体温高达40.2℃。临床医师立即采集血培养送检，同时进行对症治疗。血培养7h后提示阳性，血涂片为革兰氏阴性杆菌，立即通知临床，后经分离培养生化和血清学鉴定为非O1群霍乱弧菌；药敏试验结果显示该菌对大多数药物均敏感。临床医师先后采用亚胺培南西司他丁（泰能）、哌拉西林治疗1周后患者病情好转出院。该患者在住院期间由非O1群霍乱弧菌引起血流感染，病情发展比较突然，可能是因为患者基础疾病免疫力低下所致。临床医师标本采集比较及时，检验科微生物室在第2天就向临床报告了感染菌类型，使临床上能够早期进行针对性治疗，防止了血流感染的进一步恶性发展。

问题1：霍乱弧菌的标本采集和检验程序是什么？

答：（1）标本采集：在发病早期，使用抗生素前采集标本；根据患者症状和感染部位采集样本。腹泻时取患者水样粪便、呕吐物或肛拭子，采集的标本最好立即接种于碱性蛋白胨水增菌培养；不能及时接种，发热标本应置于运送培养基，置于室温由专人运送。

（2）检验程序

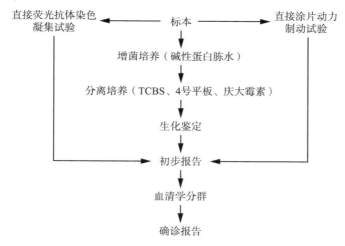

問題2：霍乱弧菌的微生物学检验方法有哪些？

答：（1）标本直接检查：涂片染色镜检，涂片干燥后革兰染色，油镜下观察有无"鱼群样排列"的革兰氏阴性弧菌，镜下形态多样，可呈弧形、逗点状和杆状（图5-53）。动力和制动试验，直接取患者水样粪便，采用压滴法制备标本，在暗视野显微镜下观察是否有呈穿梭样运动迅速的细菌。在悬液中加入适量霍乱弧菌多价血清，可发现快速运动的细菌停止运动并逐渐发生凝集，则为制动试验阳性。通过上述试验则推断可能有霍乱弧菌存在，再进行下一步检测，明确诊断。

（2）分离培养与鉴定：将标本接种于碱性蛋白胨水中培养6～8h后，转种于TCBS培养基、4号琼脂平板和庆大霉素平板。36℃培养16～18h后观察菌落，在TCBS上形成黄色圆形、边缘整齐、凸起中等大小的菌落（图5-54）；在4号平板或庆大霉素平板上形成灰褐色中心的菌落。经全面鉴定或质谱鉴定到种后，再用血清凝集试验进行血清型分群。

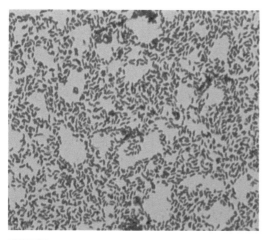

图5-53　霍乱弧菌镜下形态（革兰染色×1000）

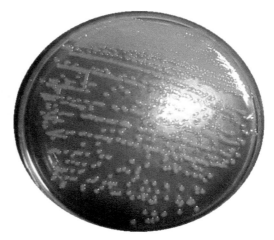

图5-54　霍乱弧菌菌落（TCBS平板）

（高　松）

第6章

临床分子生物学检验典型案例分析

临床分子生物学（clinical molecular biology）检验是指利用分子生物学技术从基因、转录、蛋白和（或）代谢等方面实现对疾病早期预测、临床诊断、精准治疗、预后评估、疾病预防和管理的现代化诊断技术，是临床医学检验实验室常用的诊断技术。广义上讲，临床分子生物学检验的靶标包括核酸、蛋白质和代谢物；狭义的讲，当前临床分子生物学检验的靶标主要是核酸。过去的十几年，临床分子生物学检验技术快速发展，极大提高了临床诊疗能力和精准化水平。目前，临床分子生物学检验主要用于快速定性或定量分析感染性疾病病原体、遗传性疾病基因位点、药物耐药及代谢基因位点和肿瘤性疾病驱动基因等。

第一节　呼吸道病毒分子生物学检验

一、基本理论

1. 常见呼吸道病毒　呼吸系统感染性疾病是人类常见的疾病，其中90%的感染与病毒有关，常见的病毒包括人鼻病毒、博卡病毒、流感病毒、副流感病毒、呼吸道合胞病毒、偏肺病毒，以及冠状病毒等。

（1）人鼻病毒（human rhinovirus，HRV）为单股正链RNA病毒，属于小RNA病毒科肠道病毒属，是引起人类病毒性呼吸道感染最常见的病原体，基因组大小约7.5 kb。HRV的宿主细胞为鼻、喉、口腔以及下呼吸道的上皮细胞。人体感染HRV后表现为普通感冒，临床症状为喷嚏、流涕、咽喉肿痛等，可伴有头痛、全身无力、寒战及低热。HRV主要感染儿童和老年人，4岁以下婴幼儿多见。

（2）人博卡病毒（human bocavirus，HBoV）为单链线性DNA病毒，属于细小病毒科细小病毒亚科的一个属，基因组大小为5.2～5.3 kb。HBoV主要感染呼吸系统，引起肺炎、支气管炎和支气管肺炎等疾病。HBoV感染所致的症状与普通感冒相似，临床表现为咳嗽、发热、喘息等，累及消化系统时，可致呕吐和腹泻等。6个月至3岁的婴幼儿是主要易感人群，秋冬季为高发季节。

（3）呼吸道合胞病毒（respiratory syncytial virus，RSV）为单股负链RNA病毒，属于副黏病毒科肺炎病毒属，基因组大小约15 kb。RSV是婴幼儿下呼吸道感染常见的病原体之一，5岁以下儿童是主要易感人群，冬春季为高发季节。

（4）流感病毒（influenza virus）为单股负链RNA病毒，属于正黏病毒科病毒，基因组大小约为13.6 kb（甲型流感病毒）。因病毒内部核蛋白（nuclear protein，NP）和基质蛋白（matrix protein，MP）的抗原性不同，分为甲型（A）、乙型（B）、丙型（C）、丁型（D）4种。流感病毒感染者以持续高热、头痛、全身肌肉关节酸痛、疲乏等为特征，可并发肺炎、脑膜炎、心肌炎等，严重者危及生命。

（5）腺病毒（adenovirus，AdV）为无包膜的双链DNA病毒，基因组约为36 kb。AdV经呼吸道和消化道传播，可致多种器官感染，对小儿和免疫缺陷者危害尤为严重。人感染AdV后可导致急性AdV性肺炎、急性胃肠炎、眼角膜炎、乳糜泻和急性间质性肾炎等疾病。

（6）冠状病毒（coronavirus，CoV）为单股正链RNA病毒，基因组大小为27～32 kb。CoV主要引起人呼吸系统感染性疾病，以普通感冒最为常见，而中东呼吸综合征冠状病毒（middle east respiratory syndrome coronavirus，MERS-CoV）、严重急性呼吸综合征冠状病毒（severe acute respiratory syndrome coronavirus，SARS-CoV）和严重急性呼吸综合征冠状2型病毒（severe acute respiratory syndrome coronavirus 2，SARS-CoV-2）可导致严重肺部损伤甚至肺衰竭。人感染了冠状病毒后常见体征有呼吸道症状、发热、咳嗽、气促、呼吸困难和乏力等，严重者可出现严重急性呼吸综合征、肾衰竭，甚至死亡。2019年，SARS-CoV-2在全球迅速传播，给人类社会带来了巨大影响。

2.病毒流行特点　不同病毒季节性流行特点差异不明显，不同病毒感染症状和体征较为相似，多重病毒感染、病毒与细菌混合感染也较为常见，因此，仅依靠流行病学特征、临床症状和体征，以及常规检测手段很难准确判断病毒感染类型，需要借助病毒特异性的实验室检测才能明确。

3.病毒检测方法　主要有组织培养病毒分离、血清学检测和分子生物学检测等。组织培养病毒分离是检测病毒的传统方法，也是检测病毒感染的金标准，但病毒细胞培养条件严苛，阳性率较低，且耗时耗力，因此，临床常规开展受到一定限制。病毒血清学试验有补体结合试验、血凝抑制试验、间接免疫荧光试验，以及酶联免疫试验等。血清学试验主要问题在于对病毒特异的交叉反应抗原要求高和血清学检测"窗口期"相对较长。分子诊断技术有效克服了传统检测技术的不足，极大地提高了对病毒性病原的检测能力。荧光定量PCR是临床常用的病毒分子检测技术，其基本原理是将标记有荧光素的Taq Man探针与模板DNA和目的片段特异的引物混合，历经高温变性、低温复性、适温延伸的热循环过程，扩增过程中Taq Man探针荧光素被释放，通过实时检测荧光信号即可判别结果。随着技术的不断改进，可同时检测多种呼吸道病原的多重RT-PCR技术已成为一种广谱的呼吸道感染的分子生物学诊断技术。此外，下一代测序技术极大地提高了对新发未知病原的检测分析能力。

二、案例分析

▶ 案例1

【病历摘要】

1.病史　患儿，女，1岁3个月。主因"咳喘3d，加重伴发热、呼吸困难1d"入院。患儿有明确受凉史，继之出现咳嗽，伴喘息，于外院治疗2d病情加重，咳喘明显，并出现发热、呼吸困难、面色青灰、神情萎靡、食欲缺乏等表现。平素有发绀病史，有反复咳喘病史，无呛奶史，否认异物吸入史；否认"结核病"接触史；无"哮喘"家族史。

2.体格检查　T 38.5℃，P 182次/分，R 60次/分，BP 78/44mmHg，指氧饱和度84%。神志清楚，精神萎靡，急性危重面容，面色青灰，皮肤弹性可，前囟平软，张力不高；双瞳孔正大等圆，直径约3.0mm，对光反射灵敏；口唇及口周发绀，可见鼻翼扇动及三凹征，咽充血，未见脓点，口腔黏膜光滑，未见疱疹、溃疡；颈软，双肺呼吸音粗，对称，可闻及中、细湿啰音及哮鸣音；其他系统检查未见异常。

3.影像学检查　胸部CT显示双肺肺炎；头颅CT未见异常。

4.实验室检查

（1）血常规：白细胞11.5×10⁹/L，淋巴细胞4.4×10⁹/L，异型淋巴细胞3%，血红蛋白104g/L，血细胞比容0.322，红细胞平均体积75.8fL，红细胞平均血红蛋白含量24.5pg，血小板356×10⁹/L。降钙素原（PCT）检测为0.1ng/ml。

（2）微生物检测：血培养5d无细菌生长，痰培养阴性。

（3）呼吸道7项病毒抗原（呼吸道合胞病毒、腺病毒、副流感病毒Ⅰ、Ⅱ、Ⅲ型及甲型流感病毒、乙型流感病毒）检测阴性，抗结核抗体阴性，抗肺炎支原体抗体阴性。

（4）博卡病毒核酸检测阳性。

【案例解析】

问题1：该案例的诊断及诊断思路是什么？

答：（1）患儿在社区发病，有受凉史，有咳嗽、喘息、发热、呼吸困难等呼吸道症状，可闻及中、细湿啰音及哮鸣音，结合影像学和血常规检查初步诊断为社区获得性肺炎。

（2）患者血、痰培养阴性，降钙素原轻度升高，抗结核抗体、抗肺炎支原体抗体均阴性，暂时排除细菌和支原体感染。

（3）患者呼吸道合胞病毒、副流感病毒Ⅰ、Ⅱ、Ⅲ型及腺病毒、甲型流感病毒、乙型流感病毒抗原阴性，博卡病毒核酸阳性，因此，考虑为博卡病毒感染社区获得性肺炎。

问题2：疾病诊断注意事项及当前治疗预防策略是什么？

答：（1）该案例利用PCR技术定性分析病毒特异性核酸快速鉴定病原。需要注意的是鼻咽部检出的病毒并非一定来自肺部，因此，严格意义上讲，对于肺部感染性病原的确诊需要使用下呼吸道样本或肺活检做培养分离病毒；由于PCR技术可以检测已经失去活性的病毒，因此，仍需借用血清学检测方法以明确感染阶段。

（2）HBoV感染的治疗以抗病毒、对症支持治疗为主，可在发病早期口服磷酸奥司他韦、静脉滴注阿糖腺苷和喜炎平等，雾化吸入布地奈德或口服复方福尔咳定等可改善患者呼吸道症状。接种HBoV疫苗是预防HBoV感染最有效的方法，病毒样颗粒疫苗结构与野生型病毒极其相似，且无复制能力，安全性高，是目前HBoV疫苗研究的主要方向。

▶ 案例2

【病历摘要】

1.病史　患儿，男，7个月15d。主因"咳嗽、喘息10⁺d"入院。患儿10⁺d前受凉，以咳嗽、喘息、发热为主要表现，进行性呼吸困难；病程中最高体温38.5℃，伴呕吐1～2次，非喷射性，为胃内容物，无胆汁及咖啡色样物质，无腹泻、腹胀。既往体健，否认咳喘病病史，否认异物吸入史，否认"手足口病、结核病、伤寒"病史，否认与家禽及其粪便接触史。

2.体格检查　T 37.5℃，P 134次/分，R 38次/分，体重9kg。神志清楚，精神稍萎靡，面色红润，全身皮肤未见黄染、出血点及花斑；前囟平软，大小约0.5 cm×0.5 cm，颈部浅表淋巴结未扪及肿大，未见鼻翼扇动及三凹征，口唇及口周无发绀，咽部充血，未见脓点；颈软，双肺呼吸音粗，可闻及中、粗、细湿啰音及少许哮鸣音；其他系统检查未见异常。

3.影像学检查　胸部CT提示双肺支气管肺炎。

4.心电图　正常心电图。

5.实验室检查

（1）血常规：白细胞$11.8×10^9$/L，中性粒细胞百分比42.2%，淋巴细胞百分比48.2%，单核细胞百分比8.2%，红细胞$4.38×10^{12}$/L，血红蛋白116g/L，血小板$587×10^9$/L，超敏CRP11.63mg/L。

（2）微生物检验：痰培养检测出流感嗜血杆菌。

（3）血糖、肝、肾功能、血清离子、心肌酶谱未见异常，抗HIV抗体（-），粪便常规及尿常规均未见异常。

（4）呼吸道7项病毒抗原（呼吸道合胞病毒、副流感病毒Ⅰ、Ⅱ、Ⅲ型及腺病毒、甲型流感病毒、乙型流感病毒）检测阴性，抗结核抗体阴性，抗肺炎支原体抗体阴性。

（5）EB核酸检测阴性，EV通用型核酸检测弱阳性，鼻病毒核酸检测阳性。

【案例解析】

问题1：该案例可能的诊断是什么？

答：（1）患儿在社区发病，以咳嗽、喘息、发热为主要表现，伴呕吐，呼吸50次/分，双肺呼吸音粗，可闻及中、细湿啰音，胸部CT提示双肺支气管肺炎，考虑社区获得性肺炎。

（2）患儿痰培养见流感嗜血杆菌，有细菌感染的证据。

（3）单核细胞百分比为8.2%，EB核酸阴性，暂排除EB病毒感染。

（4）抗结核抗体IgG、抗肺炎支原体抗体阴性，暂不考虑结核病、肺炎支原体感染，进一步确认可行病原核酸检测。

（5）EV通用型核酸检测弱阳性，但患儿口腔、手足及肛周未见疱疹，故暂不考虑手足口病。

（6）呼吸道合胞病毒、腺病毒、副流感病毒Ⅰ、Ⅱ、Ⅲ型及甲型流感病毒、乙型流感病毒抗原检测均阴性，HRV核酸检测阳性，结合患儿病史、体格检查等综合考虑患儿为EV和HRV合并流感嗜血杆菌感染引起的社区获得性肺炎。

问题2：临床诊疗的注意事项是什么？

答：肺炎常见的病原体主要包括细菌、病毒、支原体和真菌，因此，对于疑似肺炎患者，宜采集适宜的标本以明确是否存在常见病毒（如鼻病毒、呼吸道合胞病毒、腺病毒、副流感病毒Ⅰ、Ⅱ、Ⅲ型及甲型流感病毒、乙型流感病毒、EB病毒）、常见细菌（如肺炎链球菌、金黄色葡萄球菌、流感嗜血杆菌、结核分枝杆菌、肺炎支原体），以及真菌等感染。

该患者EV通用型RNA检测结果弱阳性，由于EV（如EV11型等）可导致肺部感染，因此，该案例不能排除EV引起的肺炎。此外，该患儿HRV核酸检测也为阳性，因此，HRV感染也应考虑。该患儿痰培养检测出流感嗜血杆菌，因此，流感嗜血杆菌感染也应考虑。忽略临床所用的上呼吸道标本和痰液标本的局限性问题，该案例应考虑由EV、HRV和流感嗜血杆菌引起的混合感染。由于混合感染会加重损害宿主的防御机制，同时检出多种病原常提示重症感染，患者疾病进展或变化往往较快，临床应高度重视。

▶ 案例3

【病历摘要】

1. 病史　患儿，男，1个月26天。主因"咳嗽5d，加重伴喘息4d"入院。患儿5d前因受凉后出现咳嗽，初为单声咳嗽，渐加重为阵发性连续咳嗽，有痰不易咳出，无刺激性咳嗽。4d前咳嗽加重，为阵发性串咳，伴喘息、气促，无发绀、喘憋及呼吸困难，面色稍青灰；无寒战、抽搐及意识障碍，无烦躁不安及大汗淋漓，院外口服药物（具体不详）治疗后无明显好转，现为进一步诊治住院治疗。

2. 体格检查　T 36.7℃，R 56次/分，P 160次/分。神志清楚，精神萎靡，反应尚可；面色稍青灰，头颅无畸形，巩膜无黄染；呼吸急促，见轻微鼻翼扇动及三凹征；口唇稍发绀，唇红，咽充血，未见脓点及疱疹；颈软，双肺呼吸音粗，可闻及中、细湿啰音及哮鸣音；心率160次/分，律齐，心音有力，心前区及心底部未闻及杂音；腹软，未扪及肿块，肝、脾肋下未扪及；手足未见疱疹，无破溃及流脓，肛周及足部未见皮疹，双侧巴氏征、克尼格征（简称克氏征）、布鲁辛斯基征（简称布氏征）、奥本海姆征、戈登征未引出。

3. 实验室检查　血常规检测见表6-1，生化检测见表6-2；呼吸道合胞病毒核酸检测阳性，痰培养为白念珠菌。

表6-1　血常规检查结果

检验项目	结果	参考区间	单位
白细胞计数（WBC）	8.8	4.0～10.0	10^9/L
中性粒细胞百分比（NEUT%）	14.0	50.0～70.0	%
淋巴细胞百分比（LYMPH%）	74.7	20.0～40.0	%
血小板计数（PLT）	334	100～300	10^9/L

表6-2　生化检查结果

检验项目	结果	参考区间	单位
谷草转氨酶（AST）	37.7	10～40	U/L
谷丙转氨酶（ALT）	21.4	10～40	U/L
肌酸激酶（CK）	91.4	38～174	U/L
肌酸激酶-MB同工酶（CK-MB）	20.8	0～25	U/L
乳酸脱氢酶（LDH）	323.1	104～245	U/L
α-羟丁酸脱氢酶（HBDH）	206.1	90～180	U/L

4.影像学检查 胸部CT提示双肺肺炎。

【案例解析】

问题1: 该案例可能的诊断是什么？哪些实验室检查及症状支持该诊断？

答：该案例的诊断是社区获得性肺炎，诊断依据如下。

（1）患儿，1个多月，在社区发病，并且是流行季节发病。

（2）临床以咳嗽、喘息起病，病程中出现咳痰，可闻及双肺中、细湿啰音，为肺炎临床表现。

（3）结合影像学检查，可确诊为社区获得性肺炎。

（4）病原学检测提示RSV感染，考虑为RSV感染性社区获得性肺炎。

问题2: 怎样解读本案例实验检查结果？

答：RSV是社区获得性肺炎常见的病毒性病原之一，部分地区具有较高的流行率，检出率可达20%～40%。相比较而言，RSV病毒感染更易引起喘息、气促和呼吸困难。在本案例中我们可以看到，患者有典型肺炎临床表现，且影像学检查提示双肺肺炎，故诊断明确。患者痰培养见白念珠菌，提示病毒感染过程中，条件致病菌优势生长，可能为致病菌之一。

▶ 案例4

【病历摘要】

1.病史 患儿，女，10个月。主因"咳嗽、发热2d"入院。患儿2d前因受凉后出现咳嗽，初为单声咳嗽，渐加重为阵发性连续咳嗽，喉间有痰不易咳出，伴发热，呈不规则热，最高体温达39℃，无寒战、抽搐及意识障碍，现为进一步诊治住院治疗。

2.体格检查 T 37.6℃，R 44次/分，P 142次/分。神志清楚，面色红润；咽充血，未见脓点及疱疹，颈软；呼吸平稳，双肺呼吸音粗，可闻及中、细湿啰音；心率142次/分，律齐，心音有力，心前区及心底部未闻及杂音；腹软，未扪及肿块，肝、脾肋下未扪及，手足未见疱疹，无破溃及流脓；肛周及足部未见皮疹，双侧巴氏征、克氏征、布氏征、奥本海姆征、戈登征未引出。

3.实验室检查 血常规检测见表6-3，生化检测见表6-4；甲型流感病毒检测阳性，痰培养为流感嗜血杆菌。

表6-3 血常规检查结果

检验项目	结果	参考区间	单位
WBC	24.2	4.0～10.0	10^9/L
NEUT	16.8	50.0～70.0	%
LYMPH	76.4	20.0～40.0	%
PLT	319	100～300	10^9/L

表6-4 生化检查结果

检验项目	结果	参考区间	单位
AST	123.6	10 ～ 40	U/L
ALT	101.7	10 ～ 40	U/L
CK	176.4	38 ～ 174	U/L
CKMB	26.4	0 ～ 25	U/L
LDH	409.7	104 ～ 245	U/L
HBDH	247	90 ～ 180	U/L

4.影像学检查 胸部CT提示双肺肺炎。

【案例解析】

问题1: 该案例可能的诊断是什么？哪些实验室检查及症状支持该诊断？

答：该案例的诊断是社区获得性肺炎，诊断依据如下。

（1）患儿，10个月，在社区发病，并且是流行季节发病。

（2）临床以咳嗽、发热起病，病程中出现咳痰，体格检查闻及双肺中、细湿啰音，为肺炎临床表现。结合流行病学史及临床表现可临床诊断为肺炎。

（3）影像学提示双肺肺炎，该患儿为社区发病，故诊断为社区获得性肺炎。

（4）病原学结果显示甲型流感病毒阳性、流感嗜血杆菌阳性，可诊断甲型流感病毒合并流感嗜血杆菌性社区获得性肺炎。

问题2: 肺炎是如何分型的？该案例应如何分型？

答：（1）根据发病场所不同，可分为社区获得性肺炎和医院获得性肺炎；依据病原体种类，肺炎可以分为细菌性肺炎、病毒性肺炎及其他肺炎（真菌性肺炎、支原体肺炎、衣原体肺炎）。

（2）该案例为社区发病，故可诊断为社区获得性肺炎。该患儿甲型流感病毒阳性，痰培养见流感嗜血杆菌，结合病原学，该患儿可诊断为病毒性肺炎合并细菌性肺炎。

问题3: 怎样解读本案例实验检查结果？

答：呼吸道病毒检测主要用于感染性肺炎的病因诊断。其他实验室检查有助于明确是否存在其他感染因素，以及是否存在并发症，如痰培养可提示有无细菌感染；CK、CK-MB等异常可提示心肌损害；AST、ALT等异常可提示肝功能损害等。

在本案例中我们可以看到，患儿有典型肺炎临床表现，且影像学检查提示双肺肺炎，故诊断明确；患儿痰培养流感嗜血杆菌阳性，提示患儿可能合并细菌感染；AST、ALT增高提示存在肝功能损害。

问题4: 应使用何种治疗方法？

答：甲型流感比普通感冒症状要重，高热、头痛、全身乏力等症状明显，一旦确诊，要及时进行抗病毒治疗。奥司他韦对治疗甲型流感病毒的效果较好。除了抗病毒治疗以外，如果患者高热，应服用解热镇痛药或予以物理降温的方法使患者体温恢复；如果合并细菌感染，可根据药敏试验结果合理使用抗生素；如有肝功能损害，可予以保肝治疗。

▶ **案例5**

【病历摘要】

1.病史　患者，男，49岁。主因"发热5d，加重3d"入院。患者5d前（2月6日）无诱因出现发热，体温37.7℃，无高热、畏寒、寒战，无头晕、头痛，无咳嗽、咳痰及乏力等不适；3d前（2月8日）患者发热明显，最高体温39℃，伴全身乏力，到医院就诊，给予口服抗病毒合剂无好转，咽拭子新型冠状病毒核酸检测阴性，后居家隔离，自行服用解热药物（具体不详），发热稍好转，仍持续。2月11日再次入院就诊，并进行核酸检测。

2.流行病学史　该患者为中年男性，自2020年1月21日至发病时与久居武汉返乡的弟弟一家三口生活在一起。

3.体格检查　T 38.3℃，R 22次/分，BP 117/78 mmHg，指脉氧饱和度96%。神志清楚，急性病容，全身皮肤、巩膜无黄染；咽充血，双侧扁桃体无肿大；双下肺闻及少许细湿啰音；心率97次/分，心律齐，未闻及病理性杂音；腹部软，无压痛、反跳痛。

4.实验室检查（2月11日）　血常规检查见表6-5，生化检查见表6-6；新型冠状病毒（SARS-COV-2）核酸检测阳性（＋）。

表6-5　血常规检查结果

检验项目	结果	参考区间	单位
WBC	2.82	4.0 ～ 10.0	$10^9/L$
NEUT	60.2	50.0 ～ 70.0	%
LYMPH	32.3	20.0 ～ 40.0	%
PLT	169	100 ～ 300	$10^9/L$

表6-6　生化检查结果

检验项目	结果	参考区间	单位
AST	38.9	10 ～ 40	U/L
ALT	34	10 ～ 40	U/L
CK	30.9	38 ～ 174	U/L
CK-MB	28.0	0 ～ 25	U/L
LDH	312.2	104 ～ 245	U/L
HBDH	184.9	90 ～ 180	U/L

5.影像学检查　胸部CT提示右肺下叶背段磨玻璃影，余肺未见明显异常；纵隔无偏移，内未见异常肿块及肿大淋巴结，无胸腔积液及胸膜增厚。

【案例解析】

问题1：该案例应为何种诊断？哪些实验室检查及症状支持该诊断？

答：该案例诊断为新型冠状病毒肺炎（普通型）。按照《新型冠状病毒肺炎诊疗方案（试行第七版）》诊断标准可确诊。诊断要点包括以下内容。

（1）流行病学史，患者发病前与武汉市及周边地区人员（其弟弟）有密切接触史，有家族聚集性发病。

（2）患者存在发热等症状，肺部影像学提示右肺下叶背段磨玻璃影，以胸膜下及肺外带为主。

（3）咽拭子核酸检测阳性。

问题2：新型冠状病毒肺炎是如何分型的？

答：根据国卫办医函（2020）184号《新型冠状病毒肺炎诊疗方案（试行第七版）》分型，可分为4型。

（1）轻型：临床症状轻微，影像学未见肺炎表现。

（2）普通型：具有发热、呼吸道等症状，影像学可见肺炎表现。

（3）重型：成人符合下列任何一条。①呼吸窘迫，呼吸频率≥30次/分；②静息状态下，指氧饱和度≤93%；③动脉血氧分压/吸氧浓度≤300 mmHg。

（4）危重型：符合以下情况之一者。①出现呼吸衰竭，且需要机械通气；②出现休克；③合并其他器官功能衰竭需ICU监护治疗。

问题3：核酸检测操作原则及注意事项。

答：新型冠状病毒（SARS-CoV-2）传染性极强，已知可通过呼吸道和接触传播，不排除通过气溶胶传播的可能性，因此，临床实验操作应在生物安全等级二级实验室中进行，操作人员应进行个人三级防护。个人三级防护装备应包括帽子、N95医用口罩、连体防护服（高密度聚乙烯材料）、鞋套、护目镜或面屏、双层手套。

标本采集频次的建议：因采集操作方便，咽拭子是临床最常用的标本，但研究显示，咽拭子标本灵敏度不高，仅为20%～50%。因此，为提高检测灵敏度，建议临床使用其他标本联合检测，如唾液、鼻咽拭子、痰液、支气管肺泡灌洗液、全血、血清、肛拭子、粪便等，也建议连续多次采集标本检测。

标本采集操作的建议：分别用2根聚丙烯纤维头的塑料杆咽拭子擦拭双侧扁桃体及咽后壁，并放入同一管病毒保存液中。

样本处理：为了确保生物安全，采集的样本可先置于56℃ 30min进行病毒灭活，再行核酸提取和PCR扩增分析。

对于SARS-CoV-2的检测，目前市售核酸检测试剂盒靶基因主要为ORF1ab、N基因和E基因，使用一步法同时检测2个或3个靶基因；另外，为了监测标本采集和核酸提取效率，一些商业试剂盒还引入了内参基因。

当使用核酸检测有困难时，还可以考虑血清学IgM/IgG检测，以及利用支气管肺泡灌洗液行宏基因组测序进行分析。此外，临床诊疗过程中还应注意SARS-CoV-2与其他病毒，以及肺炎支原体和衣原体等合并感染情况。

（吴凯峰）

第二节　乙型肝炎病毒分子生物学检验

一、基本理论

乙型肝炎病毒（hepatitis B virus，HBV），简称乙肝病毒，为双链DNA病毒，是引起病毒性肝炎的主要病原体之一。有5%～10%的人感染HBV后会转化为持续感染或慢性肝炎。慢性乙肝病毒感染会导致严重的肝脏疾病，部分人群可发展成肝硬化或原发性肝癌（HCC）。在我国，77%的肝硬化和84%的肝癌患者与HBV感染有关。我国慢性乙型肝炎患者有2000万～3000万。

HBV不直接杀伤肝细胞，HBV感染的自然史和乙型肝炎的病程主要取决于病毒和宿主的相互作用，病毒引起的免疫应答是导致肝细胞炎症和损伤的重要原因，持续的炎症损伤能够导致乙型肝炎进展为肝硬化或原发性肝癌。病毒的活跃程度和复制水平是影响病程的重要因素。HBV血清学检查是经典的乙型肝炎诊断方法，HBV-DNA检测主要用于评估HBV感染者病毒复制水平，是抗病毒治疗适应证选择及疗效判断的重要指标，定量检测HBV-DNA可判断病毒复制水平和传染性强弱，指导临床用药及疗效观察。

HBV-DNA定量检测多采用实时荧光定量PCR的方法，该方法具有简便快速、高精确度、高敏感性等优点。不同生产厂家的HBV试剂检测限不同。临床常用的HBV检测项目还包括HBV基因分型和HBV耐药基因检测等。通过HBV耐药基因检测能直接判断HBV是否对拉米夫定、恩替卡韦等药物产生常见耐药性基因突变，指导临床用药。

二、案例分析

▶ **案例1**

【病历摘要】

1.病史 患者，男，53岁，汉族，已婚。主诉"乙型肝炎病史8年，原发性肝癌2个月，便血3d"。该患者8年前诊断乙型肝炎病毒感染，"大三阳［HBsAg（＋），HBeAg（＋），HBcAb（＋）］"，肝功能正常。于6年前在当地医院诊断为乙型肝炎，AST 170 U/L，ALT 89 U/L，HBsAg（＋）、HBsAb（－）、HBeAg（＋）、HBeAb（－）、HBcAb（＋），HBV-DNA 3.8×10^6IU/L，开始应用干扰素-α抗病毒治疗。半年后HBV-DNA＜5.0×10^2IU/L，肝功能正常，此后持续服用抗病毒药物至此次入院。1年后复查HBV-DNA＜5.0×10^2IU/L，此后未就诊。2个月前无明显诱因出现发热、乏力、右腹胀痛，诊断为原发性肝癌，此次因便血入院。

2.体格检查 神志清楚，肝病面容，巩膜黄染；无肝掌，蜘蛛痣，无皮疹、出血点；右腹上部可见异常隆起，触诊肝下界位于剑突下8 cm，右肋弓下6 cm，质地中等，边缘钝，轻度触痛。

3.实验室检查 尿常规：尿胆原阳性，尿胆红素阳性；粪常规：粪胆原阳性；ALT 741 U/L，AST 365 U/L，HBV-DNA 4.19 ×10^3kU/L；HBsAg（－），HBsAb（＋），HBeAg（＋），HBeAb（－），HBcAb（＋）。

【案例解析】

问题1: 该患者HBV-DNA 4.19×10^3 IU/L且HBsAg（－），对于此类患者如何进行诊断、依据是什么？

答：（1）该患者虽然HBsAg（－），但血清中HBV-DNA为阳性，有长期慢性乙型肝炎病史，应诊断为病毒性肝炎导致的原发性肝癌。该患者HBsAg阴性原因可能是长期应用抗病毒药抑制了病毒的复制，使HBsAg的表达保持在一个较低的水平，不易被现有检测方法检出，根据其血清学特点判断为隐匿性HBV感染。

（2）隐匿性HBV感染（occult HBV infection，OBI）主要表现为血清HBsAg阴性但HBV-DNA阳性，即肝组织中存在具有复制能力的cccDNA，但这种复制能力被强烈地抑制。在OBI患者中，80%存在HBsAb（＋）、HBeAg（＋）、HBcAb（＋），称为血清阳性OBI；但还有1%～20%所有血清学指标均为阴性，故称血清阴性OBI。其机制尚未明确，一种可能是HBV感染通过治疗后HBV的复制水平很低，HBsAg消失或检测不到；另一种是HBV的S区基因变异，导致HBsAg不能被商品化试剂盒检测到，其HBV-DNA水平通常较高。所以OBI患者存在血液安全风险，易造成母婴阻断失败，易因误诊导致感染者严重的肝损伤。

（3）临床上应重视并利用HBV-DNA核酸检测辅助慢性乙型肝炎的诊疗，尤其是高敏HBV-DNA检测技术能够有效地检出HBV低水平复制，可以有效地甄别隐匿性HBV感染的患者，抑制感染者进一步的肝损伤。对于进行母婴阻断的患儿，除进行血清标志物的检测，还应随访HBV-DNA水平至12月龄。另外，对于供血者和肝移植供体等的HBV-DNA检测也是十分必要的。

问题2：在临床上出现HBV-DNA检测与血清学检测不符合的情况应如何处理？

答：乙型肝炎的血清学检测通常指乙肝五项，是乙型肝炎诊断的经典方法；HBV-DNA检测通常用于判断病毒复制状态和临床用药的疗效观测。HBV-DNA检测的特点在于该检测是直接针对乙肝病毒在人体内复制过程的中间产物，也就是HBV-DNA进行检测，它是病毒复制的最直接证据，在血清学指标不典型或是与临床表现不符时，可弥补血清学检测的缺陷。同时，核酸检测具有良好的敏感性、准确性和即时性，是判断病毒复制状态的"金标准"。如乙型肝炎患者在治疗过程中，会定期进行HBV-DNA检测和乙肝五项检测，同一患者会出现HBV-DNA ＜ 30 IU/L和乙肝五项"大三阳"的情况，表面上这是完全矛盾的两个结果，其实出现这种情况的原因就是患者进行抗病毒治疗（尤其是核苷类药物）可以迅速地抑制HBV复制，使血液中HBV-DNA水平下降；HBsAg和HBeAg可能受到影响，但其水平的下降甚至消失需要更长的时间。诸如此类情况，需要了解检测原理与方法和相应的临床意义，才能准确地做出判断。

问题3：如何利用HBV-DNA检测判断是否需要抗病毒治疗？

答：对于慢性乙型肝炎患者，若HBV-DNA阳性且ALT持续异常，建议抗病毒治疗；如存在肝硬化，只要检测到HBV-DNA阳性，均可进行积极地抗病毒治疗；对于失代偿期肝硬化患者，若HBV-DNA低于检测下限而HBsAg阳性，仍需进行抗病毒治疗。

▶ **案例2**

【病历摘要】

1.患者甲，男，42岁。慢性乙型肝炎患者，2015年1月起服用恩替卡韦抗病毒治疗。随诊观察HBV-DNA变化情况：2015年1月6日，HBV-DNA 1.15×10^8 IU/L；2015年6月17日，HBV-DNA 2.66×10^4 IU/L；2015年7月8日，HBV-DNA 3.11×10^2 IU/L；2015年9月2日 HBV-DNA 2.64×10^2 IU/L；2015年11月27日，HBV-DNA ＜ 30 IU/L。

2.患者乙，男，27岁。慢性乙型肝炎患者，2015年1月起服用恩替卡韦抗病毒治疗。随诊观察HBV-DNA变化情况：2015年1月6日，HBV-DNA ＞ 5.00×10^8 IU/L；2015年3

月11日，HBV-DNA 9.81×10² IU/L；2015年4月7日，HBV-DNA ＜30 IU/L；2015年9月15日，HBV-DNA ＜30 IU/L；2016年2月16日，HBV-DNA ＜30 IU/L。

3.患者丙，男，28岁。慢性乙型肝炎患者，2015年1月起服用恩替卡韦抗病毒治疗。随诊观察HBV-DNA变化情况：2015年1月7日，HBV-DNA 1.51×10⁷ IU/L；2015年4月21日，HBV-DNA 5.32×10⁷ IU/L；2015年6月17日，HBV-DNA 3.73×10⁶ IU/L；2015年9月1日，HBV-DNA 2.21×10⁷ IU/L；2015年10月23日，HBV-DNA 2.59×10⁶ IU/L。

【案例解析】

问题1: 如何判断3例患者的抗病毒疗效？

答：根据3例患者在1年的抗病毒治疗期间持续观察到的血清HBV-DNA变化，绘制出变化曲线图（图6-1）。如图所示，可明显观察到患者甲HBV-DNA由最初的HBV-DNA 1.15×10⁸ IU/L持续降低，到第11个月时HBV-DNA ＜30 IU/L，由此推断该名患者恩替卡韦抗病毒治疗有效；患者乙HBV-DNA由最初的HBV-DNA ＞5.00×10⁸ IU/L持续降低，到第4个月时HBV-DNA ＜30 IU/L，此后一直保持该水平，由此推断该名患者恩替卡韦抗病毒治疗显著有效；患者丙HBV-DNA最初的HBV-DNA 1.51×10⁷ IU/L，直到第10个月时HBV-DNA仍保持较高水平，由此推断该名患者恩替卡韦抗病毒治疗无效。

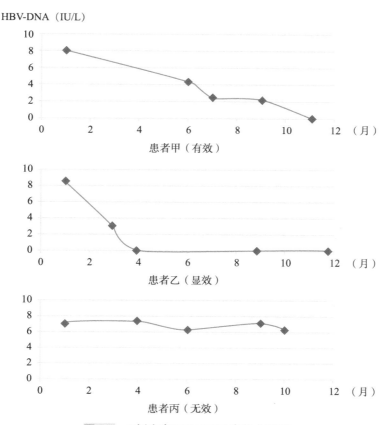

图6-1　3例患者HBV-DNA变化曲线图

问题2: 如何利用 HBV-DNA 检测有效地指导抗病毒治疗？

答：乙型肝炎抗病毒治疗的目的是为了最大限度地长期抑制乙肝病毒的复制，减少肝细胞的炎症反应及肝进行性病变，延缓肝功能衰竭、肝硬化失代偿等其他并发症的发生。追求临床治愈，达到停止治疗后仍保持 HBsAg 阴性、HBV-DNA 低于检测下限、肝生化指标正常。对于慢性乙型肝炎患者，持续监测 HBV-DNA 的动态变化有助于临床上指导用药剂量、用药时间，以及判断药物治疗效果，指导制订合理的治疗方案。

目前，不同种类的抗病毒药物大量用于乙型肝炎的治疗，尤其是核苷酸类抗病毒药物（NAs）被广泛的使用。大量研究数据显示，NAs 可强效地抑制病毒的复制，改善肝炎症状，安全性较好。长期治疗可改善乙型肝炎肝硬化患者的组织学病变，显著降低肝硬化并发症和原发性肝癌的发病率，改善疾病预后。通过抗病毒治疗期间对 HBV-DNA 的监测，可以实时地跟踪患者血清 HBV-DNA 含量，及时地判断药物疗效并选择合理地用药方法。对于 HBeAg 阳性的乙型肝炎患者采用 NAs 治疗，治疗 1 年后若 HBV-DNA 低于检测下限、ALT 恢复正常，HBeAg 血清学转换后再巩固治疗至少 3 年（每 6 个月复查 1 次）仍保持不变，可停药。延长治疗可减少复发。HBeAg 阴性的乙型肝炎患者采用 NAs 治疗，建议持续治疗直到 HBsAg 转阴，且 HBV-DNA 低于检测下限后停药随访。对于抗病毒治疗不应答的患者应考虑是否耐药，及时更换药物或联合用药。

抗病毒治疗后仍需对乙型肝炎患者进行随访，评估抗病毒治疗的长期疗效。在停药后 3 个月内应每月监测 HBV-DNA 和其他相关指标；之后每 3 个月检测 1 次；1 年后 6 个月检测 1 次，以防止肝炎复发。

对于慢性携带状态和非活动性慢性乙型肝炎患者，仍有发生肝硬化甚至原发性肝癌的风险，建议每 6 ～ 12 个月进行一次 HBV-DNA 监测以及相关检查。

► **案例3**

【病历摘要】

1. 病史　患者，男，46 岁，汉族，已婚。主诉"乙型肝炎病史 4 年，发热、乏力、右腹胀痛 4 周"入院。该患者 4 年前诊断乙型肝炎病毒感染、"大三阳"，肝功能正常，无遗传疾病病史。AST 170 U/L，ALT 89 U/L，乙肝五项 HBsAg（＋）、HBsAb（－）、HBeAg（＋）、HBeAb（－）、HBcAb（＋），HBV-DNA 3.8 ×10^6 kU/L，开始应用拉米夫定抗病毒治疗，半年后 HBV DNA ＜ 30 kU/L。肝功能正常，此后持续服用抗病毒药物至此次入院。4 周前无明显诱因出现乏力、食欲缺乏、轻度恶心、右上腹疼痛等症状，遂入院。

2. 体格检查　神志清楚，肝病面容，巩膜黄染，无肝掌，蜘蛛痣，无皮疹、出血点。触诊肝下界位于剑突下 8 cm，右肋弓下 6 cm，质地中等，边缘钝，轻度触痛。

3. 实验室检查　ALT 66.9 U/L，AST 73.2 U/L，HBV-DNA 4.9 × 10^6 kU/L，乙肝五项 HBsAg（＋）、HBsAb（－）、HBeAg（－）、HBeAb（＋）、HBcAb（＋）。乙肝病毒耐药基因检测：YIDD 阳性。

【案例解析】

问题1: 该患者应考虑何种疾病，诊断依据是什么？

答：该患者患慢性乙型肝炎，经长期用药后病情复发，出现肝炎症状，且乙肝病毒耐药基因阳性，判断为拉米夫定耐药的乙型肝炎。

问题2：造成乙肝病毒耐药的机制是什么？应如何明确诊断？

答：慢性乙型肝炎患者的疾病进展往往与HBV复制相关，控制病毒复制成为治疗乙型肝炎的重中之重。临床上常用核苷酸类药物进行抗病毒治疗，如拉米夫定、恩替卡韦和替比夫定等。核苷酸类药物长期使用可诱导HBV基因组发生突变，其耐药发生的机制是：核苷酸类药物可与乙肝病毒DNA聚合酶（DNAP）相结合，竞争性地抑制其酶活性，从而起到抑制病毒复制的目的。但是，在长期用药的过程中，乙肝病毒受到来自药物与人体免疫作用的双重压力下，再加上病毒本身逆转录纠错能力低下，容易产生基因突变。当DNAP的氨基酸序列发生改变时，核苷酸类药物与其结合力下降，造成耐药。本案患者乙肝病毒DNAP基因上的4个氨基酸残基YMDD突变为YIDD，引起了拉米夫定耐药。据统计，在初次使用NAs治疗的慢性乙型肝炎患者中，恩替卡韦治疗5年的累计耐药发生率为1.2%，拉米夫定治疗5年的累计耐药发生率为69%。乙肝病毒耐药严重影响了HBV感染患者的治疗效果。

病毒耐药性分析需要检测病毒基因组是否存在突变，其主要方法包含反向斑点杂交、RT-PCR、测序等方法。反向斑点杂交和RT-PCR的方法相对省时、简便、具有较好的特异性和敏感性，但只能针对已知突变位点；测序的方法较为昂贵，但能够更全面的检测基因突变，范围可覆盖病毒全部遗传信息，并做出精准的定量。

（乔　森）

第三节　人乳头瘤病毒分子生物学检验

一、基本理论

人乳头瘤病毒（human papillomavirus，HPV）是一种小的无包膜的球形双链DNA病毒。HPV基因组大小约8kb，包含早期、晚期和长调控区3个区域。早期区长度约为4kb，编码涉及病毒复制和细胞转化的蛋白；晚期区长度约为3kb，编码病毒的结构蛋白；长调控区（LCR）又被称为上游调控区（URR），长度约为1kb，含有病毒DNA复制的起点和转录调控元件。HPV共有8个基因，根据各个基因的功能和在宿主细胞中的表达顺序分为早期E区和晚期L区。E区包含E1、E2、E4、E5、E6和E7共6个基因，其中E6和E7是高危型HPV最重要的致癌基因；L区包含L1和L2两个基因，分别编码HPV主要和次要衣壳。

HPV是最流行的性传播病毒之一，HPV感染具有高度的种属和组织特异性，可定向感染人类的黏膜和皮肤。截至2020年，已有超过200种型别的HPV被鉴定。不同型别HPV DNA同源性很高，而致病性却有较大差异。根据致癌转化效率高低，HPV可分为高危型HPV和低危型HPV，高危型HPV与宫颈上皮内瘤变（cervical intraepithelial neoplasia，CIN）和宫颈癌相关，低危型HPV可引起尖锐湿疣和低级别宫颈上皮内瘤变（CIN1）。2015年国家食品药品监督管理总局颁布的《人乳头瘤病毒（HPV）核酸检测及基因分型、试剂技术审查指导原则》建议将HPV16、18、31、33、35、39、45、51、52、56、58、59、68这13种基因型列为主要高危型，HPV26、53、66、73、82这5种基因型列为中等风险型。HPV6和HPV11型是最常见的低危型。在所有HPV型别中，HPV16型和18型具有最强的致癌性，因此，2009年美国FDA批准HPV16和18分型筛检，并指导分流HPV阳性而细胞学未见异常的人群转诊阴道镜检查。世界卫生组织（WHO）和全球癌症中心调查结果显示，中国人群最常见的感染宫颈的高危HPV型为16、52、58、33和18型。值得注意的是，我国HPV流行存在一定区域差异。

HPV主要是通过性传播，HPV通过多层复合上皮的微小伤口进入基底层细胞，微小伤口是HPV感染的必要通道。感染皮肤型HPV还可以通过接触传播。HPV流行病学显示，HPV感染与以下几个因素相关，如性伴侣人数、性生活频率、吸毒、同性性行为、吸烟等。年轻女性的性生活较频繁，因此，HPV的感染率要高于年长女性。

高危型HPV持续感染是导致宫颈癌和高级别鳞状上皮内病变（high-grade squamous intra-epithelial leisons，HSIL）的关键因素。为了有效预防宫颈癌的发生，WHO推荐在未感染HPV人群中接种预防性HPV疫苗。预防性HPV疫苗的主要成分为病毒样颗粒和相应的佐剂。目前，市售的HPV预防性疫苗包括二价、四价和九价3种，各自包含了价数相应数量型别的病毒样颗粒。此外，也可在CIN发展为宫颈癌前通过治疗阻断癌症进程，HPV治疗性疫苗和HPV特效药仍处于研发阶段。

宫颈癌的预防依赖HPV检查和宫颈细胞学检查。目前，HPV分型检测主要依赖分子生物学技术，而抗体和抗原的检测方法临床很少使用。细胞学检查有助于判断宫颈组织学变化，但无法判断HPV感染的状态及感染型别。因此，为了了解宫颈HPV感染状态与HPV相关疾病进程，并指导治疗，临床常需要同时行HPV病毒分型和细胞学检查。

二、案例分析

▶ **案例1**

【病历摘要】

1.病史　患者，女，55岁。主诉"子宫肌瘤复诊，并阴道不适2个月"。妇科体查：宫颈轻度糜烂，白带异味；子宫如妊娠40d大小，质较硬。阴道彩超结果：宫颈处占位病变3.3cm。膜式细胞采集检查结果：可见DNA倍体异常细胞≥3个。阴道镜检查提示宫颈低级别病变。

2.实验室检查　宫颈液基薄层细胞学检查（thinprep cytology test，TCT）提示HSIL。根据TCT结果判断最大可能是HPV感染。于是进行HPV分型检查，并局部切除做组织活检。HPV检查结果：HPV16阳性。组织活检结果：CIN3。

【案例解析】

问题1：该案例是高危型还是低危型HPV感染？

答：在所有HPV型别中，HPV16是最危险的一种高危型。HPV16是世界范围内最流行的型别之一，也是世界范围内HSIL和宫颈癌中最常见的型别。

问题2：该案例中哪些检查有助于HPV感染的诊断？

答：HPV感染女性生殖道以后，可能引发阴道和宫颈炎症。因引起宫颈和阴道炎症的原因很多，所以阴道和宫颈炎症一般不能作为HPV感染的诊断依据。高危HPV持续感染会引起宫颈癌和宫颈癌前病变，在绝大部分宫颈癌和宫颈癌前病变中都可以检测到HPV DNA的存在。该案例中TCT的结果HSIL属于高度宫颈癌前病变，可以作为HPV感染的诊断依据。根据TCT结果提示很有可能存在高危型HPV的持续感染。

问题3: 怎样解读该案例实验室检查结果?

答: 该案例中分子生物学检查结果提示HPV16阳性。主要生殖道高危型HPV有13种, 其中HPV16和HPV18是WHO推荐最需要重点检测的两种高危型别。HPV16和HPV18是最危险的两种型别, 一旦细胞学漏检容易造成严重后果, 所以还需要进行HPV分型检测, 并保持定期复检。组织病理学才是检查宫颈癌和宫颈上皮内瘤变的标准, HPV检查只能作为宫颈癌和宫颈上皮内瘤变检查的筛查手段。所以根据TCT所提示的HSIL结果, 患者进行组织活检, 以确保对疾病进程有更清楚的判断。

▶ **案例2**

【病历摘要】

1.病史 患者, 女, 29岁。于2018年8月到妇科门诊进行检查, 主诉阴部有赘生物。妇科检查: 外生殖器乳头状肉质赘生物, 表面粗糙角化。

2.实验室检查 组织活检结果: 尖锐湿疣。HPV分型检查结果: HPV6阳性。

【案例解析】

问题1: 该案例是高危型还是低危型HPV感染?

答: HPV6是世界范围内最常见的低危型HPV。

问题2: 该案例中尖锐湿疣检查与HPV感染诊断的关系解释。

答: 尖锐湿疣是由低危型HPV感染所引起的性传播疾病。

问题3: 低危型HPV感染是否会致癌?

答: 低危型HPV感染与尖锐湿疣和低度宫颈上皮内瘤变相关。高危型HPV所导致的低度宫颈上皮内瘤变才会向宫颈癌方向发展, 而低危型HPV感染一般不会导致HSIL和宫颈癌。

▶ **案例3**

【病历摘要】 患者, 女, 41岁。行HPV和TCT体检筛查。TCT筛查结果: 无上皮内病变或恶性病变 (no intraepithelial or malignant lesions, NILM)。而HPV检测结果发现HPV16、HPV33和HPV58混合阳性。根据筛查结果, 建议半年后复查。2016年3月患者进行复查, HPV分型检测结果: HPV33阳性, HPV58阳性。TCT结果: NILM。再次建议半年后复查。2016年12月再次复查, HPV分型检测结果: HPV58阳性。TCT结果: HSIL。组织病理学检查, 结果为CIN2。

【案例解析】

问题1: 该患者是否感染型别减少就意味着病情减轻?

答: 尽管HPV病毒的多重感染与宫颈癌有一定的相关性, 但目前没有足够的临床证据证明多重感染相比单感染会显著增加患宫颈癌的风险。只要高危型HPV的持续存在, 罹患宫颈癌的风险就存在。

问题2: HPV结果与TCT结果差异的解读。

答: HPV持续感染才会引起CIN。所以在第1次和第2次检查时, 高危型HPV虽然是阳性, 但持续感染的时间不足, TCT检查结果均显示未见CIN。在第3次检查时, 高危型HPV58持续感染时间已经长达1年, 所以引发CIN2病变, 导致TCT检查结果发生变化。

问题3：从HPV和TCT结果差异解读各自检查的重要性。

答：在第1次检查时，HPV DNA的实验室检查已经灵敏地诊断到高危型HPV的存在，半年复查的医嘱也是基于高危型HPV阳性检查结果得出。HPV的分型检查只能确定HPV感染是否存在以及大概判断持续感染的时间。因目前持续感染时间与疾病进程的关系并不确定，加上个体差异因素，感染HPV后疾病发展快慢不同。所以，HPV感染不能较好判断具体的疾病进程，仍然需要细胞学检查确定疾病发展的具体阶段。HPV检查因其极高的灵敏度，主要用于宫颈癌初筛，辅助宫颈癌诊断。

▶ 案例4

【病历摘要】 患者，女，47岁。到妇科门诊检查，当时她已因HSIL行子宫次全切除手术后2年，做HPV分型检测，结果为HPV58阳性；细胞学检测为阴道炎症；阴道镜初步判断为CIN 1～2。对该病患进行随访观察，1年后，做HPV分型检测，结果仍为HPV58阳性，细胞学检测为阴道炎症，考虑到该患者为HPV高危阳性的持续感染，决定对其行Leep诊断性锥形切除及组织性活检，活检结果提示宫颈原位癌（CIN 3）。

【案例解析】

问题：HPV高危型持续感染应考虑组织活检吗？

答：HPV持续感染是引发宫颈癌的生物学诱因。术后若HPV持续感染不能完全消退，宫颈癌和癌前病变的进程很可能会持续。阴道镜只适合进行初筛，HPV分型检测对预测HPV相关疾病更加敏感。但值得注意的是组织活检是宫颈病变的金标准。

▶ 案例5

【病历摘要】 患者，女，54岁。于2011年6月到妇科就诊，阴道镜检查临床诊断为"子宫颈炎"，行HPV分型检查结果为HPV16阳性。患者经手术治疗后，于同年的9月再次到妇科就诊，临床诊断为"慢性宫颈炎"，复查HPV分型项目，其结果为HPV68阳性。

【案例解析】

问题：两次检查结果不一致的原因分析。

答：可能的原因主要有以下几点。

（1）HPV16消退后该患者重新感染了HPV病毒。

（2）第1次检查中HPV的两种型别产生了竞争性的抑制，术后优势型别HPV16被去除，HPV68显现。

（3）两次检查取样的部位不一致导致检测结果差异。

（陈祖翼）

第四节　肠道病毒分子生物学检验

一、基本理论

肠道病毒（enterovirus，EV）为单股正链小RNA病毒，基因组大小为6.7～10.1kb，利用感染中和试验，现已鉴定的EV血清型有75种。肠道病毒通常含有4个病毒外壳蛋白VP1～VP4，其中VP1、VP2、VP3暴露于病毒表面形成衣壳；VP1蛋白是最重要的衣壳蛋白，具有重要的细胞受体结合位点，决定病毒的抗原性。肠道病毒VP1衣壳基因序列特征与其血清型型别具有较好的一致性，因此，肠道病毒VP1基因测序常用于病毒属内分型。

EV可以导致多种疾病，包括手足口病（hand-foot-mouth disease，HFMD）、疱疹性咽峡炎、呼吸系统感染性疾病等。世界范围内，EV引起的HFMD广泛流行，在我国，自2008年以来，HFMD发病数和报告死亡数均位居国内丙类传染病首位。

HFMD好发于3岁以下儿童，典型临床表现为发热及手、足、口、臀等部位皮疹。该疾病具有自限性，大部分患儿1周左右可自愈；少部分患儿可并发脑干脑炎等神经系统损害，以及肺水肿、肺出血、循环衰竭等心肺功能损害。人肠道病毒71型（human enterovirus 71，EV71）、柯萨奇病毒（coxasckievirus，Cox）A组（2型、4型、5型、6型、10型、16型）和B组（1型～5型）、埃可病毒（echovirus）等是HFMD常见的病原体。HFMD病例包括临床诊断病例和确诊病例，临床诊断时应综合考虑流行病学史及临床表现。在临床诊断病例基础上，具有下列之一者即可确诊：①肠道病毒特异性核酸检查阳性；②分离出肠道病毒，并鉴定为可引起HFMD的肠道病毒；③急性期血清相关病毒IgM抗体阳性；④恢复期血清相关肠道病毒的中和抗体比急性期有4倍及以上升高。

对于临床检测工作，PCR方法技术稳定、可靠，能更早期检测到病原核酸，已广泛用于肠道病毒的分子检测和分型。以商品化肠道病毒EV71/CA16/EV核酸检测试剂盒（PCR-荧光探针法）为例，分别以EV71、CA16型、EV基因编码区的高度保守区为靶区域设计特异性引物及荧光探针，采用一步法进行逆转录和PCR多重扩增，可定性检测EV并同时明确是否为EV71或CA16型病毒。

二、案例分析

▶ 案例1

【病历摘要】

1.病史 患儿，男，2岁。主因"抽搐一次，发热、精神萎靡30min"入院。30min前患儿无明显诱因出现抽搐，表现为双目凝视、面色青灰、四肢抖动、牙关紧闭、口吐白沫，持续1～2min后自行缓解，抽搐后神志清楚，精神萎靡；伴发热，测体温38.6℃，口腔、手掌散在红色皮疹，为进一步诊治住院治疗。

2.体格检查 T 37.6℃，R 45次/分，P 148次/分，BP 94/45 mmHg，血氧饱和度95%。神志清楚，精神萎靡，急性危重面容，面色苍白；双侧瞳孔正大等圆，直径约3.0mm，对光反射灵敏；口唇及口周无发绀，咽充血，双侧扁桃体Ⅱ度肿大，无脓点及脓性分泌物，可见散在疱疹；颈软；双肺呼吸音清，未闻及干、湿啰音；心率148次/分，律齐，心音低钝，心前区及心底部未闻及杂音；腹软，未扪及肿块，肝、脾肋下未扪及；双手掌可见散在红色丘疹，无破溃及流脓；肛周及足部未见皮疹，双侧巴氏征、克氏征、布氏征、奥本海姆征、戈登征未引出。

3.实验室检查 见表6-7至表6-11。

表 6-7　血常规检查结果

检验项目	结果	参考区间	单位
WBC	12.9	4.0 ～ 10.0	10^9/L
NEUT	82.6	50.0 ～ 70.0	%
LYMPH	11.1	20.0 ～ 40.0	%
MONO	5.5	3.0 ～ 8.0	%
RBC	4.63	3.50 ～ 5.50	10^{12}/L
Hb	126	110 ～ 160	g/L
PLT	213	100 ～ 300	10^9/L

表 6-8　生化检查结果

检验项目	结果	参考区间	单位
AST	28.4	10 ～ 40	U/L
ALT	12.6	10 ～ 40	U/L
GLU	5.6	空腹3.9 ～ 6.1	mmol/L
CK	161.0	38 ～ 174	U/L
CK-MB	30.0	0 ～ 25	U/L
LDH	245.0	104 ～ 245	U/L
HBDH	184.5	90 ～ 180	U/L

表 6-9　肠道病毒检查结果

检验项目	结果	参考区间
EV71	阴性	阴性
CA16	阴性	阴性
EV	阳性	阴性

表 6-10　脑脊液生化检查结果

检验项目	结果	参考区间	单位
葡萄糖（GLU）	4.9	2.5 ～ 4.4	mmol/L
氯（Cl）	116.6	120 ～ 130	U/L
蛋白测定（M-TP）	0.11	0 ～ 0.45	g/L
乳酸脱氢酶（LDH）	4.0	0 ～ 40	U/L
腺苷脱氨酶（ADA）	0.7	0 ～ 3	U/L

表6-11 微生物检查结果

检验项目	结果
血培养	培养5d无细菌生长
脑脊液培养	培养5d无细菌生长

【案例解析】

问题1： 该案例诊断普通型手足口病还是重型手足口病？哪些实验室检查对重型手足口病早期识别有帮助？

答：该案例诊断手足口病（重型），诊断依据如下。

（1）流行病学史：患儿，男，2岁，为手足口病易患年龄段，并在流行季节发病。

（2）临床表现：以发热、抽搐起病，病程中出现发热，体格检查发现口腔散在疱疹，双手掌可见散在红色丘疹，无破溃及流脓，为手足口病典型临床表现。据以上流行病学史及临床表现可临床诊断为手足口病。

（3）实验室检查：EV通用型RNA检测为阳性，在临床诊断的基础上可确诊为HFMD。

（4）除了出疹期典型临床表现外，患者还出现了抽搐、精神萎靡等神经系统受累症状，故为重型HFMD。实验室检查中，以下实验室指标有助于早期识别重型HFMD：①外周血白细胞计数明显增高，WBC$\geq 15\times 10^9$/L，除外其他感染因素；②出现应激性高血糖，血糖> 8.3 mmol/L；③出现循环功能障碍，通常血乳酸≥ 2.00 mmol/L，其升高程度可作为预后判断的标准。

问题2： 该案例实验检查结果解读。

答：EV特异性核酸检测主要用于确诊HFMD；其他实验室检查用于排除其他感染以及是否有并发症，如CK、CK-MB等异常可提示心肌损害，AST、ALT等异常可提示肝功能损害等。当合并神经系统损害时，常需进行脑脊液生化、脑脊液常规、脑脊液培养、抗酸杆菌涂片等检查。

该患者有典型HFMD临床表现，且EV特异性核酸检测阳性，故重型HFMD诊断明确。患者血培养结果及脑脊液培养5d均无细菌生长，以及结合患者脑脊液生化结果不支持细菌感染。患者酶学相关指标无异常，暂不考虑合并心肌损害、肝功能损害等。

问题3： 病毒性脑膜炎及细菌性脑膜炎脑脊液实验室检查有何区别？

答：病毒性脑膜炎及细菌性脑膜炎脑脊液实验室检查的区别，可见表6-12。

表6-12 病毒性脑膜炎及细菌性脑膜炎脑脊液特征

检测项目	正常	病毒性脑膜炎	细菌性脑膜炎
开放颅压（mmH$_2$O）	< 180	< 180	> 180
蛋白质（mg/L）	< 400	正常或< 100	$> 100 \sim 200$
葡萄糖（nmol/L）	≥ 2.5	≥ 2.5	< 2.2
CSF葡萄糖/血清葡萄糖	≥ 0.6	≥ 0.6	< 0.4

续表

检测项目	正常	病毒性脑膜炎	细菌性脑膜炎
WBC（个/mm³）	≤5	＜1000	＞1000
WBC分类	70%淋巴细胞，30%单核细胞	MNLs	主要为PMNLs
革兰染色（%）	None	NA	75～90
培养阳性率（%）	None	NA	＞70～85
PCR	NA	EVs，HSV，VZV，EBV	检测N脑膜炎球菌，S肺炎球菌，H嗜血杆菌

► **案例2**

【病历摘要】

1. **病史** 患儿，男，2岁。主因"发热3d，加重伴皮疹、谵语2d"入院。3d前患儿受凉后出现发热，呈不规则型，最高体温39℃，无寒战、抽搐及意识障碍；2d前四肢见散在红色皮疹，伴胡言乱语、意识不清，伴有大汗淋漓，频繁惊跳，约10min 1次，无四肢抖动；无咳嗽、喘息及进行性呼吸困难，为进一步诊治住院治疗。

2. **体格检查** T 37.7℃，R 45次/分，P 165次/分，BP 94/45 mmHg，血氧饱和度95%。昏睡状，急性危重面容，面色苍白；双侧瞳孔正大等圆，直径约3.0 mm，对光反射灵敏；口唇及口周无发绀，咽无充血，双侧扁桃体不大，无脓点及脓性分泌物，未见疱疹；颈软；双肺呼吸音清，未闻及干、湿啰音；心率165次/分，律齐，心音低钝，心前区及心底部未闻及杂音；腹软，未扪及肿块，肝、脾肋下未扪及；双手掌、足底可见散在红色丘疹，无破溃及流脓；肛周未见皮疹，双侧巴氏征、克氏征、布氏征、奥本海姆征、戈登征未引出。

3. **实验室检查** 见表6-13至表6-17。

表6-13 血常规检查结果

检验项目	结果	参考区间	单位
WBC	9.7	4.0～10.0	10⁹/L
NEUT	60.9	50.0～70.0	%
LYMPH	31.2	20.0～40.0	%
MONO	7.5	3.0～8.0	%
RBC	4.73	3.50～5.50	10¹²/L
Hb	136	110～160	g/L
PLT	407	100～300	10⁹/L

表6-14　生化检查结果

检验项目	结果	参考区间	单位
AST	44.9	10～40	U/L
ALT	16.5	10～40	U/L
GLU	5.2	3.9～6.1（空腹）	mmol/L
CK	246.2	38～174	U/L
CK-MB	61.0	0～25	U/L
LDH	553	104～245	U/L
HBDH	469	90～180	U/L

表6-15　肠道病毒检查结果

检验项目	结果	参考区间
EV71	阳性	阴性
CA16	阴性	阴性
EV	阳性	阴性

表6-16　脑脊液生化检查结果

检验项目	结果	参考区间	单位
GLU	5.1	2.5～4.4	mmol/L
Cl	125.0	120～130	U/L
M-TP	0.21	0～0.45	g/L
LDH	37	0～40	U/L
ADA	1.1	0～3	U/L

表6-17　微生物检查结果

检验项目	结果
血液培养	培养5d无细菌生长
脑脊液培养	培养5d无细菌生长

【案例解析】

问题1：简述该案例的诊断及诊断依据。该分型有何特点？

答：（1）结合该案例患儿临床表现及实验室检查可诊断手足口病（重型，神经系统受累期），诊断依据如下。

①流行病学史：患儿，男，2岁，为HFMD易患年龄，并在流行季节发病。

②临床表现：发热3d，加重伴皮疹、谵语2d，体格检查见口腔散在疱疹，双手掌

可见散在红色丘疹，无破溃及流脓，为 HFMD 典型临床表现。据以上流行病学史及临床表现可临床诊断为手足口病。

③实验室检查 EV 通用型及 EV71 型 RNA 阳性，在临床诊断的基础上可确诊为HFMD。

④除了典型临床表现外，患者还出现了谵语、意识不清、大汗淋漓、频繁惊跳等神经系统受累症状，故为重型 HFMD。

（2）EV71 是一种高度嗜神经肠道病毒，脑干是最易被感染部位，但其机制尚不完全清楚，EV71 感染多发生于＜5 岁的婴幼儿，多数患者症状轻微，临床多表现为典型HFMD 或疱疹性咽峡炎。与其他血清型病毒不同的是，EV71 急性感染更易合并中枢神经系统损害，如无菌性脑膜炎、脑炎、急性弛缓性麻痹等。

问题2：EV 核酸检测报告审核要点。

答：EV 核酸检测除应严格按照相关标准操作规程进行标本处理与检测外，结果判定也很重要。临床检测试剂盒同时设计了 EV 特异的和型特异的引物和探针，理论上，当检测到 EV71 和 CA16 时，EV 应为阳性。若 EV71 或 CA16 阳性而 EV 通用型为阴性，则应复查，若仍为此结果，需考虑高度保守区序列突变，建议选用测序技术予以明确。

问题3：还需与哪些疾病相鉴别？需要进一步做哪些检查？

答：手足口病还应与其他出疹性疾病相鉴别，如丘疹性荨麻疹、沙土皮疹、水痘、不典型麻疹、幼儿急疹、带状疱疹、风疹，以及川崎病等鉴别，对于合并中枢神经系统损害的重症病例则应与其他病毒，如单纯疱疹病毒、巨细胞病毒、EB 病毒等引起的脑炎或脑膜炎相鉴别。

▶ 案例3

【病历摘要】

1. 病史　患儿，女，1 岁 10 个月。主因"皮疹 1d"入院。1d 前因受凉后出现皮疹，开始为口腔疱疹，继之出现手足及肛周红色疱疹，周围有红晕，伴咽痛、流涎；病初出现发热 1d，体温 39℃，予以"布洛芬混悬液"口服后体温可降至正常，无抽搐及意识障碍，无惊跳及四肢抖动，无站立或坐立不稳，无咳嗽、咳痰，无呕吐、腹胀及腹泻；为进一步诊治，住院治疗。

2. 体格检查　T 36.6℃，R 25 次/分，P 122 次/分。急性面容，面色红润，浅表淋巴结不大，眼睑无水肿，虹膜无黄染；未见鼻翼扇动及三凹征，口唇无发绀，苔黄腻，舌质红，咽充血，口腔黏膜可见散在疱疹，未破溃，双侧扁桃体 II 度肿大，未见脓点；双肺呼吸音清，未闻及干、湿啰音；心率 122 次/分，律齐，心音低钝，心前区及心底部未闻及杂音；腹软，未扪及肿块，肝、脾肋下未扪及；双手、足底及臀部可见散在红色丘疹，无破溃及流脓。

3. 实验室检查　血常规、生化、肠道病毒检测结果分别见表 6-18 至表 6-20；血培养 5d 无细菌生长。

表6-18　血常规检查结果

检验项目	结果	参考区间	单位
WBC	5.9	4.0～10.0	10^9/L
NEUT	30.8	50.0～70.0	%
LYMPH	58.9	20.0～40.0	%
MONO	9.8	3.0～8.0	%
RBC	4.62	3.50～5.50	10^{12}/L
Hb	121	110～160	g/L
PLT	387	100～300	10^9/L

表6-19　生化检查结果

检验项目	结果	参考区间	单位
AST	57.2	10～40	U/L
ALT	52.8	10～40	U/L
GLU	3.4	3.9～6.1（空腹）	mmol/L
CK	156.6	38～174	U/L
CK-MB	55.7	0～25	U/L
LDH	381.8	104～245	U/L
HBDH	215.0	90～180	U/L

表6-20　肠道病毒检查结果

检验项目	结果	参考区间
EV71	阴性	阴性
CA16	阳性	阴性
EV	阳性	阴性

【案例解析】

问题1：简述该案例的诊断及诊断依据。

答：结合该案例患儿临床表现及实验室检查可诊断手足口病（普通型），诊断依据如下。

（1）流行病学史：患儿，女，2岁，为HFMD易患年龄，并在流行季节发病。

（2）临床表现：发现皮疹及发热1d，体格检查口腔可见散在疱疹，双手、足底及臀部可见散在红色丘疹，无破溃及流脓，为HFMD典型临床表现。据以上流行病学史及临床表现可临床诊断为HFMD。

（3）实验室检查：肠道病毒检测中EV通用型及CA16型为阳性，在临床诊断的基础上可确诊为HFMD。

问题2：CA16型感染特点如何？

答：CA16是HFMD常见的病原，其感染后主要表现为典型HFMD临床表现，包括发热、皮疹等，与EV71感染病例相比，CA16型感染病例表现较轻，具有自限性，较少出现神经系统受累及并发症。

问题3：HFMD的实验室检查可能会有哪些异常变化？

答：HFMD患者的实验室检查可能会有以下异常。

（1）血常规及C反应蛋白（CRP）：多数病例白细胞计数正常，部分病例白细胞计数、中性粒细胞比例及CRP可升高。

（2）血生化：部分病例ALT、AST、CK-MB轻度升高，病情危重者肌钙蛋白、血糖、乳酸升高。

（3）脑脊液：神经系统受累时，脑脊液符合病毒性脑膜炎和（或）脑炎改变，表现为外观清亮，压力增高，白细胞计数增多，以单核细胞为主（早期以多核细胞升高为主），蛋白正常或轻度增多，糖、氯化物正常。

（4）血气分析：呼吸系统受累时或重症病例可有动脉血氧分压降低、血氧饱和度下降、二氧化碳分压升高、酸中毒等。

▶ 案例4

【病历摘要】

1.病史　患儿，女，1岁。主因"发热伴皮疹1d"入院。1d前患儿因受凉后出现发热，体温最高39.3℃，热型不规则，高热伴四肢冰凉，无寒战及抽搐，伴惊厥1次，无四肢抖动，无站立或坐立不稳，继之出现皮疹，皮疹分布于躯干和肘关节处，呈红色丘疱疹，无瘙痒，伴流涎；进食差，无咳嗽、咳痰，无喘息、气促，无声嘶；无呕吐、腹胀及腹泻；无大汗淋漓，现为进一步诊治住院治疗。

2.体格检查　T 38.4℃，R 35次/分，P 130次/分。急性面容，精神萎靡，面色红润，浅表淋巴结不大，眼睑无水肿，巩膜无黄染；未见鼻翼扇动及三凹征，口唇无发绀，苔黄腻，舌质红，咽充血，口腔黏膜可见散在疱疹，未破溃，双侧扁桃体Ⅰ度肿大，见散在脓点；双肺呼吸音清，未闻及干、湿啰音；心率130次/分，律齐，心音低钝，心前区及心底部未闻及杂音；腹软，未扪及肿块，肝、脾肋下未扪及；双手、足底及臀部可见散在红色丘疹，无破溃及流脓。

3.实验室检查　血常规检测见表6-21，生化检测见表6-22，肠道病毒检测见表6-23；血培养5d无细菌生长。

表6-21　血常规检查结果

检验项目	结果	参考区间	单位
WBC	16.8	4.0 ～ 10.0	$10^9/L$
NEUT	65.0	50.0 ～ 70.0	%
LYMPH	27.5	20.0 ～ 40.0	%
MONO	7	3.0 ～ 8.0	%
RBC	4.71	3.50 ～ 5.50	$10^{12}/L$
Hb	119	110 ～ 160	g/L
PLT	411	100 ～ 300	$10^9/L$

表6-22　生化检查结果

检验项目	结果	参考区间	单位
AST	56.1	10 ～ 40	U/L
ALT	18.5	10 ～ 40	U/L
GLU	1	3.9 ～ 6.1（空腹）	mmol/L
CK	80.6	38 ～ 174	U/L
CK-MB	31.2	0 ～ 25	U/L
LDH	380.1	104 ～ 245	U/L
HBDH	238.7	90 ～ 180	U/L

表6-23　肠道病毒检查结果

检验项目	结果	参考区间
EV71	阴性	阴性
CA16	阴性	阴性
CA6	阳性（测序）	阴性
EV	阳性	阴性

【案例解析】

问题1：简述该案例的诊断及诊断依据。

答：结合该案例患儿临床表现及实验室检查可诊断为手足口病（重型，神经系统受累期），诊断依据如下。

（1）流行病学史：患儿，女，1岁，为手足口病易患年龄，并在流行季节发病。

（2）临床表现：1d受凉后出现发热，体温最高39.3℃，热型不规则，高热伴四肢冰凉，继之出现皮疹，皮疹分布于肛周及口腔，呈红色丘疱疹，为手足口病典型临床表现。据以上流行病学史及临床表现可临床诊断为手足口病。

（3）实验室检查：EV通用型阳性，在临床诊断的基础上可确诊为HFMD。除了出疹期典型临床表现外，患者还出现了惊跳等神经系统受累症状，故为重型HFMD。

由于患儿EV通用型阳性，但常见的EV71和CA16型均阴性，考虑其他类型肠道病毒，为进一步明确病毒类型，我们利用测序技术测定EV的*VP1*基因序列，最后确认该患者感染EV6型的肠道病毒。

问题2：非典型HFMD临床表现是什么？

答：典型的手足口病临床表现为发热及手、足、口和肛周的皮疹，而该患者皮疹不典型，表现为身体躯干和肘部关节处的皮疹，这可能是CA6型EV感染的特征表现，因此，临床诊疗中应关注非典型皮疹病例，以免漏诊、误诊。

问题3：对该案例进一步检查有何建议？

答：该案例诊断重型手足口病，出现神经系统受累表现，为排除患儿细菌性感染所致神经系统受累表现，应做脑脊液生化及常规检查判断，同前所述本案患者脑脊液检查应呈病毒性脑膜炎脑脊液特点。

（吴凯峰）

第五节　染色体分子生物学检验

一、基本理论

染色体病是指染色体数目异常和结构畸变所致的疾病，是人类遗传性疾病的一大类。自1971年巴黎国际染色体命名会议以来，现已经发现人类染色体数目异常和结构畸变2万多种，染色体病综合征200多种。通过对流产、死产病例的调查研究，发现流产胚胎有50%～70%存在染色体异常，死产婴中也有10%存在染色体异常。根据累及的染色体不同，染色体病可分为常染色体病和性染色体病。常染色体病共同的临床表现为先天性非进行性智力障碍，生长发育迟缓，常伴有颅面部、五官、四肢、内脏等方面的畸形。性染色体病共同的临床表现为性发育不全或两性畸形，部分患者仅表现为生殖能力下降、继发性闭经、智力稍差、行为异常等。染色体病严重致愚、致残、致死，目前缺乏有效的治疗手段。通过产前筛查、胚胎植入前诊断、产前诊断等手段发现染色体异常胎儿并终止妊娠，是染色体病出生缺陷二级预防的有效手段。

染色体核型分析技术是细胞遗传学技术确诊染色体病的经典方法。如今，新的分子遗传诊断技术为染色体病诊断提供了新的策略。

二、案例分析

▶ 案例1

【病历摘要】

1. 病史　患儿，男，23d。主因"鼻塞、气促、腹胀3d"入住新生儿科。母亲妊娠期顺利，足月妊娠，分娩时有窒息抢救史，3d前无明显诱因出现鼻塞，伴有阵发性气促及腹胀，当地医院未给予特殊处理来我院进一步诊治，急诊以"新生儿肺炎"收入我院新生儿科。追问病史，患儿母亲为孕3产2，在生育患儿前有过一次流产，本次妊娠期行唐氏筛查提示"高风险"，建议行无创DNA检查，但未做进一步检查。

2. 体格检查　T 36.5℃，P 135次/分，R 55次/分，BP 70/35mmHg，体重3130g。头颅、五官无畸形，眼距宽，鼻梁低平，外耳小，双侧通贯掌，四肢肌张力偏低；心界不大，心音有力，未闻及杂音，余查体无特殊。

【案例解析】

问题1: 当临床遇见此类特殊面容的患儿，应首先考虑哪一类疾病？应当做哪些必要的辅助检查？

答：（1）应考虑唐氏综合征，其主要临床表现包括：①特殊面容，头小面圆，枕部扁平，眼距宽，常有斜视，鼻梁扁平，喜吐舌、流涎，耳位低。②中枢神经系统表现为智力低下、全身肌张力减低等。③皮肤及骨骼系统表现为颈部皮肤松弛、通贯掌、身材矮小、生长发育迟缓等。几乎所有唐氏综合征患者会有上述特殊面容特征，这是唐氏综合征患者临床最直观的诊断依据，若同时伴有智力低下，应首先怀疑此病。另外，唐氏综合征患者基本上都存在生长发育迟缓和肌张力减低。该患儿有明显的特殊面容（眼距宽，鼻梁低平，外耳小），伴中枢神经系统（四肢肌张力偏低）、皮肤（双侧通贯掌）等多系统异常，并且患儿母亲妊娠期行唐氏筛查提示"高风险"，因此，该患儿为唐氏综合征的可能性大。需要注意的是，即便患儿具有典型的临床表型，确诊仍需采用染色体核型分析。

（2）唐氏综合征的患儿，有30%～40%合并先天性心脏病，50%～90%伴有听力损害，7%～17%合并甲状腺功能减退，因此，应进一步行心脏彩超检查、听力测定、甲状腺激素检查等，以便早期发现此病并对症治疗，提高患儿的生活质量。染色体病是合并多系统、多器官、多组织疾病的综合征，需要有针对性地对可能合并的疾病进行检查，并密切随诊。

（3）心脏彩超检查提示先天性心脏病，房间隔缺损（筛孔型），房水平左向右分流，三尖瓣轻度反流。

（4）外周血染色体核型分析显示46，XY，der（14；21）（q10；q10），＋21，诊断为罗伯逊易位型唐氏综合征（图6-2）。

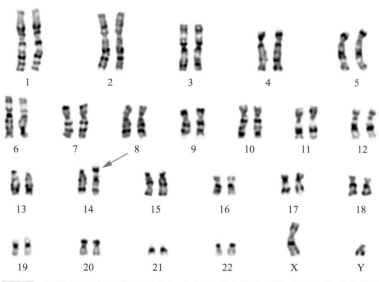

图6-2　罗伯逊易位型唐氏综合征患儿核型（箭头所指为易位的染色体）

问题2：易位型唐氏综合征与游离型唐氏综合征患者临床表现及发生机制有何不同？

答：（1）唐氏综合征又称为21-三体综合征、先天愚型或Down综合征，根据染色体核型不同可分为游离型（标准型）、嵌合型及易位型。游离型，核型为47，XN，＋21（图6-3），此型约占95%，该类型患者临床表现典型，男性常有隐睾而没有生育能力，女性通常无月经，生育能力下降，偶有生育能力。易位型，该类型主要是染色体D组（13号、14号、15号染色体）或G组（21号、22号染色体）与21号染色体经罗伯逊易位后形成的，此型占3%～4%。从该例患儿临床表现来看，该类型患者临床表现与游离型无明显区别，事实上这两种核型都比正常核型多了一条21号染色体。

（2）游离型唐氏综合征发生机制，95%为21号染色体减数分裂过程中不分离导致，其中，90%为母源性，10%为父源性。该类型大部分都是新发所导致，孕妇年龄是该类型高风险的重要因素（表6-24）。易位型唐氏综合征中75%属于新发，即父母双方生殖细胞减数分裂前新发生的罗伯逊易位；25%属于家族遗传，即父母有一方为罗伯逊易位携带者。

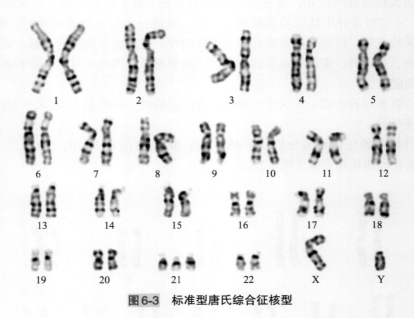

图6-3 标准型唐氏综合征核型

表6-24 孕妇年龄与出生唐氏综合征患儿风险率关系

年龄（岁）	20	25	30	35	38	40	42	45
风险率（%）	1/1400	1/1100	1/1000	1/350	1/175	1/100	1/65	1/25

问题3： 患儿明确诊断后，如何进一步行遗传咨询？

答：该患儿已明确为罗伯逊易位型唐氏综合征，因此，首先应向患儿父母说明病情，建议父母做外周血染色体核型分析，明确是否为罗伯逊易位携带者。如果父母有一方明确后，应告知再次生育时建议行第三代试管婴儿（植入前诊断）受孕；若为自然受孕，必须行产前诊断。罗伯逊易位家族性的再发风险率见表6-25。

表6-25 罗伯逊易位型唐氏综合征再发风险率（%）

来源	D组/21或22/21易位	21/21易位
母源性	15.0	100
父源性	2.0	100
新发生性	3.7	3.7

▶ **案例2**

【病历摘要】

1.**病史**　患者，女，21岁。主因"体检发现右肾囊肿9个月"入院。原发性闭经，自小于当地医院诊断为先天性发育不良。

2.**体格检查**　身材矮小，发育不良，头颅五官无畸形，颈软无抵抗；胸廓外形正常，乳房未发育；外阴发育不良，无阴毛，大阴唇未发育，小阴唇与阴蒂融合未发育，可见尿道口及阴道口。心肺阴性，腹稍膨隆，中下腹偏右触及约10cm×9cm×8cm大小的肿块，下段入盆腔，质软，无压痛，活动度差，未见胃肠型及蠕动波，肝、脾触诊不满意，余查体无异常。

3.**实验室检查**　外周血染色体核型分析结果：46，X，i（X）（q10）（图6-4）。

4.**辅助检查**　外院妇科B超提示双侧卵巢未探及；子宫超声考虑始基子宫。腹部CT提示：子宫缩小，考虑始基子宫。性激素检查：性激素结合球蛋白139.90 nmol/L，游离睾酮指数0.06，雌二醇＜18.4 pmol/L，促卵泡激素80.9 U/L，促黄体激素28.7 U/L，孕酮0.621 nmol/L，泌乳素708.1 kU/L，总睾酮＜0.087 nmol/L，硫酸脱氢表雄酮（E3）1.97 μmol/L。

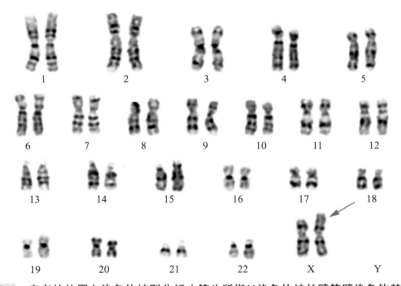

图6-4　患者的外周血染色体核型分析（箭头所指X染色体被长臂等臂染色体替代）

【案例解析】

问题1：临床上对于原发性闭经患者体格检查的重点是什么？应做哪些辅助检查？

答：（1）对原发性闭经的患者，首先应排除是否为先天性性腺发育不全（Turner综合征）导致，查体时应重点关注头面部、躯干与四肢等生长发育体征，尤其是性发育相关体征。辅助检查常规为妇科B超、性激素水平等检测，外周血染色体核型分析为确诊实验。Turner综合征除了第二性征发育不良外，还有一定概率合并心脏疾病、肾脏畸形、糖尿病等，因此，应对症进行相应的辅助检查。

（2）该案例患者既往诊断有先天性发育不良、原发性闭经，查体可见身材矮小、乳房未发育、外阴发育不良、无阴毛、大阴唇未发育、小阴唇与阴蒂融合未发育；辅助检查妇科B超提示双侧卵巢未探及，始基子宫；性激素检查雌激素低，提示卵巢发育不全。以上资料高度提示该患者为Turner综合征。进一步行外周血染色体核型分析已明确诊断。

问题2：Turner综合征的发生机制是怎样的？

答：（1）Turner综合征最常见的核型为45，X，占Turner综合征所有核型的55%左右。其发生机制是由于在形成配子的减数分裂过程中，X染色体的同源染色体不分离或姐妹染色单体不分离，导致其中部分配子缺失性染色体，与具有一条X染色体的正常配子结合后形成45，X核型的合子。70%的性染色体不分离为父源性。另外，约10%的性染色体丢失是发生在受精卵早期卵裂期的有丝分裂，从而形成45，X核型与其他核型的嵌合体。

（2）该患者的核型为46，X，i（X）（q10），其中一条异常的X染色体为长臂等臂，其发生机制是由于在形成配子的减数分裂过程中，X姐妹染色单体分离时发生异常的"纵裂"，导致部分配子的X染色体为长臂等臂，部分配子的X染色体为短臂等臂，当与正常的具有一条X染色体的配子结合时，则形成46，X，i（X）（q10）核型的合子或46，X，i（X）（p10）的合子。同样，如果"纵裂"发生在受精卵早期卵裂期的有丝分裂，就会形成等臂型核型与其他核型的嵌合体。等臂型核型约占Turner综合征所有核型的20%。需要注意的是，Turner综合征的嵌合体较为常见，因此，当临床怀疑性染色体疾病在进行染色体核型分析时，应增加分裂象染色体的计数和分析。

问题3：Turner综合征等臂型与常见型临床表现有何不同？

答：（1）Turner综合征常见型为45，X，正常女性含有2条完整的X染色体，女性卵巢的正常发育及其功能都依赖于这两条X染色体，当X染色体数目或结构发生异常时，女性患者性腺不能正常发育，表现为早期卵巢可能正常，但青春期时会丧失正常的生理功能，从而导致雌激素水平降低等，引起卵巢发育不良、原发性闭经及第二性征发育不良。此外，该类型患者有身材矮小、蹼状颈等临床表型特征。

（2）等臂型的临床表现取决于X染色体上异常片段的位置与大小，X长臂等臂染色体患者的表现与常见型相似，多为身材矮小、乳房不发育和原发性闭经等第二性征发育不全表现，但蹼状颈少见；X短臂等臂染色体患者虽有原发性闭经等第二性征发育不全表现，但身材体征较正常，其根源为影响身高的基因，即矮小同源盒基因（short stature homeobox-containing gene，SHOX基因）是人类主要生长基因之一，其编码蛋白作为转录激活因子在促进生长中起重要调控作用。1992年研究发现，*SHOX*基因位于X染色体的短臂和Y染色体的拟常染色体区域，SHOX单倍体不足将导致特发性身材矮小，并且可能与Turner综合征患者身材矮小有关。1997年，有研究报道，*SHOX*基因是Turner综合征患者身材矮小的致病基因。在儿科门诊，因患儿还未有第二性征的发育，对身材矮小的患儿，应进行外周血染色体核型分析检查，以排查Turner综合征。

（3）Turner综合征核型种类多，除了以上两种核型外，还有X染色体长臂或短臂部分缺失的类型、不同核型进行嵌合的类型、环状X染色体的类型等。Turner综合征患者临床表型与X染色体缺失多少有关，缺失片段少者仍可有残留卵泡且可有月经来潮。

问题4：该患者的遗传疾病如何进行治疗？

答：Turner综合征无特异性的治疗方案，主要以激素治疗为主，幼年时以生长激素治疗为主，其目的为促进身高。该患者已21岁，目前应使用雌激素、孕激素周期性替代治疗，最大程度改善第二性征的发育，促进月经来潮，并维持第二性征，但基本无生育能力。为预防治疗骨质疏松，应定期服用维生素D和钙。

► 案例3

【病历摘要】

1.病史　患者，女，25岁。主因"外院行无创性产前DNA诊断技术（NIPT）提示异常"来围生期保健门诊就诊，要求行羊膜腔穿刺检查胎儿的羊水染色体。患者生育史G4P0，分别于2016年、2017年、2018年自然流产1次（无胚芽），均行清宫术。本次于外院行无创性产前DNA诊断技术（NIPT）提示：18q21-qter单体综合征高风险，9p部分三体综合征高风险。自述夫妻双方染色体无异常，既往月经无异常，体格检查无异常。

2.实验室检查　羊水染色体核型初步分析结果：46，XN，add（18）（?q21）（图6-5）。

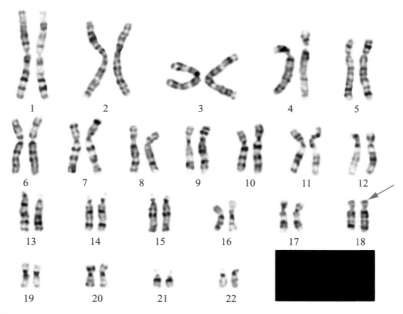

图6-5　羊水染色体核型分析（箭头所指为异常染色体，黑色框隐去患者性别特征）

【案例解析】

问题1：通过上述资料，如何对患者进行遗传咨询？

答：（1）患者生育史G4P0，前三次均为无胚芽自然流产，本次无创DNA检查及羊膜腔穿刺羊水染色体检查均提示异常，首先考虑夫妻双方染色体是否异常，虽然患者自述染色体无异常，但为进一步证实仍需对夫妻双方进行染色体检查。经再次追问病史，患者于2018年行外周血染色体核型分析结果正常，其丈夫未曾做过染色体核型分析检查。因此，立即对患者丈夫进行染色体检查，结果为46，XY，t（9；18）（p21；q21.3），见图6-6。结合夫妻双方的染色体结果，羊水染色体最终结果为46，XN，der（18）t（9；

18）（p21；q21.3）pat。羊膜腔穿刺及无创DNA结果均提示胎儿染色体异常，因此建议患者做人工流产。

（2）该案例产前诊断——羊水细胞染色体异常：18号染色体长臂末端未知来源片段，提示有可能由胎儿父母其中一方遗传导致，需通过父母的染色体核型分析结果才能判断此异常核型是新发还是遗传所致。实际上，反复流产、死胎、畸胎等不良孕产史的患者，均应对夫妻双方行染色体检查，以排除或证明是否由其中一方的染色体平衡性结构异常所导致。但仍需注意的是，当夫妻双方的染色体核型正常，而反复流产的病因未明确时，如再次发生流产时，须对流产物行基因拷贝数变异（copy number variations，CNVs）检测，这是因为染色体核型分析技术的分辨率只能观察＞5Mb的结构异常。CNVs又称为基因微缺失、微重复，是一类染色体亚显微水平的结构变异，常发生在同源重复序列或DNA重复片段之内或之间的区域，染色体结构重排造成非等位的同源重组，可引起CNVs。临床CNVs检测技术主要分为两大类，即基于基因芯片的染色体微阵列分析（chromosomal microarray analysis，CMA）、基于二代测序技术的低深度全基因组测序技术（copy number variation sequencing，CNV-seq）。一项655例自然流产绒毛组CMA结果显示，染色体异常率可达60%。因此，对于反复流产的孕妇，如核型分析未发现异常，建议对流产物行CNVs检测，进一步反推父母的染色体是否存在异常，并最终利用FISH技术确认。

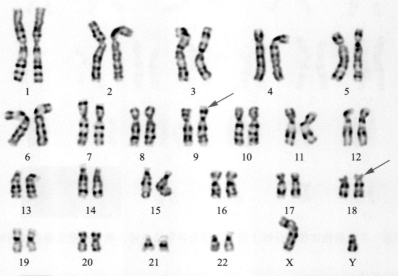

图6-6　患者丈夫外周血染色体核型分析（箭头所指为易位染色体）

问题2： 平衡性易位患者是否能生育正常胎儿？

答：（1）两两平衡易位携带者在减数分裂过程中，理论上可形成18种配子，1/18为正常染色体配子，1/18为平衡易位携带者（表型正常），只有这两种受精卵的遗传物质是平衡的；而其他16种受精卵为染色体非平衡性异常（致死性或致病性），临床上常表现为稽留流产，即胚胎停滞发育，但一些不平衡受精卵可以存活下来，发育为胚胎，甚至出生，因此平衡易位患者受孕后必须行产前诊断。

（2）对夫妻双方有染色体平衡易位携带者进行产前诊断，可行羊膜腔穿刺术查胎儿染色体。FISH常用于已知可疑染色体异常，对未知染色体异常或可疑染色体异常的位置较多时检测效率不佳。全基因组检测方法可一次性检测携带者胎儿可能出现的染色体缺失/重复不平衡易位，结果较客观。全基因组检测方法包括微阵列比较基因组杂交（array CGH）和CNV-seq技术。由于CNV-seq技术具有高分辨率、高通量、兼容性好、操作简便、低DNA样本量与低比例嵌合体等优势，2019年被中国医师协会推荐为产前诊断的一线技术。

问题3：如何对平衡性易位患者进行生育指导？

答：（1）试管婴儿：综合选用间期核FISH、单细胞DNA扩增后基因芯片或全基因组测序等技术，行植入前遗传学诊断（peimplantation genetic diagnosis，PGD）的第三代试管婴儿。

（2）自然受孕：受孕后应及时选择羊膜腔穿刺术查胎儿染色体、全基因组检测方法等进行产前诊断。

► 案例4

【病历摘要】

1.病史　患者，男，32岁。主因结婚5年，未避孕未育，到我院生殖医学门诊就诊。

2.体格检查　睾丸发育不良，阴茎短小，阴毛稀少并成女性分布，腋毛稀疏，喉结不明显，胡须稀少。

3.实验室检查　精液质量检查连续3次未发现精子；雌二醇、促卵泡激素、黄体生成素升高，睾酮降低。染色体核型分析结果：46，XX（图6-7）。

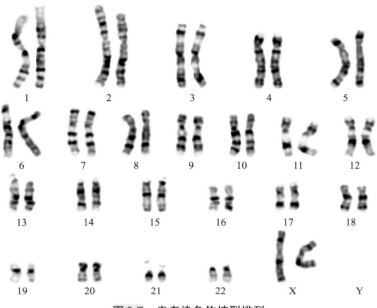

图6-7　患者染色体核型排列

【案例解析】

问题1：临床上对于无精子症患者，应做什么辅助检查寻找病因？

答：首先我们需要明确单次"精液质量检查"未发现精子，不能诊断为"无精子症"；只有在连续3次的"精液质量检查"未发现精子，临床才能诊断为"无精子症"。如果临床没有明确的指征确诊为梗阻性无精子症，如结核菌和其他一些细菌感染引起的附睾及输精管阻塞、附睾头异位、附睾管闭锁、输精管缺如或不发育等先天畸形，临床均需要申请染色体核型分析排除性染色体病。而该患者有性染色体病的表型特征，即第二性征和生殖器官发育异常，因此，临床申请了染色体核型分析检查，且临床疑似精曲小管发育不全［克氏（Klinefelter）综合征］。在无精子症或少精子症患者中，约有15%的人存在染色体异常，且通过临床表型及其他检查都无法确诊染色体病或排除染色体病，为了避免进行睾丸活检、穿刺等创伤性检查，或一些无效的治疗及为了避免将有缺陷的基因遗传给下一代，这样的患者需要做染色体核型分析和必要的遗传学分子检测（如Y染色体微缺失检测等）。

问题2：这是一名男性患者，为何染色体核型分析结果却没有Y染色体存在？

答：我们知道一名正常男性染色体核型为46，XY（图6-8），患者第1次染色体核型分析结果为46，XX（图6-7），仅从核型判断完全是一名正常女性的核型图，这样的核型结果与社会性别相反，在遗传学上我们称之为"性反转"，属于性发育异常疾病（disorders of sex development，DSD）。性反转在性染色体病中较为少见，在新生儿中的发生率约为1/20 000，实验室为了排除在采血或样本制备过程中的"张冠李戴"，应对患者进行复查，如复查染色体核型结果与第1次结果一致，就可以确诊。导致性反转的原因如下。

（1）Y染色体短臂上的性别决定基因易位至X染色体或常染色体上，也就是说虽然核型分析没有发现Y染色体，但Y染色体性别决定基因是存在的，这也是最常见的原因。正常男性Y染色体上编码睾丸决定因子基因，即SRY基因位于短臂Yp11.3，只含有一个外显子，没有内含子，转录单位长约1.1kb；而染色体核型分析检查只能分辨＞5Mb的结构异常，当如此小的片段易位到X染色体或常染色体上时，染色体核型分析无法判断。因此，需要通过FISH或遗传学分子检测确定含有SRY基因的Y染色体片段是否存在、位于哪条染色体，以及片段大小。Y染色体长臂的5～6区间有一个无精子症基因（azoospermia factor，AZF）位点，被分成3个与生育相关的相互独立的功能区，即AZFa区、AZFb区和AZFc区，由于这些区域包括一些影响男胚细胞发育和维持的基因和基因家族，任何一个区域的微缺失都会导致精子生成的障碍，引起少精子症或无精子症，影响精子发生。一项针对66例46，XX男性性反转综合征患者SRY和AZF的检测结果显示，所有患者SRY基因阳性，AZFa、AZFb、AZFc区全部存在2例；SRY基因阳性，AZFa、AZFb、AZFc区全部缺失56例；SRY基因阴性，AZFa、AZFb、AZFc区全部缺失8例。由此可见，性反转综合征患者大部分有SRY基因，而AZFa、AZFb、AZFc区全部缺失，这类患者通常表现为无精子症。

（2）另外一种原因是不同胚层的嵌合体，胚胎发育是由3个胚层（外胚层、中胚层、内胚层）发育而来，而常规的染色体核型分析与基因检测的样本为外周血，是由中胚层发育而来，如果是不同胚层的嵌合体，其他组织细胞，如皮肤组织，则是另一种核型46，XY或有Y染色体存在的核型。此时，可以分别从3个胚层（如口腔黏膜、外周血、尿液中的上皮细胞）取样进行分析。

（3）最后参与性别决定的其他基因突变也会导致性反转。

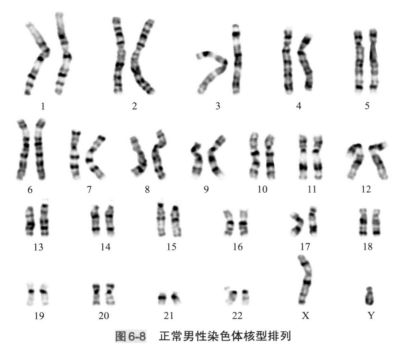

图6-8　正常男性染色体核型排列

问题3:　精曲小管发育不全是哪一类疾病? 为何临床会怀疑此患者为精曲小管发育不全?

　　答: 临床上通常将染色体病分为常染色体病和性染色体病, 每一大类又分为数目异常和结构异常, 精曲小管发育不全属于性染色体数目异常, 染色体核型为47, XXY (图6-9), 是临床上无精子症患者最为常见的染色体病。典型表型为身材高大、四肢细长、

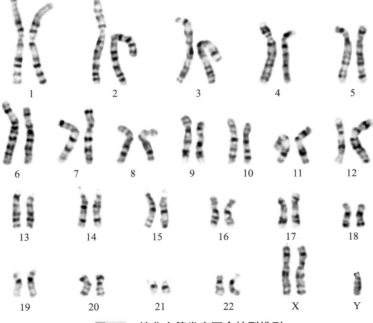

图6-9　精曲小管发育不全核型排列

第二性征发育异常和生殖器官发育不良、无喉结、不长胡须、乳房发育、皮肤细嫩。虽然46，XX性反转的表型与典型的精曲小管发育不全有所不同，但最终确诊仍然是染色体核型。事实上，部分精曲小管发育不全患者表型并不典型，没有身材高大、四肢细长的特征。

问题4：如果无精子症患者的染色体核型分析结果为正常核型时，应当怎样寻找病因？

答：如果患者排除了梗阻性无精子症，还应当排除以下几方面。

（1）严重营养不良或全身性疾病，可导致无精子症。

（2）放射损伤及药物，特别是细胞毒性药物等可使睾丸生精细胞损害，甚至导致无精子症。

（3）睾丸本身病变，如睾丸炎症、外伤、睾丸血管病变等。

（4）内分泌疾病、垂体肿瘤、垂体功能亢进或减退、肾上腺功能亢进或减退、甲状腺功能亢进（简称甲亢）或甲状腺功能减退（简称甲减），均可影响精子生成，而引起无精子症。作者实验室曾做过1例临床症状与精曲小管发育不全非常相似的患者染色体核型，结果为正常男性核型，最后通过磁共振检查确诊为垂体微腺瘤。

（5）最后我们需要特别关注，当患者无第二性征和生殖器官明显异常时，应做Y染色体微缺失检测（AZF因子检测）。AZF基因或基因簇也称为无精子因子，位于Yq11，不仅无精子症患者，少弱畸精症患者也应做Y染色体微缺失检测。AZF缺失也是无精子症和少弱畸精症的主要原因之一，由于缺失区域和缺失大小的不同，可导致严重程度不同的生精功能障碍。

▶ 案例5

【病历摘要】

1.病史　患儿，男，8岁。主因"智力低下"于2017年3月14日来我院就诊。患儿父母非近亲结婚，表型正常，染色体核型未见异常。患儿父母口述无流产、死胎、畸胎等不良孕产史；患儿有2个妹妹，现年4岁和2岁，表型正常。

2.体格检查　身高115cm，体重18.5kg，头围44.5cm。反应迟钝，特殊面容（图6-10），眼距宽，鼻梁低平，眼角外上斜；四肢肌张力低下，左手通贯掌；心前区可闻及2/6级杂音。

3.辅助检查　心电图正常，心脏彩超未见明显异常；多普勒检查及B超提示三尖瓣轻度反流；头颅MR未见异常。

4.细胞遗传学检查　患儿外周血G显带染色体核型分析结果为46，XY，der（2）（pter→q34∶∶？）（图6-11）。为了确定未知片段来源，对先证者父母做了染色体核型分析，均为正常核型。

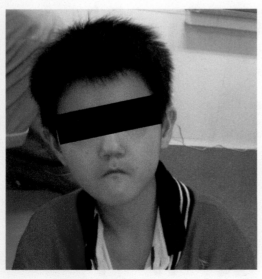

图6-10　患儿面容

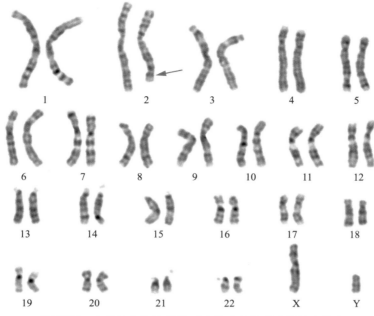

图6-11　患儿染色体核型排列（箭头所指为异常的深带）

【案例解析】

问题1: 怎样判断该患儿染色体核型是异常的？

答：我们选取了此样本显带达到400条带的其中3个核型图，并只将一对2号同源染色体进行对比（图6-12），可看出其中一条2号染色体q34至末端只有一条明显的深带（箭头所指），而另一条则有2条明显深带。当显带达到400条带时，正常的2号染色体q34至末端应有2条明显的深带，即q35和q36。

事实上，此例样本在核型分析的过程中，当染色体显带仅达到300条带或300条带以下时，如图6-13所示，2条2号同源染色体都只有一条深带（箭头所指），也就是说2号染色体长臂末端的q35和q36两条深带并未分化，因此也无法看出异常；并且在其他正常人核型的样本中，某些核型由于在染色体收获过程中低渗不均、显带过程中胰酶作用不均等原因，导致两条同源染色体长短不一或显带的差异，如图6-14所示，2号同源染色体其中一条的q35和q36深带能明显区分开（箭头所指），而另一条2号染色体则只能看出一条深带。因此，在核型分析中不能仅仅通过两三个核型的分析而给出核型结果，且应尽量选择染色体更长、显带清晰的核型进行分析。染色体核型分析的前期制备非常重要，染色体越长、显带越清晰，小片段的结构异常越容易发现；相反，染色体短小、显带不理想，很容易漏检小片段结构异常，即便大于5Mb的染色体片段也可能漏检，可见染色体核型分析前期的细胞培养、收获直至显带是非常重要的。另外，高分辨核型分析准确与否与阅片者主观判读能力有关，所以即便制片质量高，如果阅片者缺乏这样的能力和经验，同样会漏检小片段的结构异常；如果这样的小片段结构异常发生在产前诊断的样本时，由于无法知晓胎儿的表型，发生漏检的可能性会更大。

　　另外，从图6-12还可以看出：异常的2号染色体在部分分裂相中，长臂末端的浅染区较另一条长且颜色深。因此，推测异常的2号染色体q34至末端来源于其他染色体的片段，如遗传了父亲或母亲平衡易位的其中一条衍生染色体。

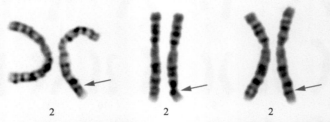

图6-12 患儿其中3个核型图中2号同源染色体的比较（箭头所指为同一患儿3个核型2号染色体一条涤带）

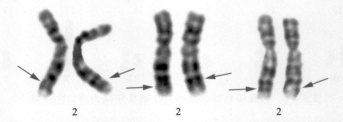

图6-13 患儿300以下条带中3个核型2号同源染色体比较（箭头所指为一条涤带）

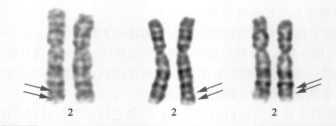

图6-14 正常核型的2号同源染色体比较（箭头所指为两条涤带）

问题2： 怎样查明这条异常2号染色体末端的来源？

　　答：首先通过核型判断这条异常2号染色体末端来源于其他染色体，但仅凭患儿的染色体核型分析结果是无法确定的。平衡易位导致减数分裂形成此种衍生染色体的配子在临床上较为常见，因此，首先应检查父母染色体核型。父母的染色体核型正常，说明这条异常的2号染色体为新发，这样仅仅通过患儿的染色体核型我们也就无法明确2号染色体q34至末端片段的来源。为明确患儿2号染色体未知片段来源，对其外周血标本进行了高通量DNA测序，检测结果为2q35q36.3（220080001-227660000（hg19））缺失，缺失片段大小为7.58Mb（图6-15），即2号染色体长臂中间片段缺失，而非形态学判断的从2号染色体q34至末端来源于其他染色体片段。由此可见，该患儿染色体核型分析结果与高通量DNA测序法所明确的基因拷贝数变异（CNVs）结果存在明显差异，形态学上依靠经验主观判断一些不常见的、小的结构异常会出现偏差、错误或漏检。因此，患儿的染色体核型分析结果应为46，XY，del（2）（q35q36）。

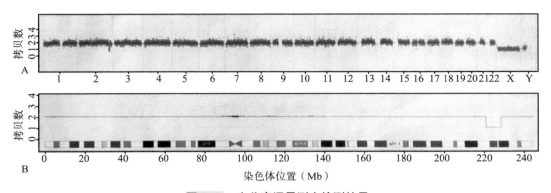

图6-15　患儿高通量测序检测结果

A.全基因组检测结果；B.2号染色体检查结果

问题3：临床上对于面容特殊、发育迟缓、智力障碍的患者，疑似染色体病，而染色体核型分析为正常核型时，应当进一步做些什么检查？

答：虽然常规染色体检查是染色体病诊断的"金标准"，但对于一些小片段（＜5Mb）的结构异常，作为形态学的染色体检查是难以辨别的，甚至当染色体片段＞5Mb时，由于制片效果不理想或核型分析工作人员能力有限、经验缺乏也可能导致漏检。因此，对于一些疑似染色体病表型的患者，而染色体核型分析又正常，则需要进一步检查。随着分子生物学技术的快速发展，近些年一些新的分子遗传技术，如定量PCR技术（qPCR）、多重连接依赖式探针扩增（MLPA）、染色体微阵列芯片技术（CMA）、微阵列比较基因组杂交（array CGH）、单核苷酸微阵列（SNP array）、基因组拷贝数变异测序（CNV-seq）等已应用于儿科遗传病诊断、产前筛查与诊断。由于这类患者的临床表现缺乏特异性，很难根据其症状和一般实验室检查明确病因，做出临床诊断，因此，我们可以先选择非靶向基因组检查，如CMA或CNV-seq，如果仍未发现异常印证这些临床表型，则可进一步行全外显子组检测（whole exome sequencing，WES）或全基因组测序（whole-genome sequencing，WGS）。CMA常用的方法是基因芯片，检测已知有临床意义的致病性拷贝数变异，可分析大于500kb的缺失和大于1Mb的重复，但不能检测染色体的平衡易位、倒位、插入等平衡性的结构异常、低比例嵌合体、单基因疾病、串联重复序列扩增导致的遗传病（如脆性X染色体综合征）、遗传代谢性疾病；此外，CMA所使用的探针数目有限，这可能导致部分的致病CNVs（pathogenic CNVs，pCNVs）被漏检。基因组拷贝数变异测序（CNV-seq）检测染色体非整倍体或100kb以上已知的基因组CNVs导致的疾病，同样不能检测平衡性结构异常、低比例嵌合体等。基于下一代测序（next generation sequencing，NGS）技术的基因组拷贝数变异测序（copy number variation sequencing，CNV-seq）为产前诊断提供了新的手段。CNV-seq技术可应用于外周血、流产物与胎儿组织，以及产前诊断样本分析，已被推荐为临床产前诊断的一线技术；然而，CNV-seq也存在一些局限性，包括在人类基因组中的高度重复区域、部分染色体微缺失/微重复方面存在漏检现象；无法对单亲二倍体（uniparental disomy，UPD）等杂合性缺失（loss of heterozygosity，LOH）进行检测；无法发现染色体相互易位、倒位等染色体平衡性结构重排；也无法区分游离型三体和易位型三体等。

因此，现阶段分子遗传技术还无法取代染色体核型分析，它们应该是相互补充和相互印证的关系。

问题4：这样的核型应当怎样进行遗传咨询？

答：当检测到CNVs，通过检索DGV、DECIPHER、UCSC公共数据库、OMIM数据库，参考美国医学遗传学会（AmericanCollege of Medical Genetics，ACMG）指南，对这些变异的致病性进行客观、全面的评价。该患儿为2q35至2q36的中间缺失，与远端2q37缺失不同，这种中间缺失型少有文献报道，其中一篇报道了1例产前诊断病例：1名36岁孕妇，羊水细胞Array-CGH分析发现2号染色体q36.1-q36.3〔chr2: 221835372-227501896（hg19）〕缺失，缺失大小为5.6Mb，包含*PAX3*基因和*EPHA4*基因。胎儿主要表现为特殊面容、腰骶脊柱裂、腭裂、小头畸形。作者认为*PAX3*基因和*EPHA4*基因与脊柱裂和唇腭裂相关。该患儿缺失片段包括*PAX3*基因和*EPHA4*基因，主要临床表现为小头畸形和智力障碍，并没有脊柱裂和唇腭裂的表现，由于以往包含*PAX3*基因和*EPHA4*基因缺失的病例大多数未在分子水平精确定义缺失，因此，我们需要更多的病例以明确该区域缺失与表型之间的关联。

该患儿的高通量测序报告说明该缺失片段包含OMIM收录的*DES*基因和*GMPPA*基因。*DES*基因突变患者主要表现为肌无力、肌萎缩、下肢反射减退、心肌病等；*GMPPA*基因突变的患者主要表现为无泪、贲门失弛缓症、智力障碍、精神运动发育迟缓、吞咽困难等，部分患者表现为肌张力减退等；经查询DGV、DECIPHER、UCSC公共数据库资源，未发现*DES*基因缺失和*GMPPA*基因缺失的病例报道。DECIPHER数据库收录有数例2q35至2q36缺失片段患者，其中3例患者共同临床表现为智力障碍，1例患者主要临床表现为语言发育迟缓，该患儿有相同的表现。

还应注意，类似的少见染色体病或其他类型的遗传病，需要用分子遗传技术精确定位，并提交至数据库，以便临床再遇到类似的患者或者在产前诊断样本中遇到类似的CNVs异常患者时，可结合检索数据库或文献报道做出更为客观和全面的遗传咨询。在CNV-seq技术应用于产前诊断过程中，我们发现，许多新发基因组CNVs在数据库或文献中没有类似的案例，因此，难以给出准确的判读，此时需要结合超声检查结果进行综合判断，加强监测胎儿的宫内发育及出生后情况并密切随访。

（祁莹 任勇）

参 考 文 献

代鹏，孔祥东. 2019. 355例产前胎儿羊水细胞易位染色体核型分析及遗传咨询. 中国优生与遗传杂志，27（5）：560-563.

国家卫生健康委办公厅. 新型冠状病毒诊疗方案（试行第七版）. 2020年3月3日印发.

廖世秀. 2017. 复发性流产的遗传因素解析. 中华实用诊断与治疗杂志，31（12）：1145-1147.

刘洪倩，刘俊涛，邬玲仟. 2019. 低深度全基因组测序技术在产前诊断中的应用专家共识. 中华检验医学杂志，36（4）：293-296.

刘兴章，刘晃，郑立新. 2019. 46,XX男性性反转综合征遗传学诊断及临床分析. 中国男科学杂志，33（2）：55-57.

陆国辉，徐湘民. 2007. 临床遗传咨询. 北京：北京大学医学出版社.

马京梅，张秀慧，杨慧霞. 2016. 染色体微阵列技术非胎儿染色体核型分析的唯一解决之道. 中华检验医学杂志，39（6）：404-406.

孙焱，刘靖芳，汤旭磊，等. 2017. 15例Turner综合征患者临床特征和染色体核型分析. 临床荟萃杂志，32（8）：681-685.

邬玲仟，张学. 2016. 医学遗传学. 北京：人民卫生出版社.

张玲玲，郭碧芸，邢园园，等. 2017. 产前罗伯逊易位胎儿的诊断与临床分析. 中国优生与遗传杂志，25（2）：32-33.

中华人民共和国国家卫生和计划生育委员会. 手足口病诊断（2018版）. 中华人民共和国卫生行业标准WS 588-2018.

Fukami M，Seki A，Ogata T. 2016. SHOX haploinsufficiency as a cause of syndromic and nonsyndromic short stature. Mol Syndromol，7（1）：3-11.

Goumy C，Gay-Bellile M，Eymard-Pierre E，et al. 2014. De novo 2q36.1q36.3 Interstitial Deletion Involving the PAX3 and EPHA4 Genes in a Fetus with Spina Bifida and Cleft Palate. Birth Defects Res Part A Clin Mol Teratol，100（6）：507-511.

Hause BM，Ducater M，Collin EA，et al. 2013. Isolation of a novel swine influenza virus from Oklahoma in 2011 which is distantly related to human influenza C viruses. PLoS Pathog，9（2）：e1003176.

Marcello Guido，Maria Rosaria Tumolo，Tiziano Verri，et al. 2016. Human bocavirus：Current knowledge and future challenges. World J Gastroenterol，22（39）：8684-8697.

Shi T，McAilister DA，O'Brien KL，et al. 2017. Global，regional，and national disease burden estimates of acute lower respiratory infections due to respiratory syncytial virus in young children in 2015：a systematic review and modelling study. Lancet，390：946-958.

Sinclair C，Gaunt E，Simmonds P，et al. 2014. Atypical hand，foot，and mouth disease associated with coxsachievirus A6 infection，Edinburgh，United Kingdom，January to February 2014. Euro Surveill，19（12）：20745.

Sishida H，Murakami S，Kamiki H，et al. 2020. Establishment of a reverse genetics system for influenza D Virus. Jurol，94（10）：e 01767-19.

Waman VP，Kolekar PS，Kale MM，et al. 2014. Population structure and evolution of Rhinoviruses. PLoS One，9：e88981.

Wang W，Xu Y，Gao R，et al. 2020. Detection of SARS-CoV-2 in different types of clinical specimens. JAMA，323（18）：1843-1844.

World Health Organization，Coronavirus disease（COVID-2019）situation reports；https：//www.who.int/emergencies/diseases/novel-coronavirus-2019/situation-reports/.

Wu XJ，Cai Y，Huang X，et al. 2020. Co-infection with SARS-CoV-2 and Influenza A Virus in Patient with Pneumonia，China. Emerg Infect Dis，26（6）：1324-1326.

第7章

临床实验室管理典型案例分析

临床实验室管理是对实验室的人力、财力、物力等资源进行合理有序整合，保证实验室有序、高效运转，为临床提供及时、准确、可靠的检验报告，辅助疾病诊疗过程的管理活动。临床实验室管理主要包括质量管理体系建立、人员管理、质量管理、安全管理等内容。近年来，临床实验室管理的重要性得到了医院管理部门的重视，许多临床实验室已建立了规范的实验室质量管理体系，尤其是ISO15189《医学实验室质量和能力认可的专用要求》等实施以来，有效规范和完善了检测和质量体系，为临床诊疗提供可靠信息和依据。本章将通过对临床实验室岗位管理、临床实验室认可、临床实验室质量保证等方面典型案例的分析，了解实验室管理的重要性。

第一节 临床实验室岗位管理

岗位是一个组织为实现组织目标，给予员工职责、权限和任务的统一体。实验室负责人对每个岗位职责、权限和任务的设定都应该围绕着实验室的总体工作目标，以确保实验室的能力满足实验室服务对象的要求。

一、临床实验室岗位分类

临床实验室岗位通常可以分为以下几类：①管理岗位：质量负责人（质量主管）、技术负责人（技术主管）、各专业组长（部门主管），以及各综合组组长及组员，如内审组、质量监督组、仪器管理组、试剂管理组、安全管理组、LIS组、文档管理组、咨询组、培训组等，一般可以兼职；②临床检验技术岗位：各专业领域从事临床一线检验工作的岗位，如血常规检验复检岗位、凝血功能检查岗位、临床免疫手工检测岗位等；③检验辅助岗位：如承担临床标本采集、运送、接收、转运等工作的临床护士、护工、标本前处理等岗位；④特种设备操作岗位：高压灭菌消毒岗；⑤保障岗位：库房管理岗、器具清洁岗、保洁岗等。

二、岗位描述要点

临床实验室应对所有人员的岗位进行描述，包括职责、权限和任务。描述要点如下。

1.岗位名称和标识，指本岗位所从事的工作、所属部门、岗位编号等。

2.岗位所需职位人数，某岗位所需要的人数。

3.岗位活动的内容和程序，主要包括工作职责、工作任务、完成工作所需要的资源，如工作资料文件（标准操作程序等）、仪器设备与耗材、工作流程、工作中与其他人员的联系，以及上下级关系等。

4.岗位任职资格，指该岗位所需学历、专业技术职称、专业背景、工作经历及年限、培训证书，以及任职者必备的知识、经验和技能。

5.执业条件，要说明工作的各方面特点、工作时间安排、工作量、绩效考核、培训与考核要求等。

6.岗位与相关部门的联系，即本岗位与本专业组，以及其他专业组岗位的相关性（需要密切联系和配合的岗位和部门）。

7.岗位安全风险，包括安全应急事件的处置、个人安全防护措施、人员免疫状态、受孕等。

8.岗位授权的要求，依据本岗位能力评估的内容、标准进行评估，能力评估结论为合格者。

三、案例分析

▶ **案例1：因岗设人，还是因人设岗？**

【病历摘要】　为了加强临床检验标本的集中送检，经科室管理层集体讨论，确定新设置标本前处理组。其主要岗位职责为集中收集、处理全院各临床科室送检的临床标本；岗位人员由科室管理层讨论后抽调5名检验人员承担。但在运行过程中，科室管理层频繁收到该岗位2名高年资、副高职称人员反馈：①标本前处理岗位对自身检验专业副主任技师职称价值不能得到体现；②由于个人年龄偏大，对电脑操作不熟悉，不能很好胜任该岗位工作。

【案例解析】

问题1：高年资、高职称人员为何不愿意专职从事标本前处理工作？

答：主要存在以下原因：①标本前处理岗位直接接触的是患者或护工人员，需要该岗位人员用专业知识耐心、细致地解答各种问题，且患者或家属均处于焦虑状态，因此，容易引发较多的临床投诉；②每天送检标本量达6500～8000人份，因此，该岗位对电脑操作能力要求较高；③该岗位日常工作环节多涉及的是标本接收、录入、编号、离心、运送等常规工作，以致一线检验人员感到在该岗位上自身价值未能得到体现，尤其是高级职称人员。

问题2：从管理学的角度来说，是否存在需要对该岗位任职资格及执业条件改进的必要性？

答：该岗位涉及标本接收、录入、编号、离心、运送等环节，是连接临床医护人员、患者、科室内部人员之间的重要桥梁，因此有其存在的必要性。鉴于该岗位人员履职过程中确实存在诸多不足，经科室管理层集体讨论，拟将该岗位设置要求调整为：①人员任职资格。具有临床检验或医学相关专业背景、中专及以上学历、电脑达国家二级水平、身体康健、普通话表达流畅、年龄在20～35周岁，且经标本前处理岗位培训、考核合格并获得授权资格。②岗位需求人数为6人。③工作职责与任务。a.每日7：00～7：40到各临床科室收取批量检验标本，要求采用手持式PDA扫描标本条码信息并打印清单，待临床护士签字完成标本交接后尽快返回科室并转入LIS系统。b.将检验标本按不同组别录入LIS系统并完成编号、离心、拔盖、分拣等程序后，及时运送至各专业组检测。c.承担相关岗位记录工作。

问题3：以上改进措施能够带来哪些管理效益？

答：本次岗位任职资格的调整，充分体现了"让合适的人在适合的岗位"的管理理念，从而提升标本前处理组的服务质量和管理水平。此外，从成本效益角度来看，通过院内招聘上述岗位人员，更能减少人力资源成本支出，从而提升医院和科室的经济效益。上述方案实施3年来，其岗位能力满足了各方需求。此外，为了加强咨询服务工作，科室管理层明确由各专业组安排资深检验人员承担，并定期开展主动咨询服务工作。

▶ **案例2：如何提高临床一线岗位人员的工作效率**

【病历摘要】 经过前期调查，某医院医学检验科在2020年的1～6月份期间染色体核型分析送检标本量持续减少（远低于2017年同期标本），这引起科室管理层高度重视。

【案例解析】

问题1：你认为该如何查找原因？

答：（1）科室主任组织召开每月质量例会，会议中针对染色体核型分析标本减少的情况，该专业组现有人员要求咨询培训组组长尽快通过问卷调查的形式，向临床科室了解标本数量减少的根本原因。

（2）咨询培训组组长针对上述问题，制订了微信电子调查问卷，内容包括：对检验科的服务质量是否满意；对染色体报告的质量、回报时间是否满意；有无标本外送情况，选择外送原因；对检验科提出改进建议等内容。

（3）针对本院生殖中心医护人员的问卷结果显示，医护人员对本项目检验报告质量高度认可，科室也存在大量染色体核型分析标本外送情况，其根本原因为检验报告发放时间周期过长（为1～2个月，此项不满意率达60%），延误患者病情诊断，引发本院病源大量外流。

问题2：你认为该如何解决上述问题？

答：（1）该专业组现有4名染色体核型分析人员，其中副高职称1人、中级职称2人、初级职称1人，目前仅有1名副高职称人员具备检验报告终审资格。经科室管理层组织召开质量例会讨论，决定增加染色体核型分析检验报告终审人员（均在湖南家辉遗传专科医院进修6个月，且回院后从事染色体核型临床工作达3年以上，已晋升主管技师职称），以提高检验报告时限。

（2）经科室管理层及染色体核型分析组人员协商，为了提高服务效率，响应让临床外送标本回流的宗旨，组内人员进行合理岗位调配，确保在15d内发放报告结果（特殊标本最迟不得超过20d）。

（3）检验科通过与生殖中心协调沟通，双方达成"检验科缩短检验报告时限、临床科室不再外送标本"的共识。

（闵　迅）

第二节　临床实验室认可

认可（accreditation）是指权威机构对一个组织有能力执行特定工作给出正式承认的过程。

一、实验室认可的通用标准（ISO17025）

ISO/IEC于1999年12月15日发布了用以取代ISO/IEC导则25的ISO/IEC 17025《检测和校准实验室能力的通用要求》的国际标准，该标准"包含了对检测和校准实验室的所有要求"，用于证明自己"实施了质量管理体系并具备技术能力，同时能够出具技术上有效结果"的各类实验室使用。

二、实验室认可的专用标准（ISO15189）

ISO于2003年2月，发布了ISO 15189（E）《医学实验室——质量和能力认可的专用要求》，这是专门针对医学实验室认可而制定的专用标准。ISO15189则从医学专业的角度，更细化地描述了医学实验室质量管理的要求，专业性更强，更方便医学实验室使用。ISO 15189也从管理要求和技术要求两大方面提出了医学实验室应遵守的要求。在管理方面，描述了实验室组织和管理，以及质量管理体系、服务活动要素等方面的要求；在技术要素上，则对人员、设备、设施等要素，以及检验程序和结果报告等要点做出了规定。因此，ISO 15189是指导医学实验室建立完善和先进质量管理体系的、当前最适用的标准。2013年11月22日，中国合格评定国家认可委员会（CNAS）发布《医学实验室质量和能力认可准则》（ISO 15189：2012，IDT）。本准则规定了CNAS对医学实验室质量和能力进行认可的专用要求，包含了医学实验室为证明其按质量管理体系运行、具有相应技术能力并能提供正确的技术结果所必须满足的要求。

三、案例分析

▶ **案例**

【病历摘要】　近期，某医院检验科接到1例投诉：张某，男，52岁。既往身体健康，于3个月前到医院体检中心检查男性肿瘤标志物。体检报告提示："癌胚抗原检测结果轻度增高（CEA为5.9mmol/L，有吸烟史），建议3个月以后复查"。近期，张某再次到体检中心采血复查，结果提示CEA正常（CEA为3.0mmol/L）。该患者情绪激动，经检验科多名高年资工作人员屡次解释无效，并提出以下质疑：①医院有欺诈嫌疑，因为两次检查结果提示同一检验项目采用不同类型检测仪器，但医院未提前尽到告知义务；②由于CEA首次检测结果偏高，导致其最近3个月心理负担大、睡眠极差，给本人及其家庭造成极大伤害，特提出一定的经济赔偿。

【案例解析】

问题1：你认为应如何与该患者进行有效沟通？

答：科室管理层高度重视此次投诉，先后派出多名年资高、经验丰富的工作人员与其进行沟通，并紧紧围绕CEA检测的方法学、临床意义、影响因素，以及患者服务等进行解释，但一直未能获得谅解。

问题2：你认为检验科是否存在管理缺陷？

答：经逐一排查，检验科确实存在同一检验项目采用两种不同原理仪器进行检测的情况（其中第1次CEA检测采用国产某品牌肿瘤蛋白芯片检测原理的仪器及配套试剂，第2次复查采用进口化学发光原理某品牌仪器及配套试剂）。根据ISO15189相关规定，对同一检验项目采用两种不同原理仪器检测的临床检验项目的，实验室应及时与第三方实验室或在本科室内开展项目比对。

问题3：你认为该如何改进？

答：（1）管理层组织科室工作人员对两种不同检测原理的仪器进行了前期调研，其具体情况见表7-1。

表7-1 两种不同品牌仪器比较一览表

检测仪器	进口某品牌仪器及配套试剂	采用国产某品牌及配套试剂
原理	顺磁性微粒化学发光免疫法	蛋白芯片-化学发光酶联免疫法
方法学	定量	半定量
操作模式	全自动，不需要额外增加人力	手工，现增派1人操作
检测项目	女性肿瘤相关抗原（AFP、CEA、CA19-9、CA12-5、CA15-3、Fer、HCG等）；男性肿瘤相关抗原（AFP、CEA、CA19-9、CA12-5、Fer、PSA、f-PSA等）	12种肿瘤相关抗原（AFP、CEA、CA19-9、CA125、CA15-3、Fer、PSA、f-PSA、HCG、GH、NSE、CA242）
优缺点	可单查某一肿瘤相关抗原，也可自由组合；所有检测项目均定期开展室间质量评价及室内质量控制，能保证检验结果准确可靠	仅能组合检测，灵活性差；该法目前未开展室间质量评价及室内质量控制，质量得不到保障；该法只适用于体检普查，不适于临床疗效观察（只适用于手术、放疗、化疗前的肿瘤患者，用于术后和放疗、化疗后的患者时需慎重）

（2）经医院医务管理部门批准后，医学检验科已停止开展多肿瘤蛋白芯片检测项目，从而更好的为患者提供准确、可靠的检验报告。

（3）经再次与患者沟通，已得到患者谅解，并最终撤诉。

（闵 迅）

第三节 临床实验室质量保证

近年来，随着测序技术、质谱技术、流式细胞术等新兴技术在临床检验中的应用，为临床疾病的诊疗提供了更多的检验项目选择，检验报告在疾病诊疗中发挥着重要作用。检验结果的质量会直接影响到临床医师对疾病的诊疗过程，因此，需要采取切实有效的措施去保证检验结果准确可靠。质量保证是临床实验室为证明提供给患者的临床诊疗或临床实验室研究数据的有效性而采取的一系列措施。检验分析是一个较为复杂的过程，检验过程中的各个环节均可能影响检验结果的准确性。因此，检验结果的质量保证应是贯穿整个检验过程的质量控制。本部分将着重介绍分析前、分析中、分析后质量保证的主要内容及典型案例。

一、分析前的质量保证

（一）基本理论

分析前过程是指临床医师提出检验申请、患者准备及标本采集、运送、接收至检验分析启动前的过程。分析前过程具有涉及部门广、人员多、影响因素复杂等特点，一直以来，分析前过程质量控制是实验室质量管理中最薄弱的一个环节。据统计，在检验结果误差中有60%～70%是由分析前过程差错所导致的。如果是发生在分析前的差错，即使用最好的检测仪器、试剂和检验人员也无法彻底避免对检验结果的影响。因此，分析前过程质量控制是实验室质量保证中非常重要的环节。分析前过程的质量保证工作不仅是一个技术问题，更多的是管理问题，主要涉及以下内容。

1.检验项目的选择与申请　目前的检验项目达到了数千种，在疾病诊疗中往往需要多个项目组合才能满足需求。在检验项目选择时，临床医师应该熟悉专科常用检验项目的临床意义，同时检验人员可以根据检验项目的临床意义及对疾病的诊疗价值给予一定的组合推荐，以利于临床医师选择。在进行检验项目选择时应遵循针对性、有效性、时效性和经济性的原则，避免过度检查和无效检查。临床医师在进行项目申请时，除了根据患者病情需要选择合适的检验项目外，还应完善患者基本信息（如姓名、性别、年龄、科室、临床诊断等）、医生信息（姓名、科室、申请时间等）、样本信息（如样本类型、采集部位、采集时间、采集人信息、转运时间、接收时间等）。

2.患者准备　患者身体状态会对一些检验项目的结果产生影响，如饮食、运动、饮酒、吸烟、服用药物、生理期等，因此，临床医师或护士在标本采集前应该充分了解患者身体状态，根据某些特殊检验项目的标本采集要求，给予患者合理的指导。

3.标本采集　护士或检验人员在进行标本采集前，首先应确认患者身份（如姓名、性别、床号等），根据检验项目要求的标本类型，合理选择采集方式、采集部位、采集容器和采集量，按标准操作规范进行样本采集和处理。

4.标本运送　标本采集完成后，应尽快送至实验室进行检测，运送过程中注意生物安全防范。对于一些有特殊检验要求的样本，应注意送检方式，如需要厌氧培养的标本，应注意避免接触空气。

5.标本接收　实验室工作人员在接收标本时，应注意识别不合格标本和让步标本，及时与临床和检验专业组沟通，妥善处理不合格标本和让步标本，避免对检测结果的准确性产生影响。

（二）案例分析

▶ 案例

【病历摘要】　患者，男，52岁。因车祸伤致全身多处疼痛伴左小腿活动受限5h入院。入院时神志清楚，无头晕、呕吐及意识障碍，行影像学检查考虑左侧胫腓骨上段骨折。医嘱给予骨科常规护理、患肢持续支具制动，以及补液、镇痛、消肿等对症治疗，同时完善各项检查，包括血常规、尿常规、凝血功能、肝肾功能、心电图等。遵照医嘱，医师提出肝功能、肾功能及电解质检查申请，血标本由护工送至检验科进行检验。结果如表7-2所示，其中K$^+$1.93 mmol/L（复查值为1.92mmol/L），二氧化碳8.0 mmol/L（复查值为7.3mmol/L），达到危急值，于是通过网络和电话向临床报告危急值，值班医生反馈该结果与患者临床症状不符。与临床沟通后，重新采集该患者血标本复查，结果如表7-3所示。

表7-2　患者第1次检查结果

项目	结果	参考区间	单位	项目	结果	参考区间	单位
钾	1.92	3.5～5.3	mmol/L	结合胆红素	3.5	0～3.4	μmol/L
钠	146.2	137～147	mmol/L	非结合胆红素	4.70		μmol/L
氯	131.7	99～110	mmol/L	总胆汁酸	0.62	0.14～9.6	μmol/L
钙	0.69	2.20～2.65	mmol/L	总蛋白	18.2	56～85	g/L
磷	0.46	0.81～1.45	mmol/L	白蛋白	8.7	40～55	g/L
镁	0.32	0.67～1.04	mmol/L	球蛋白	9.5	20～40	g/L
丙氨酸氨基转移酶	9	9～50	U/L	A/G	0.92	1.2～2.4	
门冬氨酸氨基转移酶	11	15～40	U/L	前白蛋白	23	200～400	mg/L
AST/ALT	1.22			α-L-盐藻糖苷酶	3.9	0～40	U/L
碱性磷酸酶	70	45～125	U/L	尿素	3.06	2.8～7.2	mmol/L
谷氨酰转移酶	14	10～60	U/L	肌酐	20	41～109	μmol/L
胆碱酯酶	1.10	4.62～11.5	kU/L	尿酸	92	208～428	μmol/L
总胆红素	8.2	5～21	μmol/L	二氧化碳	7.3	21～31	mmol/L

表7-3　患者重新采集标本复查结果

项目	结果	参考区间	单位	项目	结果	参考区间	单位
钾	3.63	3.5～5.3	mmol/L	结合胆红素	5.6	0～3.4	μmol/L
钠	135.7	137～147	mmol/L	非结合胆红素	8.40		μmol/L
氯	109.3	99～110	mmol/L	总胆汁酸	6.48	0.14～9.6	μmol/L
钙	1.64	2.20～2.65	mmol/L	总蛋白	42.8	56～85	g/L
磷	1.03	0.81～1.45	mmol/L	白蛋白	22.9	40～55	g/L
镁	0.69	0.67～1.04	mmol/L	球蛋白	19.9	20～40	g/L
丙氨酸氨基转移酶	19	9～50	U/L	A/G	1.15	1.2～2.4	
门冬氨酸氨基转移酶	25	15～40	U/L	前白蛋白	71	200～400	mg/L
AST/ALT	1.32			α-L-盐藻糖苷酶	10.9	0～40	U/L
碱性磷酸酶	160	45～125	U/L	尿素	6.56	2.8～7.2	mmol/L
谷氨酰转移酶	31	10～60	U/L	肌酐	48	41～109	μmol/L
胆碱酯酶	2.53	4.62～11.5	kU/L	尿酸	205	208～428	μmol/L
总胆红素	14.0	5～21	μmol/L	二氧化碳	19.2	21～31	mmol/L

【案例解析】

问题1: 什么原因导致该案例中检验结果与临床不符?

答:该患者检验结果除K^+和二氧化碳达到危急值外,钙、镁、磷、AST、胆碱酯酶、总蛋白、白蛋白、球蛋白、前白蛋白、肌酐和尿素等项目也显著偏低。检查血标本,发现该管血样细胞沉淀较少(仅占中血样体积的10%左右)。经与采样护士沟通证实,该管血标本确为值班实习护士从患者输液侧抽取静脉血送检,不能反映患者真实情况,重新采取合格样本复查。从复查结果来看,患者K^+、二氧化碳基本接近正常值,其他检验项目的结果较第1次结果明显增高(达正常值)。综上所述,该案例主要由于护士未按标准采集规范进行血标本正确采集,导致检验结果出现问题。

问题2: 如何对分析前质量进行管理和控制?

答:由于分析前质量控制过程涉及人员多、部门多、影响环节多的特点,如何对这些要素进行有效管理和控制,对于分析前质量控制是非常重要的。因此,应该建立有效的分析前质量保证体系对分析前质量过程进行有效管理与控制,包括建立合适的管理组织、分析前过程控制相关管理文件编写、标本采集手册的编写、人员培训、建立与运行有效的分析前过程控制的质量指标、利用信息系统对分析前全过程进行有效监控等。

问题3: 分析前过程控制的质量指标有哪些?

答:质量指标(quality indicators,QI)指一组内在特征满足要求程度的度量。《中华人民共和国卫生行业标准WS/T 496-2017》推荐了12个分析前质量指标(详见表7-4)供实验室使用,临床实验室根据具体情况选择适宜的质量指标。临床实验室选择、建立合适的质量指标后,根据实验室以往的统计数据设置合适的阈值,将其作为质量指标控制的初期目标,后续按照持续改进的原则可做出适当调整,并制订合适的监测计划。实验室应根据质量指标的数据监督、改进临床实验室的服务质量。

表7-4　分析前质量指标

质量指标	计算方法
标本标签不合格率	标本不合格的标本数/标本总数×100%
标本类型错误率	类型错误或不适当的标本数/标本总数×100%
标本容器错误率	采集容器错误的标本数/标本总数×100%
标本量不正确率	量不足或过多(抗凝标本的标本数)/标本总数×100%
标本采集时机不正确率	采集时机不正确的标本数/标本总数×100%
血培养污染率	血培养污染标本数/血培养标本总数×100%
标本运输丢失率	丢失的标本数/标本总数×100%
标本运输时间不当率	运输时间不合理的标本数/标本总数×100%
标本运输温度不当率	运输温度不合理的标本数/标本总数×100%
抗凝标本凝集率	凝集的标本数/需抗凝的标本总数×100%
标本溶血率	溶血的标本/标本总数×100%
检验前周转时间	标本采集到标本接收时间中位数(min)和第90位百分数(min)

二、分析中的质量保证

（一）基本理论

分析中阶段是指从标本前处理开始至标本检测完成的全过程，主要涉及人员能力、实验室环境条件、仪器的维护校准、量值溯源、试剂方法的性能验证、室内质量控制、室间质量评价或室间比对等内容。分析中的质量保证是决定检验结果正确、可靠的关键，是临床检验质量保证的核心。分析中的质量保证发生在临床实验室内部，主要由检验人员完成，检验人员的能力直接影响检验结果的质量。

1.人员培训与能力评估　根据ISO15189文件规定，实验室应制订文件化程序，对实验室人员进行定期的培训和能力评估，对人员进行管理并保持所有人员记录，以证明满足要求。

2.实验室环境条件　实验室应该具备充分的空间、照明、通风机及空调等设备，要求分区和布局合理，以提供仪器设备运行和人员操作的工作环境，同时还需保障实验室员工、患者和来访者的健康和安全。实验室应保持设施功能正常、状态可靠，对可能影响仪器运行、结果质量和员工健康的异常环境状态，实验室采取必要措施对环境条件进行监测、控制和记录。

3.仪器的维护与校准　由于目前检验工作对自动化仪器的依赖程度较高，仪器性能的好坏对检测结果影响很大，而仪器的日常维护与保养是保证仪器性能状态的重要环节。因此，实验室应参考制造商说明书、国标、行业要求等文件资料，制订仪器文件化的预防性维护程序，并认真执行。此外，实验室需定期对直接或间接影响检验结果的仪器关键部件进行检定或校准。

4.试剂方法的性能验证　实验室在开展新项目前，应先对检测试剂的分析性能进行性能验证（商品化试剂）或方法确认（自建方法），以保证所选择的检测方法能满足临床需求。常用的性能指标有精密度、准确度、线性范围、可报告范围、检测限、生物参考区间验证等。

5.室内质量控制　室内质量控制（internal quality control，IQC）是指由实验室工作人员采取一定的方法和步骤，连续评价本实验室工作的可靠性程度。其目的是保证实验室检测工作的精密度，提高标本批内、批间检测结果的一致性。实验室应该根据质量目标要求、检验项目及检测系统的特点等因素建立适宜的室内质控程序，包括质控品的选择、质控品的正确使用和保存、建立靶值、建立标准差、确定适用的质控规则、质控图的绘制及质控结果的记录、质控结果的判断与使用，以及失控的判断、原因分析及纠正措施、室内质控数据统计分析和保存等内容。在检验过程中的误差有随机误差、系统误差和过失误差3种类型，它们有各自的特征，处理方法也不尽相同。因此，需根据室内质控过程中触发的不同质控规则，分析误差类型及来源，采取适宜的处理方式并有效纠正误差，保证结果的可靠性。

6.室间质量评价　室间质量评价（external quality assessment，EQA）是指为了客观比较一实验室的测定结果与靶值的差异，由外单位机构客观地评价实验室的结果，发现误差并校正结果，使各实验室之间的结果具有可比性。

（二）案例分析

▶ **案例**

【病历摘要】　下图为某实验室HBeAg室内质控图，请根据图中信息回答案例解析中问题。

【案例解析】

问题1:　该质控图（图7-1）可提示什么问题，如何处理？

答：从质控图中可以看出，第12质控点的质控结果失控，表现为低水平质控品的结果偏高，高水平质控品的结果在控。图形分析显示该质控结果触发1～3S/R4S质控规则，提示误差来源为随机误差。处理方式为重测原质控品，质控在控，失控得以纠正。

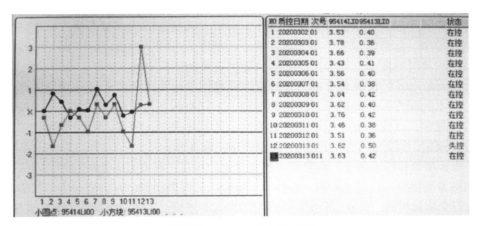

图7-1　HBeAg室内质控图

问题2:　建立室内质量控制的实际操作包括哪些内容？

答：此处以定量检测的室内质控为例进行讲解。①选择合适的质控品。合格的质控品是做好室内质量控制的前提，质控品应尽可能符合以下特征：人血清基质分布均匀，无传染性；添加剂和抑菌剂的数量少，瓶间差异小；冻干品复溶后稳定，效期长；尽量选择两个或更多水平的质控物，其中一个浓度水平接近临床医学决定水平。②建立靶值和标准差。新建一个质控计划时，需要建立质控品的临时靶值。具体做法：在常规条件下测定质控品，连续测定20d，获得至少20次质控结果，做数据统计处理，剔除超过3S的数据后计算均值和标准差。此均值作为临时靶值，质控限以标准差的倍数表示，绘制质控图。以后每月结束后将该月质控结果与前20个质控结果汇集在一起，重新计算均值和标准差，此为累积均值和标准差，作为下个月的靶值和标准差。重复上述操作，连续3～5个月的累积均值和标准差作为固定靶值和标准差。

问题3:　室内质控失控后的处理程序是什么？

答：发生失控后，应向组内负责人汇报，停发该分析批检验报告；分析失控原因并采取有效的纠正措施，待复测质控品结果在控后再进行临床标本测定或复测部分或全部已检测的标本，发出正确的检验报告。查找失控原因建议按以下步骤进行：①重复测定同一质控品；②新开一瓶质控品；③检查试剂，更换试剂后重测质控品；④仪器维护后重测质控品；⑤检测系统校准核查，如核查不合格，进行校准；⑥厂家工程师维护、维修和仪器校准之后检测系统校准核查或校准。

三、分析后的质量保证

（一）基本理论

分析后的质量保证是指患者标本分析后检验报告发布至临床应用这一阶段的质量控制，主要包括检验结果的正确审核和发布、危急值的建立与报告、结果的解释及咨询服务、检验后标本的保存与处理等内容。分析后质量保证是全面质量控制中的最后阶段，只有把好这最后一关，才能将检验结果有效地应用于临床诊疗工作。

1.检验报告的审核与发布 检验报告的正确审核和及时发布是分析后质量保证的核心内容。实验室应建立检验报告审核程序，对审核人员资质、审核内容、异常结果的复检规则及程序、危急值报告、报告单发放签收制度等进行明确规定，以保证检验报告完整、正确和及时的发布，为临床诊疗活动提供重要的证据支持。

2.检验后标本的保存与处理 实验室应根据国家相关法规要求结合自身情况，建立检验后标本的保存和处理程序，对不同类型、不同检测项目的标本保存条件、保存时限进行明确规定，以保证原始标本的可追溯性；同时还需对达保存期限标本的处理和转运流程进行规定，以保证标本的安全处理及转运出实验室。

3.检验咨询与临床沟通 实验室应建立合适的沟通、咨询服务管理程序，向临床医护人员和患者提供全方位的检验前、检验中、检验后的咨询服务，并定期地主动与临床医护人员进行交流和沟通，获取实验室服务质量的建议和意见，以便全面提高实验室服务水平。

（二）案例分析

▶ **案例**

【病历摘要】 某医院检验科接到内分泌科医师投诉，2019年10月25日部分门诊患者的25-羟维生素D结果明显偏高，与患者临床症状不符。科室立即组织人员进行原因追踪，查看当日25-羟维生素D项目的室内质控结果，发现质控在控，未见明显偏移的现象。追踪当日发布的25-羟维生素D项目检验报告，发现在中午12：00以后有连续10名患者检验结果明显异常，25-羟维生素D均大于70μg/L，超过检测上限值。与临床沟通投诉检验报告的具体信息，这10份检验报告恰为内分泌科投诉存在问题的检验报告。

【案例解析】

问题1: 为什么这10名患者的25-羟维生素D结果会出现高于检测上限情况？

答：调查人员发现全自动电化学发光免疫分析仪上有两套25-羟维生素D试剂，其中一套试剂已经用完，另外一套试剂仅使用了10个测试。因此，推测可能是刚启用的第二套试剂存在问题。因为当日做室内质控使用的是第一套试剂，质控结果在控；第二套试剂的启用时间与投诉患者的检查时间吻合。为了验证这个推测，值班人员重新进行了该台全自动电化学发光免疫分析仪上所有检验项目的室内质控，其他项目结果均在控，仅有25-羟维生素D质控失控，且也超过检测上限值。停机检查25-羟维生素D试剂，发现试剂中有大量气泡，可能为当日添加试剂时操作不当产生，这可能是导致结果失控的根本原因。由于25-羟维生素D采用竞争法原理进行检测，大气泡导致试剂加样明显不足，发光信号值偏低，导致计算的测定值出现了异常偏高现象。于是用吸管排除气泡，重新测定25-羟维生素D质控品，失控得以纠正。重新进行患者标本检测，出具正确报告，并与临床沟通处理后续事宜。

问题2：当日室内质控结果在控，为什么会发生部分患者标本检验结果出错的现象？

答：室内质控的目的是保证实验室检测工作的精密度，提高标本批内、批间检测结果的一致性。但室内质控也存在一定的局限性，即其不能保证在每个样本测定过程中不出现误差，如标本吸取错误、结果记录错误等。因此，在进行检验结果审核和发布时，除了关注当日室内质控情况外，对明显异常的结果，应建立复检规则，同时还需关注患者病史、既往检查结果等信息，对确实不好解释的结果及时与临床医师进行沟通，减少差错报告的发布。

（黄　健）

参 考 文 献

李金明. 2015. 临床微生物学检验技术. 北京：人民卫生出版社.

闵迅，黄健，杨艳. 2018. 临床检验标本采集与质量控制. 北京：科学出版社.

杨惠，王成彬. 2015. 临床实验室管理. 北京：人民卫生出版社.

叶应妩，王毓三，申子瑜. 2006. 全国临床检验操作规程. 3版. 南京：东南大学出版社.